国家卫生健康委员会"十三五"规划教材

全国高等职业教育配套教材

供临床医学专业用

外科学
实训及学习指导

U0276306

主　编　高庆涛　赵承梅

编　者（以姓氏笔画为序）

王　亮（山东医学高等专科学校）　　　　肖名力（重庆三峡医药高等专科学校）

王大成（乌兰察布医学高等专科学校）　　张松峰（商丘医学高等专科学校）

王学智（内蒙古医科大学赤峰临床　　　　陈京来（四川中医药高等专科学校）
　　　　医学院）　　　　　　　　　　　苗立峰（长治医学院第一临床学院）

王贵明（山西医科大学第一医院）　　　　范晓飞（山东医学高等专科学校）

文兆峰（菏泽医学专科学校）　　　　　　周毕军（南阳医学高等专科学校）

邓　兵（益阳医学高等专科学校）　　　　郑春雷（齐齐哈尔医学院附属第二医院）

龙　明（重庆三峡医药高等专科学校）　　孟凡勇（漯河医学高等专科学校）

朱雪峰（邵阳学院附属第二医院）　　　　赵承梅（天津医学高等专科学校）

刘汉东（襄阳市中心医院）　　　　　　　胡宝友（大庆医学高等专科学校）

芮炳峰（沧州医学高等专科学校）　　　　姚学清（广东省人民医院）

李　骥（重庆大学附属三峡医院）　　　　高庆涛（山东医学高等专科学校）

李玥昊（曲靖医学高等专科学校）　　　　黄　强（湖北民族大学）

李雪涛（重庆医药高等专科学校）　　　　蔡雅谷（泉州医学高等专科学校）

杨敬博（湖北中医药高等专科学校）　　　谭　今（四川省人民医院）

人民卫生出版社

·北京·

图书在版编目（CIP）数据

外科学实训及学习指导 / 高庆涛, 赵承梅主编. —
北京：人民卫生出版社, 2022.1
ISBN 978-7-117-31903-4

Ⅰ. ①外… Ⅱ. ①高… ②赵… Ⅲ. ①外科学–高等
职业教育–教学参考资料 Ⅳ. ①R6

中国版本图书馆 CIP 数据核字（2021）第 163377 号

人卫智网	www.ipmph.com	医学教育、学术、考试、健康，购书智慧智能综合服务平台
人卫官网	www.pmph.com	人卫官方资讯发布平台

外科学实训及学习指导
Waikexue Shixun ji Xuexi Zhidao

主　　编：高庆涛　赵承梅
出版发行：人民卫生出版社（中继线 010-59780011）
地　　址：北京市朝阳区潘家园南里 19 号
邮　　编：100021
E - mail：pmph @ pmph.com
购书热线：010-59787592　010-59787584　010-65264830
印　　刷：三河市延风印装有限公司
经　　销：新华书店
开　　本：787×1092　1/16　印张：35
字　　数：896 千字
版　　次：2022 年 1 月第 1 版
印　　次：2022 年 2 月第 1 次印刷
标准书号：ISBN 978-7-117-31903-4
定　　价：75.00 元

前　言

　　《外科学实训及学习指导》是全国高等职业教育教材《外科学》(第8版)的配套教材。《外科学》内容较多,理论课时间短,学习任务繁重,编写本配套教材的目的是帮助学生掌握其中的要点,通过多种形式实训和习题练习,加深对外科学内容的理解,把书本知识熟练地应用到临床实践中去。

　　本配套教材以主教材《外科学》(第8版)为依据,根据教学大纲和医疗实践的需要,将内容分为"外科学实训指导"和"外科学学习指导"两部分。"外科学实训指导"根据临床执业助理医师资格考试大纲要求和临床职业能力需要,由外科无菌术与基本操作、常用手术训练等组成,便于参加实训课的学生和教师参考。"外科学学习指导"各章节排序与主教材相对应,内容不超越主教材的范围,但并不是主教材的简单重复,而是力求突出重点,让学生加深对主教材内容的理解。"外科学学习指导"每章分为三部分:第一部分"内容要点"是教材的精要,包含每一章的基本理论和基础知识,第二部分为"练习题",第三部分为"答案及评析",习题题型采用选择题、名词解释、填空题(部分章节)问答题和病案分析。内容既围绕"三基",又紧密结合临床,能较好地帮助学生理解教材的内容。

　　本配套教材具有以下特点:①与教材《外科学》(第8版)同步,主教材的编写人员直接参与了本书对应章节的撰写,他们具有丰富的临床教学经验,比较熟悉各章节的重点、难点;②全书目录次序与主教材一致,方便学生复习时参照,加深对主教材的理解;③内容涵盖面广,力求不遗漏主要内容,通过大量练习掌握外科学基础理论,并结合临床实例,分析典型病案,做到理论与实践相结合,同时加深对基础理论的理解;④根据培养目标的要求,增加了实训指导。通过规范的实训,一是培养学生严格的无菌观念和无菌技术,二是通过反复训练让学生熟练掌握正确的手术操作技术,三是培养学生一丝不苟、严肃认真的敬业精神和履行职责、团结协作的工作作风。

　　现代外科学发展迅速,尽管编者尽了很大的努力,但限于编者个人水平,书中的错误、缺点在所难免,对于本书的不足之处,希望读者能给予批评指正,使本书能够不断完善。

高庆涛　赵承梅

2021 年 7 月

目 录

第一部分　外科学实训指导

实训一　手术人员和病人手术区域的准备、术中无菌原则

一、实训目的和要求

1. 掌握手术人员的手臂皮肤消毒、穿无菌手术衣、戴无菌手套的基本方法。掌握病人手术区域准备的具体要求。掌握手术进行中的无菌原则。

2. 熟悉医生术前准备的主要内容。

3. 了解手臂皮肤消毒常用的消毒液及其他刷手法。

二、实训条件

1. 器械及用品　洗手衣裤、肥皂、小方巾、酒精泡手桶、毛刷、手术衣、手套、卵圆钳、小单、中单、大孔单、模拟人等。

2. 实训场地　模拟更衣室、模拟刷手间、模拟手术间。

三、实训步骤

（一）手术人员的术前准备

1. 一般准备　进入手术室前,先在更衣室换穿手术室准备的清洁鞋和洗手衣裤(自身上衣衣袖挽到上臂的中上 1/3 交接处,上衣的下摆放在裤腰内),戴口罩、帽子。口罩要求盖住鼻孔,帽子要盖住全部头发,指甲要修剪妥当。手臂皮肤破损或有化脓性感染时不能参加手术。

2. 刷手

（1）肥皂刷手法

1）先用肥皂在流水下将手、前臂及上臂的中下 2/3 部位做一般清洗(一遍即可)。

2）拿起无菌毛刷蘸灭菌肥皂膏或软皂,先刷指尖、甲沟、甲缘,从指间、手掌、手背,双手交替分段向上刷洗至肘上 10cm。常用三段刷洗法:一段是从指尖到腕关节,二段是从腕关节到肘关节,三段是从肘关节到肘上 10cm。两臂向上逐段交替刷洗,指尖、甲沟、甲缘、指间、手掌、手背应重点刷洗。刷洗 1 次,手指朝上,肘部最低,用流水冲净手臂上的肥皂水。更换另一无菌毛刷,以相同方法再刷洗两遍,每遍刷洗区域要比前一遍肘上范围低 1~2cm,三遍共需 10min(图 1-1)。

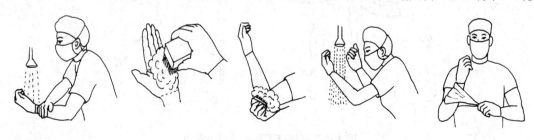

图 1-1　肥皂刷手法示意图

3）用一块无菌小方巾折成三角形,自手向近端依次擦干至肘上,注意擦过肘部以上的方巾不能再回擦前臂及手部,拿方巾的手不要碰触已擦过皮肤的巾面,同时注意方巾不要擦拭未刷洗过的皮肤。同法,另取一块无菌小方巾擦干另一手臂。

4）将手和前臂浸泡在70%酒精或0.1%苯扎溴铵溶液桶内5min,浸泡范围应至肘上6cm,注意在放入和离开浸泡桶时,不要碰触液面以上的桶壁。

5）手臂浸泡完毕后,屈肘,使手臂上的液体由肘部滴入桶内,然后双手合拢于胸前保持拱手姿势,手臂不应下垂,也不可再接触未经消毒的物品,否则,应重新刷手。

（2）碘尔康刷手法:用肥皂水擦洗双手、手臂至肘上10cm,用时3min,然后用清水冲净,无菌纱布擦干,再用浸透0.5%碘尔康的纱布球涂擦手和前臂一遍,稍干后穿手术衣和戴手套。

（3）灭菌王刷手法:灭菌王是不含碘的高效复合型消毒液,清水冲洗双手、前臂至肘上10cm后,用无菌刷蘸灭菌王3~5ml刷手和前臂3min,流水冲净,用无菌纱布擦干,再用吸足灭菌王的纱布涂擦手和前臂。皮肤干后穿手术衣和戴手套。

3. 穿手术衣和戴手套的方法　目前多数医院采用经高压蒸汽灭菌的干手套,仅少数使用消毒液浸泡的湿手套,如用干手套,应先穿手术衣,后戴手套;如用湿手套,则应先戴手套,后穿手术衣。

（1）穿手术衣

1）穿传统（前交叉式）无菌手术衣的方法:取无菌手术衣,看清其上下、正反面,用双手拇指和示指捏住衣领,轻轻抖开手术衣,将里面朝向自己,然后稍向前上方平掷手术衣,两手同时迅速插入衣袖内,两上肢向前平伸,由巡回护士在术者背后协助穿上。最后双手交叉提起腰带,由两侧向后递,但手不可超过腋中线,巡回护士在身后接带并系紧;注意拿腰带时应稍弯腰,使腰带悬空,以免手触到手术衣的表面（图1-2）。

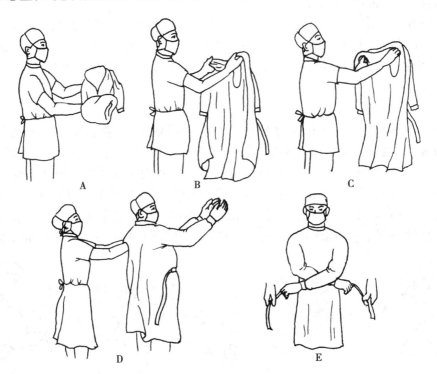

图1-2　穿传统无菌手术衣示意图

2）穿包背式无菌手术衣的方法：包背式无菌手术衣穿衣法基本同上，只是当术者穿上手术衣、戴好无菌手套后，解开胸前的衣带，将后页衣带递给器械护士（已穿戴好无菌手术衣和手套），本人原地转身360°，再从器械护士手中接回衣带与前胸的腰带打成活结，并将余下的悬垂下来的衣带放入胸前的双层口袋中。包背式手术衣的后页盖住术者的身后部分使其背后无菌（图1-3）。

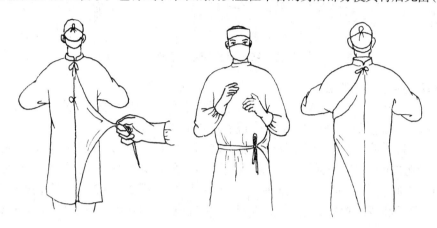

图1-3　穿包背式无菌手术衣示意图

（2）戴无菌手套

1）戴干手套的方法：最常用。穿好手术衣后，用一只手捏住手套的翻折部，将手套取出，看准左右手，使手套的掌面对合。用左手捏住右侧手套的翻折部的内面，插入右手，使指、掌到位。再用右手的第2、3、4指插入左侧手套翻折部的内面，帮助左手指、掌插入手套内。最后分别将手套翻折部返回盖住手术衣袖口（图1-4）。

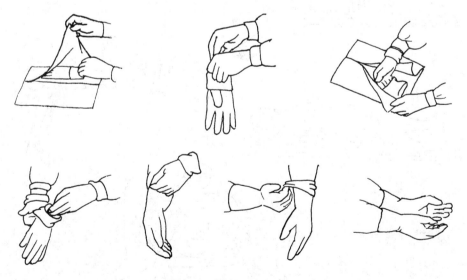

图1-4　戴干手套示意图

2）戴湿手套的方法：若用清水煮沸灭菌或消毒液浸泡灭菌的湿手套，应先戴手套，后穿手术衣。戴前先将手套灌适量无菌液体，使手易于进入手套内。戴法同上。戴好手套后屈肘，腕部上举，使手套里的液体沿腕部、前臂和肘部的顺序流下。然后穿手术衣，袖口应压在手套外面，用纱布结扎固定（图1-5）。

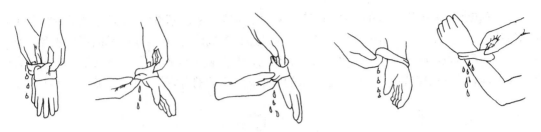

图1-5 戴湿手套示意图

（二）病人手术区域的准备

病人上手术台后，必须再次核对病人姓名、性别、年龄、科别、床号、病情和所施手术的种类，病变的部位是在左侧还是在右侧等，无误后进行下述准备工作。

1. 手术区域皮肤准备 手术区域的消毒及铺无菌巾、单由第一助手操作。病人进入手术室后，依手术切口的位置，安置好病人体位（图1-6），充分暴露手术区。检查有无油脂或胶布痕迹，如有可用脱脂类液体如汽油、乙醚等清洁皮肤，然后用2.5%~3%碘酊涂擦皮肤，待碘酊干后用70%酒精将碘酊擦净2遍；如病人对碘、汞过敏，可用0.1%苯扎溴铵溶液或0.1%氯己

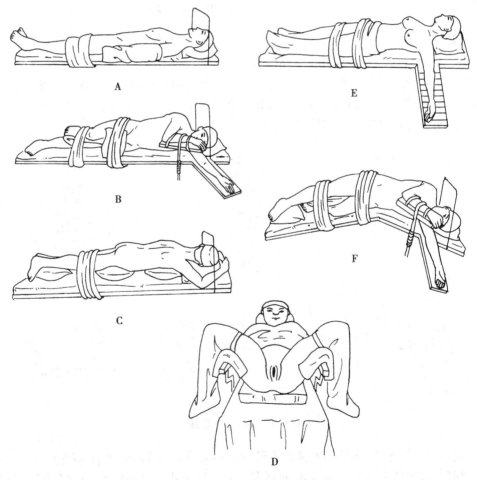

图1-6 常见手术体位示意图

A. 平卧位；B. 左侧卧位；C. 脊柱后路手术的俯卧位；D. 会阴部手术的截石位；E. 乳房手术的体位；
F. 肾脏手术的俯卧位。

定溶液涂擦 3 遍。对婴儿或面部、会阴部、黏膜、植皮供皮区等处消毒忌用碘酊,一般用 0.1% 苯扎溴铵或 0.1% 氯己定涂擦消毒 2 遍。

2. 铺手术巾、单　消毒完毕后开始铺无菌手术巾、单。一般先铺 4 块小单,铺小单的顺序是先铺脏或者相对欠清洁的一侧或对侧,后铺比较清洁的一侧或者是操作者自己侧。以腹部手术为例,铺小单的顺序是先铺切口下侧(会阴)、对侧和上侧,最后铺自身侧。铺小单时先将小单近切口缘折叠 1/3 成双层手术巾,铺后每块巾的内缘距切口线 3cm 以内。如铺巾的医师已穿好无菌手术衣,则铺巾顺序改为先铺自身侧,再铺下侧和对侧,最后铺上侧。

铺好小单后用巾钳固定 4 块小单重叠的 4 个角,以防移动。然后铺巾者再用 70% 酒精浸泡手 1min。由穿好手术衣、戴好手套的手术者和器械护士铺盖中单和大孔单,并将大孔单的洞对准手术区,上端铺盖过麻醉架,下端铺盖过病人的足趾,两侧和足端应垂下超过手术台边 30cm。原则是除手术野以外,至少要有两层无菌布单遮盖。无菌巾、单铺好后,不可随意移动,如位置不准确,则只能由手术区向外移动,不可向内移动。

(三)手术进行中的无菌原则

外科手术治疗的成败和手术中的无菌操作有着密切关系。参加手术的人员在手术过程中,必须严格遵守无菌操作规程,否则已建立的无菌环境、已灭菌的无菌物品,仍有受到污染和引起切口感染的可能,有时可因此而使手术失败,甚至危及病人生命。所以在整个手术进程中,必须遵循以下规则:

1. 穿手术衣戴手套后,腰以上、肩以下、两侧腋前线至胸前区为无菌区;背部、腰以下和肩以上都应视为非无菌区,不能接触。

手术人员在穿好手术衣后,前臂不应下垂,应保持在腰平面以上。双手不应接近面部或交叉及放于腋下,应自然上举;肘部内收,靠近身体。由于手术衣在腰平面以下视为有菌,因而不应接触无菌桌及铺好的手术台。手术人员倚墙而立或靠坐在未经灭菌的地方,均是违反无菌原则的行为。也不应来回走动或走出手术间以外。如因手术需要移动,应面向无菌区。

2. 在穿无菌手术衣及戴无菌手套时,手不应接触手术衣和手套的外面。戴好手套的手也不可直接接触病人皮肤。凡与皮肤接触的刀片和器械不应再用。手术进行中,如手套被撕破或被缝针、锐利器械刺破,应立即更换,针和器械也不可再用。

3. 无菌桌的无菌范围　无菌桌仅桌缘平面以上是无菌区,桌缘平面以下不能长时间保持无菌,应视为有菌区。手术护士、巡回护士都不应接触无菌桌桌缘平面以下的桌布。凡坠落于手术台边或无菌桌桌缘平面以下的物品应视为有菌。已坠落下手术台边缘的皮管、电线、缝线不应再向上提拉或再用。

4. 手术开始前要清点器械、敷料,手术结束时,检查胸、腹等体腔,待核对器械、敷料数无误后,才能关闭切口,以免异物遗留在体腔内,造成严重后果。

5. 切开皮肤及缝合皮肤前应用 70% 酒精涂擦消毒皮肤 1 次。缝合皮肤后再用 70% 酒精涂擦 1 遍,最后覆盖无菌敷料。

6. 在手术过程中只允许在无菌区操作,接触非无菌区即认为被污染。不可在手术人员背后传递器械及手术用品,必要时可经手术人员手臂下方传递,但不可低于手术台的边缘。坠落到手术台平面以下的器械物品均视为有菌。如器械越过有菌区,应重新灭菌。

7. 术中同侧手术人员如需调换位置,一人应先退后一步,转过身、背对背地转到另一位置上,以防触及对方背部有菌区。但绕过器械台时,应面对器械台以减少污染。在经过穿手术衣人员面前时,应互相避让,以免碰撞污染。

8. 切开空腔脏器（阑尾、子宫、胃肠、胆道）前，应以纱布保护好周围组织，被污染的器械、纱布应另放在一个弯盘内，以防止或减少污染。相关部分操作完毕后，所用器械不能再用于处理其他组织。

9. 无菌单若被水、脓、血浸透，会失去无菌隔离作用，应加盖无菌单覆盖。衣袖被浸湿或污染时，应更换手术衣或加戴无菌袖套。

10. 手术进行中，如需增加器械、物品，应由巡回护士用灭菌钳夹持。巡回护士用无菌持物钳夹持无菌物品时，应与无菌物、无菌区保持一定的距离（约30cm），避免衣袖、衣服接触无菌物及跨越无菌区，倾倒溶液时只许瓶口进入无菌区的边缘。

11. 如因故（如等待病理冰冻切片报告）手术需要暂停进行时，切口应用无菌巾覆盖。术中进行X线拍片、造影或病人躁动时，应注意保护无菌区不被污染。

12. 术中保持安静，不可闲谈与大声喧哗。必要的谈话或偶有咳嗽时，不要对向手术区，以防飞沫污染。口罩潮湿后要更换，出汗较多时，为防手术人员滴汗，可于额部加无菌汗带。请他人擦汗时，头应转向一侧，以防纱布纤维或汗液落入无菌区。

13. 两台手术同时进行，如手术已开始，则不应互相拿用器械、用品。

14. 参观手术人员应控制在每台2人或3人。参观人员离无菌区不可太近（应保持20cm以外的距离），也不可站得过高，尽量减少在室内走动和说话，以减少污染机会。

四、讨论和分析

手术前的无菌准备是预防手术后感染的重要手段，是手术成功、术后良好恢复的重要保障。内容包含严格的操作程序和操作制度，是一项严谨的医学操作项目，希望同学们在思想上高度重视。

术者手术前准备的目的主要是使手术者和手术区域直接接触的部位保持相对无菌状态，操作中一定注意无菌原则。刷手完毕后，手臂一直要保持拱手姿势，切不可下垂、双手交叉夹置于腋下或触碰其他有菌区域。戴上手套的手只可接触手套的外面，而不应接触内面；未戴上手套的手只可接触手套的内面，而不应接触手套的外面。

病人手术区域准备的主要目的是消灭拟做切口处及其周围皮肤上的细菌，防止皮肤上的细菌污染伤口。皮肤消毒范围因手术不同而异，消毒范围应包括切口周围15cm的区域。对清洁的皮肤，消毒时应以切口为中心向周围扩大，消毒至周围后不可再返回已消毒过的区域。在向外消毒过程中，每次涂擦时应重叠1/3，不可留有空白区，第二、三遍消毒范围应较前一遍略小1~2cm，不可超过前一遍的范围。对感染伤口或肛门等处，应自手术区外周涂向感染伤口或会阴、肛门处，已经接触污染部位的药液纱布，不能再返擦清洁处。

所有参加手术的人员必须认真执行手术进行中的无菌操作原则，如有违反，应立即纠正。

手术室应减少空气污染、保持空气净化效果，将门窗关闭好，人员进出应走侧门，尽量减少在手术间内走动，避免引起空气扰动，增加污染的风险。手术进行中应保持肃静。无菌容器打开后，应及时盖好，减少暴露。

最后，注意在进行皮肤切口前，切口边缘要以干纱布垫或无菌巾覆盖，并用缝线或钳夹固定于皮下，切开皮肤所用的刀、镊，不能再用于深部操作，应予以更换。术前皮肤加贴无菌聚乙烯薄膜者，能达到相同的目的，可经薄膜切开皮肤，以保护切口不被污染。

（高庆涛）

实训二 常用手术器械的认识和打结

一、实训目的和要求

1. 认识常用的手术器械。

2. 掌握外科常用手术器械的结构特点、基本性能及正确使用方法。掌握正确的打结方法。

3. 熟悉几种特殊器械的结构特点、基本性能和使用方法。熟悉假结和滑结的形成原因。

4. 了解打结的注意事项。

二、实训条件

1. 器械及用品 手术刀、手术剪、手术镊、血管钳、组织钳、肠钳、布巾钳、海绵钳、直角钳、胃钳、持针器、拉钩、缝针、缝线、细绳、丝线卷、打结训练器等。

2. 实训场地 外科实训示教室、打结训练室。

三、实训步骤

（一）常用手术器械的认识

1. 手术刀 手术刀由可装卸的刀片和刀柄两部分组成。在刀柄的末端刻有号码,一般根据其长短及大小来分型,一把刀柄可以安装不同型号的刀片,刀柄常用型号有 4 号、7 号和 11 号（图 2-1）。刀片按其刀刃的形状有圆刃、弯刃及三角刃等（图 2-2）。4 号刀柄可安装 20 号以上的刀片,11 号（或 7 号）刀柄可安装 22 号以下的刀片。使用时,用持针器夹持刀片前端背部,将刀片的缺口对准刀柄前部的凹槽上,稍用力向后推即可装上。使用后,用持针器夹持刀片尾端背部,稍用力提刀片向前推即可卸下（图 2-3）。手术刀主要用于切割和分离组织,根据手术部位和组织性质的不同,应选用不同形状、大小的刀片,并选择不同的执刀方法。

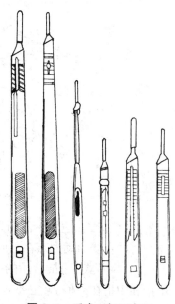

图 2-1 手术刀柄示意图

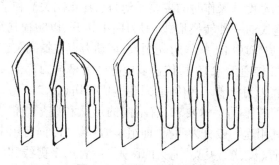

图 2-2 手术刀片示意图

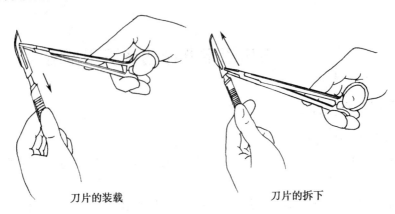

刀片的装载　　　　　　　　　　　　刀片的拆下

图2-3　手术刀片装卸示意图

此外,利用高频电流、γ射线或激光,也可起到切割组织的作用,习惯上称电刀、γ刀或光刀。

（1）常用的持刀方法有4种（图2-4）。

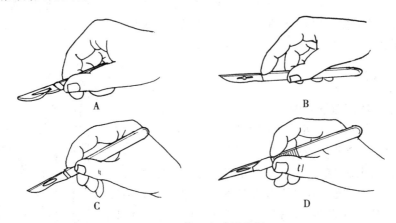

图2-4　执刀方式示意图

1）抓持式:适用于范围大、组织坚厚、用力较大的切开手术。例如,截肢切断肌肉时常用。操作时的主要活动力点在上肢,特别是肩关节。

2）执弓式:为最常用的一种执刀方式。其使用灵活,动作范围广,操作时拇指在刀柄下,示指和中指在刀柄上,主要活动力点在腕部和上肢。

3）执笔式:适用于短小切口及精细手术。如解剖血管、神经及切开腹膜。用力轻柔,操作灵巧准确,便于控制刀的动度。操作时的主要活动力点在指间关节和掌指关节。

4）反挑式:是执笔式的一种转换形式,刀刃向上挑开,以防损伤深层组织。用于脓肿切开、切断钳夹组织、扩大皮肤切口。操作时先刺入,活动力点在指间关节和掌指关节。

（2）手术刀的传递:传递手术刀时,传递者应握住刀柄与刀片衔接处的背部,将刀柄尾端送至术者的手里;不可将刀刃指着术者传递,以免造成损伤（图2-5）。

2. 手术剪　手术剪按不同手术要求,有不同的形状和型号。根据其结构特点有尖、钝、直、弯、长、短各型。据其用途一般分为两类,即组织剪和线剪:前者用来分离、解剖、剪开组织,其前端较圆、薄,有弯、直、长、短、尖头、钝头的区别;后者用来剪线和敷料,其前端尖而直（图2-6）。组织剪与线剪的主要区别在于组织剪的刃锐薄,线剪的刃较钝厚。

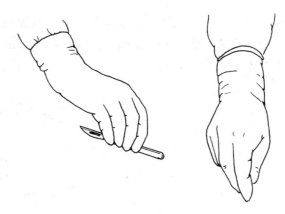

图 2-5　手术刀的传递示意图

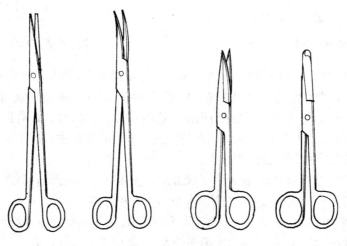

图 2-6　手术剪示意图

正确的执剪方法,应是拇指和环指分别扣住剪刀柄的两环,中指放在环指所扣环的剪刀柄上,示指压在轴节处起稳定和向导作用(图 2-7)。使用各种手术钳时,也均采用这种方式持钳。图 2-8 为错误的执剪方法。

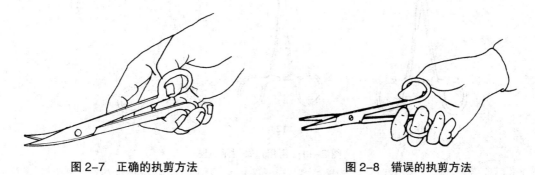

图 2-7　正确的执剪方法　　　　　　图 2-8　错误的执剪方法

3. 手术镊　手术镊用来夹持或提起组织,便于剥离、剪开和缝合。手术镊种类很多,用途各异。镊有长短、粗细之别,前端分为有齿和无齿,还有专科用的特殊镊子。

有齿镊(又称组织镊)的前端有钩齿,用于夹持较坚韧的组织,如皮肤、筋膜、肌腱等,对组织有一定的损伤;无齿镊(又称平镊)前端平,无钩齿,用于夹持较脆弱的组织,如肠壁、血管、神经、黏膜等,对组织的损伤较轻微(图 2-9)。正确的持镊姿势是拇指相对于示指、中指,把持于镊柄的中部或稍偏上(图 2-10)。

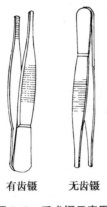

有齿镊　　无齿镊

图 2-9　手术镊示意图

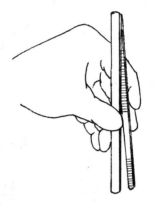

图 2-10　持镊方式示意图

4. 血管钳(止血钳)　血管钳主要用于钳夹血管或出血点,还可用于分离组织、夹持组织,但不应夹持布巾,否则易使钳的前端受损。代替镊子使用时不应夹持皮肤、脏器及较脆弱的组织,且不可扣紧钳柄上的齿轮,以免损伤组织。血管钳有长、短、直、弯、有齿、无齿、有钩、无钩之别。前部钳叶内有横纹,使钳夹的组织不易滑脱。常用的血管钳有(图 2-11):

(1)直血管钳:多用于浅部组织止血。

(2)弯血管钳:有长短之分,长者用于深部组织止血和分离组织等操作。

(3)蚊式血管钳:较细小,用于精细手术中的止血和分离。

(4)有齿血管钳(Kocker 钳):在钳的前端有钩齿,用于夹持较厚、易滑脱的组织,也可用于切除组织的夹持牵引。该钳对组织的损伤较大,不能用于一般性止血。

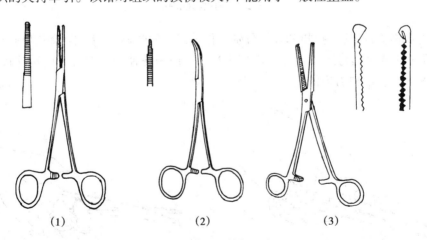

(1)　　　　　　　　　　(2)　　　　　　　　　　(3)

图 2-11　常用血管钳示意图

血管钳的正确执法基本同手术剪,有时还可采用掌握法,应避免错误的执钳方法(图 2-12)。血管钳扣紧后需要打开时,可用拇指持住血管钳一个环口,环指挡住另一个环口,将拇指和中指、环指轻轻用力对顶即可开放。血管钳的传递:术者掌心向上,拇指外展,其余四指并拢伸直,传递者握血管钳前端,以柄环端轻敲术者手掌,传递至术者手中(图 2-13)。

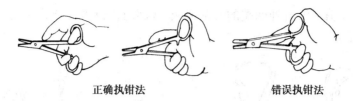

正确执钳法　　　　　　错误执钳法

图 2-12　正确与错误执钳方式示意图

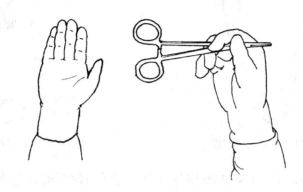

图 2-13　血管钳的传递示意图

5. 组织钳　组织钳又名鼠齿钳或 Allis 钳(图 2-14),其前端稍宽,带齿似小耙,闭合时互相嵌合,弹性好,可以牢固地夹持组织而损伤较小,但不应用来夹持布巾。

6. 肠钳　肠钳有直、弯两种,钳叶扁长,咬合面有细纹,无齿,轻夹时两钳叶间有一定的空隙。钳叶的机械弹性较大,钳夹的损伤作用小,可以暂时阻断胃肠壁的出血和内容物流出(图 2-15)。

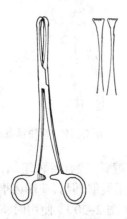

图 2-14　Allis 钳示意图

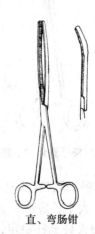

直、弯肠钳

图 2-15　肠钳示意图

7. 布巾钳　布巾钳的前端弯而尖,似蟹的大爪,能交叉咬合(图 2-16)。主要用来固定布巾,以免移动或松开。在咬合固定时,注意勿损伤皮肤。

8. 海绵钳　海绵钳又称持物钳、卵圆钳。钳的前部呈环状,分为有齿和无齿两种(图 2-17)。前者用于夹持敷料作消毒用,或用来夹持传递已消毒的器械、纱布、引流管等,后者用于夹持肠管等组织,夹持组织时一般不将钳扣关闭。换药室及手术室通常将无菌持物钳置于消毒的持物钳桶内,内盛药液浸泡,用其取物时需不要将其头端(即浸入消毒液内的一端）朝上,这样会使消毒液流到柄端的有菌区域,放回时消毒液反流将污染其头端,正常的持法是头端始终朝下。

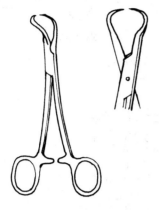

图 2-16 布巾钳示意图

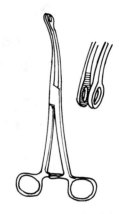

图 2-17 海绵钳示意图

9. 直角钳 直角钳用于游离和绕过重要血管及管道等组织的后壁,如胃左动脉、胆道、输尿管等（图 2-18）。

10. 胃钳 胃钳有一个多关节轴,压榨力强,齿槽为纵纹且较深,夹持组织不易滑脱,常用于钳夹胃（图 2-19）。

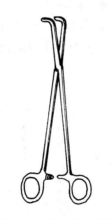

图 2-18 直角钳示意图

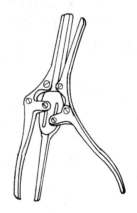

图 2-19 胃钳示意图

11. 持针器 持针器又称为持针钳,主要用于夹持缝针,缝合各种组织,有时也用于器械打结。其种类较多,大小长短不一。其基本结构与血管钳类似,但其前端齿槽床部短,柄长,钳叶内有交叉齿纹,使夹持缝针稳定,在缝合时不易滑脱（图 2-20）。使用时将持针器的尖端夹持针的中后 1/3 交界处（图 2-21）。执持针器钳的姿势有指扣式（同执血管钳）、单扣式和把抓式（图 2-22）。手术者可根据习惯和缝合组织的需要选用。

传递持针器时,传递者握住持针器中部,将柄端递给术者（图 2-23）。在持针器的传递和使用过程中,切不可刺伤其他手术人员。

12. 其他钳类 取拿异物钳如胆石钳、膀胱结石钳、气管异物钳等,用来取拿各种解剖部位的异物。活体组织钳可用来取活体组织。阑尾钳、脾蒂钳、肾蒂钳等为各种专科所用。

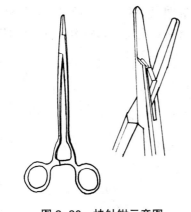

图 2-20　持针钳示意图

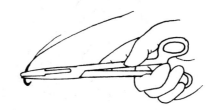

图 2-21　持针钳夹针示意图

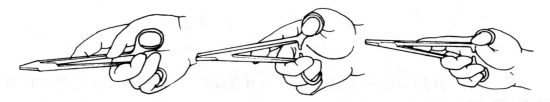

图 2-22　持针钳执握方式示意图

　　13. 牵开器　牵开器俗称拉钩,用来牵开组织,显露手术区域深面,便于探查和操作。可分为手持拉钩和自动拉钩两类。根据手术中需要有大、中、小之分,又有深浅、形状的不同,分别命名。常用的有以下几种(图 2-24):

　　(1)爪形拉钩:外形如耙状,用于浅部手术时皮肤的牵开(图 2-24A)。

　　(2)直角拉钩(甲状腺拉钩):原为甲状腺手术所设计,但常用于其他手术,可牵开皮肤、皮下组织、肌肉和筋膜(图 2-24B)。

　　(3)直板拉钩:头部为宽而平滑的钩板,用于腹腔较大手术时,牵开腹壁。

　　(4)S形拉钩:分大、中、小号,用于胸腹腔深部手术时,牵开胸腹腔脏器(图 2-24C)。

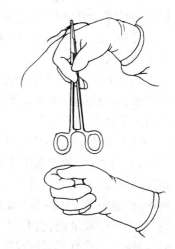

图 2-23　持针钳的传递示意图

　　(5)自动拉钩:在牵开胸、腹壁时可自持固定,节省人力。如胸壁自持牵开器、腹壁自持双叶、三叶拉钩和颅后窝牵开器(图 2-24D)。

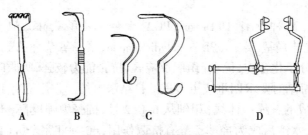

图 2-24　常用牵开器示意图

14. 缝针 缝针包括直针、弯针和半弯针,以针的最粗处代表针径,弯针以弦长为针长,如半圆形弯针的针长为圆的直径。针由针尖、针体、针尾(含有针孔)三部分构成,针尾的粗细应与针体径相同。按针尖横断面的形状分为三角针和圆针(图 2-25)。

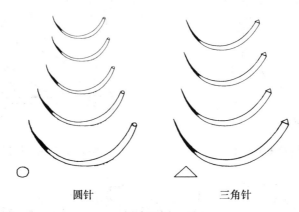

圆针　　　　　　　　三角针

图 2-25　缝针示意图

(1)三角针:针尖截面呈三角形(三刃形),针体截面为圆形(或方形),用于缝合皮肤、韧带、瘢痕等较坚硬的组织。

(2)圆针:针尖及针体的截面均为圆形,对组织损伤较小。细弯圆针用于缝合胃肠壁、血管或神经等组织;较粗的弯圆针用于缝合筋膜、肌肉、韧带等组织。

另外,还有无损伤缝针,集针线为一体,针尾嵌有与针粗细相似的线,用于缝合血管、神经等纤细组织。

15. 缝线 手术所用的线应具有下列特点:有一定的抗张力,易打结,组织反应小,无毒,不致敏,无致癌性,易灭菌和保存。缝线分为可吸收线和不可吸收线两大类,其原料有自然纤维和人工合成纤维两类。

(1)可吸收缝线:主要有肠线与合成纤维线。

1)肠线:一般用绵羊小肠黏膜深层物质制成。因属于异种蛋白,在人体内可引起较明显的排斥反应,因此使用过多、过粗的肠线时,创口炎性反应明显。肠线有普通肠线和铬制肠线两种,普通肠线 1 周左右开始吸收,铬制肠线 2~3 周开始吸收。各种组织对肠线的吸收速度不同,如腹膜吸收最快、肌肉次之、皮下组织最慢。肠线按粗细不同,编成各种号码,正号数越大的线越粗,“0” 数越多的线越细。肠线可用于缝合不适宜有异物长期存留的组织,以防形成硬结,也可用于感染的深部创口。目前肠线主要用于内脏如胃、肠、膀胱、输尿管、胆道等黏膜层的缝合,一般用 1-0~3-0 号的铬制肠线。肠线一般较硬、较粗、光滑,结扎时需要三叠结。剪断线时线头应留较长,否则线结易松脱。一般多用连续缝合,以免线结太多,或出现术后异物反应。

2)合成纤维线:品种较多,如 Dexon(PGA、聚羟基乙酸)、Maxon(聚甘醇碳酸)、Vicryl(Polyglactin 910、聚乳酸羟基乙酸)、PDS(Polydioxanone、聚二氧杂环己酮)和 PVA(聚乙酸维尼纶)。他们均为高分子化合物,优点:组织反应轻,抗张能力较强,吸收时间长,有抗菌作用。这类线因富有弹性,打结时要求四重或更多重的打结法打结。常用的有 Dexon,外观呈绿白相间,多股紧密编织而成的针线一体线;粗细从 6-0~2 号,抗张力强度高,不易拉断;柔软平顺,易打结,操作手感好,水解后成为羟基乙酸有抗菌作用,60~90d 完全吸收;3-0 号线适用于胃肠、泌尿科、眼科及妇产科手术等；1 号线适合于缝合腹膜、腱鞘等。

（2）不吸收缝线：有桑蚕丝线、棉线、不锈钢丝、尼龙线等。根据缝线张力强度及粗细分为各种型号。正号数越大表示缝线越粗，张力强度越大。"0"数越多的线越细，最细的显微外科无损伤缝线号为 12 个"0"。以 3－0 号、0 号、1 号、4 号和 7 号较常用。1 号线用于缝合皮肤、筋膜；4 号线用于缝合腹膜；粗丝线用于结扎大血管、减张缝合、韧带及肌腱的缝合等。

1）桑蚕丝线：为一般选用的线，其特点是组织反应小、质软、易打结而不易滑脱，且抗张力较强，能耐高温消毒。价格低，来源广。

2）棉线：其用处和抗张力性均不及桑蚕丝线，但组织反应较桑蚕丝线更轻，抗张力保持较久，用法与桑蚕丝线相同。

3）金属线：有不锈钢丝和钽丝，具备灭菌简易、刺激性小、抗张力大等优点，但不易打结，且切割性较强，不宜用于软组织。常用于骨骼固定。

4）尼龙线：由聚酰胺类纤维组成，常用其单丝制成的无创缝合线吻合小血管和神经。

（二）打结

1. 线结的种类　手术中结扎须用规定的方结、三重结或外科结，不得随意打结，常用的线结有以下几种（图 2－26）：

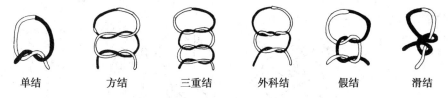

| 单结 | 方结 | 三重结 | 外科结 | 假结 | 滑结 |

图 2－26　线结的种类示意图

（1）单结：为一般线结的第一个结，只有一扣，因不牢固而不单独使用。

（2）方结（平结）：由线扣方向相反的两个单结组成。方结打成后愈拉愈紧，不会松开或脱落，为术中常用的结扣。

（3）三重结：是在方结的基础上再加一扣，与原方结的第二结方向相反，较牢固，故又称为加强结。用于较大张力的组织间缝合和重要血管的结扎。用化学合成线及肠线打结时，运用三重结可防松脱；有时可增加扣数，成为四、五重结。

（4）外科结：第一个结扣绕两次，打第二个结时不易松脱。可用于张力过大的组织缝合结扎。

（5）假结（顺结）：由两个方向相同的单结组成，易松脱。手术中不应采用。

（6）滑结：打结时，两手用力不均匀，一条线牵拉过紧变直，另一线头过松，结扎后极易滑脱，手术中不使用。

2. 打结方法

（1）单手打结法：简便、迅速、用途广泛。

1）方结（图 2－27）。

2）外科结：是在单手打方结的第一扣基础上，左手线头在右手中指、环指、小指上再绕一圈，继续完成结扎动作，即成第一个结，第二个结与方结的第二个结相同。

（2）双手打结法：动作稍多，但最牢固可靠，适用于深部打结。

1）方结（图 2－28）。

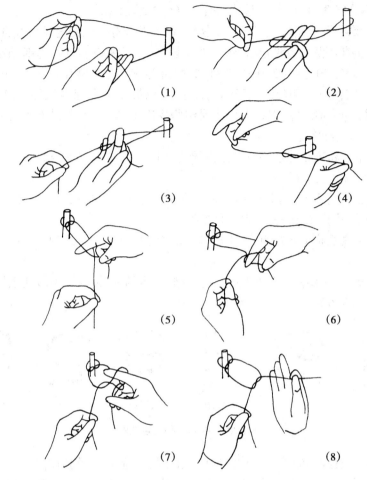

图 2-27　单手打方结示意图

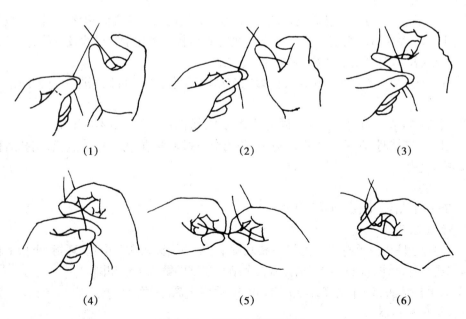

图 2-28　双手打方结示意图

2）外科结（图2-29）：在单手打方结第一个结的第三步后，左手参与使第一个结再绕一扣，完成第一个结，继续完成单手打方结的第二个结即成外科结。

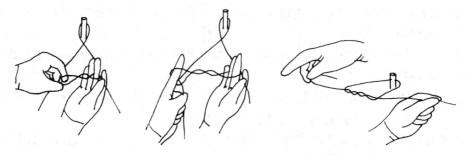

图2-29　双手打外科结（第一个结）示意图

（3）器械打结法（图2-30）：即用持针器或血管钳打结。此法常用于线头过短或深部打结时，或为节约用线。

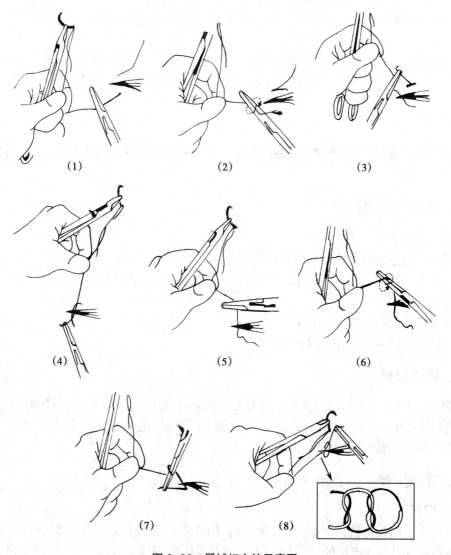

（1）　　　　　　　　（2）　　　　　　　　（3）

（4）　　　　　　　　（5）　　　　　　　　（6）

（7）　　　　　　　　（8）

图2-30　器械打方结示意图

四、讨论和分析

手术器械是外科手术操作的必需物品。正确掌握各种手术器械的结构特点和基本性能才能正确、灵活地使用,这是外科手术顺利实施的重要保证。

打结是外科手术中非常重要的基本操作,打结的速度与可靠度直接影响手术的快慢和预后。熟练、正确地打结应注意:

1. 术中所用的几种打结方法,第一个结与第二个结的打结方向必须相反,两手须交叉,否则即成假结。两手的牵拉力应相等,可避免形成滑结。

2. 打结收紧线时,要注意尽量使两线尾的牵引力与结扎点同一水平上,以免过度牵拉结扎的组织,使组织连同线结撕脱,或拉断结扎线。

3. 打结时动作要轻柔,用力应均匀。在深部结扎时,最好用一根手指按线结近端徐徐拉紧,否则易断线或未扎紧而滑脱,导致再出血,甚至发生大出血。

4. 结的第一扣,应顺向绕线,这样容易紧扣,还可减少断线的机会。如果止血钳所夹的组织较多,打第一扣时,应一边拉紧线一边缓慢松钳,互相配合使线扣紧所扎组织,然后再打第二扣。

5. 结扎第二个结之前,第一个结不能松开,二手稍带力牵引结扎线,或由助手用止血钳轻轻夹住第一个结的基部,第二个结紧扣至第一个结时再放松止血钳,否则易形成滑结。

(王　亮)

实训三　外科手术基本操作(一)——切开、分离、止血、暴露

一、实训目的和要求

1. 进一步熟悉无菌操作原则。
2. 进一步熟悉常用手术器械的正确使用方法。
3. 掌握切口的选择及切开的注意事项。掌握钝性分离和锐性分离的适用范围。掌握手术中常见的几种止血方法。
4. 熟悉手术人员的分工和职责。
5. 了解暴露的常用方法和器械。

二、实训条件

1. 器械及用品　手术刀、血管钳、有齿镊、无齿镊、组织剪、线剪、持针器、缝针、丝线、纱布、拉钩、橡皮止血带、充气式气压止血带、驱血带、血管结扎止血模型、模拟人。

2. 实训场地　模拟手术间。

三、实训步骤

(一)切开

切开是指使用某种器械(通常为各种手术刀)在组织或器官上造成切口的外科操作过程,包括皮肤的切开及其他组织的切开,是外科手术最基本的操作之一。

1. 切口的选择 正确的切口是手术成功的重要因素之一,理想的切口应遵循以下原则:

(1)切口应选择于病变部位附近,能通过最短途径以最佳视野显露病变,也便于必要时延长切口。

(2)切口应对组织损伤小,切口方向应与该部位重要血管、神经的走行一致,以避免损伤。

(3)皮肤切口最好取皮纹的走行方向,尽量照顾美观,不遗留瘢痕。颜面部手术切口应与皮纹一致,并尽可能选取较隐蔽的切口。

(4)力求快速而牢固的愈合,愈合期内不易裂开,愈合后不易形成切口疝。

(5)适应局部解剖和生理特点,在关节部位选择切口时,应考虑术后关节的功能。切口应避免垂直越过关节,以免术后瘢痕挛缩影响关节功能。

(6)切口最好避开负重部位,如手的掌面、足底和肩部,以防负重时引起瘢痕疼痛。

(7)切口必须有足够的长度,使其能容纳手术的操作和放进必要的器械。可根据病人的体型、体位、病变的部位与深浅、手术的难度及麻醉条件等因素来计划切口的大小。

2. 切开方法及要点

(1)选择合适的手术刀。切开不同的组织时应选择大小、型号适当的手术刀和刀片,刀刃必须锋利。

(2)根据切开部位、切口长短、手术刀片的大小,选择正确的执刀方法。

(3)术者拿手术刀,将刀刃与组织垂直,防止斜切,刀尖先垂直刺入皮肤,然后再与皮面成45°斜角,用刀均匀切开皮肤和皮下组织,直至预定切口的长度,再将刀转成90°与皮面垂直方向,将刀提出切口。切开时要求用力均匀,皮肤和皮下组织一次性切开,皮下组织与皮肤切开保持同一长度,使切口呈线状,切口边缘平滑。避免多次切割导致切口边缘参差不齐影响愈合(图3-1)。

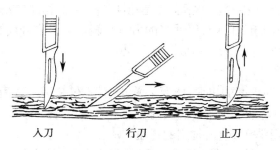

入刀　　　　　行刀　　　　　止刀

图3-1 正确的入刀、行刀、止刀方式

(4)保护切口。切开皮肤和皮下组织后随即用手术巾覆盖切口周围,用组织钳或巾钳固定于皮下组织层,以隔离和保护伤口免受污染;手术时间较长时,可将无菌巾或纱布垫缝于皮下组织层以减少切口污染。目前临床上多用无菌薄膜粘贴切口部位后再切,可起到保护和隔离切口的效果。

3. 切开时的注意事项

(1)切开时要固定皮肤。小切口由术者用拇指、示指在切口两侧固定。较长切口由术者和助手在切口两侧或上下固定皮肤。

(2)一般垂直入刀、水平走刀、垂直出刀。刀腹与皮肤垂直(但头部毛发部位应顺毛根方向切入,防发生秃发),防止斜切,以免缝合时不易完全对合。

(3)切开时不可用力过猛,要按解剖层次逐层切开。切开深部的筋膜、肌鞘时,为防止损伤深层的血管和神经,可先作一个小切口,用血管钳分离撑开,然后再剪开。肌肉可沿其纤维方向用刀柄或手指分开,少做不必要的切断,以减少损伤。

(4)电刀切割时,不可在一点上烧灼过久,以免灼伤组织缘。不推荐使用电刀进行皮肤切开。

(二)分离

分离又称剥离或游离,是显露手术区解剖和切除病变组织、器官的重要手术操作。如术者对局部解剖熟悉,掌握血管、神经及重要器官的部位,分离过程中很少引起意外的组织损伤;但在有炎性粘连、瘢痕组织及巨大肿瘤时,正常解剖关系已改变,或正常组织已不清,分离比较困难,易于伤及邻近重要器官,应提高警惕。

理想的分离层面应尽量按照正常组织间隙进行,不仅操作容易、出血少而且不会引起严重的损伤。一般情况下,皮下组织与浅筋膜之间、筋膜与肌肉之间、肌肉群与肌肉群之间、器官与周围组织之间,均有一层疏松的结缔组织间隙,沿此间隙分离最理想。

分离按形式可分为锐性和钝性两种,临床上常将二者结合使用。

1. 锐性分离 锐性分离是指用手术刀或手术剪进行的解剖分离,必须在直视下进行,动作要求准确精细,常用于分离致密组织,如腱膜、鞘膜和瘢痕组织。用刀时,采用执笔式执刀法,利用手指的伸缩动作进行切割,刀刃沿组织间隙作垂直的短距离切割;用剪时,可将锐性和钝性剥离结合使用。剪刀闭合,用尖端伸入组织间隙内,不宜过深,然后张开剪柄分离组织,仔细辨清,无重要组织时予以剪开。解剖过程中遇到较大血管时可用止血钳夹住或结扎后再切断。

2. 钝性分离 钝性分离多用于分离疏松组织,如正常组织间隙、较疏松的粘连、良性肿瘤或囊肿包膜外间隙,因无重要血管神经等组织结构,有时可在非直视下进行。常用刀柄、血管钳、剥离子、各种剥离器或手指等。手指剥离是钝性分离中常用的方法之一。钝性分离是用以上器械或手指伸入疏松的组织间隙,以适当的力量轻轻地逐步推开周围组织,切忌粗暴,否则会引起重要组织结构的损伤或撕裂,造成不良后果。

(三)止血

手术过程中常有不同程度的出血,能否妥善止血,不仅是手术过程中保证良好显露、防止失血等的重要措施,而且还涉及手术后病人的安全、切口的愈合与减少并发症等重要问题。

止血是处理出血的手段和过程,常用的止血方法:

1. 压迫止血法 压迫止血法适用于较广泛的创面渗血;对较大血管出血一时无法显露出血点时,可暂时压迫止血,待查明出血部位时再行结扎止血。其原理是以一定的压力使血管破口缩小或闭合,随后由于血流减慢,血小板、纤维蛋白、红细胞可迅速形成血栓,使出血停止。压迫止血可用一般纱布压迫或采用 $40\sim50℃$ 的温热盐水纱布压迫止血,一般需 5min 左右再轻轻取出纱布,必要时重复 $2\sim3$ 次。对于广泛渗血、出血量大、病情危急时,可用纱布条或纱布垫填塞压迫止血。填塞处勿留死腔,要保持适当的压力。填塞物一般于手术后 $3\sim5d$ 逐步松动取出,并且应做好处理再次出血的准备。对外伤急救的伤口出血,采用的压迫止血法包括指压止血法(适用于头面颈部和四肢出血)、填塞止血法(适用于颈部、臀部较深的伤口)和加压包扎止血法(外伤急救首选)。

2. 直接止血法 直接止血法包括单纯结扎和缝合结扎两种方法,即用血管钳夹住出血部位的血管,再予以结扎或缝扎的方法,是手术中最常用、最为可靠的基本止血方法。

临床上经常使用单纯结扎法,用血管钳尖端钳夹活跃出血点,再用丝线结扎止血。钳夹出血点时要求准确,最好一次成功,结扎线的粗细要根据钳夹的组织多少以及血管粗细进行选择,血管较粗时应单独游离结扎。结扎时,血管钳的钳尖一定要旋转提出,钳头翘起,扎线将所需结扎组织完全套住(图 3-2),在收紧第一个结时将提起的血管钳放下逐渐慢慢松开,第一个结完全扎紧后再松钳移去。注意止血钳不能松开过快,这样会导致结扎部位的脱出或结扎不完全而造成出血。对于粗大的血管要双重结扎,重复结扎,同一血管两道线不能结扎在同一部位,须间隔一些距离,结扎时收线不宜过紧或过松,过紧易拉断线或切割血管导致出血,过松可引起结扎线松脱导致出血。

缝合结扎法即贯穿缝扎,主要是为了避免结扎线脱落,或在单纯结扎有困难时使用,对于重要的血管一般应进行缝扎止血,方法如图 3-3 所示。

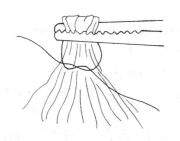

图 3-2　单纯结扎止血

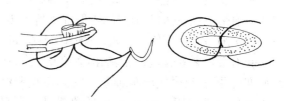

图 3-3　缝扎止血

3. 电凝止血法　电凝止血法用于不易结扎的表浅小出血点的止血,止血迅速,节省时间,缺点是止血效果不可靠。

在止血时,电刀可直接电灼出血点,也可先用止血钳夹住出血点,再用电刀接触止血钳,止血钳应准确地夹住出血点或血管处,夹住的组织越少越好,不可接触其他组织以防烧伤,通电 1~2s 即可止血;也可用单极或双极电凝镊直接夹住出血点电凝止血。

4. 局部药物或生物制品止血法　在手术创面进行充分止血后仍有渗血时,可用局部止血法,用可以吸收的止血药物填塞或压迫出血、渗血处,以达到止血目的。常用的药物或生物制品包括肾上腺素、凝血酶、立止血、明胶海绵和淀粉海绵。骨髓腔出血,可用骨蜡封闭出血处止血。

5. 止血带止血法　用于四肢手术和大血管出血时急救。其作用是暂时阻断血流,使手术野清晰,有利于精细的手术操作,缩短手术时间,还可减少出血,有时作为外伤病人的急救措施。常用的有 3 种方法:

(1)橡皮止血带止血法

1)指根部橡皮止血带止血法:指根部衬垫两层窄纱布,剪取废手术乳胶手套袖口处皮筋,用橡皮筋环状交叉于纱布上,同时用止血钳适度夹紧交叉处即可。

2)上、下肢橡皮止血带止血法:多用长 1~1.5m、直径 1~1.5cm 的橡皮管。将橡皮止血带适当拉紧、拉长,绕肢体 2~3 周。

(2)充气式气压止血带止血法:简易的充气式气压止血带由袖带、压力表、气囊组成(图 3-4)。使用前先在肢体垫纱布数层,然后缠绕袖带,用驱血带驱血后,将袖带充气,上肢压力为 250~300mmHg,下肢压力为 400~600mmHg,然后维持压力,记录缚止血带时间,此时可去除驱血带。

(3)橡皮驱血带:驱血带由乳胶制成,厚 1mm、宽 10~12cm、长 150cm。先在肢体裹适当干纱布保护,抬高肢体,用驱血带自肢体远端向近端拉紧、加压缠绕(螺旋形缠绕)。

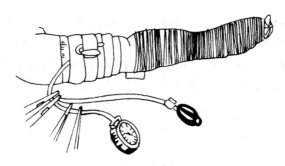

图 3-4 充气式气压止血带

使用止血带应注意以下事项：

1）捆扎止血带前应肢体抬高，有利于静脉回流；止血带与皮肤之间应加衬垫保护；

2）止血带应缠在伤口的近端，上肢在上臂上 1/3，下肢在大腿中 1/3；

3）尽量缩短止血带使用时间，一般每 45~60min 放松一次，使血液流通 3~5min；

4）止血带松紧要合适，以远端出血停止、不能摸到动脉搏动为宜，过松则动脉供血阻断不佳、静脉回流受阻，反会使出血加重，过紧容易引起组织坏死；

5）外伤急救应用止血带止血，应在缚止血带的部位放置标识，记录缚止血带的时间，每 45~60min 应松开一次，每次松开的时间视伤口出血情况而定，一般为 3~5min，以免动脉血流时间阻断过长。

（四）暴露

手术中良好的显露是手术顺利进行的先决条件。影响手术野显露的因素很多，如病人的体位、手术野的照明、良好的麻醉。手术医师应在手术开始前亲自检查病人的体位、照明设备以及麻醉的配合。

切口的选择是手术野显露的重要步骤。手术切口的大小及部位的选择，应根据实际需要决定。一般表浅病变的切除，切口多直接选择位于病变的表面。

深部组织的显露，除正确选择切口外，可使用拉钩。切开组织必须整齐，力求一次切开，手术刀必须与皮肤、肌肉垂直。根据切口部位的不同、深浅程度、局部解剖特点选择不同的拉钩。

另外，手术区域良好的止血、术者解剖的熟练程度及不同手术入路也是影响显露的重要因素。

四、讨论和分析

外科手术均包括切开、分离、止血、暴露、结扎、缝合等基本技术，外科医师必须熟练掌握这些基本技术操作，才能为顺利地完成手术打下坚实的基础。

切开是外科手术的第一步。解剖分离是外科手术中的一项重要技术，熟练与否，与组织器官的损伤程度、手术时间长短、出血多少均密切相关。在分离时，要求术者应熟悉解剖和病变性质，操作要轻柔、细致、准确，使某些疏松的粘连自然分离，显露出解剖间隙。止血要求迅速和可靠。手术中的止血，多半应用止血钳对出血点进行钳夹，然后用丝线结扎或电凝止血。对于较大的深部血管，常在单纯结扎的基础上，再加缝合结扎。缝扎的部位必须在结扎线的远端，否则刺破血管将引起出血。

（王 亮）

实训四 外科手术基本操作(二)——缝合、拆线

一、实训目的和要求

1. 掌握外科几种常见缝合方法及缝合要领。掌握拆线的方法和原则。
2. 熟悉各种缝合方法的适用范围。熟悉剪线的动作要领。
3. 了解几种特殊的缝合方法,如连续全层平行褥式内翻缝合、连续外翻缝合。

二、实训条件

1. 器械及用品 缝线、缝针(圆、弯)、持针器、血管钳、线剪、手术镊(有齿、无齿)、高级外科缝合练习模块等。
2. 实训场地 模拟手术间。

三、实训步骤

(一)缝合与吻合

缝合是将切开、切断或创伤裂开的组织用缝合针线予以对合而消灭间隙,以利于愈合。吻合是将有腔脏器(胃、肠)和各种管道(胆道、输尿管、血管)作衔接性缝合,以恢复其连续性及功能。在组织具有正常愈合能力的情况下,愈合是否良好常取决于缝线的选择、缝合方法和技术操作是否正确。

手术者应根据缝合部位、缝合组织等的不同情况,选择一种比较适宜的缝线。一般来说,下列两点可作为选择缝线的依据:①清洁切口或污染很轻的伤口经清创后可选用丝线缝合,污染较重的伤口应选用可吸收线缝合;②防止继发不良后果,缝合或结扎血管时,应选用不吸收的丝线或涤纶线,因为缝线吸收过早,可致出血;胆道和泌尿道的黏膜缝合应采用可吸收线,可避免结石形成;胃肠道的吻合和缝合,可使用可吸收线或丝线;连续缝合一般用肠线,如用丝线则应采用间断缝合,以免留丝线过多。

1. 常用缝合方法 基本缝合法有3类:单纯对合缝合、内翻缝合和外翻缝合。各类又有间断缝合和连续缝合两种。

(1)单纯对合缝合法

1)单纯间断对合缝合(图4-1):最常用,可用于缝合皮肤、皮下组织、腱膜等多种组织。缝针于创缘一侧(边距依缝合组织类别而定)进入组织,从相同边距之对侧穿出。缝稍厚的组织时,要注意尽量垂直方向进针与出针,否则会使两侧边缘内翻或外翻。

2)8字缝合:可用于腱膜、肌腱、韧带的缝合。结扎较牢固,以增加缝合的张力。有两种方法:

①内8字缝合:8字形交叉在创口的深面。自距边缘5mm左右刺入,以对角线方向斜向对侧穿出;越过创口再刺入开始侧,于原刺入点对侧平齐处穿出,缝线应在创口的深面交叉。

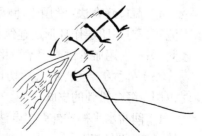

图4-1 单纯间断对合缝合

②外 8 字缝合：外 8 字缝合又称为双间断对合缝合，8 字形交叉在创缘表面，拉紧打结时易断线。

3）单纯连续对合缝合（图 4-2）：可用于腹膜缝合及胃肠吻合口后壁的缝合。先进行单纯间断缝合，打结后用其长头连续缝完创口全长，结束时将缝针所带双股缝线结扎。此种缝合法具有缝合速度快、创缘对合严密、止血效果佳等优点，但留在组织内的缝线较多。

4）锁边缝合（毯边缝合）（图 4-3）：开始与结束的方法与单纯连续缝合法相同，只是每一针从前一针的线襻内穿出。锁边缝合防止边缘外翻和止血作用较单纯连续缝合法更佳，但缝合时必须始终将缝线拉紧，否则难以使锁过的缝线整齐。可用于胃肠吻合时后壁全层缝合。

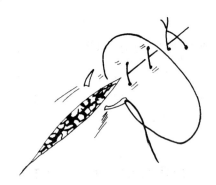

图 4-2　单纯连续对合缝合

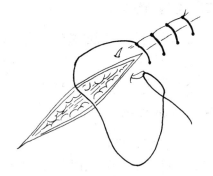

图 4-3　锁边缝合

（2）内翻缝合法：缝合后创口的边缘向内翻入，组织有良好的对合而表面光滑。主要用于胃肠和膀胱的缝合和吻合。内翻缝合法的优点是防止黏膜外翻和胃肠液、尿液外漏。但翻入组织过多，可引起管腔狭窄。

1）间断垂直褥式内翻缝合法：为胃肠道手术常用的浆肌层内翻缝合法。一般在距离吻合口边缘 3mm 处进针，穿经浆肌层后于吻合口边缘附近穿出，越过吻合口于对侧作相对称的缝合。结扎时不宜过紧，以防缝线切割肠壁。每两针间距 3~5mm（图 4-4）。

2）间断水平褥式内翻缝合法：又称霍尔斯太（Halsted）缝合法，常用于缝合浆肌层或修补胃肠道孔。

3）连续全层水平褥式内翻缝合法（图 4-5）：如胃肠道吻合时，用肠线或丝线缝合前壁全层。开始作一针全层缝合，结扎之后，于线结 3mm 处将针线穿过肠壁全层缝一针与吻合口平行的线扣；继而垂直越过吻合口至对侧，穿透对侧肠壁后距刺入点 3mm 穿出肠壁（此针穿行方向仍与吻合口平行）；随即拉紧缝线，使两侧边缘内翻。如此连续缝合，缝完吻合口前壁后打结。

4）荷包缝合法：常用于埋藏阑尾残端和小的肠穿孔，也用于固定胃、肠、膀胱胆道造口的引流管。对浆肌层作环形的连续缝合，缝合的两端待缝毕后结扎。结扎过程中，一人持线逐渐收紧，另一人用血管钳或手术镊将浆肌层内翻，以免黏膜外翻（图 4-6）。

（3）外翻缝合法：缝合后切口外翻，内面光滑。常用于血管吻合、腹膜缝合、减张缝合，有时也用于缝合松弛的皮肤。

1）间断水平褥式外翻缝合法：可用于大血管吻合或修补，使内面对合平整，可避免血管内血栓形成（图 4-7）。

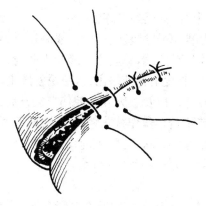

图 4-4　间断垂直褥式内翻缝合法

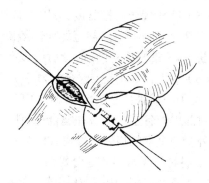

图 4-5　连续全层水平褥式内翻缝合法

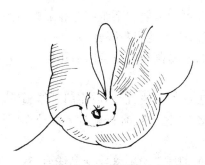

图 4-6　荷包缝合法

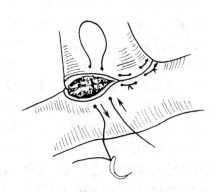

图 4-7　间断水平褥式外翻缝合法

2）连续外翻缝合法：用于缝合腹膜或吻合血管。

3）间断垂直褥式外翻缝合法：可用于阴囊等处松弛皮肤切口的缝合，以防止皮肤对合不齐和表皮内卷。缝合时，在距离切口边缘 5mm 处刺入皮肤，经皮下组织横过切口至对侧距离皮肤边缘 5mm 处穿出；再从距离对侧皮缘 2mm 处穿入，再返回起始距离皮缘 2mm 穿出皮肤，结扎后两侧皮缘外翻。

间断缝合法和连续缝合法各有优缺点和适用范围。连续缝合法的优点是操作省时、缝合比较严密、对胃肠道吻合有较好的止血作用；缺点是留下的缝线较多，若有一处断裂，易致缝合口裂开，而且在一定程度上影响缝合组织边缘血运，不利愈合。间断缝合法费时较多，不如连续缝合严密，但没有连续缝合法的缺点。手术时，可根据具体情况选择使用。

2. 缝合的注意事项

（1）任何一种缝线均为异物，因此应尽可能减少用量，缝线的针数不宜过多，每针加于组织的张力都要相等，以平均分担伤口组织的张力，所选用线的抗张力强度应超过伤口组织张力即可。

（2）任何方式的缝合，都会引起缝线结扎范围内的组织发生缺血，加之缝线的刺激，局部有炎症反应。故原则上缝合线骑跨的组织应尽量少，残留在组织内的线头应尽量短。

（3）缝合的针距和边距要匀称（图 4-8）。

（4）缝合时应依创缘组织的解剖层次使其分层对合，不要遗留

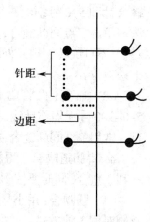

图 4-8　针距和边距

残腔。如果在深层留下残腔,就会出现积血、积液,延迟愈合,甚至并发感染。

（5）结扎缝线的松紧度,应以切口边缘紧密相接为准,不要过紧或过松。线圈过紧,可加重组织缺血,妨碍愈合,甚至坏死。线圈过松,使组织对合不良,影响愈合。缝合皮肤时,不应使皮肤下陷、重叠或卷曲;缝合后应以有齿镊对合皮缘,并将皮下积液挤出,以免诱发感染。

（6）病人营养不良（愈合能力差）或手术切口张力过大,以及腹腔或胸腔伤口裂开后的再缝合,均须用减张缝合法。以腹壁伤口为例:以粗丝线或不锈钢丝作减张缝线,不穿过腹膜,而是穿过腹膜外各层组织一并缝合;针距一般为 3cm,边距为 2~3cm;为防止缝线切入皮肤,各丝线应外套一个细的略硬的橡皮管作为缓冲（或用纱布做衬垫）;术后 14d 拆线。

3. 各种组织常用的缝合要领

（1）皮肤:一般用三角针,缝合材料一般选用细丝线。多用单纯间断对合缝合法;对松弛皮肤可用间断垂直褥式外翻缝合法。以单纯间断对合缝合法缝合时,每侧边距为 0.4~0.6cm;针距为 0.8~1.2cm。皮下脂肪厚者,边距及针距均适当增加。

（2）浅筋膜:缝合浅筋膜可减少切口皮肤的张力,并可使两侧皮下组织互相靠拢,避免残存死腔和积液。皮下浅筋膜的缝合需要用圆弯针和细丝线作单纯间断缝合。

（3）深筋膜和腱膜:深筋膜和腱膜能耐受较大张力,不易撕裂。缝合时可用细、中号丝线和圆弯针作单纯间断缝合,有时也可用 8 字缝合法。

（4）肌肉:一般顺肌纤维方向分离后,只需缝合其表面的肌膜,而不应将肌纤维横缝。选用中号圆弯针和细丝线缝合。横断肌束收缩且出血较多,应先于肌肉断端 1~2cm 处作横行缝扎或环形结扎,再纵行缝合两肌肉断端,结扎要适度。

（5）肌腱:以牢固连接肌腱恢复功能为原则。常用的肌腱缝合有 8 字交叉缝合、双十字缝合、Kessler 缝合、Kleinert 缝合和 Bunnell 缝合等。可用直针（或半圆弯针）和中号丝线作远、近端肌腱缝合并使断面准确对合,结扎缝线,再用丝线或 7-0 号卡普纶线作数针间断缝合,以增强拉力。术后固定于肌腱松弛位 3 周,之后进行适当功能锻炼。目前缝合肌腱有专用的肌腱缝合针线。

（6）胸、腹膜:一般选 7 号丝线或 0 号、1 号铬制肠线,用大号或中号圆弯针行单纯间断缝合。如腹膜张力较大,缝合容易撕破时,也可用连续水平褥式缝合。注意缝合腹膜时,要有良好的麻醉,使肌肉松弛,否则易将腹膜撕裂。

（7）神经:以缝合神经外膜为主,最好采用显微外科方法。直径在 4mm 以上者,可用眼科缝合针和 5-0 号细丝线缝合;4mm 以下者,可用血管缝合针和 7-0 号卡普纶线缝合。缝合方法多用两定点间断缝合,直径较粗者亦可用连续缝合,针距 1mm、边距 2mm 左右。神经应端端对合,不可旋转。神经外膜应修剪少许,并轻微外翻缝合,以免影响神经轴生长,术后保持神经干松弛位。

（8）血管:血管吻合常用于断肢再植、器官移植等手术,一般根据血管的大小选择 5-0~9-0 号无损伤针线,并用精细的吻合器械进行操作,较大血管吻合一般可在肉眼直视下进行。常用单纯间断缝合或间断垂直褥式外翻缝合法。

4. 胃肠道吻合　胃肠道吻合的基本要求是将管壁组织切口缘对合完善、防止消化液漏出和利于愈合;同时要使吻合处有适当大的口径,使内容物顺利通过。

（1）肠吻合:用小号圆针,内层选用中号丝线,外层选用细丝线。肠吻合有端对端、端对侧及侧对侧 3 种方式。一般采用两层内翻缝合法,内层缝合使黏膜对合良好,外层缝合使浆膜对合良好。内层缝线穿过肠壁全层,针距约 3mm,可用铬制肠线或丝线,肠线可连续缝合,丝线应间断缝合。外层缝线穿过浆肌层(不穿过黏膜),采用间断缝合。缝合的顺序可以是后半面外层→后半面内层→前半面内层→前半面外层;也可以先缝后面和前面的内层,然后缝外层。吻合后应确认吻合口通过良好,无狭窄。

（2）胃肠吻合:吻合的方式也有端对端、胃端对肠侧及侧对侧3种。一般均用两层内翻缝合,方法基本上与肠吻合相同,不同的是胃壁比肠壁稍厚,内层缝合时要注意黏膜的对合,不露出黏膜下组织,否则容易发生术后吻合口炎。此外,胃黏膜下血管较粗,吻合前应结扎止血,内层用连续缝合,以防术后发生吻合口出血。

（二）剪线与拆线

1. 剪线法 缝合皮肤的缝线,根据部位不同,线头留 0.5~1cm。留在体内的线头,在不引起线结松脱的前提下应尽量剪短,以减轻组织的异物反应。所留线头的长短,应根据线的性质和粗细以及结扎组织的性质而定。通常丝线留 1~2mm,肠线和其他吸收性线留 3~4mm。结扎重要的血管、组织量稍多或缝合处张力较大时,所留线头稍长,如丝线头 2~3mm。

正确剪线法(图 4-9):打结者结扎完毕后将双线合拢提起偏向一侧(以免妨碍剪线者视线),保持一定的张力。剪线者用"靠、滑、斜、剪"4 个动作剪线。先持剪微张刃口,以手术剪一侧前端顺线尾向下滑至结部,继而稍向上倾斜约45°,将线剪断。如此所留线一般为1mm左右。倾斜角度决定剪断线头的长度。

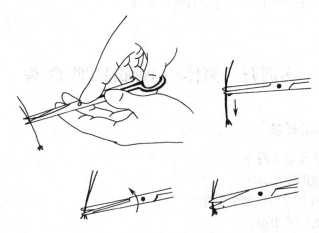

图 4-9 术中剪线示意图

2. 拆线 皮肤切口或伤口的缝线,在伤口初步愈合后需要拆除。皮肤缝线保留日期过长,可发生线周感染。要参考病人全身情况、组织愈合能力、缝合张力、缝线种类等因素决定拆线日期。切口用丝线缝合者,头、面、颈部可在术后 4~5d 拆线;下腹部、会阴部为术后 6~7d 拆线;胸部、上腹部、背部、臀部可在术后第 7~9d 拆线;四肢为 10~12d 拆线;减张缝线为 14d 拆线。对年老体弱、营养不良者,糖尿病、肝肾功能障碍、肿瘤放化疗或应用免疫抑制剂、皮质激素药物的病人,手术部位血液循环不佳(如有周围血管疾病)的切口,以及关节附近张力较大的切口,均应推迟到术后 12~14d 拆线;或先进行间断拆线,2d 后再将剩余的缝线拆除。用肠线缝合皮肤者,不需要拆线。

拆线方法(图 4-10):先从切口向四周消毒皮肤,范围距离切口 3~5cm。用有齿镊将线结向上提起,使线结下一侧缝线自皮肤内露出少许,在该处剪断,并沿剪断的方向牵出缝线。然后局部再消毒一次,用无菌纱布覆盖,胶布固定。胶布粘贴方向应与躯干或肢体长轴垂直。

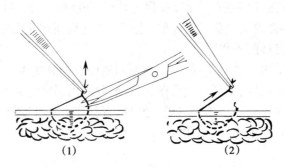

(1)　　　　　　(2)

图 4-10　拆线法

四、讨论和分析

无论采用哪种缝合法,缝合过程中都要注意:进针、出针时,缝针应与被缝组织呈垂直方向。用腕部和前臂的旋转力量转动持针器,使缝针得以在组织内穿行,顺针体弧度挽出。

拆线时的剪线部位不应在缝合线的中间或线结的对侧,以避免原来暴露在皮肤外面的线段经过皮下组织,防止针道遭到污染。如未到拆线时间,发现切口有明显感染,则须部分或全部提前拆线,积脓者应及时予以引流并进行换药处理。

（王　亮）

实训五　离体猪小肠端端吻合术

一、实训目的和要求

1. 进一步训练手术基本操作。
2. 熟悉各种器械的使用方法。
3. 掌握肠管的吻合方法和操作步骤。
4. 熟悉肠吻合的注意事项。
5. 认识肠壁的解剖层次。
6. 了解肠吻合的方式。

二、实训条件

1. 器械及用品　离体猪小肠、持针器、肠钳、组织剪、线剪、血管钳、无齿镊、小圆针和 1 号丝线等。
2. 实训场地　实物缝合训练室。

三、实训步骤

（一）熟悉肠壁的层次
熟悉肠壁的黏膜层、黏膜下层、肌层、浆膜层;明确肠壁的系膜缘和对系膜缘。
（二）选取合适的实验用小肠
选取一段长 15~20cm 的离体小肠,用两把肠钳同向夹持,两把肠钳间的距离以 6~8cm 为宜,于肠钳之间的肠管中间部位用组织剪剪断,助手扶肠钳将分开的两段肠管原位靠拢对齐,勿使肠管扭转(即系膜缘对系膜缘)。两断端靠拢后,用纱布清除两断端肠管内的血液和肠内容物。

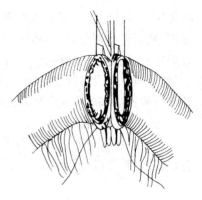

(三)缝合牵引线

分别在两段肠管的系膜缘和对系膜缘,距离断端约0.5cm处,用1号丝线穿过两肠壁的浆肌层各对合缝合一针,打结固定两段肠管,剪线时线头要留长,用两把止血钳夹持固定,用于定位和牵引(图5-1)。

图5-1 缝合牵引线

(四)后壁全层连续锁边式缝合

由肠腔的一侧开始,用缝合针从一侧肠壁的黏膜层穿入,浆肌层穿出,再从对侧肠壁的浆肌层穿入,黏膜层穿出,结扎缝合线,线结打在肠腔内面,相同进出针顺序进行连续锁边式缝合,每一针均从前一针的线襻内穿出,缝完后壁。缝针的边距和针距以0.3cm为宜(图5-2)。后壁的缝合也可采用单纯连续全层缝合法,缝针先穿过两断端肠管的全层,结扎一次,然后连续缝完后壁,再结扎线尾,此法缝合的边距和针距均为0.2~0.3cm;或者采用全层间断内翻缝合(图5-3),缝合针从一侧肠壁的黏膜层穿入、浆肌层穿出,再从对侧肠壁的浆肌层穿入、黏膜层穿出,结扎缝线,线结打在肠腔内面。

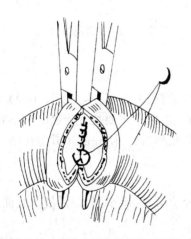

图5-2 后壁全层连续锁边式缝合

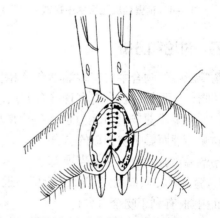

图5-3 后壁全层间断内翻缝合

(五)前壁全层连续锁边式缝合

上述方法缝合完后壁,逐渐移行到前壁,继续全层连续锁边式缝合,注意进出针顺序(一侧的黏膜层进针浆膜层出针,对侧的浆膜层进针黏膜层出针),否则缝合层次易紊乱。

(六)前壁全层连续水平褥式内翻缝合

待锁边式缝合缝到前壁的1/3~1/2时,改行全层连续水平褥式内翻缝合,一侧浆膜层进针浆膜层出针(穿过肠壁全层),到对侧再行浆膜层进针浆膜层出针,缝完前壁。浆膜进出针点距离肠管切缘约0.3cm,针距以0.3cm为宜(图5-4)。

(七)前、后壁浆肌层间断内翻缝合

完成前后壁全层缝合以后松开肠钳。作前壁浆肌层缝合,较常用的是间断垂直褥式内翻

缝合法。缝针距第一层缝线外缘 0.5cm 处刺入,经黏膜下层潜行,距第一层缝线外缘 0.2cm 处穿出,然后至对侧距第一层缝线外缘 0.2cm 处刺入,经黏膜下层潜行,距第一层缝线外缘 0.5cm 处穿出,结扎缝线,肠壁浆肌层自然对合内翻。继续缝合下一针,针距 0.3~0.4cm。前壁缝合完毕后,通过牵引线将肠管后壁翻转朝上,同法缝合后壁。浆肌层缝合还可采用间断水平褥式内翻缝合或连续水平褥式内翻缝合法。

（八）检查吻合口

术毕将肠管灌水后观察有无渗漏,如有渗漏可加缝补针。用拇指和示指轻轻对指挤捏吻合口,检查吻合口是否畅通及其直径大小,以能够通过拇指末节为宜(图 5-5)。

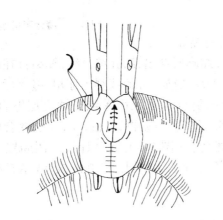

图 5-4　前壁全层连续水平褥式内翻缝合

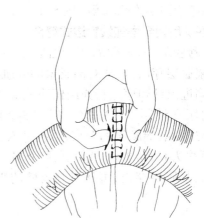

图 5-5　检查吻合口

四、讨论和分析

肠管断端的吻合主要有端端吻合、端侧吻合、侧侧吻合三种方式。本次实训主要介绍肠管的端端吻合。肠管的吻合有多种缝合方式,不同缝合方式的区别主要是缝合层次的不同,但是缝合的共同要求是吻合处肠壁应保持全层内翻,浆膜与浆膜对合,使外面光滑防止粘连,避免肠壁黏膜外翻而影响吻合口的愈合。

肠端端吻合术中的注意事项:

1. 缝合时黏膜面的进出针点应稍靠近切缘,使浆膜多缝,黏膜少缝,以便使黏膜面对拢而浆膜面内翻,有利于吻合口愈合。

2. 浆肌层缝合必须包含黏膜下层,因为大部分肠管张力位于此处,但进针不能过深,以免缝合针穿透肠壁。

3. 浆肌层缝合时切忌过密,打结时切忌太紧。一般打结后浆肌层缝线应清晰可见,若缝线陷入组织,说明打结太紧,易致术后撕裂,造成肠瘘。

4. 内翻缝合法结扎时,助手要配合将肠壁的边缘翻入肠腔,达到肠壁边缘内翻的目的。

（王　亮）

实训六 狗胃大部切除术

一、实训目的和要求

1. 综合练习外科手术基本操作技术。
2. 进一步熟悉外科无菌技术。
3. 掌握胃大部切除术的操作步骤。
4. 熟悉胃大部切除术的注意事项。
5. 了解实验动物的麻醉方法及狗胃周的局部解剖。

二、实训条件

（一）器械及用品

手套、手术衣、麻醉药、等渗盐水、敷料、无菌巾单、手术刀、手术剪、血管钳、肠钳、手术镊、持针器、缝合针、缝合线、甲状腺拉钩、实验动物（狗）等。

（二）实训场地

模拟手术间。

三、实训步骤

（一）麻醉与固定

绑缚狗后采用 2% 硫喷妥钠腹腔注射麻醉,剂量 25~50mg/kg。麻醉成功后将狗仰卧位固定于手术台上。腹部脱毛,用 2.5% 的碘酊和 75% 的酒精常规消毒,铺无菌巾,用巾钳固定,加盖中单和剖腹巾。

（二）开腹

取剑突与脐之间的上腹部正中切口,长约 10cm,逐层切开皮肤、皮下组织、腹白线和腹膜,出血点用血管钳钳夹、结扎止血。皮肤切口两侧垫好消毒巾并用巾钳固定,避免皮肤毛囊的细菌污染切口。

（三）腹腔探查

用甲状腺拉钩向两侧牵开腹壁,显露狗的前腹腔器官。术者洗手,探查腹腔,观察胃及其相邻器官解剖。狗的胃底和胃体较大,几乎呈圆形;幽门部较小,呈圆筒状。

（四）切开胃结肠韧带

术者手衬湿纱布垫向上提胃体,助手同时将横结肠向下牵拉,在右侧胃结肠韧带（大网膜）的无血管区将其剪开。识别胃后壁、胰腺组织和横结肠系膜中的结肠中动脉。

（五）游离胃大弯

以剪开的胃结肠韧带为起点,向左沿胃大弯、胃网膜血管下方（血管弓外）,切断左侧胃结肠韧带。具体方法为在胃网膜血管弓网膜支的左右两侧,用血管钳各戳一个小洞,然后手术者和助手各持一把血管钳,分别钳夹血管远近端,将其切断、结扎。依次左行,直至胃网膜左、右血管交汇处。也可在胃体和胃网膜血管弓之间切断胃结肠韧带,称"血管弓内操作"。

（六）切断、结扎胃网膜右血管

方法同上，依次向右，分段切断右侧胃结肠韧带，直至幽门右侧。于幽门下方将胃网膜右血管分离出来，并在其根部切断，近端双重结扎。

（七）切断、结扎胃右动脉

将胃向下牵拉，在距胃小弯约2cm处的无血管区将肝胃韧带剪开，并由此向右，分段切断肝胃韧带，直至幽门右侧。仔细触摸，一般可触及胃右动脉搏动，钳夹、切断，近端双重结扎。

（八）游离并切断十二指肠

游离十二指肠2~3cm，注意紧贴十二指肠上、下缘及后壁操作。在预定十二指肠切断处的两侧，各夹一把Kocher钳，钳尖一致指向小弯侧，两钳相距至少0.5cm。手术刀紧贴胃侧Kocher钳切断十二指肠，注意用等渗盐水纱布保护周围组织，以防切开时十二指肠内容物流入腹腔造成污染。两断端分别用0.1%碘伏消毒。用纱布垫将胃侧断端包裹，置于一旁。将十二指肠断端向右前牵拉，进一步分离十二指肠周围，逐一结扎进入十二指肠的小血管，使十二指肠有足够长的游离断端，保证吻合时无张力。

（九）切断、结扎胃网膜左血管

将游离好的十二指肠包以纱布垫置于一旁。将胃向左上牵拉，在胃网膜左、右血管交汇处向左，于胃网膜左动脉第1个胃支的左侧，切断胃网膜左血管。由此处向胃小弯做一垂直线，即为胃的预定切除线。将切除线大弯侧残余的胃结肠韧带组织自胃体上游离清除干净，使浆膜面光滑。

（十）切断、结扎胃左血管分支和游离胃小弯

将胃向上翻转、提起，分离胃后壁与胰腺间的少许粘连，显露出胃左血管。靠近胃小弯，将肝胃韧带的后层腹膜剪开，游离出胃左动脉后支发出的胃左血管，切断、结扎。然后将胃向右下牵拉，再分离出胃左动脉前支发出的胃支，逐一切断、结扎，即可游离出胃小弯。注意清除干净胃体上预定切除线小弯侧附近残留的胃结肠韧带组织，使浆膜面光滑。

（十一）切断胃

切断胃之前，先将预定切除部位拉至十二指肠残端处，检查无任何张力。在胃预定切除线的两侧各夹一把肠钳，钳尖一致指向小弯侧。手术刀贴近切除线远侧肠钳，自小弯向大弯侧切开，每切开1cm，即用4号线将切开处近侧胃断端的前后壁作全层缝合关闭，边切边缝，直至自大弯侧测量，残胃预留吻合口与十二指肠肠腔直径相近。再在全层间断缝合过的部位，加一层浆肌层间断缝合，小弯侧残胃角用半荷包缝合法包埋。切胃时，注意用等渗盐水纱布保护周围组织，以防切开胃壁时胃内容物流入腹腔造成污染。

（十二）胃黏膜下层止血

将切除线远侧肠钳左侧的胃前壁浆肌层切开，显露黏膜下层血管。紧靠近侧胃断端，用圆针细丝线将其缝扎。然后翻转胃，再将胃后壁的黏膜下层血管缝扎。用手术刀在进行了黏膜下层止血的部位将胃完全切断，移去游离胃段。近侧胃断端用1%碘伏消毒。

（十三）残胃与十二指肠的吻合

第一层将胃后壁的浆肌层与十二指肠后壁浆肌层间断缝合，第二层将胃后壁的浆肌层与十二指肠后壁全层作间断缝合，第三层将胃前壁的全层与十二指肠前壁全层作间断缝合，第四层将胃前壁浆肌层与十二指肠前壁浆肌层作间断缝合。此种吻合方法可减少吻合口张力并防止吻合口狭窄。各层间断缝合时，最好等份分段进行，使之吻合整齐、可靠。最后荷包缝合，包

埋残胃与十二指肠吻合口小弯侧的"危险角"。

（十四）检查吻合情况

吻合完毕后，术者用拇指与示指对捏吻合口，检查其是否够大，保证吻合口通畅。若在吻合前发现端端吻合张力大，则可将十二指肠降部外侧的腹膜切开少许，作适当游离。若仍有张力，可改行胃空肠吻合（Billroth Ⅱ术式）。

（十五）关腹

清点器械、敷料数目，确定无误后依次缝合腹壁各层。

四、讨论和分析

狗胃大部切除术是一项比较复杂的实训项目，需要同学们具备扎实的手术基本功。本次实训意在让同学们进一步练习外科手术基本操作技术，同时锻炼手术中随机应变的能力，还可熟悉胃肠吻合的方法和胃肠手术常用器械。

胃大部切除术主要有两种手术方式，即 Billroth Ⅰ术式和 Billroth Ⅱ术式，本次实训主要练习 Billroth Ⅰ术式。同学们要熟知这两种手术方式的适用范围和优缺点。术中注意在分离胃结肠韧带与横结肠系膜之间的粘连时要细致、耐心，切勿损伤横结肠系膜中的结肠中动脉。游离十二指肠时，沿十二指肠上、下缘和后壁操作，用蚊式血管钳仔细分离，避免大块组织钳夹，否则可能损伤肝外胆管和胰腺组织。另外，全层缝合胃或肠壁时注意勿缝及对侧的胃或肠壁，以免导致术后胃肠道梗阻。

（王　亮）

实训七　家兔阑尾切除术

一、实训目的和要求

1. 进一步掌握无菌术和外科手术基本操作。
2. 掌握阑尾炎切除术的步骤及具体操作方法。
3. 练习开腹和关腹的手术操作方法。
4. 熟悉阑尾的解剖特点。
5. 了解家兔的麻醉方法。

二、实训条件

1. 器械及用品　卵圆钳、布巾钳、止血钳（弯、直）、蚊式血管钳、组织钳、腹膜钳、组织剪、手术刀、持针器、甲状腺拉钩、腹壁拉钩、阑尾钳、线剪、有齿镊、无齿镊、缝合用针线、实验动物（家兔）。

2. 实训场地　模拟手术间。

三、实训步骤

1. 麻醉　选用 2.5% 戊巴比妥钠，在家兔大腿内侧根部肌内注射，剂量为 1ml/kg。

2. 腹壁皮肤准备　麻醉成功后，将家兔仰卧平放，四肢用细绳固定于手术台上。剪毛上至剑突,下至耻骨上缘,两侧至髂前上棘垂线,然后把剪毛的部位用湿毛巾浸湿,用脱毛膏硫化钠覆盖 10min 左右,再用湿毛巾擦干净兔毛,皮肤常规消毒、铺巾。

第一助手用卵圆钳夹 2.5% 碘酊纱布进行消毒,消毒的范围同剪毛范围。消毒从切口部位中点开始,依次向四周扩展。待碘酊干燥后,以同样顺序用 75% 酒精脱碘,后一遍消毒范围不超过前一遍的消毒范围。消毒后,由第一助手铺单。先铺无菌巾,第一块铺尾端,第二块铺对侧,第三块铺头端,第四块铺第一助手站位侧,然后用 4 把巾钳将铺巾区四角固定。再加盖中单和剖腹巾。

3. 切口 取右上腹经腹直肌切口,长约 10cm,依次切开皮肤、皮下组织,显露腹直肌前鞘。出血点用血管钳钳夹后用 1 号丝线结扎止血。切口两侧垫好消毒巾并用布巾钳固定,避免皮肤毛囊的细菌污染切口。

4. 分开腹直肌 用手术刀在腹直肌前鞘上作一个小切口,用血管钳将前鞘与腹直肌分离,并用剪刀向上、下延伸剪开,使之与皮肤切口等长。沿腹直肌的肌纤维方向用刀柄和左手示指将其全层分开,再用 2 把拉钩将其向上、下两侧拉开。暴露腹直肌后鞘和腹膜。家兔腹壁薄,开腹腔较为简单,皮下出血少,可以用手术刀一直切至腹膜层。

5. 切开腹膜 用两把血管钳沿横轴线对向交替钳夹提起后鞘和腹膜,检查确定没有内脏被钳夹时,用手术刀切开一个小口,术者和第一助手各持一把弯血管钳夹对侧腹膜切口边缘,将其提起后用组织剪纵向剪开腹膜。剪开时,可用长镊子或左手示指和中指探入腹腔,沿切口平行方向将内脏向深面推挤,隔开内脏,以免损伤。

6. 护皮 术者左手托着护皮巾伸入腹腔,手背下压内脏,使护皮巾边缘靠近对侧切缘,右手用有齿镊提起腹膜和内鞘;助手用左手持有齿镊夹持护皮巾边缘并使之靠近腹膜和内鞘,右手用腹膜钳将护皮巾边缘固定于腹膜和内鞘上。助手与术者交换动作,同法完成另一侧的护皮,以避免腹腔内的液体污染皮下组织导致切口感染。

7. 显露阑尾(用家兔的蚓突代替) 家兔的蚓突位于右上腹、十二指肠和胰腺右支的腹侧、回肠与结肠的交界处,近端开口于结肠的起始部,远端呈逐渐变细的盲端,长约 10cm,多呈淡蓝色。切开腹膜后,用腹壁拉钩将右侧腹壁切缘拉向右侧,显露右上腹,寻找蚓突。寻找蚓突的方法:将右上腹最外侧紧靠侧腹壁的一段十二指肠提出,提到一定程度后,即可见蚓突;若不能迅速找到十二指肠,可顺着胃的幽门窦将十二指肠提出,再找到蚓突。

8. 分离、结扎阑尾的系膜和血管 找到蚓突后,用血管钳夹住蚓突系膜边缘,提起蚓突,充分暴露整个蚓突及其周围的结构,周围用盐水纱布垫好保护组织。从蚓突系膜的远端开始,用血管钳分次穿破、钳夹、切断和结扎系膜(在蚓突侧血管钳的内侧加用丝线贯穿缝扎,以防止出血)。兔的蚓突系膜较为游离,所以提起蚓突后很容易逐一分离结扎系膜血管。

9. 结扎阑尾及荷包缝合 在蚓突根部先用直血管钳轻轻钳夹挤压,再用 7 号丝线在压痕处结扎,用蚊式血管钳夹住线结后剪去多余的线尾。在结扎近侧 0.5~1cm 处用细丝线环绕蚓突残端作盲肠浆肌层的荷包缝合,暂不打结。进行荷包缝合时要注意缝针只穿透浆膜层和肌层,不穿透肠腔。

10. 切除阑尾 盲肠周围用湿纱布垫好,以免切除蚓突时其内容物流入腹腔或涂擦石炭酸时溅到他处。在结扎线远侧 0.3~0.5cm 处用直血管钳钳夹蚓突,紧贴直血管钳近侧面切除蚓突。蚓突残端依次用蘸有石炭酸、70% 酒精和等渗盐水的棉签涂擦消毒,并同时破坏蚓突残端黏膜,以防止术后因黏膜继续分泌液体而形成局限性积液。

11. **埋入残端** 术者一手用长镊子将荷包旁边的盲肠提起,另一手将夹蚓突残端线头的蚊式血管钳向下按压,使蚓突残端埋入荷包口内。第一助手提荷包线两头,边提边收紧荷包口,结扎荷包线。必要时可外加浆肌层 8 字缝合一针将荷包缝线线结再包埋一次。

12. **关腹** 清理腹腔,仔细检查确认无活动性出血,清点器械、纱布、针线等无误后,用 4 号丝线对腹膜、腹直肌后鞘、前鞘依次缝合,1 号丝线缝合皮下组织和皮肤。再次清点器械、纱布、针线无误后,消毒皮肤切口,用无菌敷料敷盖。

四、讨论和分析

家兔肠道的前段细而盘旋的部分为小肠,后段为大肠。小肠又分为十二指肠、空肠和回肠;大肠分为结肠和直肠。小肠和大肠交界处有盲肠。家兔的盲肠很发达,盲肠末端有长约 10cm 的蚓突,管径较细,类似于人的阑尾,可以用于模拟阑尾切除术(图 7-1)。

家兔体型较小,腹壁较薄,剖腹术时不宜用力过猛,切开腹膜时,应将腹膜提起,使腹膜与内脏分开,以免损伤内脏;处理蚓突残端时,石炭酸应涂于残端黏膜内面,切勿溅到他处引起组织坏死;酒精和等渗盐水由残端周边向中心涂擦。

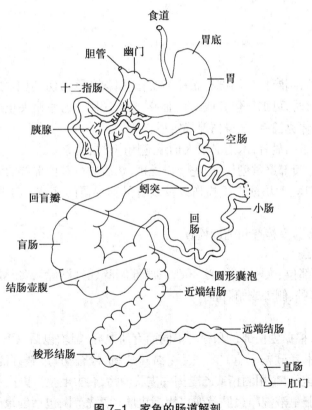

图 7-1 家兔的肠道解剖

（王 亮）

实训八　清创缝合术

一、实训的目的和要求

1. 掌握清创缝合术的方法和步骤。
2. 熟悉清创缝合术的适应证和注意事项。
3. 了解清创缝合术的禁忌证。

二、实训条件

1. 器械及用品　卵圆钳、布巾钳、止血钳、持针器、手术镊（有齿及无齿）、手术刀、甲状腺拉钩、手术剪、弯盘、缝合用针线、引流条、生理盐水、过氧化氢溶液（双氧水）、纱布、棉垫、绷带、高级模拟人。

2. 实训场地　模拟手术间。

三、实训步骤

（一）术前准备

1. 充分了解伤情，判断伤口局部有无神经血管、肌腱和骨损伤，但不可用探针探查伤道。
2. 有活动性出血时，可加压包扎或缚止血带，也可先用止血钳钳夹止血，待术中处理。
3. 防治休克，待休克控制、全身情况稳定后再清创。
4. 防治感染，污染明显者，术前必须大剂量应用广谱抗生素。
5. 如有颅脑、胸、腹部严重创伤，应先予以处理，然后进行其他部位的清创。
6. 对骨折、关节伤、大块软组织损伤以及疑有异物存留的患肢，应进行可靠的临时固定，然后搬运。
7. 进行必要的实验室检查和辅助检查。

（二）麻醉和体位

根据伤情、伤口部位、大小及形状，可选用局部麻醉、静脉麻醉、臂丛麻醉或椎管内麻醉。根据伤口部位选用仰卧、侧卧或俯卧位。

（三）操作步骤

具体的清创方法根据创伤部位和程度不同而有所差异，但均包括以下主要步骤：

1. 清洁伤口　术者戴帽子、口罩，洗手；揭开敷料，检查伤口，制订清创计划。戴无菌手套，先用无菌纱布覆盖伤口，用酒精或乙醚擦去皮肤油污，剃去毛发。更换手套及覆盖伤口的无菌纱布，用洗手刷蘸肥皂液洗净患肢及伤口周围皮肤（清洗范围包括创缘外 20~25cm），剃去残留毛发。每次用无菌生理盐水将肥皂液和污物冲净，注意勿使冲洗液流入伤口内，以防加重伤口污染。揭去伤口纱布，按"生理盐水→过氧化氢溶液→生理盐水"的顺序，连续冲洗伤口 3 遍，用无菌小纱布球轻轻拭去伤口内的污物和异物，亦可用 0.1% 苯扎溴铵溶液浸泡伤口 3min。

2. 铺巾　擦干皮肤，用碘酊、酒精或碘伏在伤口周围消毒后，铺无菌巾准备手术。

3. 清理伤口

（1）仔细检查伤口后，清除血块、异物和组织碎片。

（2）切除明显挫伤、不健康的创缘皮肤（头面和手部皮肤除确有坏死者外，应尽量保留）。对不整齐并有血供的皮肤，沿伤口边缘切除 1~2mm 污染区域加以修整。此外，应彻底清除污染、失去活力、不出血的皮下组织。皮下脂肪因血供较差，易引起感染，宜多切除一些。

（3）逐层切开皮下组织、深筋膜，充分暴露创腔深部。彻底切除失活组织，包括坏死肌肉（紫黑色、切割不出血、无张力、钳夹不收缩）、挫损污染过重的肌腱、污染的血管外膜、神经鞘膜、关节囊壁，咬除明显污染的骨折断端，摘除无骨膜的游离碎骨片。充分止血并随时用生理盐水冲洗。清理伤口直至比较清洁和显露血液循环较好的组织。

4. 再次清洗　经彻底清创后，用 3% 过氧化氢溶液和无菌生理盐水再次冲洗伤口 2~3 次，或以 0.1% 苯扎溴铵浸泡伤口 3~5min，杀灭残余细菌。通过彻底清创的伤口与手术切口几乎无异。

5. 组织修复　术者脱手套，手臂消毒；局部皮肤再次消毒、铺巾，更换手套和器械后根据各组织特点进行修复。

（1）血管：非重要血管伤均可结扎。重要动、静脉伤应及时修复，如血管修补、缝合、吻合、移植。吻合时，剪去内膜损伤的断端，清除血栓，适量剥离剪去断端外膜，在无张力情况下行端端外翻缝合。

（2）神经：功能重要的神经断裂，先用锐刀片修齐断端，对齐后在无张力情况下，用 5-0 号丝线间断缝合神经鞘。

（3）肌腱：污染不重、清创彻底时，可将离断肌腱进行一期修复；若缺损过多，则行肌腱移植；若污染严重，处理延迟，可将断端缝在附近肌肉上，以防其回缩造成后续寻找困难，待伤口愈合后 1~3 个月进行二期修复。

（4）骨骼：污染不重、清创彻底时，骨折可行直视下复位，同时进行内固定。

（5）关节囊：污染不重、清创彻底可进行一期缝合，原则上关节腔不放乳胶片引流，囊外可放乳胶片引流。

6. 伤口缝合　按组织解剖层次一期缝合创缘。若仍有少量渗液，可留置橡皮片、软胶管等引流；若伤口污染严重，或伤后已超过 8~12h，清创后仍有感染可能者，可只缝合深层组织，在伤口内放置引流物 24~48h，无感染后再将伤口延迟缝合。

（四）术后处理

1. 患肢适当固定和抬高，特别是大量软组织损伤、骨折和血管修复后。注意患肢血运。

2. 严密观察伤口渗液和引流情况，引流物在术后 24~48h 取出；如有出血或感染，应立即拆除缝线，以利止血或引流。

3. 酌情给予抗生素，预防感染，并按破伤风预防常规处理，根据伤口污染情况肌内注射破伤风抗毒素 1 500~3 000U。

四、讨论和分析

外科伤口可分为 3 类，各类处理方法不同。

1. 清洁伤口　清洁伤口指未被细菌污染的伤口，一般是手术切口（甲状腺切除术、腹股沟疝修补手术），直接缝合后可一期愈合。

2. 污染伤口　污染伤口是指伤口有细菌沾染，而尚未发展成感染。创伤后 6~8h 内的伤口属于此类伤口，可采用清创术处理（污染伤口通过清创处理也可成为清洁伤口，可立即缝合，一般可达一期愈合）。如果伤口污染严重或细菌毒力强，4~6h 即可发展成感染，不能视为污染伤口。

3. 感染伤口 感染伤口指伤口已感染甚至化脓,包括延迟处理的开放伤和继发感染的手术切口。伤口须经过换药(更换敷料)处理,达到二期愈合。这种愈合其组织修复以纤维组织为主,愈合缓慢,愈合后多形成瘢痕,局部功能不良,且可出现瘢痕挛缩或增生。

临床上通常将污染伤口通过外科处理转变为清洁伤口并缝合的方法,称为清创缝合术。作为处理开放性损伤最重要、最基本、最有效的手段,清创术的目的是将污染的伤口,采用切除失活组织、清除伤口内异物、制止出血等措施使之变为清洁伤口,以加速组织修复,争取达到一期愈合。

(一)清创缝合术的适应证

适用于开放性创伤,除擦伤、浅而小的弹片伤、刺伤、切伤外,均可施行清创缝合术。清创在伤后 8h 内进行;血运丰富部位(如头面部)的伤口、污染较少者、失活组织不多者,伤后 12h 仍可施行清创缝合术。

(二)清创缝合术的禁忌证

有活动性出血、休克、神志昏迷的病人,必须首先进行有效的抢救措施,待病情稳定后,不失时机地进行清创缝合。

(三)清创时限

开放性损伤初始,细菌仅停留在伤口表面,经过一段时间繁殖才侵入组织深部,这段时间伤口仅受污染,称为潜伏期,是清创的最佳时期,通过及时正确的清创处理,可显著减少伤口感染的概率。清创时限取决于潜伏期长短,潜伏期与环境温度、伤口性质、伤口部位、细菌种类、细菌毒力、细菌数量(污染程度)及病人局部和全身抵抗力有关。气温高、组织损伤严重、细菌污染重、毒力强时,潜伏期短;反之,潜伏期长。

一般说来,伤后 6~8h 的新鲜伤口,经切除染菌创面,彻底清除失去活力的组织、异物、血肿,清洗干净、缝合伤口,绝大多数可达到一期愈合。伤后超过 8h 的伤口,感染的可能性增大;超过 24h 的伤口,因细菌已大量繁殖,感染难以避免,此时清创可破坏已形成的肉芽组织屏障,反而招致感染扩散,通常不宜行清创术。

伤口污染程度是影响清创时限的重要因素,如果污染严重,伤后 3~4h 即可形成感染;相反污染较轻,超过 24h 亦可进行彻底清创。此外,环境温度、局部组织血供及组织损伤程度也会影响清创时限;冬季气温低,超过 24h 亦可进行清创;头面部伤因血供丰富、局部抵抗力强,伤后 12h 或更长时间,仍可按污染伤口行清创术。

(四)清创缝合术的注意事项

1. 清创术应尽早施行,越早效果越好。

2. 严格执行无菌操作规程,认真进行清洗和消毒。

3. 在清理伤口时,依解剖层次由浅入深、仔细探查,判断组织活性,一切失去生机的肌肉、肌腱和筋膜必须彻底清除,但应尽可能保留和修复重要的血管、神经和肌腱。肌肉应切至出血及钳夹有收缩为止,肌腱清创应注意保留功能,血管、神经应尽量保留,若仅为表层污染可小心剥离外膜。

4. 原则上不应在缚止血带的情况下进行清创,应彻底止血,以免形成局部血肿。

除大出血外,不主张清创时捆扎止血带的原因:①捆扎止血带后,无法区别有血供的健康组织和失去血供的损伤组织;②伤口内组织因缺血,活力进一步降低;③伤口缺血有助于厌氧菌的繁殖。

5. 缝合时注意组织层次对合,勿留死腔;避免张力过大,以免造成缺血或坏死。

6. 皮肤缺损者,可依据病人的全身情况、局部皮肤缺损的范围及部位,采用减张缝合、游离植皮、皮瓣转移等措施修复创面。

对于撕脱伤剥脱的皮瓣,切不可盲目直接缝回原位,因皮瓣失去血供,组织不仅不能存活,而且易发生感染;正确的处理方法是彻底切除皮下组织,行全厚植皮,覆盖创面。

7. 必要时沿肢体的纵轴或皮纹切开,以扩大伤口,一是便于探查,二是便于彻底清除存留于其内的异物和血肿。

8. 骨膜、骨端的处理　骨外膜对骨折愈合十分重要,应尽量保留,已污染的可仔细切除表层。骨端的污染程度,在骨皮质一般不超过 0.5~1.0mm,骨松质则可深达 1cm;污染的骨皮质可用骨凿或咬骨钳去除,污染的骨松质应予以刮除。粉碎性骨折应注意保留碎骨片,与周围组织有联系的骨片应尽量保留,较大的游离骨片清洗后尽可能放回原处。

9. 固定方法的选择　开放性骨折因有感染的危险,原则上慎用内固定,或仅用简单的内固定方法。传统上多用石膏固定或牵引固定,但需较长时间卧床,不能早期进行功能锻炼,并发症较多。近年来很多学者主张对伤后时间短、污染轻的开放性骨折,在彻底清创、有效抗生素治疗下,采用坚强内固定治疗,可早期进行功能锻炼,效果较好。骨折外固定器的不断改进和完善,特别适用于四肢开放性骨折的固定,具有固定可靠、换药方便、可随时调整、便于纠正残余畸形的优点。

（王　亮）

实训九　换　药　术

一、实训目的和要求

1. 掌握换药的方法、步骤及注意事项。

2. 熟悉换药的目的、原则及适应证。

3. 了解换药常用的药物及其特点。

二、实训条件

1. 器械及用品　持物钳、无齿镊、有齿镊、换药碗、弯盘、血管钳、手术剪、探针、手术刀、持针器、棉球(碘伏、酒精、生理盐水)、纱条、胶布、绷带、治疗单、模拟人。

2. 实训场地　模拟换药室。

三、实训步骤

（一）换药前的一般准备

1. 向病人告知操作目的,取得其配合。

2. 了解创口的情况,以便按创口情况准备应用器械、敷料及药品等。

3. 换药者要穿工作服,戴好帽子和口罩,洗净双手。

4. 病人采取舒适体位,显露换药部位。

5. 准备换药物品,一般包括换药弯盘 2 个,大小各 1 个。先用消毒持物钳从消毒容器中取出 1 套弯盘及有齿镊、无齿镊各 1 把,将手术镊放在小弯盘中,后用持物钳夹取酒精棉球、碘伏棉球、引流纱条适量,夹取消毒纱布块适量置于小弯盘中,棉球与纱布块及引流条尽量分开。将取过棉球后的贮槽及盛装消毒棉球的容器盒盖好盖子,不可混淆或污染。有时还要准备引流条(管)、无菌剪刀、探针和必需的外用药。将小弯盘中的一把镊子置于盘子边缘,用大弯盘覆盖在小弯盘上,一起带到病房。

(二)一般创口换药

将大弯盘放在距伤口较近的病床上,盛无菌棉球和敷料的小弯盘放于床头柜上,两者位置不可颠倒,防止换药过程中污染盛无菌棉球和敷料的小弯盘(清洁弯盘)。

1. 去除伤口表面的敷料

(1)先用手取下创口外层绷带及敷料,去除胶布时动作轻柔,以免产生疼痛或将表皮撕脱。若遇胶布粘着毛发时,用汽油、乙醚、松节油等涂擦后再揭去。

(2)用无菌镊取下创口内层敷料及引流物,揭起时应沿长轴方向进行。若内层敷料与创面干结成痂,可用生理盐水浸透,待敷料与创面分离后再轻轻地顺创口长轴揭去。

(3)揭下的纱布及污物应放在床上大弯盘内,不可随意丢弃,以防污染环境和交叉感染。

2. 创周皮肤的处理　用 70% 酒精棉球或碘伏棉球在创口周围由内向外(清洁创口)或由外向内(化脓感染创口)进行消毒 2~3 遍,范围一般应达创口周围 3~5cm。

在换药过程中,两把镊子的头端要保持头端向下,其中一把镊子始终处于相对无菌状态,不可污染。左手持有齿镊,只接触小弯盘中的消毒棉球和敷料,向右手无齿镊传递棉球及敷料;右手无齿镊则只接触创口,接取左手镊子传过来的棉球及敷料。传递过程中应避免两把镊子直接接触。

3. 创面处理

(1)用 0.1% 苯扎溴铵或等渗盐水棉球自内向外轻柔地拭去创面分泌物,擦洗创周皮肤的棉球不得再洗创口内部。在拭去创面分泌物时切忌反复用力擦拭,以免损伤创面肉芽或上皮组织。

(2)创面拭净后,应彻底移除创口内线头、死骨、坏死组织等异物。

(3)根据伤口情况选择凡士林纱布、药物或盐水纱布覆盖,或放入引流管、纱布引流条。最后用酒精棉球或碘伏棉球消毒创周皮肤。

4. 包扎固定　创面处理完毕,覆盖无菌纱布,粘贴胶布固定。胶布粘贴的方向应与躯干或肢体纵轴相垂直,胶布不易固定时,须用绷带包扎。

(三)缝合创口特殊情况的处理

1. 术后 2~3d 内,创口一般有轻度水肿,针眼周围及缝线下稍有红肿,这些情况多为线结反应所致,常规消毒后用 70% 酒精纱布湿敷即可。若线结反应进一步发展,针眼周围会出现化脓。对较小的脓肿,可用无菌手术镊弄破并用无菌干棉球挤压出脓液,然后涂以碘酊和酒精即可;脓肿较大或感染较深者,应提前拆除此针缝线,开放引流脓液。

2. 创口周围有积血、积液甚至感染或化脓者,可先用针头试穿抽液,确诊为创口有液体后,应尽早部分或全部拆除缝线;有脓液时将创口敞开,清除脓液和创口内异物,清洗后放置合适的引流物,换药至创口愈合。

(四)放置引流创口的处理

多为污染伤口或易出血的伤口,其目的是防止深部化脓性感染,引流物多为橡皮片或橡皮管。换药时创口常规消毒,拔除引流条时应缓慢向外牵动,慎防被拉断。若取出后发现分泌物过多,则可更换另一橡胶片。引流物一般在术后 24~48h 取出,取出前若渗出多,应随时更换湿透的外层敷料。

四、讨论和分析

换药又称为更换敷料,包括检查创口,清洁创口,清除脓液、分泌物及坏死组织,覆盖敷料。换药可以预防和控制创面感染,消除妨碍创口愈合的因素,促进创口愈合。外科换药应遵循无菌操作的原则。

(一)创口换药的目的

1. 观察创口,了解愈合情况,及时给予适当的处理。
2. 清理创口。清除创口异物、坏死组织、分泌物,保持创口引流通畅,防止或减少细菌的繁殖,减少毒性分泌物的吸收,减少分泌物的刺激。
3. 直接敷有效药物,使炎症局限,促进新生上皮和肉芽组织生长及伤口愈合。
4. 包扎、固定和保护伤口,防止进一步损伤和污染。

(二)创口换药的适应证

1. 需要观察创口局部情况者。
2. 缝合创口需要拆线者。
3. 敷料松动或被污染者。
4. 创口内引流物需要拔除者。
5. 创口有渗出、出血等液体湿透敷料。

(三)换药的基本原则

换药是为了促进伤口和创面愈合,伤口的愈合依赖于机体组织的修复能力。所以,换药前后都要观察伤口的变化,如肉芽生长、炎症轻重等情况。要注意病人的全身营养状况,评估伤口的演变趋势,及时采取相应的措施。换药的基本原则如下:

1. 严格执行无菌操作原则。
2. 换药前半小时应停止打扫卫生和铺床,换药一般应在晨间病房卫生整理前进行。
3. 换药前病人调整好体位,既能使病人舒适,也能为术者提供良好的视野。
4. 先处理无菌创口,然后处理感染创口;先换简单创口,再换复杂创口;先换一般创口,再换特殊创口。恶性肿瘤创口和需要消毒隔离的创口(如厌氧菌感染伤口)应放在最后换药。有高度传染性疾病(破伤风和气性坏疽感染等)的伤口换药,应有专人负责,必须严格遵守隔离技术的原则。医务人员应穿隔离衣,用过的器具要单独灭菌,换下的敷料应随即焚毁。医务人员换药后应用肥皂水刷手、臂 3~5min,然后用 70% 酒精或碘伏擦拭。
5. 换药时间视创口情况而定,外科无菌创口可于术后第 2d 或第 3d 换药 1 次,除敷料潮湿或脱落外,直到拆线前无需换药。术后第一次换药时应有手术者参加;对分泌物多、感染较严重的创口,应增加换药次数,每日可换药 1~2 次,必要时也可随时换药,保持敷料干燥,避免和减轻皮肤糜烂。
6. 伤口内存留渗液、脓液、坏死组织或异物时均不利于愈合。换药时必须用引流、负压吸引、灌洗等方法,防止渗液、脓液、坏死组织或异物在伤口内积聚,避免引流物和敷料放置不当或者久置不换,防止渗液、脓液积聚增多。
7. 换药时态度要和蔼,动作要轻柔、熟练、迅速,关心体贴病人,尽量减少病人在换药中的痛苦;擦拭创面时不可过分用力,以免新生的肉芽组织脱落;用探针伸入伤口时,要防止造成假道或出血。

8. 换药一般应在换药室内进行,卧床不起的病人可在床边进行换药。

(四)换药常用的药物

1. 酒精 酒精可用于压疮防护(浓度50%)、皮肤和器械消毒(浓度70%)。表皮完整的伤口可以用酒精换药,如果表皮破损不能用酒精,一般选用碘伏。

2. 碘伏 碘伏对黏膜刺激性小,无需用酒精脱碘,无腐蚀作用,且毒性低。碘伏无论是应用范围(黏膜、皮肤)还是消毒效果均优于碘酊。不过碘伏也有适用范围,出血多的伤口效果不好,创面过大也不宜应用。碘伏是络合碘,对油腻的创口或者皮脂腺发达的部位无效或者效果不好。而酒精或者碘酊能够脱脂,更好地固定细菌的蛋白,在皮脂腺丰富的地方更具有穿透力。

3. 0.02%高锰酸钾溶液 0.02%高锰酸钾溶液分解释放氧较缓慢,但作用持久,具有清洁、除臭、防腐、杀菌的作用。0.02%高锰酸钾溶液可用于洗涤腐烂恶臭的感染伤口,尤其适用于被厌氧菌感染的伤口和肛门会阴部伤口。临床上常用1:5 000溶液进行湿敷。

4. 0.1%依沙吖啶溶液 0.1%依沙吖啶溶液有抗菌和杀菌作用。用于感染创面的清洗和湿敷。

5. 盐水 盐水有吸附创面分泌物的作用,对肉芽组织无不良刺激。等渗盐水棉球及纱布(条)用于清洁创面、创面湿敷、填充脓腔;等渗盐水冲洗脓腔;3%~10%盐水具有较强的局部脱水作用,可用于治疗肉芽水肿明显的创面。

6. 高渗葡萄糖溶液 高渗葡萄糖溶液能增加血浆渗透压而产生脱水作用,对感染性创口局部营养差、创口面积大、用其他药物换药后疗效差或无效者、浅Ⅱ度~深Ⅱ度小面积烧伤水肿明显者和压疮的疗效较为显著。高渗葡萄糖溶液能均匀分布于创面,造成高渗环境,致细菌细胞脱水,细菌失去繁殖能力,菌体死亡,并能使机体局部细胞脱水,减轻创面和肉芽组织水肿,同时能形成保护膜,防止细胞继续侵入感染,能改善局部血液循环,改善创面周围营养,促进创面愈合;此外,葡萄糖还具有生肌作用,可减少创面疼痛,利于创口愈合。

7. 2%~4%甲紫(龙胆紫)溶液 2%~4%甲紫溶液具有杀菌、收敛作用。用于表浅皮肤或黏膜溃疡的消毒,并促进结痂愈合,但不宜用于分泌物较多的表浅伤口。

8. 3%过氧化氢溶液 3%过氧化氢溶液与组织接触后分解释放出氧气,具有杀菌作用,用于冲洗外伤伤口、腐败或恶臭的感染伤口,尤其适用于厌氧菌感染的伤口。

9. 0.2%~0.5%庆大霉素溶液 0.2%~0.5%庆大霉素溶液局部冲洗,用于铜绿假单胞菌、葡萄球菌感染创面的消毒。

10. 0.02%呋喃西林溶液 0.02%呋喃西林溶液用于溃疡、脓性伤口表面的消毒。

11. 氧化锌明胶 氧化锌明胶用于经久不愈的小腿溃疡。

12. 油剂纱布 油剂纱布具有引流和保护创面的作用,创面分泌物少者,可以2~3d更换一次。常用的有凡士林纱布,用于新鲜创面,有保护上皮的作用;鱼肝油纱布具有营养和促进肉芽上皮生长的作用,用于愈合缓慢的伤口。

13. 0.05%氯己定溶液 0.05%氯己定溶液用于冲洗创面和伤口。

14. 50%硫酸镁溶液 50%硫酸镁溶液局部湿热敷,用于挫伤、蜂窝织炎、丹毒的消炎消肿。

15. 粉剂、软膏类 5%硼酸软膏用于烧伤、擦伤、皮肤溃疡和压疮。用硼酸溶液湿敷去腐直到肉芽新鲜。使用生肌散粉末可以促进肉芽生长。碘仿纱条具有抗菌、防腐、收敛、去臭和促进肉芽组织生长的作用,用于有腺体分泌的慢性窦道,如肛瘘、结核病灶清除后的伤口。碘仿有毒性,不宜长期使用。10%~20% 的鱼石脂软膏有消炎退肿的作用,用于早期脓肿。10% 氧化锌软膏涂于皮肤表面,有保护皮肤免受分泌物侵蚀的作用,常用于肠瘘、胆瘘等四周皮肤。链霉素软膏涂于纱布上外敷,用于结核性伤口。2% 聚乙烯吡咯酮碘软膏用于治疗烧伤、慢性溃疡,疗效满意。

16. 中药类 红油、生肌散、生肌玉红膏具有镇痛、拔毒生肌、排脓、去腐的作用。

(高庆涛)

实训十 心肺复苏术

一、实训目的和要求

1. 掌握心肺复苏的步骤和方法。
2. 熟悉心搏骤停的判断标准。
3. 了解心搏骤停的原因。

二、实训条件

1. 器械及用品 纱布、简易呼吸器、吸引器、压舌板、吸痰导管、高级自动电脑心肺复苏模拟人。
2. 实训场地 模拟抢救室。

三、实训步骤

(一)操作前准备

1. 必须迅速作出心搏骤停的判断。在院外施救时,首先要确认现场安全性,由于无任何检查仪器,只需要判断意识、呼吸和心跳。院内抢救时也基本相同。

心跳、呼吸骤停的判断要点:

(1)判断意识是否消失:循环停止 10s,大脑缺血缺氧即造成昏迷,故意识消失是心搏骤停的首要表现。判断的方法是拍打或摇动病人的同时,大声呼唤。

(2)判断有无呼吸:检查者的耳朵靠近病人口鼻,感觉有无气流呼出,同时观察胸廓有无隆起。心搏骤停者大多呼吸也随即停止,偶有异常或不规则呼吸。窒息导致的心跳停止者应有明显气道阻塞征。

(3)判断有无心跳:检查颈总动脉搏动是判断心跳存在与否的"金标准"。颈总动脉位于甲状软骨旁胸锁乳突肌沟内,检查时首先用示指和中指触摸到甲状软骨,向外滑到靠近操作者所在位置一侧的胸锁乳突肌沟内即可。检查时间不超过 10s。

2. 只要确定病人失去意识,立即大声呼救或请他人拨打电话,以最快速度通知急救系统。然后触摸颈总动脉搏动,同时观察病人呼吸。

3. 准备静脉穿刺管和穿刺包、动脉留置针、生命体征监测仪、简易呼吸器、电除颤器等,院外急救则可暂缓准备这些物品。

（二）叩击心前区

一旦发现心搏骤停，立即用拳头叩击病人胸骨中、下 1/3 交界处 2~3 次，若无效，则应立即改作胸外心脏按压和人工呼吸。

（三）建立循环

常用的方法是人工胸外心脏按压，用此法重建血液循环，提供心、脑的血流灌注是现场复苏的必要措施。

1. 将病人仰卧于地面或木板上。解开衣领、裤带，以免妨碍胸廓运动。

2. 操作者左手掌根贴于按压部位，右手掌根贴于左手背上，肘关节伸直，双肩在双手的正上方，以髋关节为支点，依靠肩部和背部的力量垂直向下按压（图 10-1）。

3. 按压部位为胸骨中、下 1/3 交界处（胸部中央两乳头连线水平），按压频率为 100~120 次 /min，按压深度成人为 5~6cm，儿童和婴儿为胸廓厚度的 1/3，每次按压与放松时间相等，直至心脏恢复有效搏动前，按压不应中断。

4. 每次按压后放松，使胸骨恢复到按压前的位置，血液在此期间可回流到心脏。放松时手掌不要离开胸壁，一方面使双手位置保持固定，另一方面可减少对胸骨本身的直接冲击力，以免发生骨折。

5. 心脏按压有效的标志　心脏按压有效的标志：①出现颈、股动脉搏动；②发绀的皮肤转为红润；③测到血压；④散大的瞳孔开始缩小，甚至出现自主呼吸，表明大脑血流灌注已建立。

（四）畅通气道

保持呼吸道通畅是施行人工呼吸的首要条件，常用仰头提颏法（图 10-2）：抢救人员将手置于病人额部加压使头后仰，另一手抬举颈后部或提起下颏，使下颌角与耳垂连线与病人所处平面垂直，口腔直轴与气道成一直线，解除舌后坠，以利通气。怀疑颈椎骨折，开放气道应采用推举下颌法：一名施救者在病人头侧，双肘关节置于病人所在仰卧的平面，双手示指和中指将病人双侧下颌角向上推举，双手拇指打开紧闭的口唇。

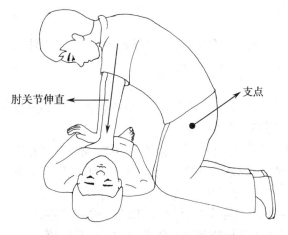

图 10-1　人工胸外心脏按压正确姿势

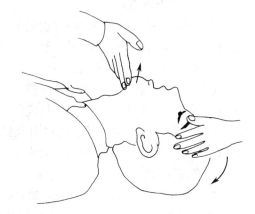

图 10-2　仰头提颏法

有异物阻塞气道时，若发现口腔或咽部有可见的易于移除的异物或呕吐物，现场可直接用手指伸进去或用器械予以清除。声门附近的气管内异物，可用腹部按压法排出：病人仰卧，抢救者将一只手掌的根部置于病人上腹部剑突下方，另一只手掌重叠于前一只手掌的手背上，双手向病人内上方用力猛推，使膈肌抬高，胸腔内压剧增，将气管内异物冲出。有条件时经气管插管后清除异物。

（五）人工呼吸

1. 常用口对口人工呼吸,是现场简单有效的人工通气方法。

在畅通气道的基础上,用置于病人前额的手的拇指与示指捏住病人鼻孔,操作者平静吸一口气,尽量借助隔离装置(纱布或呼吸膜)紧贴病人口部用力吹气直至病人胸廓抬起为止,随后松开捏鼻孔的手指,使病人呼气。对张口困难者,可向鼻腔吹气,即口对鼻人工呼吸。每次人工呼吸的进气时间要大于1s,并且可看到胸廓起伏。此外,单人心肺复苏时,还可使用便携式面罩,替代口对口人工呼吸。

胸外心脏按压与人工呼吸的比例,单人操作时,无论是成人、儿童还是婴儿,均为30∶2,即每按压胸廓30次(用时15~18s)连续吹气2次,交替进行,每5个循环(约2min)评估病人。双人操作时,按压与呼吸之比在成人仍为30∶2,在儿童和婴儿则为15∶2,人工呼吸时须停止胸外心脏按压。如果经气管插管已建立高级气道,在成人、儿童和婴儿的呼吸频率均为8~10次/min,此时无需停止胸外心脏按压。

2. 球囊面罩(简易呼吸器)人工呼吸法　球囊面罩(简易呼吸器)见图10-3。

（1）使用球囊面罩,操作者在病人头侧。

（2）单人操作时,一只手将面罩罩住病人口鼻,另一只手挤压气囊,每分钟16~20次。双人操作时,一人压紧面罩,另一人挤压球囊。挤压用力的大小,根据所需气量多少而定。没有氧气供应时,潮气量约10ml/kg,2s吹入(吸气时间);有氧气供应时,潮气量为6~7ml/kg,1~2s吹入。

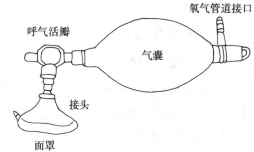

图10-3　球囊面罩(简易呼吸器)

（3）若用氧方便,可接氧气(将氧气接于气囊入口处)。氧流量为8~10L/min,一般5~6L/min即可,视所需氧浓度而定。

四、讨论与分析

心肺复苏是研究心搏骤停后,由缺血缺氧所造成的机体组织细胞和器官衰竭的发生机制及阻断并逆转其发展过程的方法,目的在于保护心、肺和脑等重要脏器,以免达到不可逆转的损伤程度,并尽快恢复自主呼吸和循环功能。

心搏骤停的原因可分为心源性和非心源性两大类。前者如急性心肌梗死,后者如窒息、触电、溺水、药物过量和药物不良反应,但无论属于何种原因,均可因直接或间接地引起冠状动脉灌注量减少、心律失常、心肌收缩力减弱或心排血量下降而导致心搏骤停。

心搏骤停的判断标准:①意识突然丧失,深昏迷,呼之不应;②大动脉搏动消失(颈总动脉或股动脉);③自主呼吸停止或呈抽搐样呼吸;④瞳孔散大并固定;⑤心电图表现为心室颤动、心脏电机械分离或心室停搏。以上标准中第一条最重要。一旦确定心搏骤停,应立即进行心肺复苏。

心肺复苏术是在心搏骤停后,立即以徒手方法争分夺秒地进行复苏抢救,使心搏骤停病人的心、脑及全身重要器官获得最低限度紧急供氧的一系列措施。以人工呼吸代替病人的自主呼吸,以胸外心脏按压代替病人的自主心搏。这些措施必须在现场立即进行,才能为进一步抢救直至挽回心搏骤停病人的生命赢得最宝贵的时间。

（王　亮）

实训十一 气管切开术

一、实训目的和要求

1. 掌握气管切开术的步骤。
2. 掌握气管切开术的注意事项和适应证。
3. 熟悉气管前方的解剖层次及气管切开术的术后并发症。
4. 了解气管套管的构造及气管切开术的禁忌证。

二、实训条件

1. 器械及用品 气管套管、吸引器、氧气、手术刀、止血钳、小拉钩、抢救物品、气管切开插管训练模型。
2. 实训场地 模拟手术室。

三、实训步骤

气管切开术是在气管软骨之间切开以建立高级气道的一种手术。主要用于解除较严重的喉阻塞,以抢救病人生命。临床医师均应掌握这一抢救技能。

(一)术前准备

1. 征得家属同意,说明手术必要性及可能发生的意外。
2. 准备手术器械、氧气、吸引器、直接喉镜和气管插管。
3. 选择适合病人气管粗细的气管套管,包括底板、外套管、内套管和套管芯(图 11-1)。

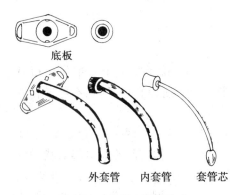

图 11-1 气管套管的构成

(二)手术步骤

1. 麻醉 一般应用 2% 利多卡因局部麻醉。显露气管后进行气管穿刺时,可向内滴入 1%~2% 丁卡因 0.2~0.3ml,进行气管黏膜的麻醉。情况紧急或病人已处于昏迷状态时,可不用麻醉。

2. 体位 病人一般取仰卧位,肩下用一个小枕垫高,并保持头后仰,使气管向前凸起,易于暴露。由一名助手扶住病人头部,使头部保持正中。若病人因呼吸困难不能平卧时,可取半坐位。

3. 切口 颈前正中直切口,上起甲状软骨下缘,下至胸骨上切迹以上一横指,依次切开皮肤、皮下组织、颈浅筋膜和颈阔肌,可见颈前肌白线,逐一结扎、切断皮下组织内的较大浅静脉。若作横切口,则可于环状软骨下缘一横指处切开。

4. 分离气管前组织 于肌白线处切开一个小口,用血管钳或直剪刀沿中线进行钝性分离,将舌骨下诸肌自白线处向两侧分开,用小拉钩将切口向两侧对称拉开。

5. 拉开甲状腺峡部 在分离舌骨下诸肌后,即可看到甲状腺覆盖在气管前壁,大致相当于气管第 2~4 环处。用手指探摸气管分离,向上可见淡红色、质软的甲状腺峡部,用弯止血钳在峡部和气管间进行分离后,用小钩将峡部向上拉开。峡部较大者,可用两把弯止血钳钳夹后于正中切断,即可看到气管环。气管前筋膜、胸骨上窝和气管旁组织不需过多分离,以免发生纵隔气肿或气胸。

6. 切开气管环 分离甲状腺后,可透过气管前筋膜隐约看到气管环,用手指可摸到软骨的环状结构。若气管较难辨识,可用空针穿刺,如有空气抽出即可确认为气管。用尖刀在气管前正中线切开气管的第 2~4 软骨环(在甲状腺峡部以上部位切开气管,往往会损伤环状软骨,导致喉狭窄,造成拔管困难),一般切断 2 个气管软骨环即可。切开时刀刃应朝上,自下向上挑开(图 11-2),刀尖不可刺入太深,以免刺穿气管后壁,并发气管食管瘘,以 2~3mm 为宜。当咳嗽时,食管前壁连同气管后壁可挤向气管腔内,因此,应趁咳嗽声刚停止的吸气过程中迅速切开。

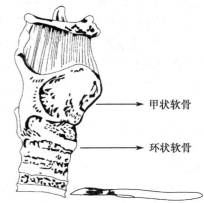

甲状软骨

环状软骨

图 11-2 切开气管环示意图

7. 插入气管套管 气管套管包括底板、内套管、外套管和套管芯。底板和外套管相连处不能完全固定,应保留一定灵活度,以免妨碍颈部转动和上仰下俯的动作,但两者连接处必须牢固,以防外套管脱落。内套管和外套管必须吻合无间隙,且长度必须一致,每一个套管都有一根套管芯,其顶端呈圆锥形,插入外套管后应与外套管口吻合。

切开气管前壁软骨环后,用弯止血钳或气管插管扩张器扩开气管切口,将事先准备好的带套管芯的套管用拇指顶住套管芯后端顺势向切口内插入(图 11-3)。若病人有强烈咳嗽,有分泌物自管口咳出,证实套管确已插入气管,应立即拔出套管芯,并用吸引器吸净气管内分泌物和血性液体,再放入内套管。证实套管已插入气管内后,方可将两侧拉钩取出。若无气体进出,应拔出气管套管,重新放置。

8. 处理切口和套管固定 切口多不需要缝合。若切口过长,可于上、下端适当缝合 1、2针。切口周围用油纱条覆盖,在切口与套管间垫一块剪了小口的小纱布(3~4 层即可),最后将固定带绕过颈后,在颈部侧面打结(图 11-4)。带结要打得松紧适宜,太松时套管容易滑脱,造成窒息;太紧时术后若出现局部肿胀,可影响头部静脉血液回流。

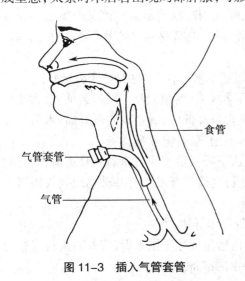

食管

气管套管

气管

图 11-3 插入气管套管

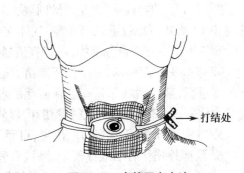

打结处

图 11-4 套管固定方法

（三）术后处理

1. 将病人安置于安静、清洁、空气新鲜的病室内,室温保持在 21℃,湿度保持在 60%,气管套口覆盖 2~4 层温湿纱布,室内经常洒水,或使用加湿器,定时用紫外线消毒室内空气。

2. 备齐急救药品和物品,置于床头。

3. 术后早期,病人一般采取侧卧位,以利气管内分泌物排出。体位不宜变动过度,翻身时,头、颈、躯干保持在同一轴线转动,避免套管活动或脱出造成的刺激或呼吸困难。小儿或神志不清病人有可能自行拔出套管,其手臂要安置束缚带。

4. 及时吸痰　气管切开的病人,咳嗽排痰困难,应随时清除气道中的痰液,吸痰时要严格遵守操作规程,注意无菌原则。术后再度出现呼吸困难,应考虑下呼吸道堵塞的可能,多因分泌物过多、过稠不易咳出或由于过分干燥,使分泌物在气管内结痂而导致堵塞。应及时吸出结痂,必要时可经支气管镜钳取出结痂。

5. 谨防气管套管引起阻塞　阻塞的原因一是气囊滑脱,二是分泌物粘结成痂。若病人突然发生呼吸困难、发绀、烦躁不安,应立即将套管气囊一起取出检查。为预防气囊滑脱,应注意将气囊扎牢固,将线头引出气管切开伤口处,并经常牵扯检查是否牢固,及时清除结痂。另外,在更换套管清洗消毒时,应防止将棉球纱条遗留在套管内。

6. 气管切开的病人失去湿化功能,容易发生气道阻塞、肺不张和继发性感染。根据需要,可向气管内滴入抗生素、α-糜蛋白酶或蒸气吸入 15min,每日 3~4 次。

7. 预防局部感染　气管套管的内套管每 4~6h 清洗 1 次,气管套管的外套管一般在手术后 1 周气管切口形成窦道之后可拔出,进行更换和消毒。气管套管的纱布应保持清洁干燥,每日更换。经常检查创口周围皮肤有无感染或湿疹。

8. 保持气管套管通畅,密切注意有无呼吸困难、呼吸次数是否增多和阻力增大、套管内有无出血,并及时寻找原因,予以处理。

9. 防止气管套管脱落　气管套管突然脱落可导致窒息甚至死亡,必须予以重视。

四、讨论和分析

（一）气管切开术的适应证

1. 因喉部炎症、肿瘤、外伤、异物、先天性疾病等原因引起较严重的喉阻塞时,由于缺氧,病人常有烦躁不安、面色苍白、发绀等征象。当病人呼吸困难较明显而病因又不能很快解除时,应及时行气管切开术。喉邻近组织的病变,使咽腔、喉腔变窄发生呼吸困难者,根据具体情况可考虑气管切开术。

2. 肺功能不全、重度肺心病、脊髓灰质炎等致呼吸肌麻痹时,应及时行气管切开术。

3. 脑外伤、神经系统病变、肝性脑病、尿毒症等昏迷病人,因咳嗽反射减退或消失,致使分泌物积聚,堵塞下呼吸道,妨碍肺泡气体交换,使血氧含量降低,二氧化碳浓度升高,术后可经气管套管吸出下呼吸道分泌物,保持气道通畅,增加肺泡通气,改善呼吸功能。

4. 某些头颈部手术,为了便于麻醉,防止血液吸入下呼吸道和保持术后呼吸道通畅,有利于手术进行,某些咽喉部和口腔颌面部手术可先期施行气管切开术。有些破伤风病人因可能突发喉痉挛,也须考虑预防性气管切开,以防发生窒息。

5. 呼吸道异物,无法经口取出者,可经气管切开处取出异物。

6. 颈部外伤伴有咽喉或气管、颈段食管损伤者,伤后出现呼吸困难者,应及时进行气管切开;无明显呼吸困难者,应严密观察,做好气管切开手术的准备。

（二）气管切开术的禁忌证

1. Ⅰ度呼吸困难和Ⅱ度呼吸困难。

2. 呼吸道暂时性阻塞，可暂缓气管切开。

3. 有明显出血倾向时要慎重。

4. 张力性气胸者（插管闭式引流后除外）。

5. 低血容量休克、心力衰竭尤其是右心衰竭者。

6. 肺大疱、气胸及纵隔气肿未引流前。

7. 大咯血病人。

8. 心肌梗死者（心源性肺水肿）。

（三）手术注意事项

1. 沿白线分离时注意只能垂直于气管前壁进行上下分离，不宜向两侧分离，以免损伤两侧重要血管。

2. 拉钩在分离至深部时再放入牵拉，每剖入一层，两侧拉钩也随之同时挪动拉深一层，两侧拉力要均匀，以免拉力不均将气管拉向一侧。当分离至气管前壁时，拉钩要向外、向前拉，不要向后压，以免压迫气管。

3. 气管前筋膜不宜分离，可与气管前壁同时切开。气管侧壁不要分离，否则易伤及胸膜顶或纵隔，也能致气管切口偏向一侧，造成拔管困难。

4. 术中止血要完善，皮肤不能缝合过紧，以防止发生血肿或气肿。

（四）气管切开术的并发症

1. 皮下气肿 皮下气肿一般在24h内停止发展，3~5d可自行逐渐吸收。造成皮下气肿的主要原因：①暴露气管周围软组织时分离过多；②气管切口过长，使空气易由切口两端渗入软组织；③气管套管过短，使气管套管容易脱出气管切口，这时空气极易渗入软组织；④切开气管或插入套管后，发生剧咳，使气体渗入软组织；⑤皮肤切口缝合时过于紧密。

若皮下气肿沿气管前筋膜向下发展，可引起纵隔气肿，过分分离气管前筋膜易产生此情况。严重的纵隔气肿可因心肺的受压而致心肺功能紊乱。若发生纵隔气肿，可于胸骨上方沿气管前下区向下分离，使纵隔积气向上逸出，以防止心肺受损。

2. 气胸 气胸的原因是术中暴露气管时过于向下分离，误伤了胸膜或胸膜顶。另外，在严重喉阻塞时，因胸腔内负压过高，剧烈咳嗽可使肺泡破裂而产生自发性气胸。

3. 出血 术中出血的常见原因为损伤颈前静脉或甲状腺，一般经局部压迫或重新结扎后可止血。

4. 呼吸骤停 应迅速进行人工呼吸，给氧，注射洛贝林，并将下呼吸道积聚的分泌物尽量吸出。有条件时，可同时吸入二氧化碳，刺激呼吸中枢。

5. 误伤环状软骨 常因切口过高所致。若切断环状软骨，易发生喉狭窄。

6. 误伤食管 由于食管前壁在呼吸时可自气管后壁向前突向气管，因此切开气管时若刀尖插入过深，尤其是在因手术导致咳嗽时，易将气管后壁连同食管前壁切破，形成气管食管瘘。发现食管壁损伤应及时将食管、气管的切口分层缝合，并采用鼻饲法。

7. 喉返神经损伤、气管狭窄。

（王 亮）

实训十二　骨折常用固定方法

一、实训目的和要求

1. 掌握石膏固定、小夹板固定及牵引技术的基本操作步骤和注意事项。
2. 熟悉常用外固定技术的优缺点和适应证。
3. 了解外固定技术的发展趋势。

二、实训条件

1. 器械及用品　石膏绷带、纱布绷带卷、棉垫、小夹板、胶布贴、托马斯架、牵引架、克氏针和斯氏针。
2. 实训场地　骨科基本技术模拟训练室。

三、实训步骤

（一）石膏固定技术

1. 基本技术

（1）石膏固定前，应用衬垫保护皮肤，尤其在骨突出部位及石膏内着力的部位。

（2）浸泡石膏绷带的水温宜在40℃左右，浸泡时待气泡排净后，表明石膏绷带已浸透，取出后用双手握住两端，向中央轻轻挤压，挤出多余的水。

（3）管型石膏固定技术：石膏绷带的缠绕一般从肢体远端开始，用环形或螺旋形缠绕法均匀缠绕，每圈绷带宜盖住前一圈的1/3~1/2。操作过程中应随时抚抹塑形，使各层石膏均匀黏着，一般缠绕6~10层。

注意事项：①环绕石膏绷带，只宜轻轻缠绕，用手抹平塑形，不可用力缠绕，以免过紧；②勿用手指按压，以免压出凹陷压迫皮肤，可用手掌托扶；③不能回返或扭转；④若大小不符，可折叠下角以缠绕。

（4）石膏托固定技术：将石膏绷带卷完全浸透，取出后轻轻挤压两端，在玻璃板上或搪瓷板上按需要的长度折叠成石膏条带，即石膏托。将做好的石膏托置于患肢背侧或后侧，用手抹贴于肢体上，用湿绷带卷缠绕两层固定，再继续用干绷带卷缠绕，使之达到固定肢体的目的。前臂石膏托需要用10cm宽的石膏绷带10层左右，上臂石膏托可根据具体情况增加1~2层；小腿石膏托需要用15cm宽的石膏绷带12层左右。

石膏托固定时的放置位置：前臂位于背侧，下肢一般放于大腿和小腿的后侧。固定时间一般为4~6周，特殊部位根据病情需要可适当延长固定时间。

2. 临床常用的石膏类型和方法

（1）肩人字石膏

1）固定范围：上肢、肩部、胸部和两侧髂嵴。在胸肘之间用短木棍支撑，以防止石膏在肩部折断。

2）适应证：肱骨颈、肱骨干或肩关节附近的骨折。

3）固定位置：多固定于功能位，即肩关节外展45°，前屈30°，内旋15°。

4）方法：准备前、后、侧方及胸围石膏绷带，在腋下、肘部和腕部多加棉垫，女性应防止乳腺受压。皮肤衬垫后，先使用石膏绷带缠绕 2~3 层，再将石膏部带放置在适当位置，外用石膏绷带缠绕抚抹塑形，变硬成形后，加用支撑棍。

（2）长臂石膏

1）固定范围：自上臂上 1/3 至手掌横纹。

2）适应证：肱骨中下 1/3 骨折、前臂骨折、肘部骨折、肘关节融合术后。

3）固定位置：肘关节屈曲 90°，前臂中位。

（3）前臂石膏

1）固定范围：上至肘关节稍下方，下至手掌远侧横纹。

2）适应证：腕部邻近的骨折、掌部骨折。

3）固定位置：一般腕关节背屈 30°，不向桡侧或尺侧偏斜。Colles 骨折复位后，要固定于掌屈和尺侧倾斜位。

（4）髋人字石膏

1）固定范围：单侧髋人字石膏上起双侧肋缘稍上方，下至患肢足趾，健侧在髋关节处。双侧髋人字石膏上起肋缘稍上方，患肢下至足趾，健侧下至股中份。

2）适应证：单侧髋人字石膏适用于股骨下 1/3 骨折或膝关节伤、髋及膝关节结核。双侧髋人字石膏适用于髋关节周围骨折、股骨中 1/3 以上骨折和髋关节融合术后。

3）固定位置：髋关节置于屈曲 15°~20°、外展 10° 的旋转中立位；膝关节屈曲 15°。

4）操作方法：准备腰围及髋部前带、后带、侧带和斜带。先用石膏绷带打底 1~2 层，在髋部做人字形缠绕，然后放好腰围、髋部前带、后带、侧带和斜带，外用石膏绷带依次固定膝和足部。

注意躯干部石膏不要过紧，以免影响呼吸和进食，可在使用石膏前放棉垫于腹部，待石膏成形后取出。

（5）长腿石膏

1）固定范围：上至股中上段，下至足部跖趾关节处。

2）适应证：多用于胫腓骨骨折和膝部损伤、膝关节融合术后。

3）固定位置：一般固定于功能位，即屈膝 10°~15°，小儿则固定于伸直位。小腿骨折时固定于屈膝 25°~30°。

（6）短腿石膏

1）固定范围：从膝下至足趾上。

2）适应证：用于足踝部骨折、扭伤、踝关节融合术后等。

3）固定位置：足与小腿成 90°，防止足内翻和外翻。

（7）石膏背心

1）固定范围：石膏背心前上缘与胸骨柄上缘同高，下至耻骨联合下缘；两侧上缘距离腋下约 3 横指；后面上缘在肩胛骨中部，下缘至骶尾骨连接部。若为下腰椎损伤应包括躯干和一侧大腿，固定上胸椎时应带石膏领，固定颈椎时应包括头部。

2）适应证：多用于脊椎骨折、脊椎结核和脊椎融合术后。

3）固定位置和操作方法

①两桌法：治疗胸腰段稳定型椎体压缩性骨折，可采用两桌法复位。使用石膏前，先穿好纱布背心，用棉垫做好衬垫以保护两侧髂嵴、骶骨及脊柱。上腹部贴皮放置棉垫，以便在石膏

成形后取出。将病人俯卧于高低不同的两张桌面上,上肢和下颌处于高桌上,下肢自股上 1/3 以下置于矮桌上,两桌高度相差约 30cm,将两桌慢慢分开,使躯干悬空于两桌之间,利用病人自身重量形成脊柱过伸,并手法轻按棘突隆起处,使骨折复位,随即用石膏背心固定。先用石膏绷带打底 1~2 层,再上胸围、腰围、前带、后带和两侧带,再用石膏绷带完成石膏背心固定。待石膏成形后,在上腹区将石膏开窗,取出上腹部棉垫,以便于病人呼吸、进食和搔痒。

②站立法:病人取站立位,两臂上举拉住吊绳,在保持脊柱的生理弧度下使用石膏背心。使用石膏的操作方法与两桌法相同。

（二）小夹板固定技术

1. 根据骨折的具体情况,选好适当的夹板、压垫、绷带、束带。
2. 在肢体上放置压垫。压垫应大小适合,位置合理准确,并以胶布固定,以免移动。
3. 捆绑束带时用力要均匀,松紧适度,以在夹板上下移动 1cm 为宜。
4. 操作完毕应检查患肢末端的血供及感觉功能,X 线摄片检查复位情况。

（三）牵引技术

临床上常用的持续牵引技术有持续皮肤牵引和持续骨牵引两种。

1. 皮肤牵引 借助胶布贴于患肢皮肤上,或用泡沫塑料布包压在患肢皮肤上,胶布远端应用扩张板,在扩张板中心钻孔穿绳打结,再通过牵引架的滑轮装置,悬吊适当的重量进行持续皮肤牵引。

2. 骨牵引 常用的钢针有克氏针和斯氏针。下肢牵引时常将肢体安置在有屈膝附件的托马斯架上进行平衡牵引。穿针的部位应注意避免损伤邻近的神经和血管。在局麻下操作,在穿针处纵向切开,切口长约 5mm;切开皮肤时一般将皮肤向上牵拉,以免在牵引过程中皮肤受钢针挤压引起坏死或感染;然后对准方向将针穿入骨质,钻向对侧,当针穿到对侧相应部位皮下时,局麻后将针穿透对侧。尖锐的针端用橡皮塞保护。

临床上常用的骨牵引法:

（1）尺骨鹰嘴牵引:适用于肱骨颈和肱骨干粉碎性骨折、肱骨髁上粉碎性骨折、髁间粉碎性骨折移位和局部肿胀严重不能立即复位固定者。

方法:沿尺骨鹰嘴顶点下 3cm 画一条与尺骨背侧缘垂直的线,在尺骨背侧缘的两侧各 2cm 处,画一条与尺骨背侧缘平行的直线,相交两点即为牵引针的进口与出口点。从内侧标记点刺入到尺骨,注意切勿损伤尺神经。穿入牵引针后,安装牵引弓,沿上臂纵轴线方向进行牵引,同时将患肢前臂用帆布吊带吊起,保持肘关节屈曲 90°,一般牵引重量为 2~4kg。

（2）股骨髁上牵引:适用于有移位的股骨骨折、有移位的骨盆环骨折、髋关节中心脱位和陈旧性髋关节后脱位;也可用于胫骨结节牵引过久,牵引钉松动或钉孔感染,必须换钉继续牵引时。

方法:将患肢放在布朗式牵引架上,自内收肌结节 2cm 处由内向外穿入斯氏针;安装牵引弓,在牵引架上进行牵引;将床脚抬高 20~25cm,利用病人的体重进行对抗牵引;牵引所用的总重量应根据病人体重和损伤情况决定。骨盆骨折、股骨骨折和髋关节脱位的牵引总重量,成人一般按体重的 1/7 或 1/8 计算,年老体弱者、肌肉损伤过多或有病理性骨折者可按体重的 1/9 计算,复位后改用维持牵引重量,一般是体重的 1/12。

（3）胫骨结节牵引:此牵引与股骨髁上牵引技术均适用于有移位的股骨和骨盆环骨折、髋关节中心脱位及陈旧性髋关节脱位。胫骨结节牵引比股骨髁上牵引更加常用,若此牵引过程中有其他问题时,才考虑换为股骨髁上牵引继续治疗。

方法：将患肢放在布朗式牵引架上，自胫骨结节与腓骨小头的中点由外向内进针，避免损伤腓总神经。

（4）跟骨牵引：适用于胫腓骨不稳定骨折和膝关节轻度挛缩畸形。

方法：将踝关节保持伸屈中间位，内踝下端到足跟后下缘连线的中点为进针标记点；斯氏针从内向外进针，余操作同上，牵引重量在成人一般为4~6kg。

（5）颅骨牵引：适用于颈椎骨折和脱位，特别是骨折脱位伴有脊髓损伤者。

方法：病人剃去头发，仰卧位，以颅顶矢状方向中线与两侧乳突连线在头顶部的交点为中点，将颅骨牵引弓的交叉部支点对准中点，两侧钩尖放在两侧乳突连线上，充分撑开牵引弓，钩尖所在的落点作为切口，用颅骨钻在切口内钻入颅骨外板（成人约4mm，儿童为2~3mm），将牵引弓的钩尖插入骨孔内即可进行牵引。牵引时应将床头抬高20cm左右，利用病人的体重进行对抗牵引。牵引重量要根据颈椎骨折和脱位情况决定，一般为6~8kg。颈椎骨折、脱位复位后，应改为中立位或后伸位牵引，同时立即减轻牵引重量，改为维持性牵引。

四、讨论和分析

为了保持骨折复位或矫形术后的位置，必须给予合适的固定。骨折常用的固定方法可分为外固定和内固定两类，其中以外固定较常用，且有操作相对简单、损伤小、费用低等优点，故本次实训重点介绍外固定。外固定材料和方法的种类很多，各有优缺点和适应范围。

（一）石膏技术

1. 石膏固定的特点及其适应证　石膏能在短时间内硬化，固定效果良好，便于运送病人。但如果应用不当也会造成危害，固定过松、过紧或固定过久时可引起肌肉萎缩和关节僵硬，临床应用时应尽力避免。

石膏固定应用较广，适应证包括：

（1）稳定骨折复位后。

（2）骨关节急慢性感染和肢体软组织急性炎症的局部制动。

（3）关节脱位复位后。

（4）关节扭伤、韧带撕裂或撕脱。

（5）神经、血管、肌腱和韧带缝合术后，在截骨术、关节融合术和植皮术后将肢体固定于适当体位。

（6）骨折开放复位内固定术后，内固定不够牢固者。

（7）纠正先天性畸形。

（8）预防病理性骨折和脊柱压缩性骨折。

2. 石膏使用注意事项

（1）石膏绷带浸泡要适当，待完全排出气体后即取出应用。如过早取出，或久泡水中，或取出后再泡在水中，均不适用。

（2）石膏绷带松紧要适当，过紧可引起肢体循环障碍，严重者可造成肢体坏死或缺血性挛缩；过松则起不到固定作用。

（3）要预防压疮，使用石膏绷带前必须做好衬垫，使用石膏绷带时应避免手指按压石膏。使用石膏绷带后，若局部因压迫出现疼痛，应及时开窗松解。

（4）正确掌握石膏固定的位置和范围，要根据骨折的部位和类型来决定。一般情况下，若无特殊要求，应将关节固定于功能位。

（5）石膏成形后要修整边缘,以免压迫皮肤。

（6）石膏未干时,要避免受压变形。注意防水、防潮、防止大小便污染。搬动病人时勿折断石膏。

（7）要注意观察肢体末端的循环情况,抬高患肢,出现疼痛、肿胀、血液回流不佳甚至感觉麻木时,应立即松解石膏,沿正中线将石膏纵行切开,去除宽约 1cm 石膏,然后将石膏向两侧适当撑开,并剪开里层纱布到皮肤,以达到完全松解的目的。

（8）骨隆突处若有疼痛,或伤口需要检查和换药时,可对准部位将石膏开窗。开窗后要包扎,防止开窗性肿胀。

（9）卧床病人要定期转换体位及翻身,防止发生压疮。指导病人活动未固定的关节及固定肢体的肌肉,防止发生肌肉萎缩和关节僵硬。

（10）切开石膏纠正畸形,若胫、腓骨骨折经石膏固定后仍有较小的成角畸形,可沿石膏周径切开 2/3,适当加压纠正畸形,再用石膏绷带固定于正确的位置。石膏固定后须在石膏上注明骨折的类型、固定日期和固定时间。

3. 石膏的拆除　换石膏或拆除石膏时,应备有适当的器材,注意避免损伤皮肤。下肢石膏可沿长轴在前面中份切开,向两侧撑开去除。上肢石膏可沿桡侧纵行切开并撑开去除。由于较长时间固定不动,在拆除石膏后常有局部不适、肿胀和关节僵硬。拆除石膏后应抬高患肢,加强锻炼,辅以理疗和按摩,促进康复。

（二）小夹板固定技术

小夹板局部固定是利用与肢体外形相适应的特制夹板来固定骨折。多数夹板固定不包括骨折邻近关节,仅少数邻近关节部位的骨折使用超关节固定。小夹板固定治疗骨折的原理是通过使用各种类型纸压垫,形成两点或三点着力挤压点,外用 4 条布带松紧适当地缚扎,防止骨折移位。固定过紧影响肢体血运,固定过松无固定作用,因此小夹板固定的松紧度须随时调整。

（三）牵引技术

1. 皮肤牵引　皮肤牵引可间接牵拉肌肉和骨骼,纠正骨折移位或防止关节挛缩畸形。皮肤牵引简单易行,无穿针痛苦和感染危险。皮肤牵引的牵引力量限于 5kg 以下,使用时间不宜过长,皮肤有伤口时不宜应用,牵引期间须注意防止皮肤出现水疱和皮炎。在下肢行皮牵引时,应特别在腓骨小头部位加棉垫,防止压迫腓总神经导致足下垂。3 周应更换一次棉垫。

（1）适应证:肱骨髁上骨折经手法复位失败或局部有严重肿胀不宜手法复位者;5 岁以下小儿股骨骨折;开放性截肢术后皮肤牵引,防止皮肤回缩,有利于残端伤口的延期闭合;预防和治疗髋、膝关节挛缩。

（2）注意事项:适用于小儿和年老体弱者,皮肤必须完好;牵引重量一般不超过 5kg,否则牵引力过大,易损伤皮肤或起水疱,影响继续牵引。牵引时间为 2~3 周,若牵引时间过长,皮肤上皮脱落会影响胶布黏着,如需继续牵引,应更换胶布;牵引期间应定时检查患肢长度和胶布粘贴情况,及时调整重量和体位,防止过度牵引。

2. 骨牵引

（1）特点:在骨骼上穿针或穿钉可承受较大的牵引力量,牵引部位与身体接触面小,便于检查患肢和处理局部伤口,上下邻近关节活动方便,不引起皮肤损伤。

（2）注意事项:在牵引过程中,要严密观察,发现问题应及时处理,以免由于牵引不当而造成不良后果,给病人带来痛苦。

1）经常观察,随时调整牵引的力线和肢体位置。

2）注意测量肢体的长度和骨折成角畸形,根据情况及时调整牵引重量,防止牵引过度造成骨折延迟愈合或不愈合。

3）严密观察肢体有无循环障碍、疼痛和感觉运动障碍（如足下垂）。

4）鼓励病人适当地进行肌肉收缩和关节活动,防止肌肉萎缩和关节僵硬。骨牵引时要注意防止钢针移动。皮肤牵引时要注意胶布过敏反应引起皮炎。

5）儿童行骨牵引时,应避免损伤骨骺。

6）长期卧床要防止压疮、深静脉栓塞、坠积性肺炎、泌尿系统感染等并发症。

（王 亮）

第二部分　外科学学习指导

第一章　绪　论

【内容要点】

一、外科学发展简史

（一）外科学的发展历史

1. 解剖学的发展

2. 病理学和实验外科学

3. 麻醉与止血

4. 无菌术与抗菌法、抗生素

（二）我国外科学的发展

1. 中医外科的历史

2. 当代外科的发展

（三）外科学的分类

1. 按病因分类　①损伤；②感染；③肿瘤、畸形与其他性质的疾病：器官梗阻、血液循环障碍、结石、内分泌失调。

2. 按人体部位或系统分类　①普通外科；②神经外科；③心胸外科；④泌尿外科；⑤骨科。

3. 按年龄分类　①小儿外科；②老年外科。

4. 按手术方式分类　①整复外科；②微创外科；③腔镜外科；④移植外科。

5. 按疾病性质分类　①肿瘤外科；②烧伤外科；③急诊外科。

二、外科医生的培养

1. 培养良好的医德

2. 培养浓厚的兴趣和进取心

3. 培养精湛的技术

（1）掌握全面的知识。

（2）重视临床和基础研究。

（3）注重临床技能训练。

第二章　无菌术和手术基本操作

【内容要点】

一、无菌术

1. **定义**　针对微生物及感染途径所采取的一种预防保护措施。外科无菌术由机械除菌法、灭菌法、消毒法、一定的操作规则和管理制度组成。

2. **无菌术的方法及其应用**

（1）灭菌法：压力蒸汽灭菌法、化学气体灭菌法、煮沸灭菌法、火烧法。

（2）消毒法：药液浸泡法（2%戊二醛消毒液、1%碘伏、75%酒精、0.1%苯扎溴铵溶液、0.1%氯己定溶液）、甲醛蒸气熏蒸法、紫外线消毒法。

3. **手术人员和病人手术区域的准备、术中无菌原则**

（1）手术人员术前准备：一般准备；手臂消毒法；穿无菌手术衣和戴手套方法（没有戴无菌手套的手，只允许接触手套里面部分，不应碰到手套外面）。

（2）病人手术区的准备

1）消毒皮肤应由手术区中心向四周涂擦。如为感染伤口或肛门和会阴处手术，应自手术区外周涂向感染伤口或会阴肛门处；已经接触污染部位的药液纱布不能再擦清洁处。

2）手术区皮肤消毒范围至少应包括手术切口周围15cm的区域，若手术时有延长切口的可能，应适当扩大消毒范围。

3）铺巾要求：用4块无菌巾，遮盖手术切口周围。通常先铺操作者对面或相对不洁区（如会阴、下腹），最后铺靠近操作者一侧。铺无菌巾时不可随意移动，若要移动，只能是由手术区向外移动。大单的头端应盖过麻醉架，两侧和足部应垂下超过手术台边30cm。

（3）术中无菌原则：①必须避免接触无菌区以外的物品、人员和区域；②不可从手术人员头上或背后传递器械和手术用品；③更换位置时，应遵循背靠背原则；④破损或污染的手套应立即更换，湿透的布单要加盖干的无菌单；⑤切开皮肤或缝合皮肤之前，须用75%酒精涂擦该处皮肤，切开空腔脏器前，应先用纱布垫保护周围组织。

（4）手术室的无菌管理：①手术室建筑布局应遵循医院感染预防与控制的原则，做到布局合理、分区明确、标志清楚，符合功能流程和洁污区域分开的基本原则，手术室应设有工作人员出入通道和病人出入通道，物流做到洁污分开，流向合理；②进入手术室的工作人员应严格遵守手术室的各项制度，如更衣更鞋制度、参观制度、病人安全管理制度、查对制度、仪器设备使用制度；③严格遵守手术室清洁、消毒的相关制度。

二、手术基本操作

1. 切开

（1）切割前固定皮肤，小切口由术者用拇指、示指在切口两侧固定，较长切口由助手在切口两侧固定。刀腹与皮肤垂直。

（2）手术刀的执法：①执弓式；②抓持法；③执笔法；④反挑法。

2. 分离　锐性分离和钝性分离。

3. 止血　①压迫止血；②结扎止血；③电凝止血；④其他止血物：明胶海绵、骨蜡、生物胶。

4. 打结

（1）结的种类：①方结；②三重结；③外科结。

（2）打结方法：①单手打结法；②持钳打结法。

（3）打结时应掌握的要点：①两手用力要相等，两手用力点和结扎点三点成一条直线，不能向上提拉，以免撕脱结扎点造成滑结；②打第二个结时，第一个线结不能松扣。

5. 缝合　①单纯缝合；②内翻缝合；③外翻缝合。

6. 引流　适应证：①脓肿、积液等部位切开后需要放置引流者；②污染严重的外伤、不能彻底清创者；③手术创面较大，术后有渗血、积液可能者；④肝、胆、胰、泌尿道手术后为防止由于瘘造成局部积液者；⑤肠梗阻的一期造瘘、胆总管探查后留置 T 管。

【练习题】

一、选择题

（一）A1 型题

1. 灭菌后的手术器械，一般可保留

　　A. 1d　　　　　　　　　　B. 7d　　　　　　　　　　C. 12d

　　D. 14d　　　　　　　　　E. 21d

2. HBsAg 阳性的病人手术后，手术室正确的消毒方法是

　　A. 0.05% 过氧乙酸或 0.1% 次氯酸钠水溶液喷洒手术台和地面

　　B. 甲醛消毒法

　　C. 紫外线消毒 1h

　　D. 无需特殊处理

　　E. 高压蒸汽灭菌处理

3. 手术中手套破损或接触到有菌区时应

　　A. 重新洗手　　　　　　　B. 以碘酊、酒精消毒　　　　C. 终止手术

　　D. 更换无菌手套　　　　　E. 戴袖套

4. 手术中同侧人员需要换位时，正确的做法是

　　A. 前后移动　　　　　　　B. 面对面移动　　　　　　　C. 背对背移动

　　D. 更换手术衣后移动　　　E. 面对背移动

5. 手术者穿无菌手术衣、戴无菌手套后，正确的做法是

　　A. 背部可以接触　　　　　　　　　　　　B. 肩以上可以接触

C. 腰以下可以接触　　　　　　　　　　　D. 双手可交叉置于腋下

E. 应上举双手,不接触任何物品

6. 关于肥皂刷手的方法,正确的是

A. 范围应从手指尖到肘上 6cm　　　　　B. 浸泡酒精范围应到肘上 3cm

C. 冲水时指尖及肘均朝下　　　　　　　D. 浸泡 0.1% 苯扎溴铵后应擦干手臂

E. 0.1% 苯扎溴铵浸泡液每桶使用 40 人次

7. 0.1% 苯扎溴铵溶液浸泡金属器械需要的时间是

A. 10min　　　　　　　　B. 20min　　　　　　　　C. 30min

D. 40min　　　　　　　　E. 1h

8. 下列不属于手术五项基本技术的是

A. 选择最适宜的手术切口　　B. 有满意的显露和分离　　C. 有良好的麻醉

D. 正确的缝合　　　　　　　E. 必要的引流

9. 下列不属于手术中常用止血方法的是

A. 压迫止血　　　　　　　　B. 钳夹止血　　　　　　　C. 结扎止血

D. 热敷止血　　　　　　　　E. 填塞止血

10. 伤口内橡皮管引流物放置时间一般为

A. 8~12h　　　　　　　　B. 12~18h　　　　　　　C. 12~24h

D. 24~48h　　　　　　　　E. 48~72h

（二）X 型题

1. 手术人员的术前准备,正确的是

A. 手术人员手或臂部有破损或有化脓性感染时,不得参加手术

B. 手臂消毒后戴手套的主要目的是防护手术人员的手臂,以免损伤

C. 无菌手术完毕,手套未破,需连台手术,可不用重新刷手,用碘尔康涂手和前臂即可

D. 先穿手术衣后戴手套

E. 以上说法都不对

2. 术中的无菌原则,正确的是

A. 术者前臂一旦触及有菌物,应更换无菌手套

B. 无菌巾湿透时,应加盖无菌单

C. 不应越过头部或从术者背面传递器械及手术用品

D. 手术台边缘以下的布单被认为是无菌地带,接触后不必更换无菌手套

E. 切开空腔脏器前,无需纱布垫保护周围组织

3. 较大手术开始前,正确的铺巾方法是

A. 除手术野外,至少要铺 1 层巾单

B. 手术切口周围,应铺 4 块无菌巾,通常先铺操作者同侧或先铺相对不洁区一侧

C. 大单的头端应盖过麻醉架,两侧和足端应垂下超过手术床边 30cm

D. 肢体近端手术常用双层无菌巾将手（足）部包裹

E. 无菌巾不可随意移动,若要移动,只能是由手术区向内移动

4. 关于肥皂刷手法,正确的描述是

A. 必须先刷双手,然后双前臂,最后双上臂

B. 刷洗 3 遍,共 10min

C. 刷洗至肘关节以上上臂 10cm 处

D. 洗手消毒完毕后,保持拱手姿势,手臂不能下垂

E. 洗完手后可随意走动

二、名词解释

1. 灭菌法

2. 消毒法

3. Connell 缝合法

三、问答题

1. 病人手术区皮肤消毒的注意事项有哪些?

2. 铺无菌单的要求有哪些?

3. 单纯缝合可分为哪几种方式?

【答案及评析】

一、选择题

(一)A1 型题

1. 答案:D

评析:物品经高压灭菌后,可保持包内无菌 2 周。

2. 答案:A

评析:HBsAg 阳性尤其是 HBeAg 阳性的病人手术后,应以 0.05% 过氧乙酸或 0.1% 次氯酸钠水溶液喷洒手术台和地面,30min 后清扫或清拭。也可用紫外线照射手术室 2h,照射距离不超过 2m。

3. 答案:D

评析:根据手术进行中的无菌原则,手术中若手套破损或接触到有菌区时,应立即更换无菌手套。

4. 答案:C

评析:根据手术进行中的无菌原则,为防止污染,手术中同侧人员调换位置时,应先后退一步,转过身,背对背地转向另一位置。

5. 答案:E

评析:手术者穿无菌手术衣、戴无菌手套后不应接触背部、腰部以下和肩部以上的部位,这些区域属于有菌地带。

6. 答案:E

评析:对照肥皂刷手法的要求,只有选项 E 是正确的。

7. 答案:C

评析:0.1% 苯扎溴铵溶液用于金属器械消毒,需要浸泡 30min。

8. 答案:C

评析:麻醉不属于手术基本技术的内容。

9. 答案: D

评析: 热敷止血法不是手术中常用的止血方法。

10. 答案: D

评析: 伤口内橡皮管引流物放置时间一般为 24~48h。

（二）X 型题

1. 答案: ACD

评析: 手或臂部有破损或有化脓性感染时,不得参加手术。无菌手术完毕,手套未破,需要连台手术,可不用重新刷手,用消毒液再涂手和前臂,穿上无菌手术衣和戴手套即可。手臂消毒后戴手套的主要目的是防止污染手术伤口。

2. 答案: BC

评析: 根据手术无菌原则可以确定只有 B、C 选项正确。

3. 答案: CD

评析: 除手术野外,至少要铺 2 层巾单。通常先铺操作者对侧或先铺相对不洁区一侧（如下腹部、会阴部）。无菌巾铺下后,若要移动,只能由手术区向外移动。可以确定只有 C、D 选项正确。

4. 答案: ABCD

评析: 手术者刷完手后不可随意走动,不可再接触有菌地带。

二、名词解释

1. 灭菌法: 是指使用高温、高压等物理方法或某些化学气体消灭与手术野及伤口可能接触的物品上的一切活微生物。

2. 消毒法: 是用化学药物杀灭人体表面皮肤或物品上的病原微生物和其他有害微生物。

3. Connell 缝合法: 指连续全层内翻缝合法,常用于胃肠道吻合的前壁全层缝合,缝合后边缘内翻,外面光滑,利于伤口愈合。

三、问答题

1. 答案要点　①注意消毒方向,由手术中心向四周涂擦,如为感染伤口或肛门区手术,则应自手术外周涂向感染伤口或肛门处;②已经接触污染部位的纱布不能再返回涂擦清洁处;③消毒范围应超过手术切口周围 15cm 的区域,如有可能要延长手术切口,则要扩大皮肤消毒范围。

2. 答案要点　①除手术野外,至少要有 2 层无菌布单遮盖;②先铺操作者对面或相对不洁区,最后铺操作者一侧;③无菌巾铺好后,需要移动位置时,只允许由手术区向外移,不应向内移;④大布单头端要盖过麻醉架,两侧和足端下垂要超过手术台边 30cm。

3. 答案要点　单纯缝合可分为间断缝合、8 字缝合、连续缝合和锁边缝合。

①间断缝合:缝一针,打一个结,常用于皮肤、皮下和腱膜的缝合;②8 字缝合:为双间断缝合,用于张力较大组织、肌腱及韧带的缝合;③连续缝合:多用于腹膜和胃肠道后壁内层的吻合;④锁边缝合:用于胃肠道后壁内层的吻合,止血效果较好。

（肖名力）

第三章　外科病人的体液失调

【内容要点】

一、体液平衡

1. 水的平衡　正常成人每日水的摄入量和排出量是相对稳定的,均为 2 000~2 500ml。自皮肤和呼吸蒸发的水是不可见的,称为非显性失水;自大小便排出的为显性失水。

2. 电解质的平衡　电解质在细胞内液和细胞外液中的分布不同。细胞外液的阳离子以钠离子为主,阴离子有氯离子和碳酸氢根离子;细胞内液的阳离子以钾离子为主,阴离子有磷酸根离子。

3. 酸碱的平衡　人体通过体液的缓冲系统、细胞内外的离子交换、肺的呼吸和肾的调节作用,维持体液的 pH 为 7.35~7.45。血液中的缓冲系统以 HCO_3^-/H_2CO_3 最重要,两者的比值为 $HCO_3^-/H_2CO_3=24/1.2=20:1$,此缓冲体系对酸碱平衡的调节反应迅速。肺的呼吸对酸碱平衡的调节作用主要是通过排出 CO_2 来完成的。酸中毒时,H^+ 向细胞内移动,碱中毒时,H^+ 向细胞外移动,也有利于调节酸碱平衡。肾是调节酸碱平衡的主要器官,通过排出 H^+ 和 NH_3^+,吸收 Na^+ 和 HCO_3^- 来调节,排出固定酸和过多的碱性物质,维持血浆 HCO_3^- 浓度稳定。

二、水钠失衡

1. 高渗性脱水　以缺水为主,缺钠较少。临床上出现最早的是口渴,晚期出现皮肤弹性差、黏膜干燥和眼窝凹陷,严重时有发热、昏迷、惊厥等神经系统症状。

2. 等渗性脱水　缺水和缺钠比例大致相等,是外科临床最常见的脱水。早期主要是细胞外液丢失,晚期细胞内液也相应地丢失。主要表现是既有缺水表现又有缺钠表现,如口渴、尿少、乏力、恶心、头晕、血压下降。

3. 低渗性脱水　以缺钠为主,缺钠多于缺水,主要特点是较早出现周围循环衰竭,如直立性低血压甚至休克,无口渴,尿量早期正常或增多,后期尿少,脱水征明显。血清钠降低,可根据血清钠值判断缺钠程度。

4. 水中毒　各种病理原因导致水在体内积聚,细胞外液稀释,导致低钠血症,水向细胞内转移而引起细胞内水肿,导致脑细胞水肿,病人出现头痛、意识不清、嗜睡、躁动、昏迷和体重增加,严重者造成脑疝导致心跳呼吸骤停。

三、电解质紊乱

1. 低钾血症　血清钾低于 3.5mmol/L 称为低钾血症。

（1）原因：丢失多，摄入少，体内钾转移。

（2）表现：肌肉无力是最早出现的症状，腱反射减弱或消失，严重时出现呼吸困难和弛缓性瘫痪。病人早期表现为烦躁，严重时出现神志淡漠、嗜睡或意识不清。循环系统症状包括心悸、心动过速、心律不齐和血压下降，严重时出现室颤导致心搏骤停。

（3）辅助检查：血清钾低于 3.5mmol/L，心电图示 T 波低平或倒置，出现 u 波。

（4）轻度缺钾病人可口服钾与含钾多的食物。重度缺钾病人应静脉补钾：尿量 >30ml/h 方可补钾，浓度不超过 0.3%，禁止静脉推注，总量不宜超过 6~8g，成人静脉滴入速度不超过 60 滴 /min。

2. 高钾血症　血清钾高于 5.5mmol/L 称为高钾血症。

（1）病因：输入钾盐过量、过快、过浓，或输入大量库血；细胞内钾大量释出；肾排钾功能减退，如急性肾衰竭。

（2）临床表现：四肢乏力，感觉异常，腱反射减弱或消失，严重者出现弛缓性瘫痪。病人常存在心率缓慢，甚至出现心搏骤停。心电图表现为 T 波高尖，QRS 波增宽。

（3）防治：除尽快处理原发病和改善肾功能外，还须立即停止钾盐的摄入；也可静注 5% 氯化钙 5ml 或 10% 葡萄糖酸钙 20ml。

四、酸碱平衡紊乱

1. 代谢性酸中毒　病因包括碱性物质丧失过多、酸性物质产生过多并积聚、肾功能不全等。临床表现包括呼吸加深加快、心律失常、血压下降和精神抑制等，诊断手段最有意义的是血气分析。治疗首先应消除病因和纠正脱水，轻度酸中毒（HCO_3^- 浓度 >16~18mmol/L）可自行纠正，严重酸中毒（HCO_3^- 浓度 <10mmol/L）须补碱，常用的为 $5\%NaHCO_3$，坚持宁酸勿碱的原则。

2. 代谢性碱中毒　因体内的 H^+ 丢失过多或 HCO_3^- 产生过多而引起，如胃液丧失过多。血气分析可明确诊断。充分扩充血容量，发挥肾脏调节酸碱平衡的能力，补充氯化钾和氯化钠可纠正低钾、低氯性碱中毒。

3. 呼吸性酸中毒　由于各种原因引起的肺泡通气和换气功能减弱，不能充分排出体内生成的 CO_2，使血中 $PaCO_2$ 升高而引起高碳酸血症。做血气分析时可发现 pH 明显降低，$PaCO_2$ 升高。治疗时首先要处理原发病，其次是改善通气功能。

4. 呼吸性碱中毒　因过度通气，体内生成的 CO_2 排出过多，导致血 $PaCO_2$ 降低，最终引起低碳酸血症。血气分析显示血 pH 上升，HCO_3^- 下降。治疗包括积极处理原发病，人为地增加呼吸道无效腔，减少 CO_2 排出，往往能迅速纠正或改善症状。

五、体液平衡失调的治疗

纠正水、电解质及酸碱失调要充分掌握病史，详细检查病人体征。病因和体征也可以判定失水的性质和程度，以确定补什么、补多少。如果存在多种失调，应分轻重缓急，依次予以纠正。首先要积极恢复病人的血容量，保证循环状态良好，充分发挥自身调节机制；积极纠正缺氧状态；纠正严重的酸中毒或碱中毒；治疗重度高钾血症。液体疗法主要包括 3 个方面：液体总量（补多少）、液体种类（补什么）和补液方法（怎么补）。

【练习题】

一、选择题

（一）A1 型题

1. 细胞内外液渗透压的平衡主要靠哪一物质的移动来维持
   - A. Na^+
   - B. K^+
   - C. Cl^-
   - D. 葡萄糖
   - E. 水

2. 决定细胞外液渗透压的主要因素是
   - A. 白蛋白
   - B. 球蛋白
   - C. Na^+
   - D. K^+
   - E. 尿素

3. 促使醛固酮分泌增多的最重要因素是
   - A. 血浆渗透压↓
   - B. 血清〔Na^+〕↑
   - C. 血清〔K^+〕↓
   - D. 血容量↓
   - E. 渗透压感受器敏感性↑

4. 低钾血症时补钾应遵守
   - A. 一般口服，严重病人必要时可静脉推注
   - B. 血清钾 <4mmol/L 时应静脉补钾
   - C. 如血清钾恢复慢，应加大剂量加快滴注速度
   - D. 每日尿量 >500ml 时才允许静脉滴注补钾
   - E. 补钾 3d 应停止，以免发生高钾血症

5. 正常成人每天的最低尿量为
   - A. 1 000ml
   - B. 800ml
   - C. 500ml
   - D. 300ml
   - E. 100ml

6. 等渗性脱水如未经处理可转变为
   - A. 低渗性脱水
   - B. 高渗性脱水
   - C. 低钠血症
   - D. 低钾血症
   - E. 水中毒

7. 下述有关钾平衡的描述，正确的是
   - A. 体内的钾主要从食盐中摄入
   - B. 肠道不易吸收，故肠道中钾浓度高
   - C. 细胞外钾浓度明显高于细胞内钾浓度
   - D. 肾排钾特点是多吃多排、少吃少排、不吃不排
   - E. 主要靠远曲小管、集合管对钾的分泌和重吸收来调节

8. 高钾血症时心电图的特点是
   - A. T 波高尖，QRS 波群增宽
   - B. T 波高尖，Q-T 间期延长
   - C. T 波低平，Q-T 间期延长
   - D. T 波低平，Q-T 间期缩短
   - E. T 波低平，出现 u 波

9. 成人的体液总量约占体重的
   - A. 40%
   - B. 50%
   - C. 60%
   - D. 70%
   - E. 80%

10. 体液中各部分间渗透压的关系是

　　A. 细胞内高于细胞外　　　　　　　　B. 细胞内低于细胞外

　　C. 血浆低于组织间液　　　　　　　　D. 组织间液低于细胞内液

　　E. 细胞内外液基本相等

11. 正常机体水、电解质动态平衡的调节主要是通过

　　A. 神经系统　　　　　　B. 内分泌系统　　　　　　C. 神经 – 内分泌系统

　　D. 肾、肺　　　　　　　E. 胃肠道

12. 最容易发生休克的水、电解质失衡是

　　A. 低渗性脱水　　　　　B. 高渗性脱水　　　　　　C. 等渗性脱水

　　D. 水中毒　　　　　　　E. 低钾血症

13. 诊断代谢性酸中毒,最具有价值的临床症状是

　　A. 疲乏、眩晕、嗜睡　　　　　　　　B. 感觉迟钝或烦躁

　　C. 呼吸深而快,呼气时带有酮味　　　D. 心率加快,血压偏低

　　E. 神志不清或昏迷

14. 高钾症病人需立即降低血清钾浓度,下列不能降低血清钾的措施是

　　A. 输注碳酸氢钠　　　　　　　　　　B. 输注葡萄糖及胰岛素

　　C. 输注葡萄糖酸钙　　　　　　　　　D. 利尿剂

　　E. 透析疗法

（二）A2 型题

1. 一病人,代谢性酸中毒被纠正后,突然出现四肢抽搐,首先应考虑

　　A. 脑缺氧　　　　　　　B. 低血钠　　　　　　　　C. 低血镁

　　D. 低血钙　　　　　　　E. 低血糖

2. 某病人消化道手术后禁食 3d,仅静脉输入大量 5% 葡萄糖溶液,此病人最容易发生的
电解质紊乱是

　　A. 低钠血症　　　　　　B. 低钙血症　　　　　　　C. 低镁血症

　　D. 低磷血症　　　　　　E. 低钾血症

3. 病人,男,22 岁,严重腹泻后,滴注葡萄糖溶液 1 500ml 后出现头晕、恶心、血压下降,此
时病人可能出现了

　　A. 高渗性脱水　　　　　B. 低渗性脱水　　　　　　C. 等渗性脱水

　　D. 慢性水中毒　　　　　E. 血清钾升高

（三）B1 型题

（1~3 题共用备选答案）

　　A. Na^+

　　B. K^+

　　C. Mg^{2+}

　　D. Ca^{2+}

　　E. Fe^{2+}

1. 凝血过程中必不可少的因子是

2. 决定细胞外液渗透压的主要阳离子是

3. 决定细胞内液渗透压的主要阳离子是

（4~6 题共用备选答案）

    A. 低渗性脱水

    B. 等渗性脱水

    C. 高渗性脱水

    D. 低钾血症

    E. 高钾血症

4. 急性肠梗阻,大量呕吐,脉搏细数,血压下降,最可能发生的是

5. 长期禁食,每日静脉滴注葡萄糖盐水,四肢弛缓性瘫痪,肠麻痹,最可能发生的是

6. 大面积烧伤后,血尿,尿量 10~15ml/h,最可能发生的是

（四）X 型题

1. 属于"第三间隙"体液的有

    A. 尿液   B. 肠道中的肠液   C. 胸腔内液

    D. 脑脊液   E. 腹腔内的液体

2. 平衡盐溶液主要的作用和优点有

    A. 所含电解质浓度与血浆相似   B. 能稀释血浆,降低血液黏稠度

    C. 可补充血容量   D. 能纠正低钠和酸中毒

    E. 能纠正低钾和碱中毒

二、名词解释

1. 反常性酸性尿

2. 水中毒

3. 高渗性脱水

4. 低钾血症

5. 高钾血症

三、问答题

1. 有哪些因素可刺激体内抗利尿激素分泌?

2. 举例说明引起代谢性酸中毒的原因有哪些。

3. 严重高钾血症对心脏最严重的危害是什么? 为什么?

4. 肾脏和肺在维持机体酸碱平衡时各有何作用?

5. 幽门梗阻病人为什么易发生代谢性碱中毒?

四、病案分析

1. 病人,男,50 岁,体重 60kg,因腹痛、腹胀、呕吐、肛门停止排气排便 1d 收入院。2 年前因阑尾炎穿孔行阑尾切除手术。病人有恶心、呕吐、乏力、尿少、头晕等表现,呕吐 3 次,呕吐物约 200ml。查体:T 37.5℃,P 101 次 /min,R 22 次 /min,BP 90/60mmHg,神志清楚,舌、口唇干燥,面色潮红,眼窝凹陷,皮肤弹性减低,右下腹见切口瘢痕,脐周见肠型、蠕动波,腹稍紧张,全腹压痛、无反跳痛,肠鸣音亢进。实验室检查:血 Na^+ 140mmol/L,血 K^+ 3.0mmol/L,血 Cl^- 93mmol/L,血 HCO_3^- 13mmol/L。尿比重 1.032。血常规示红细胞 6.0×10^{12}/L,血红蛋白 160g/L,血细胞比容 58%。X 线检查提示小肠低位梗阻。

问题：

（1）当前诊断是什么？

（2）应如何制订今天的补液计划？

2. 病人，男，40岁，体重60kg，因食管癌进食困难1个月余。主因乏力、极度口渴，尿少而色深1d入院。查体：T 37.3℃，BP 130/80mmHg，皮肤黏膜未见黄染，眼窝深陷，唇舌干燥，皮肤弹性差。尿比重1.030，血 Na^+155mmol/L。

问题：

（1）当前诊断是什么？

（2）应如何治疗？

3. 病人，男，35岁，体重60kg，肠梗阻反复呕吐2d伴尿少、恶心、呕吐、乏力。查体：T 36.3℃，P 110次/min，BP 85/60mmHg，皮肤黏膜未见黄染，眼窝深陷，皮肤弹性差，肢端厥冷。血 Na^+140mmol/L。

问题：

（1）当前诊断是什么？

（2）应如何治疗？

【答案及评析】

一、选择题

（一）A1型题

1. 答案：E

评析：细胞内外液渗透压的平衡主要依靠水的移动来维持。

2. 答案：C

评析：细胞外液中 Na^+ 最多，占阳离子总量的90%以上，构成了细胞外液的主要晶体渗透压。

3. 答案：D

评析：当血容量减少时，因循环血量减少，通过肾动脉压下降，致密斑钠负荷减少、交感神经兴奋等机制，引起肾近球细胞分泌肾素增多，激活肾素－血管紧张素－醛固酮系统，从而使肾上腺皮质分泌醛固酮增多。

4. 答案：D

评析：静脉内补钾时，勿使血钾浓度骤然升高，以避免发生高钾血症；一般只有当每日尿量在500ml以上时才允许静脉滴注补钾，而且应注意浓度要低，速度要慢。

5. 答案：C

评析：成人每天须经肾排出35g左右的代谢最终产物，而每克代谢最终产物须溶解于15ml的水才能随尿排出，故成人每天至少要排出500ml，称为最低尿量。

6. 答案：B

评析：等渗性脱水如果未经任何处理，则病人可通过不感蒸发等途径不断丢失水分，从而演变为高渗性脱水。

7. 答案：E

评析:体内的钾主要靠食物提供,肠道很容易吸收 K^+。肾脏排钾特点是多吃多排,少吃少排,不吃也排。钾可自由通过肾小球滤过膜,机体主要依靠远曲小管和集合管对钾的分泌和重吸收来调节、维持体内钾的平衡。

8. 答案:A

评析:高钾血症时心肌细胞膜的通透性明显增高,钾外流加速,复极化 3 相加速,动作电位时程和有效不应期均缩短。心电图显示 T 波狭窄高尖;由于传导性明显下降,心室去极化的 QRS 波群则压低、变宽。

9. 答案:C

评析:正常成人的体液总量约占体重的 60%,其中细胞内液约占 40%,细胞外液约占 20%。

10. 答案:E

评析:细胞内液与细胞外液成分虽有明显差异,若按毫摩尔浓度表示,细胞内液电解质总量大于细胞外液,但由于细胞内液含二价离子和蛋白质较多,这样细胞内外所产生的离子数目基本上相等,而渗透压大小取决于溶液中离子数目的多少。因此,在正常情况下如果以总渗透量压计算细胞内外液的渗透压仍基本上相等。

11. 答案:C

评析:在正常情况下,体内水和电解质的动态平衡主要是通过下丘脑口渴中枢以及抗利尿激素和醛固酮调节。在肾脏,抗利尿激素是一种最有效的调节水分重吸收的物质,而醛固酮有保钠排钾的作用,同时也增加氯和水的重吸收。

12. 答案:A

评析:低渗性脱水时,细胞外液渗透压降低,抗利尿激素分泌减少,肾小管对水分重吸收减少而导致肾脏排水增多,可使细胞外液容量进一步减少。同时因细胞外液低渗,细胞外液中水分向渗透压相对较高的细胞内液转移,血容量亦明显减少,病人容易发生休克。

13. 答案:C

评析:代谢谢酸中毒时, HCO_3^- 下降,要维持 $HCO_3^-/PaCO_2=20:1$,就要降低 $PaCO_2$,故呼吸深而加快。

14. 答案:C

评析:葡萄糖酸钙只能减轻高血钾对心肌收缩力和兴奋性的影响,不能降低血清钾。

(二) A2 型题

1. 答案:D

评析:纠正代谢性酸中毒时由于钙的离子化下降,出现低钙抽搐。

2. 答案:E

评析:手术后禁食病人,没有钾摄入,而肾脏仍排钾,加上输入大量葡萄糖,在合成糖原时,细胞外钾进入细胞内,故病人最容易发生低钾血症。

3. 答案:B

评析:各种原因所致的体液丢失,其丧失的液体中钠浓度都不会显著地高于血浆的钠浓度,因此体液丢失本身并不会导致低渗性脱水,只有大量体液丢失后仅补充水分或滴注葡萄糖溶液,才会导致低渗性脱水。

(三) B1 型题

1. 答案:D

评析: Ca^{2+} 是凝血过程必不可少的因子。

2. 答案：A

评析：细胞外液中 Na^+ 占阳离子数量的 90% 以上，所以 Na^+ 是决定细胞外液渗透压的主要阳离子。

3. 答案：B

评析：细胞内液钾浓度约为 140~160mmol/L，是细胞内主要的阳离子，所以 K^+ 是决定细胞内液渗透压的主要阳离子。

4. 答案：B

评析：急性肠梗阻，大量呕吐，是体液的直接丢失，属于等渗性脱水。

5. 答案：D

评析：长期禁食，每日静脉滴注葡萄糖盐水，没有补钾，出现了四肢弛缓性瘫痪、肠麻痹等低血钾的表现。

6. 答案：E

评析：大面积烧伤后，组织破坏，大量肌红蛋白释放导致肾衰竭，也出现了血尿、尿量 10~15ml/h（少尿）的肾衰竭表现，导致高钾血症。

（四）X 型题

1. 答案：CDE

评析：组织间液中有极少的一部分分布于体内一些密闭的腔隙（如关节囊、颅腔、胸膜腔、腹膜腔）中，这一部分称第三间隙液。

2. 答案：ABCD

评析：ABCD 所述均为平衡盐溶液的优点。

二、名词解释

1. 反常性酸性尿：碱中毒时尿液一般呈碱性，但在缺钾等引起的代谢性碱中毒时，在远曲小管因 Na^+–H^+ 交换加强，导致肾泌 H^+ 增多，故尿呈酸性，称为反常性酸性尿。

2. 水中毒：Na^+ 浓度 <130mmol/L，血浆渗透压 <280mmol/L，但钠总量正常或增多，病人有水潴留使体液量明显增多。

3. 高渗性脱水：失水多于失钠，血清 Na^+ 浓度 >150mmol/L，血浆渗透压 >310mmol/L，细胞外液和细胞内液均减少。

4. 低钾血症：血清钾浓度低于 3.5mmol/L。

5. 高钾血症：血清钾浓度高于 5.5mmol/L。

三、问答题

1. 答案要点　细胞外液晶体渗透压升高，以及非渗透压性刺激，即血容量和血压的变化、精神紧张、疼痛等因素。

2. 答案要点　①肾脏排酸保碱功能障碍，例如肾衰竭、肾小管功能障碍；②大量消化液丢失，例如严重腹泻、肠瘘、胆瘘、胃肠减压；③代谢功能障碍，例如乳酸生成过多、酮症酸中毒；④外源性固定酸摄入过多，例如水杨酸、盐酸精氨酸。

3. 答案要点：严重高钾血症可导致心搏骤停。因心肌兴奋性下降，传导性下降，自律性下降，收缩性下降，可导致心搏骤停。

4. 答案要点　肺是排出体内挥发性酸（碳酸）的主要器官，当血中 $PaCO_2$ 升高（H_2CO_3 增多）时，呼吸中枢兴奋，呼吸加深、加快，加速 CO_2 排出，以降低血中碳酸浓度；反之，当血 $PaCO_2$ 降低时，呼吸变慢、变浅，以减少 CO_2 排出。肾脏可以排泄固定酸，通过排酸保碱维持机体酸碱平衡，能力最强，主要是通过以下方式调节酸碱平衡：HCO_3^- 的重吸收、H^+–Na^+ 交换、分泌 NH_3 与 H^+ 结合成 NH_4^+ 排出、尿的酸化。

5. 答案要点　呕吐是幽门梗阻病人的主要表现，由于频繁呕吐会丢失 H^+、K^+、Cl^-；低血钾时 K^+ 从细胞内进入细胞外，而 Na^+ 和 H^+ 进入细胞内，引起细胞内酸中毒和细胞外碱中毒。低 Cl^- 时，细胞外液 HCO_3^- 升高出现碱中毒（ $[Cl^-]+[HCO_3^-]=130mmol/L$ ）。

四、病案分析

1. 答案要点

（1）当前水电失衡的分析及诊断：病人为典型的等渗性缺水病例，病因为急性肠梗阻伴呕吐引起体液急性大量丢失。有等渗性缺水的临床表现，如恶心、乏力、尿少，无口渴，舌、口唇干燥，皮肤弹性减低。实验室检查提示血钠在正常范围，尿少，尿比重增加，血液有浓缩现象，符合等渗性缺水的表现。病人眼窝凹陷、脉搏细速、血压下降，表明有血容量不足，估计为中度缺水，体液丧失达体重5%。另外，面色潮红、血 HCO_3^- 13mmol/L，病人合并代谢性酸中毒。

（2）今日补液计划：补液量应包括已损失量的1/2+每日基础需要量。

1）补充已损失量：根据体重60kg，中度缺水为损失细胞外液已达体重的5%，因此已损失量为 $60kg×5\%=3kg$，约 3 000ml，先输入此量的1/2。因为是等渗性缺水，液体应选用水盐各半，即平衡盐溶液或0.9%氯化钠溶液750ml及5%或10%葡萄糖溶液750ml。因平衡盐溶液中 Na^+、Cl^- 的含量与体液基本相同，不会引起高氯性酸中毒，故平衡盐溶液比0.9%氯化钠溶液更符合生理需要。

2）补充每日基础需要量：约2 000ml，其中5%葡萄糖盐水500ml，5%葡萄糖溶液1 500ml。

3）其他电解质：低钾血症补充10%氯化钾30~60ml（尿量达30ml/h后才可补钾）。

4）纠正酸中毒：所需补碱量（mmol）= $[HCO_3^-$ 正常值（mmol/L）– 测定值（mmol/L）$]$ × 体重（kg）× 0.4=（27-13）× 60 × 0.4=336（mmol）。根据每100ml 5%碳酸氢钠含 Na^+、HCO_3^- 各60mmol计算，336mmol的 HCO_3^- 可由5%碳酸氢钠560ml提供，但首日补充量为计算量的1/2。碱中毒会使血液中钙离子下降，引起手足抽搐和惊厥，血红蛋白携氧能力下降，引起组织缺氧，在纠正酸中毒输入5%碳酸氢钠时宁少勿多，一般为100~250ml。

2. 答案要点

（1）诊断：中度高渗性脱水。

（2）治疗：去除病因。补液总量为既往损失量 + 每日需要量。既往丢失量3 000ml，既往丢失量当日补充一半，即1 500ml；加上每日需要量2 500ml。既往丢失量须补5%~10%葡萄糖溶液1 500ml，每日需要量须补5%~10%葡萄糖溶液1 500~2 000ml，还要补0.9%氯化钠500~1 000ml。

3. 答案要点

（1）诊断：等渗性脱水、休克。

（2）治疗：去除病因，静脉滴注平衡盐溶液，总量为丢失量3 000ml（当日补充半数）加上每日需要量2 500ml。补液过程中应监测中心静脉压、尿量，复查血气。

（芮炳峰）

第四章　输　血

【内容要点】

一、输血的功用

补充血容量和血液中的成分,改善循环动力,提高携氧能力,增强免疫力,促进凝血功能,从而增强机体抗病能力,在外科领域极为常用。

二、输血适应证

1. 大量失血　大量失血是输血的主要适应证。一般认为失血量超过血液总量20%(1 000ml),应及时输血,补充血容量。

2. 贫血或低蛋白血症　为提高贫血病人对手术创伤的耐受力,术前应结合检验结果输注浓缩红细胞纠正贫血;补充血浆或白蛋白治疗低蛋白血症。

3. 重症感染　全身严重感染或脓毒症病人,抗生素治疗效果不佳时,可考虑输注浓缩粒细胞配合控制感染。

4. 凝血异常　少量多次输新鲜血液,或根据原发疾病输注补充有关的血液成分,可补充各种凝血因子,有助于改善凝血机制,防止术中、术后出血,有助于止血。

三、输血途径和速度

1. 输血途径　输血有静脉和动脉两种途径:①静脉输血,是最常见且方便的输血途径;②动脉输血,是经动脉穿刺将血液加压注入,现已少用。

2. 输血速度　视病人情况而定。①成人一般为5ml/min,老年或心脏病病人为1ml/min,小儿为10滴/min;②大出血时输血速度宜快,根据血压、中心静脉压、每小时尿量等调节输血的量和速度。

四、输血注意事项

输血前务必仔细核对受血者与供血者信息,两者应血型相符,交叉配血试验阴性。认真检查血瓶或血袋质量,如有破损、封口不严、标签模糊不清的不能输用;仔细观察血液质量,有溶血、混浊或絮状物不能输用。除生理盐水外,血液中不能加入任何药物,以防血液凝固或溶血。输血过程中要严密观察病人有无输血反应,发现问题及时处理;输血后仍要关注病人的病情变化,血袋应集中保留1d备查。

五、自体输血

自体输血是指收集病人的血液,需要时再输给病人本人。

1. **优点**　①节约血源;②减少输血反应和疾病的传播;③无须验血型和交叉配血试验;④适用血型特殊和血源困难者。

2. **方法**

（1）回收式自体输血:是指回收创伤后体腔内积血或手术过程中的失血,经抗凝、过滤后再回输给病人。外伤或术中大出血且无肠内容物或癌细胞污染时应用,如脾脏破裂出血、宫外孕破裂出血。

（2）预存式自体输血:手术前采集病人血液预存备用。

（3）稀释式自体输血:手术前自体采血,当术中失血量达到 300ml 时,即可回输自体血。

六、常见并发症及处理

1. 常见的输血并发症包括发热反应、过敏反应、溶血反应、细菌污染反应、传播疾病（肝炎、艾滋病、疟疾、回归热、梅毒等）、循环超负荷、输血相关性肺损伤、免疫抑制、出血倾向、酸碱平衡失调及电解质紊乱等。

2. 明确并发症发生的原因,熟悉并发症的临床表现,从而进行有效的预防和处理。

七、血液成分制品及血浆代用品

1. **血液成分制品**　血液成分制品用于血液成分输血。常用血液成分制品有血细胞（红细胞、白细胞、血小板）、血浆和血浆蛋白成分。

2. **血浆代用品**　临床常用的有右旋糖酐、羟乙基淀粉和明胶制剂。

【练习题】

一、选择题

（一）A1 型题

1. 关于输血的适应证,错误的是

　　A. 大量失血　　　　　　　B. 贫血或低蛋白血症　　　　　C. 营养不良

　　D. 凝血异常　　　　　　　E. 严重感染

2. 溶血反应的早期特征是

　　A. 腰背剧痛、心前区压迫感　　　　　　　B. 恶心呕吐、头部胀痛

　　C. 局部潮红、麻疹　　　　　　　　　　　D. 寒战高热、呼吸困难

　　E. 皮肤出血点和瘀斑

3. 输血后非溶血性发热反应的最常见原因是

　　A. 血液污染　　　　　　　B. 感染　　　　　　　　　　　　C. 致热原

　　D. 过敏反应　　　　　　　E. 血液凝集

4. 关于溶血反应的治疗,错误的说法是

　　A. 减慢输血速度　　　　　　　　　　　　B. 5% 碳酸氢钠 250ml 静脉滴注

　　C. 20% 甘露醇 250ml 静脉滴注　　　　　D. 应用糖皮质激素

　　E. 血浆交换

5. 非溶血性发热反应的主要治疗方法是

　　A. 减慢输血速度　　　　　　　　　　B. 应用糖皮质激素

　　C. 口服苯海拉明 25mg　　　　　　　　D. 碱化尿液

　　E. 应用广谱抗生素

（二）A2 型题

1. 病人，男，65 岁，输血后 30min 突发呼吸急促、发绀、咳吐血性泡沫痰，颈静脉怒张，肺内可闻及大量湿性啰音，心率 132 次 /min。临床诊断是

　　A. 左心功能不全　　　　B. 溶血反应　　　　　　C. 过敏反应

　　D. 细菌污染反应　　　　E. 以上都不是

2. 病人，女，33 岁，输血开始 60min 后出现畏寒、寒战、高热、头痛、出汗、恶心、呕吐和皮肤潮红，体温 40℃。有输血史。临床诊断最可能是

　　A. 过敏反应　　　　　　B. 发热反应　　　　　　C. 溶血反应

　　D. 细菌污染反应　　　　E. 以上都不是

3. 病人，男，45 岁，快速大量输血时，出现呼吸急促、颈静脉怒张、心率加快、血压下降。下列治疗方法错误的是

　　A. 吸氧　　　　　　　　B. 停止输血　　　　　　C. 静脉使用毛花苷 C

　　D. 利尿　　　　　　　　E. 血浆交换治疗

（三）B1 型题

（1~2 题共用备选答案）

　　A. 变态反应

　　B. 发热反应

　　C. 过敏反应

　　D. 溶血反应

　　E. 细菌污染反应

1. 发生在输血 2h 内最常见的并发症是

2. 输血的同时输注低渗性液体易发生

（四）X 型题

1. 输血过敏反应的治疗措施包括

　　A. 停止输血　　　　　B. 注射肾上腺素　　　　C. 气管切开

　　D. 碱化尿液　　　　　E. 脱敏治疗

2. 下列选项中，属于成分输血的是

　　A. 输新鲜全血　　　　B. 输白蛋白　　　　　　C. 输右旋糖酐

　　D. 输血小板悬浊液　　E. 输浓缩红细胞

二、名词解释

1. 自体输血

2. 血浆增量剂

三、问答题

1. 自体输血的主要优点有哪些?
2. 输血发生溶血反应时的临床表现是什么? 如何处理?

四、病案分析

病人,男,30 岁。输血后 5min 即出现寒战高热、头痛、腰背酸痛、心前区压迫感,全身性皮疹,血压 80/60mmHg。静脉血离心后血浆呈粉红色。

问题:简述该病人最可能的诊断及处理要点。

【答案及评析】

一、选择题

(一)A1 型题

1. 答案:C

评析:大量失血、贫血或低蛋白血症、严重感染、凝血异常是输血的适应证,而不能通过输血来增加营养和供应能量。

2. 答案:A

评析:输血后溶血反应的典型症状为病人输入十几毫升血液后出现腰背剧痛、心前区压迫感。

3. 答案:C

评析:输血后非溶血性发热反应是由于输血器具或制剂被蛋白质、细菌或细菌的代谢产物等致热原污染所致。

4. 答案:A

评析:输血后出现溶血反应时应立即停止输血,抗休克,碳酸氢钠保护肾功能,甘露醇脱水,使用糖皮质激素,进行血浆交换。

5. 答案:A

评析:非溶血性发热反应的主要治疗方法是减慢输血速度。

(二)A2 型题

1. 答案:A

评析:输血后出现呼吸急促、发绀、咳吐血性泡沫痰,颈静脉怒张,肺部啰音,是左心功能不全的表现。

2. 答案:B

评析:发热反应通常在输血开始约 1h 左右发生,表现为畏寒、寒战高热、头痛、出汗、恶心、呕吐和体温增高。

3. 答案:E

评析:血浆交换疗法的作用是通过矫正体内环境失衡,改变血液流变学的性质,预防微血栓的形成,使血液流动和灌注恢复正常。不适用于大量输血所致心脏功能负荷过重病人。

（三）B1 型题

1. 答案：B

评析：输血 2h 以内最常见的并发症是发热反应。

2. 答案：D

评析：输血的同时输注低渗性液体易发生红细胞破坏溶解。

（四）X 型题

1. 答案：ABC

评析：输血出现严重过敏反应者应立即停止输血、注射肾上腺素。合并呼吸困难者应做气管插管或切开，以防窒息。

2. 答案：BDE

评析：右旋糖酐是血浆代用品，全血包含多种血液成分。

二、名词解释

1. 自体输血：自体输血是指收集病人自身的血液，在需要时再回输给其本人。

2. 血浆增量剂：又称血浆代用品，是天然或人工合成的高分子物质制成的胶体溶液，可代替血浆扩充血容量。

三、问答题

1. 答案要点 ①节约血源；②减少输血反应和疾病的传播；③无须验血型和交叉配血试验；④适用血型特殊和血源困难者。

2. 答案要点 溶血反应是输血最严重的并发症。一般在输入血型不合的血 10~20ml 后，病人出现沿输血静脉的红肿疼痛以及头痛、胸痛、心前区压迫感、呼吸困难、腹痛或腰骶部痛，严重者有休克、溶血性黄疸、血红蛋白尿和急性肾衰等。手术中溶血反应最早的征象是血压下降和手术野不明原因的渗血。疑有溶血反应时，应立即停止输血；再次核对受血者与供血者的姓名、血型，重做血液交叉配血试验；抽静脉血离心后观察血浆色泽，溶血者血浆呈粉红色。

治疗措施包括：抗休克；保护肾功能；确诊 DIC 应考虑肝素治疗；血浆交换治疗。

四、病案分析

答案要点：该病人临床表现是典型的输血后溶血反应，诊断应是溶血反应。处理要点是立即停止输血，静脉注射地塞米松，输入右旋糖酐防休克，保护肾功能，防止弥散性血管内溶血，必要时进行血浆交换治疗。

（陈京来）

第五章 外科休克

【内容要点】

一、概论

1. 定义 休克是机体有效循环血量减少、组织灌注不足所导致的以细胞缺氧、代谢紊乱和功能受损为主要病理生理改变的临床综合征。

2. 分类 休克按病因分为低血容量性、心源性、感染性、过敏性、神经源性。外科常见的是低血容量性休克和感染性休克。

3. 休克的病理生理改变

（1）微循环改变：根据发病过程可分为微循环收缩期（缺血期）、微循环扩张期（淤血期）和微循环衰竭期（DIC 期）。

（2）代谢改变：细胞代谢、能量和蛋白质代谢障碍以及酸碱平衡紊乱。

（3）重要器官继发性损害。

4. 临床表现 休克的临床表现可分为两个阶段，即休克代偿期和休克抑制期。

（1）休克代偿期：病人表现为烦躁不安、面色苍白、尿量正常或减少，心率、呼吸加快，收缩压 80~90mmHg,舒张压由于血管收缩而增高,使脉压 <20mmHg,中心静脉压（CVP）正常。

（2）休克抑制期：病人可出现神情淡漠、反应迟钝,甚至意识模糊或昏迷。还可有出冷汗、口唇肢端发绀、脉搏细速、血压进行性下降。严重时,全身皮肤、黏膜明显发绀,四肢厥冷,脉搏摸不清、血压测不出,尿少甚至无尿。若皮肤、黏膜出现瘀斑或消化道出血,提示病情已发展至弥散性血管内凝血阶段。若出现进行性呼吸困难、烦躁、发绀,给予吸氧治疗不能改善呼吸状态,应考虑已发生呼吸窘迫综合征。

5. 诊断要点

（1）凡遇到严重损伤、大量出血、严重感染及过敏病人或有心脏病史者应想到并发休克的可能。

（2）对于有出汗、兴奋、心率加快、脉压小或尿少等症状者,应怀疑有休克。

（3）若病人出现神志淡漠、反应迟钝、皮肤苍白、呼吸浅快、收缩压降至 90mmHg 以下及尿少,则标志病人已经进入休克抑制期。

6. 休克的监测 休克的监测对确定诊断、判断病情轻重及预后有重要意义。

（1）一般监测指标：意识状态,皮肤和肢体的温度、色泽,脉搏,血压和尿量。

（2）血流动力学监测：CVP、肺动脉楔压（PAWP）、心排出量、心脏指数、氧供量与氧耗量、动脉血气分析、动脉血乳酸盐测定、DIC 的监测和胃肠黏膜内 pH 监测。

7. 休克的治疗

（1）一般紧急治疗：采取头和躯干抬高 20°~30°、下肢抬高 15°~20° 体位，以增加回心血量。及早建立静脉通路。早期予以鼻管或面罩吸氧。

（2）积极处理原发病：应迅速查明原因，及时控制出血；感染性休克需积极手术引流、病灶清除以控制感染，手术处理应在恢复有效循环后及时进行，或在积极抗休克同时尽早手术，以免延误救治时机。

（3）补充血容量：输液开始常用等渗盐水或平衡电解质液（如有碱中毒则勿用平衡液），随后选用白蛋白、血浆等胶体液。输注速度一般是先快后缓。心功能不全者的输液速度应严格控制，以防肺水肿加重和心力衰竭。

（4）纠正酸碱及水电解质平衡紊乱：中度休克以上，由于大量酸性代谢产物堆积而发生代谢性酸中毒。合并呼吸衰竭者，CO_2 潴留出现呼吸性酸中毒。应根据病情合理纠正。休克病人应注意高钾血症的防治，一般不补充钾，对钠、钙、氯应酌情补充。

（5）血管活性药物及强心药物的使用。

（6）治疗 DIC：如病人有出血倾向及内脏功能不全，怀疑合并有 DIC，应在抗休克同时，尽早确诊和治疗。应用肝素、丹参注射液和双嘧达莫等药物。

（7）皮质类固醇药物的使用。

（8）支持和保护内脏功能，防止多器官功能衰竭的发生。

二、低血容量性休克

1. 定义　机体在短时间内丢失大量全血、血浆或其他液体导致低血容量性休克，包括失血性休克、失液性休克和损伤性休克。

2. 失血性休克和失液性休克

（1）病因

①各种疾病导致出血：如上消化道出血，常见有胃十二指肠溃疡出血，胃癌出血、门静脉高压食管胃底曲张静脉出血、胆道出血等；下消化道出血，常见有结肠癌、息肉、血管瘤或血管畸形出血；肝癌破裂出血也是较常见的病因。②各种疾病导致大量血浆或体液的丧失：如大面积烧伤引起大量血浆丧失，急性肠梗阻或幽门梗阻丢失大量消化液；内科的严重腹泻也可引起休克。

（2）治疗：抢救休克的几个环节均适用于失血性和失液性休克。关键在于及时补充血容量，并针对原发病予以相应的处理。

3. 损伤性休克

（1）病因：①急性出血；②大量血液成分外渗或失液；③疼痛可加重或促成休克；④暴发性感染；⑤心脏大血管功能障碍；⑥其他：脊柱损伤并有截瘫时，因肌张力减低，大量血液滞留在末梢部分，回心血量减少，可使血压降低，呈早期不典型休克表现。

（2）治疗：抢救休克的几个环节均适用于损伤性休克的治疗，针对创伤应尽早进行相应的手术处理，只有抗休克和手术处理同时进行，才能有效地治疗病人。

三、感染性休克

1. 感染性休克是由脓毒症引起的低血压状态。外科感染性休克多见于烧伤、腹膜炎、化脓性胆管炎、重症胰腺炎、绞窄性肠梗阻等。感染性休克的血流动力学改变有高动力型和低动力型两种。高动力型即高排低阻型休克,表现为外周血管扩张、阻力降低,心排出量正常或增高,病人皮肤比较温暖、干燥,又称暖休克。低动力型即低排高阻型休克,表现为外周血管收缩,微循环淤滞,大量毛细血管渗出致血容量和心排出量减少,病人皮肤湿冷,又称冷休克。

2. 治疗　①补充血容量;②病因治疗;③控制感染:主要是抗感染药物的应用和感染病灶的处理;④纠正酸碱失衡;⑤药理剂量皮质类固醇;⑥强心剂及血管活性药物的应用;⑦抗凝及保护重要脏器功能。

【练习题】

一、选择题

(一)A1 型题

1. 中心静脉压的正常值是
   A. $5\sim10cmH_2O$　　　　B. $5\sim15cmH_2O$　　　　C. $5\sim20cmH_2O$
   D. $10\sim20cmH_2O$　　　　E. $15\sim20cmH_2O$

2. 肺毛细血管楔压(PCWP)的正常值是
   A. $5\sim10mmHg$　　　　B. $5\sim15mmHg$　　　　C. $6\sim10mmHg$
   D. $6\sim15mmHg$　　　　E. $10\sim15mmHg$

3. 休克时代谢的病理生理改变主要是
   A. 细胞能量代谢以无氧代谢为主　　　B. 肝乳糖代谢能力下降引起酸中毒
   C. 醛固酮和抗利尿激素的分泌增加　　　D. 细胞的功能失常
   E. 以上都是

4. 休克治疗的主要目的是
   A. 升高血压　　　　B. 恢复血容量　　　　C. 纠正酸中毒
   D. 恢复心排出量　　　E. 恢复组织的血流灌注

5. 休克抑制期的病理生理改变是
   A. 微动脉及毛细血管前括约肌舒张,毛细血管后的小静脉处在收缩状态
   B. 细胞内的溶酶体破裂造成细胞自溶
   C. 肾上腺髓质和交感神经节后纤维释放大量儿茶酚胺
   D. 细胞能量来源主要是糖酵解
   E. DIC

6. 对中心静脉压影响较小的是
   A. 血容量　　　　B. 静脉血管张力　　　　C. 肺动脉楔压
   D. 静脉回心血量　　　E. 右心室排血能力

7. 造成休克死亡主要的原因是
   A. 呼吸困难综合征　　　B. 急性心肌梗死　　　　C. 急性肾衰竭
   D. 脑疝　　　　　E. 急性肝衰竭

8. 休克监测时,下列观察结果中,表示预后极差的是
   A. 中心静脉压低于 $0.49kPa$($5cmH_2O$)

B. 肺动脉楔压超过 4.0kPa（30mmHg）

C. 乳酸盐浓度超过 8mmol/L

D. 动脉二氧化碳分压高于 5.33kPa（40mmHg）

E. 血小板计数低于 8.0×10^9/L

9. 如未发生休克，休克指数应是

A. 0.1   B. 0.5   C. 1.0

D. 1.5   E. 2.0

10. 下列对休克病人的紧急抢救中不适宜的是

A. 病人的体位采取头和躯干抬高 15°~20°，下肢抬高 20°~30°

B. 尽量控制活动性大出血，可使用休克服（裤、袜）

C. 保持呼吸道通畅，必要时可做气管插管或气管切开

D. 保持病人安静，避免过多搬动

E. 可间歇吸氧，给氧量 6~8L/min

（二）A2 型题

1. 病人，男，20 岁。右下肢肿胀伴高热 3d。查体：BP 75/60mmHg，右下肢红、肿、压痛，腹股沟区淋巴结肿大，右趾甲沟处有结痂。最可能的诊断是

A. 右趾甲沟炎   B. 右下肢丹毒   C. 脓毒血症

D. 感染性休克   E. 低血容量性休克

2. 病人，女，65 岁。高血压病史 15 年。测得中心静脉压正常，血压低，而不能肯定心功能不全或血容量不足，应进行的处理是

A. 减慢输液   B. 暂停输液   C. 强心剂

D. 补液试验   E. 继续观察

（三）A3/A4 型题

（1~4 题共用题干）

病人，男，30 岁。2h 前因车祸致左胸、腹部撞伤，自诉头晕、心慌、口渴。查体：HR 132 次/min，BP 50/0mmHg，面色苍白，四肢厥冷，额部渗汗，左上腹见皮肤瘀斑，左上腹及中下腹均有压痛和轻度反跳痛，腹肌紧张不敏感。

1. 此时最紧急的治疗措施是

A. 急送手术室剖腹探查   B. 立即应用止血药物

C. 立即应用升压药   D. 迅速扩充血容量，尽早手术止血

E. 快速纠正酸中毒

2. 估计此时失血量约占全身血容量的

A. 10%   B. 15%   C. 20%

D. 30%   E. 40%

3. 为明确诊断，首先要做的检查是

A. 胸、腹部 X 线摄片   B. 腹部 B 超   C. 胸、腹部 CT

D. 腹部穿刺   E. 急查血常规

4. 为纠正休克，估计该病人的输血及补液总量应为

A. 2 500ml   B. 3 000ml   C. 4 000ml

D. 4 500ml   E. 5 000ml 以上

（5~7 题共用题干）

病人，女，20 岁。汽车撞伤左季肋区。入院时神志模糊，T 38.5℃，BP 60/40mmHg，皮肤青紫，肢端冰冷，脉搏细弱，全腹压痛、反跳痛，无尿。

5. 首先考虑该病人是

    A. 变态反应性休克   B. 低血容量性休克（中度）

    C. 低血容量性休克（重度）   D. 感染性休克

    E. 神经源性休克

6. 理想的辅助诊断是

    A. 血常规   B. 腹腔穿刺   C. 静脉肾盂造影

    D. 中心静脉压测定   E. 测定二氧化碳结合力

7. 首先考虑的治疗原则是

    A. 静脉输注血管收缩药   B. 立即剖腹探查   C. 大量应用抗生素

    D. 迅速补充血容量   E. 静脉滴注利尿剂改善肾功能

（四）B1 型题

（1~3 题共用备选答案）

    A. 中心静脉压很低、尿量多

    B. 中心静脉压偏低、尿量少

    C. 中心静脉压偏低、尿量多

    D. 中心静脉压偏高、尿量多

    E. 中心静脉压很高、尿量少

1. 提示血容量不足的是

2. 说明液体量已补充足的是

3. 可能有心功能不全的是

（4~7 题共用备选答案）

    A. α 受体激动药

    B. α 受体阻滞药

    C. β 受体激动药

    D. β 受体阻滞药

    E. 胆碱能神经阻滞药

4. 氯丙嗪是

5. 酚妥拉明（苄胺唑啉）是

6. 异丙肾上腺素是

7. 山莨菪碱是

（8~10 题共用备选答案）

    A. 肺

    B. 肾

    C. 心脏

    D. 脑

    E. 肝

8. 休克代偿期儿茶酚胺分泌增加但不减少血液供应的器官是

9. 休克时很少发生不可逆变化的脏器是

10. 受二氧化碳分压及酸碱度值来调节血流的脏器是

（11~15 题共用备选答案）

    A. 感染性休克

    B. 神经源性休克

    C. 心源性休克

    D. 损伤性休克

    E. 失血性休克

11. 消化性溃疡病人，急性呕血 1 200ml，血压 95/70mmHg，此时的休克类型是

12. 绞窄性肠梗阻病人，体温骤升至 40℃，寒战，血压 130/96mmHg，此时的休克类型是

13. 双下肢碾压伤病人，患肢逐渐肿胀，血压 80/60mmHg，尿量 15ml/h，此时的休克类型是

14. 二尖瓣狭窄病人，麻醉诱导前突发呼吸困难、发绀、咳嗽，血压 95/80mmHg，脉率 120 次 /min，此时的休克类型是

15. 术中暴露分离腹膜后肿瘤过程中病人血压突然下降至 70/50mmHg，脉率 52 次 /min，面色苍白、出冷汗、恶心，此时的休克类型是

（五）X 型题

1. 休克诊断 DIC 的标准包括

    A. 血小板计数 $<80 \times 10^9$/L   B. 凝血酶原时间比对照组延长 3s 以上

    C. 血浆纤维蛋白原低于 1.5g/L   D. 3P 试验阳性

    E. 血涂片中破碎红细胞 >2/HP

2. 皮质类固醇可用于感染性休克的治疗，其作用有

    A. 阻断 α 受体兴奋作用   B. 稳定溶酶体膜

    C. 抑制炎性介质释放   D. 增进线粒体功能和防止白细胞凝集

    E. 缓解全身炎症反应综合征（SIRS）

3. 全身炎症反应综合征的表现包括

    A. 体温 >38℃或 <36℃   B. 心率 >90 次 /min

    C. 呼吸急促（>20 次 /min）或过度通气   D. 白细胞计数 $>12 \times 10^9$/L 或 $<4 \times 10^9$/L

    E. 尿量 <25ml/h

二、名词解释

1. 休克代偿期

2. 中心静脉压

3. 低血容量性休克

4. 感染性休克

5. 冷休克

6. 暖休克

7. 休克

三、问答题

1. 试述休克时的微循环变化。

2. 休克的特殊监测有哪些?

3. 低血容量性休克时如何补充血容量?

4. 试述感染性休克的治疗原则。

四、病案分析

病人,男,38 岁。因门脉性肝硬化、食管下段和胃底静脉曲张破裂出血而紧急入院。查体: HR 100 次 /min, BP 75/60mmHg,神志清,面色苍白,四肢湿冷,烦躁不安,脉搏细速,心肺听诊未闻及异常,腹平坦,全腹轻压痛,反跳痛(–),肌紧张(–),肠鸣音活跃。

问题:

(1) 请作出初步诊断,并给出诊断依据。

(2) 本病的治疗原则是什么?

【答案及评析】

一、选择题

(一) A1 型题

1. 答案: A　　2. 答案: D　　3. 答案: E　　4. 答案: E　　5. 答案: A

6. 答案: C　　7. 答案: A　　8. 答案: C　　9. 答案: B　　10. 答案: A

(二) A2 型题

1. 答案: D　　2. 答案: D

(三) A3/A4 型题

1. 答案: D　　2. 答案: E　　3. 答案: D　　4. 答案: E　　5. 答案: C

6. 答案: B　　7. 答案: D

(四) B1 型题

1. 答案: B　　2. 答案: D　　3. 答案: E　　4. 答案: B　　5. 答案: B

6. 答案: C　　7. 答案: E　　8. 答案: C　　9. 答案: E　　10. 答案: D

11. 答案: E　　12. 答案: A　　13. 答案: D　　14. 答案: C　　15. 答案: B

(五) X 型题

1. 答案: ABCDE　　　2. 答案: ABCDE　　　3. 答案: ABCD

二、名词解释

1. 休克代偿期:机体对有效循环血容量的减少早期有相应的代偿能力,表现为中枢神经兴奋性提高,交感 – 肾上腺轴兴奋。

2. 中心静脉压:中心静脉压是上、下腔静脉进入右心房处的压力,通过上、下腔静脉或右心房内置管测得,它反映右房压,是临床观察血流动力学的主要指标之一。

3. 低血容量性休克:常因大量出血或体液丢失或液体积存于第三间隙、导致有效循环量降低而引发的休克,包括失血性休克和损伤性休克。

4. 感染性休克:是由脓毒症引起的低血压状态,又称为脓毒性休克。

5. 冷休克:又称低排高阻型休克,表现为外周血管收缩,微循环淤滞,大量毛细血管渗出致血容量和心排出量减少,病人皮肤湿冷,称为冷休克。

6. 暖休克:又称高排低阻型休克,表现为外周血管扩张、阻力降低,心排出量正常或增高,病人皮肤温暖干燥,又称暖休克。

7. 休克:是由多种原因引起机体有效循环血量减少、组织灌注不足、细胞缺氧、代谢紊乱和功能受损为主要病理生理改变的临床综合征。

三、问答题

1. 答案要点 ①休克早期、微循环收缩期:主动脉弓和颈动脉窦压力感受器引起血管舒缩中枢加压反射,交感－肾上腺轴兴奋,大量儿茶酚胺释放,肾素－血管紧张素分泌增加,外周血管收缩,微循环"少进多出"。②微循环扩张期:微循环低灌注、缺氧,乳酸蓄积,舒血管介质释放,微循环"多进少出"。③微循环衰竭期:黏稠血液在酸性环境中处于高凝状态,细胞自溶并损害周围组织,引起弥散性血管内凝血(DIC)。

2. 答案要点 休克的特殊监测:① CVP 正常值 5~10cmH$_2$O;② PCWP 正常值 6~15mmHg;③心排出量和心脏指数;④动脉血气分析;⑤动脉血乳酸盐测定,正常值 1~1.5mmol/L;⑥DIC 检测;⑦胃肠黏膜内 pH 正常范围 7.35~7.45。

3. 答案要点 ①根据血压和脉率的变化估计失血量和补充失血量;②首先快速补充平衡液,或等渗盐水;③若上述治疗不能维持循环,应输血;④应用血管活性药物;⑤病因治疗为首选,首先应止血,及早施行手术止血。

4. 答案要点 原则是休克未纠正之前,应着重治疗休克,同时治疗感染;休克纠正以后,着重治疗感染。①补充血容量,首先以输注平衡盐溶液为主,配合适当的胶体溶液;②控制感染,应用抗菌药物和处理原发感染灶;③纠正酸碱失衡,在补充血容量的同时经另一静脉通路滴注碳酸氢钠 200ml;④心血管药物的应用,经补充血容量,纠正酸中毒后用血管扩张药物并可与山莨菪碱、多巴胺、羟胺等联合用药;⑤皮质激素治疗,限于早期,用量宜大,不宜超过48h;⑥营养支持、DIC 治疗、维护重要脏器功能等。

四、病案分析

答案要点

(1)初步诊断:①门脉性肝硬化,食管下段及胃底贲门静脉曲张破裂出血;②失血性休克。诊断依据:①有出血史;②临床表现:面色苍白,四肢湿冷,烦躁不安。脉搏细速,BP 75/60mmHg, HR 100 次 /min。

(2)治疗原则:①补充血容量,抗休克治疗;②积极处理原发病。

(王贵明 贾文斌)

第六章 多器官功能障碍综合征

【内容要点】

一、概述

1. 多器官功能障碍综合征（MODS）与多器官功能衰竭综合征（MOFS）的概念不同，两者是疾病发展的不同程度，MODS 有严格的定义，且在一定条件下是可逆的病变。

2. MODS 的发病基础是 SIRS，亦可是非感染性疾病。

3. 任何严重的外科感染性疾病、创伤、手术或者引起组织缺血 – 再灌注损伤的过程，都可诱发 MODS。

4. 临床上 MODS 有速发型和迟发型两种，对于发病 24h 内因器官衰竭死亡者，一般只归于复苏失败，而不作为 MODS。

5. 诊断 MODS 应详细分析病人的所有资料，尤其应该注意以下几点：①熟悉引起 MODS 的常见疾病、警惕存在 MODS 的高危因素；②及时完善检查，尽快作特异性较强的检查；③任何危重病人应动态监测心脏、呼吸、肾功能等；④当某一器官出现功能障碍时，应根据其对其他系统器官的影响，病理连锁反应的可能性；⑤熟悉 MODS 的诊断指标。

6. 由于对 MODS 的病理过程缺乏有效的遏制手段，MODS 有相当高的死亡率，因此，如何有效预防其发生是提高危重病人救治成功率的重要措施：①积极治疗原发病；②重点监测病人的生命体征；③防治感染；④改善全身情况和免疫调理治疗；⑤保护肠黏膜的屏障功能；⑥及早治疗首先发生功能障碍的器官。

二、急性肾衰竭

1. 急性肾衰竭是指各种原因引起的双肾排泄功能在短期内（数小时至数周）急剧减退，导致水、电解质代谢紊乱、酸碱平衡失调和体内含氮代谢产物迅速蓄积而出现一系列症状的临床综合征。

2. 临床上将急性肾衰竭分为肾前性、肾性和肾后性 3 类。

3. 急性肾衰竭的发病过程十分复杂，但肾血管收缩缺血和肾小管细胞变性坏死是主要原因。

4. 少尿或无尿期是整个病程的主要阶段，一般为 7~14d，也可长达 1 个月。少尿期越长，病情越重。

5. 少尿期治疗原则是维持内环境的稳定。高血钾和水中毒是主要致死原因，故应及时纠正水、电解质紊乱和预防尿毒症。

三、急性呼吸窘迫综合征

1. 急性呼吸窘迫综合征（ARDS）是急性肺损伤发展到后期的典型表现,在急性肺损伤（ALI）的诊断基础上,当 200mmHg<PaO_2/FiO_2≤300mmHg,且呼气末正压（PEEP）或持续气道正压（CPAP）≤5cmHg,可诊断为 ARDS。

2. ARDS 以肺水肿、透明膜形成和肺不张为主要病理变化,以进行性呼吸窘迫和顽固性低氧血症为临床特征。

3. 目前对 ARDS 尚无有效的治疗方法,关键在于早期预防、早期诊断、早期治疗。ARDS 的治疗原则包括消除原发病因,支持呼吸,改善循环,保护肺和其他器官的功能,防治并发症。激素的作用尚不肯定。

【练习题】

一、选择题

（一）A1 型题

1. 诊断急性呼吸窘迫综合征最重要的依据是
   - A. X 线片有广泛点、片状阴影
   - B. 肺部听诊有啰音
   - C. 血气分析为低氧血症
   - D. 一般吸氧治疗无效
   - E. 呼吸频率逐渐加快

2. 多器官功能障碍综合征的病因是
   - A. 慢性贫血
   - B. 低蛋白血症
   - C. 电解质平衡紊乱
   - D. 低血容量休克
   - E. 酸碱平衡紊乱

3. 最有可能导致急性肾功能衰竭的损伤是
   - A. 脊柱骨折伴截瘫
   - B. 广泛 I 度烧伤
   - C. 挤压综合征
   - D. 股骨骨折
   - E. 尺桡骨骨折

4. 关于急性呼吸窘迫综合征（ARDS）的诊断依据,正确的是
   - A. PaO_2/FiO_2 比 PaO_2 更能反映呼吸衰竭的程度
   - B. 呼吸频率开始快,后来逐渐减慢
   - C. 肺泡－动脉氧分压差及肺内分流减少
   - D. 早期 X 线片示两肺边缘模糊或斑片状阴影
   - E. 呼吸频率由慢变快

5. 早期急性呼吸窘迫综合征（ARDS）的诊断依据除外
   - A. 无明显肺部体征
   - B. 无 X 线片中大片阴影表现
   - C. 有创伤、胸腹部大手术等病史
   - D. 有明显发绀及低氧血症
   - E. 呼吸频率 >30 次 /min,数小时内出现进行性吸气性呼吸困难

6. 急性肾衰竭无尿是指 24h 尿量为
   - A. 0ml
   - B. <100ml
   - C. <150ml

　　D. <400ml　　　　　　E. <500ml

7. 多器官功能障碍综合征(MODS)的启动主要是因为

　　A. 严重的损害因子侵袭　　B. 大量的细胞因子　　　　C. 炎症介质

　　D. 病理性产物　　　　　　E. 以上都是

8. 急性肾衰竭的治疗中,建议不用的抗生素是

　　A. 青霉素　　　　　　　　B. 氯霉素　　　　　　　　C. 红霉素

　　D. 卡那霉素　　　　　　　E. 头孢哌酮

9. 有关急性肾衰竭的描述,错误的是

　　A. 尿量明显减少是肾功能受损最突出的表现

　　B. 成人 24h 尿量少于 400ml 称为少尿

　　C. 成人 24h 尿量少于 100ml 称为无尿

　　D. 尿量是判断有无急性肾衰竭的唯一指标

　　E. 成人 24h 尿量少于 500ml 会出现氮质血症

10. 肝衰竭不适宜采用的治疗是

　　A. 口服甲硝唑　　　　　　B. 静脉滴注脂肪乳　　　　C. 地塞米松

　　D. 普通氨基酸　　　　　　E. 静脉滴注左旋多巴

11. 血液透析的禁忌证是

　　A. BUN>25mmol/L　　　　B. 血钾 >6.5mmol/L　　　　C. 血清 BUN>908μmol/L

　　D. 严重的酸中毒　　　　　E. 休克

（二）A2 型题

　　病人,男,55 岁,因高热、神志模糊、休克送入 ICU 治疗,诊断为重症肺炎。经积极治疗后体温正常,HR 100 次 /min,R 36 次 /min,BP 120/68mmHg,唇发绀,双肺无啰音。该病人最可能是

　　A. 心力衰竭　　　　　　　B. 急性呼吸窘迫综合征　　C. 气胸

　　D. 脑膜炎　　　　　　　　E. 胸膜炎

（三）A3/A4 型题

（1~2 题共用题干）

　　病人,男,45 岁,因呕吐、腹泻住院,静脉滴注庆大霉素 24 万 U 治疗 9d。近 5d 来无尿,眼结膜水肿,腹水,双下肢水肿。实验室检查:BUN 42mmol/L,血清 Cr 1 040μmol/L,血钾 6.8mmol/L。B 超发现左肾盂轻度积水,下极可见一处 0.8cm 大小的强回声影,后方伴声影。

1. 根据该病人当前临床症状,应主要考虑为

　　A. 庆大霉素过敏反应　　　　　　　　B. 庆大霉素肾中毒,导致急性肾衰竭

　　C. 左肾结石　　　　　　　　　　　　D. 左肾盂积水

　　E. 原发病导致脱水

2. 最合适的治疗方法是

　　A. 5% 碳酸氢钠静脉滴注　　　　　　B. 10% 葡萄糖酸钙静脉滴注

　　C. 离子交换树脂保留灌肠　　　　　　D. 大剂量呋塞米静脉推注

　　E. 透析疗法

（3~5 题共用题干）

　　病人,男,50 岁。车祸致双下肢广泛软组织挫伤,入院查 HR 106 次 /min,BP 112/64mmHg,

急行手术清创。

3. 术中最佳的输液原则是

    A. 扩容,纠正酸中毒　　　B. 扩容,碱化尿液　　　C. 输血

    D. 输血浆代用品　　　　　E. 输葡萄糖溶液

4. 术后第 2d 病人尿量减少,24h 尿量低于 25ml,经补液不见好转。为进一步明确诊断,下列最有价值的检查是

    A. X 线拍片　　　　　　B. 血尿素氮、肌酐检查　　　C. 血生化检查

    D. 动脉血气分析　　　　E. 尿常规检查

5. 此时最需要采取的治疗措施是

    A. 吗啡镇痛　　　　　　B. 扩容、补碱　　　C. 使用利尿剂

    D. 严格控制补液量　　　E. 大量使用抗生素

（四）B1 型题

（1~5 题共用备选答案）

    A. 心力衰竭

    B. 呼吸衰竭

    C. 肾衰竭

    D. 急性肝功能衰竭

    E. 胃肠功能衰竭

1. 收缩压 <10.7kPa, CI<1.5L/m², CVP>10cmH₂O,最可能发生的是

2. 尿量 <20ml/d, SCr>177μmol/L, BUN>27mmol/L,最可能发生的是

3. 呼吸 >30 次 /min,呼吸窘迫、发绀、呼吸困难,需要呼吸机支持 3~5d,甚至呼吸音消失,最可能发生的是

4. 随病情进展出现黄疸,神志失常,非结合胆红素 >3.42μmol/L, ALT 超过正常值 2 倍,最可能发生

5. 胃肠出血、穿孔或腹膜炎,胃黏膜病变为应激性溃疡,最可能发生

（五）X 型题

1. 急性肾衰竭,少尿、无尿期的电解质紊乱包括

    A. 高钾血症　　　　　　　B. 高镁血症　　　　　　C. 高钙血症和低磷血症

    D. 低钠血症　　　　　　　E. 低镁血症

2. 关于补液试验,叙述错误的是

    A. 20 分钟内输入 15% 的葡萄糖溶液或葡萄糖盐水 500ml

    B. 补液试验主要用鉴别肾性和肾后性肾衰竭

    C. 心功能不全时可在 60min 内输完液体

    D. 补液实验有反应可继续补液

    E. 补液实验有反应是指尿量超过 40~60ml/h

3. 关于多器官功能障碍综合征的叙述,错误的是

    A. 急性感染后并发肾衰竭可称为多器官功能障碍综合征

    B. 多器官功能障碍综合征必须为 2 个器官同时发生功能障碍,如急性肾衰竭 + 急性呼吸窘迫综合征

    C. 肝、胃肠和凝血系统的功能障碍大多明显,而心血管、肺、肾等功能障碍至较重时才

有明显的临床表现

　　D. 急症病人出现呼吸加快、心率加速、尿量减少、神志失常等,必须考虑多器官功能障碍综合征的可能

　　E. 如果发现出血倾向并怀疑为弥散性血管内凝血时,此时还应考虑有急性呼吸窘迫综合征、急性肾衰竭或应激性溃疡的可能并作相关检查

4. 急性肾衰竭进行血液净化治疗的指征包括

　　A. 血钾 5.5mmol/L　　　B. 血肌酐 442μmol/L 以上　　　C. 严重代谢性酸中毒

　　D. 水中毒　　　　　　　E. 尿毒症症状加重

5. 在急性肾衰竭时,尿液检查常呈现为

　　A. 尿呈酸性,尿比重稳定于 1.010~1.014　　　B. 尿中尿素值减少

　　C. 尿钠量低于 60mmol/L　　　　　　　　　　D. 可见较宽大管型

　　E. 尿液无变化

二、名词解释

1. MODS 多器官功能障碍综合征

2. 急性呼吸窘迫综合征

3. 全身炎症反应综合征

4. 急性肾衰竭

三、问答题

1. 急性呼吸窘迫综合征早期的主要临床表现有哪些?

2. 多器官功能障碍综合征的发病机制中共同的病理生理变化是什么? 如何预防多器官功能障碍综合征的发生?

四、病案分析

1. 病人,男,56 岁。8d 前突然出现恶心、呕吐、腹泻,伴发热、胸闷、气喘,尿量减少(具体尿量不详)。随后来院就诊,诊断为"急性胃肠炎",给予抗感染及补液等治疗,腹泻、呕吐症状明显好转,但尿量逐渐减少。1 周前查血 Scr 180μmol/L。3d 前复查 Scr 680μmol/L,立即开始血液透析治疗,近 3d 来,24h 尿量均不足 500ml。

病人高血压病史 5 年,一直口服降压药,血压控制良好,为 140/90mmHg 左右。糖尿病病史 3 年,饮食控制,未服用降糖药物。

查体:BP 166/90mmHg,一般情况差,平车推入病房。眼睑无水肿,心、肺、腹查体无特殊,双侧下肢轻度凹陷性水肿,双下肢肌力 3 级。辅助检查:WBC 9.8×10^9/L,中性粒细胞 82%,Hb 130g/L;尿蛋白(+),尿潜血(++);Scr 450μmol/L(血液透析后),血白蛋白 26g/L,肝功能正常,血钙 2.05mmol/L,血磷 1.6mmol/L,血钠、血钾正常。双肾 B 超提示双肾无异常。

问题:

(1)简要分析该病人尿量逐渐减少的主要原因。

(2)血液透析的适应证有哪些?

2. 病人,女,54 岁,腹痛待诊 36h 后出现血便,血压由 126/80mmHg 下降为 80/56mmHg。多巴胺静脉滴注维持血压。考虑为坏死性肠炎,在气管插管全麻下行部分肠切除,肠吻合

术。术中休克得以纠正,生命体征维持基本平稳,手术尚顺利,术毕拔除气管导管,安全返回病房。术后 6h 病人出现呼吸急促、口唇发绀、烦躁,高流量吸氧后症状无改善。查体:T 37.8℃,HR 94 次 /min,R 32 次 /min,BP 110/70mmHg,双肺未闻及干湿啰音。

问题:

（1）该病人最可能的诊断是什么？

（2）诊断依据是什么？

（3）为明确诊断,该病人需进行哪些检查？

【答案及评析】

一、选择题

（一）A1 型题

1. 答案:C　　2. 答案:D　　3. 答案:C　　4. 答案:A　　5. 答案:D

6. 答案:B　　7. 答案:E　　8. 答案:D　　9. 答案:D　　10. 答案:B

11. 答案:E

（二）A2 型题

答案:B

（三）A3/A4 型题

1. 答案:B　　2. 答案:E　　3. 答案:B　　4. 答案:B　　5. 答案:D

（四）B1 型题

1. 答案:A　　2. 答案:C　　3. 答案:B　　4. 答案:D　　5. 答案:E

（五）X 型题

1. 答案:ABDE　2. 答案:ABC　3. 答案:ABC　4. 答案:BCDE　5. 答案:ABD

二、名词解释

1. 多器官功能障碍综合征:多器官功能障碍综合征是指急性疾病过程中同时或序贯继发两个或更多的重要器官的功能障碍或衰竭。

2. 急性呼吸窘迫综合征:急性呼吸窘迫综合征是一种可在多种病症过程中发生的急性呼吸衰竭,共同特点为急性呼吸困难、低氧血症及肺部浸润性病变的 X 线征象。

3. 全身炎症反应综合征:当炎症加剧时,过多的炎性介质和细胞因子释放,酶类失常和氧自由基过多,前列腺素和血栓素失调或细菌毒素的作用,可引起体温、心血管、呼吸、细胞等多方面失常,称为全身炎症反应综合征。

4. 急性肾衰竭:急性肾衰竭是指各种原因引起的急性肾功能损害及由此所致的血中氮质代谢产物积聚及水、电解质、酸碱平衡失调等一系列病理生理改变。

三、问答题

1. 答案要点

急性呼吸窘迫综合征早期的主要临床表现:病人呼吸加快,呼吸窘迫,一般的吸氧法不能得到改善,未必出现呼吸困难和发绀,肺部听诊无啰音,X 线片一般无明显异常,肺部病变尚在进展中。

2. 答案要点

多器官功能障碍综合征的发病机制中共同的病理生理变化为组织缺血 – 再灌注损伤和全身炎性反应。多器官功能障碍综合征的预防包括：①处理各种急症时均应有整体观点，尽可能达到全面的诊断和治疗；②重视病人的循环和呼吸功能，尽早纠正低血容量、组织低灌流和缺氧；③防治感染是预防急性呼吸窘迫综合征极为重要的措施；④尽可能地改善全身情况，如水、电解质和酸碱平衡等；⑤及早治疗任何一个首先继发的器官功能不全，阻断病理的连锁反应，以免形成多器官功能障碍综合征。

四、病案分析

1. 答案要点

（1）病人以恶心、呕吐等消化道症状起病，此后发现血肌酐进行性升高，进一步检查发现双肾大小正常，无贫血，故为急性肾衰竭。病因可能是腹泻、呕吐引起体液大量丢失，导致肾动脉灌注不足，属肾前性因素所致。

（2）血液透析适应证

1）急性肾功能衰竭：①无尿或少尿 48h 以上，伴有高血压、水中毒、肺水肿、脑水肿之一者；②BUN≥35.7mmol/L 或每日升高 >10.7mmol/L；③Scr≥530.4μmol/L；④高钾血症，K^+≥6.5mmol/L；⑤代谢性酸中毒，CO_2–CP≤13mmol/L，纠正无效。

2）慢性肾功能衰竭

① Scr≥884μmol/L；② BUN≥35.7mmol/L；③ Ccr≤5ml/min；并伴有下列情况者：出现心力衰竭或尿毒症性心包炎；难以控制的高磷血症，临床及 X 线检查发现软组织钙化；严重的电解质紊乱或代谢性酸中毒，如 K^+≥6.5mmol/L，CO_2–CP≤13mmol/L；明显的水钠潴留，如高度水肿和较高的血压；严重的尿毒症症状，如恶心、呕吐、乏力等。

3）急性药物或毒物中毒：毒物能够通过透析膜而被析出且毒物剂量不大时可进行透析治疗，应争取在服毒后 8~16h 以内进行。

以下情况应行紧急透析：①经常规方法处理后，病情仍恶化，如出现昏迷，反射迟钝或消失，呼吸暂停，难治性低血压等；②已知进入体内的毒物或测知血液中毒物浓度已达致死剂量；③正常排泄毒物的脏器因有原发疾病或已受毒物损害而功能明显减退；④合并肺部或其他感染。

2. 答案要点

（1）该病人最可能的诊断为急性呼吸窘迫综合征。

（2）诊断依据：①有基础疾病史，包括坏死性肠炎、感染及休克；②在基础病抢救过程中出现呼吸急促，呼吸频率 >28 次 /min，并出现缺氧，常规氧疗无效，心肺体检无异常发现。

（3）需进行 X 线胸片及血气分析等检查，以明确诊断。

（周毕军　谭　今）

第七章 麻醉

【内容要点】

一、麻醉学的概念及分类

1. 麻醉是用药物或非药物使病人整个机体或机体的一部分暂时失去知觉，以达到无痛的目的。多用于手术或某些疼痛的治疗。

2. 现代麻醉学已成为研究临床麻醉、重症监护治疗、急救复苏及疼痛治疗理论和技术的一门发展中学科。

3. 临床麻醉的主要任务是消除病人手术疼痛、保证病人安全、为手术创造良好条件，以及对某些疾病的治疗。

4. 常用的麻醉方法有全身麻醉、局部麻醉、椎管内麻醉、复合麻醉和基础麻醉。

二、麻醉前评估及麻醉前用药

1. 通过了解病情、全面体检、查验必需的化验及特殊检查结果，对病人心、肺、肝、肾、脑等重要脏器功能作出判断。目前多采用美国麻醉医师协会（ASA）的分级标准，将手术前的病人情况分为 6 级，对病情的判断有重要的参考价值。

2. 根据手术种类及手术方式、病人的病情特点、麻醉设备条件及麻醉者对麻醉方法的熟悉程度，综合考虑后，选择麻醉方法。

3. 病人的准备　包括：对术前存在的并发症给予相应的治疗；对紊乱的生理功能进行纠正和改善，提高机体的耐受力；注意呼吸、循环和胃肠道的准备，预防并发症的发生。

4. 常用的麻醉前用药　包括安定镇静药、催眠药、麻醉性镇痛药及抗胆碱药。

5. 麻醉器械及药品的准备　包括麻醉机、监护仪、氧气、喉镜、气管导管、麻醉穿刺包等，做好相应的检查，同时准备好麻醉用药及抢救用药。

三、局部麻醉药的分类、不良反应及用法

1. 局麻药按其化学结构中间链的不同分为酯类和酰胺类两大类。

2. 根据局麻药的麻醉性能，又可将局麻药分为三类：

（1）麻醉效能弱、作用时间短：如普鲁卡因。

（2）麻醉效能和作用时间均居中：如利多卡因。

（3）麻醉效能强、作用时间长：如丁卡因、布比卡因和罗哌卡因。

3. 局麻药的不良反应主要有毒性反应和过敏反应。

4. 局麻药毒性反应的常见原因 ①一次用量超过病人的耐量;②误注入血管内;③注射部位血管丰富,未酌情减量;④局麻药液内未加肾上腺素;⑤病人由于体质弱等原因而耐受力降低。

5. 局麻药毒性反应的中枢神经系统表现 轻度反应时病人常有嗜睡、眩晕、多言、寒战、恐惧不安和定向障碍等症状,若继续发展,可致抽搐和惊厥。心血管系统可出现血压上升、心率增快,继而心率缓慢、血压下降,同时呼吸困难缺氧致呼吸循环衰竭死亡。

6. 一旦发生毒性反应,应采取的措施:①立即停药,吸入氧气;②对轻度毒性反应病人可给予地西泮 5~10mg 静脉注射或肌内注射;③已发生抽搐和惊厥者用 2.5% 硫喷妥钠 1~2mg/kg 静脉注射;④若抽搐不止,可静脉注射短效肌松药,行气管插管给氧并维持呼吸;⑤出现心率慢、血压低可用阿托品、麻黄碱纠正;⑥一旦呼吸心跳停止,应立即进行心肺复苏。

7. 常用局麻药有普鲁卡因、丁卡因、利多卡因、布比卡因和罗哌卡因,要掌握各自的性能特点、用法和极量。

四、局部麻醉方法

1. 表面麻醉是将渗透力强的局麻药施用于黏膜表面,使其渗透黏膜、作用于神经末梢而产生的局麻现象。有滴入法、填敷法、喷雾法、灌入法等。

2. 局部浸润麻醉是沿手术切口线分层注射局麻药,阻滞组织中的神经末梢。

3. 区域阻滞是围绕手术区域四周和底部注射局麻药,以阻滞进入手术区的神经干和神经末梢。

4. 神经阻滞是将局麻药注射于神经干、丛的周围,阻滞冲动的传导,使受该神经支配的区域产生麻醉作用。

5. 颈丛神经阻滞主要用于颈部手术。可进行深丛或浅丛阻滞。并发症:①喉返神经阻滞;②膈神经阻滞;③霍纳综合征;④高位硬膜外阻滞或蛛网膜下腔阻滞。

6. 臂丛神经阻滞是上肢手术的主要麻醉方法,可经肌间沟、锁骨上或腋路行穿刺注药。并发症:①局麻药毒性反应,三种径路均可发生;②膈神经、喉返神经阻滞及霍纳综合征,肌间沟及锁骨上径路可发生;③高位硬膜外阻滞或蛛网膜下腔阻滞,见于肌间沟径路;④气胸,见于锁骨上入路。

五、椎管内麻醉的解剖和生理

1. 正常脊椎有 4 个生理弯曲,即颈、胸、腰和骶尾。病人仰卧位时,C_3 和 L_3 位置最高,T_5 和 S_4 位置最低。

2. 连接椎管的韧带自外而内为棘上、棘间和黄韧带,硬膜外穿刺抵达黄韧带时阻力增加,穿过若有落空感,提示进入硬膜外腔。

3. 脊髓下端成人一般终止于 L_1 椎体下缘或 L_2 上缘,儿童终止位置较低,新生儿在 L_3 下缘。故成人行腰椎穿刺应在 L_2 以下进行,儿童应在 L_3 以下间隙,以免损伤脊髓。

4. 脊神经共有 31 对,颈神经 8 对,胸神经 12 对,腰神经 5 对,骶神经 5 对,尾神经 1 对。各种神经纤维粗细不同,交感和副交感纤维最细,最先被局麻药阻滞;其次是感觉神经;运动纤维最粗,最后被阻滞。

5. 脊髓有三层被膜,自内向外分别为软脑膜、蛛网膜和硬脊膜。蛛网膜与软膜之间的腔隙称为蛛网膜下腔,内有脑脊液,上与脑蛛网膜下腔相通,下端止于 S_2 水平。硬脊膜与椎管内壁之间构成硬膜外腔,上端止于枕骨大孔,下端止于骶裂孔。

六、椎管内麻醉方法

（一）蛛网膜下腔阻滞

1. 蛛网膜下腔阻滞适用于 2~3h 以内的下腹部、盆腔、下肢及肛门会阴部的手术。禁忌证:①中枢神经系统疾病;②休克;③穿刺部位有感染灶;④败血症;⑤脊柱畸形、外伤或结核;⑥急性心力衰竭或冠心病发作;⑦难以合作者。

2. 影响腰麻麻醉平面的因素:①穿刺间隙;②病人体位;③注药速度。

3. 蛛网膜下腔阻滞的并发症

（1）麻醉期间并发症:①血压下降和心动过缓;②呼吸抑制;③恶心呕吐。

（2）麻醉后并发症:①头痛;②尿潴留。

（二）硬膜外阻滞

1. 硬膜外阻滞适用于头颅以外人体各部位的手术,但以横膈以下手术最常用。禁忌证:①穿刺部位有感染灶;②脊柱畸形或有结核;③凝血机制障碍;④休克;⑤中枢神经系统疾病;⑥病人不合作。

2. 硬膜外阻滞麻醉平面的调节　①穿刺间隙;②局麻药容积;③导管的位置和方向;④注药速度;⑤病人情况。

3. 硬膜外阻滞的并发症

（1）麻醉期间的并发症:①全脊髓麻醉;②血压下降和心率减慢;③呼吸抑制;④恶心呕吐;⑤局麻药毒性反应。

（2）麻醉后并发症:①硬膜穿破;②神经损伤;③硬膜外血肿;④脊髓前动脉综合征。

（三）腰麻－硬膜外联合阻滞

经蛛网膜下腔与硬脊膜外腔联合阻滞又称腰麻－硬膜外联合阻滞,广泛用于下腹部及下肢手术。

七、全身麻醉药物

1. 吸入麻醉药

（1）吸入麻醉药的强度与油/气分配系数成正比关系,油/气分配系数越高,麻醉强度越大。吸入麻醉药的可控性与其血/气分配系数成反比关系。吸入麻醉药的代谢率越低,其毒性也越低。

（2）最低肺泡有效浓度(MAC)指某种吸入麻醉药在一个大气压下与纯氧同时吸入时,50% 的病人在切皮时不发生摇头、四肢运动等反应时的最低肺泡浓度。

（3）常用的吸入麻醉药有氧化亚氮、安氟烷、异氟烷、氟烷、七氟烷、地氟烷等。

2. 静脉麻醉药

（1）经静脉作用于中枢神经系统而产生全身麻醉作用的药物,称静脉麻醉药。其优点为诱导快,对呼吸道无刺激,无环境污染,使用时无需特殊设备。

（2）常用的静脉麻醉药有硫喷妥钠、氯胺酮、γ－羟丁酸钠、依托咪酯、丙泊酚等。掌握这些常用药的药理特点和使用方法。

3. 肌肉松弛药

（1）肌肉松弛药能阻断神经－肌传导功能而使骨骼肌松弛,便于手术操作。主要分为两类：去极化肌松药、非去极化肌松药。

（2）去极化肌松药以琥珀胆碱（司可林）为代表；非去极化肌松药以筒箭毒碱为代表，还有泮库溴铵、维库溴铵、罗库溴铵、顺阿曲库铵。

4. 麻醉性镇痛药　能提高痛阈，解除疼痛，但有成瘾性。主要药物有吗啡、哌替啶、芬太尼等。

八、全身麻醉的实施

1. 全身麻醉诱导方法　包括吸入诱导和静脉诱导，以静脉诱导常用。

2. 全身麻醉的维持　有吸入麻醉维持、静脉麻醉维持和复合全身麻醉，现在更常用的是复合全身麻醉。

3. 麻醉深度的判定　有多方面的因素，应根据药物对意识、感官、运动、神经反射及内环境稳定性的影响程度来综合判断。临床上通常将麻醉深度分为浅麻醉期、手术麻醉期和深麻醉期。

九、全身麻醉的意外和并发症的预防

1. 呼吸系统并发症

（1）呼吸暂停：多见于未行气管插管的静脉全身麻醉病人，短时间手术，麻醉药用量过大或注射速度过快所致。也可见于全身麻醉苏醒拔管后病人，由于苏醒不全、麻药的残余作用导致。一经发现立即使用面罩实施人工呼吸并保持气道通畅。

（2）呼吸道梗阻：分为上呼吸道梗阻和下呼吸道梗阻。上呼吸道梗阻常见原因为舌后坠、咽喉部分泌物或异物、喉痉挛。不全梗阻者表现为呼吸困难并有鼾声；完全梗阻者有鼻翼扇动和三凹征，并有强烈的呼吸动作，无气体交换。舌后坠时可托起下颌或置入口咽通气道；及时清除咽喉部分泌物或异物；喉痉挛轻者加压给氧，重者给肌松药后行气管插管人工呼吸。下呼吸道梗阻常见于气管插管扭折、分泌物或呕吐物误吸后堵塞气管及支气管、支气管痉挛，处理原则为注意气管导管位置，及时清除分泌物，支气管痉挛时加深麻醉，并给予解痉药物。

（3）反流与误吸：常见于老年、婴幼儿、临产妇、患肠梗阻及上消化道病变行急症手术及创伤病人。多见于麻醉诱导后气管插管或拔管后即刻。预防是关键。择期手术病人术前要严格禁饮食。饮食后需行紧急手术的病人，尽可能选局麻或椎管内麻醉。

2. 循环系统并发症

（1）低血压：由麻醉过深、术中失血失液、手术牵拉或直接刺激迷走神经等引起。应减浅麻醉，及时补充血容量，停止手术刺激等。

（2）高血压：由麻醉过浅、某些麻醉药有升压作用、病人本身存在高血压病等引起。可加深麻醉，必要时用降压药控制血压。

（3）心律失常：由缺氧、二氧化碳蓄积、低血容量、牵拉反射引起。可针对不同的心律失常给予病因治疗及相应的药物处理。

3. 中枢神经系统并发症

（1）高热、抽搐和惊厥：常见于小儿麻醉。术中要加强体温监测。一旦发现体温升高，立即物理降温。

（2）脑出血与脑血栓：均为原有心脑血管病基础，麻醉期间血压控制不满意所致。麻醉中尽可能维持血流动力学稳定，及时纠正高血压或低血压，适度血液稀释等。一经确诊，根据病情行保守或手术治疗。

十、疼痛治疗

1. 疼痛的分类

（1）按疼痛的程度分类：①轻微疼痛；②中度疼痛；③剧烈疼痛。

（2）按疼痛的病程长短分类：①急性疼痛；②慢性疼痛。

（3）按疼痛的来源分类：①浅表痛；②深部痛。

（4）按疼痛的部位分类：头面痛、颈肩痛、胸腹痛、腰背痛、四肢痛。

2. 疼痛的测定和评估　主要采用言语描述评分法和视觉模拟评分法。

3. 疼痛治疗方法　包括病因治疗和消除疼痛治疗两方面。可分为药物治疗、神经阻滞治疗、物理治疗、手术治疗及心理治疗等。药物治疗是最基本、最常用的方法，常用药物有麻醉性镇痛药、解热镇痛抗炎药、局部麻醉药、神经破坏药以及糖皮质激素等。

4. 癌痛的药物治疗　应遵循世界卫生组织推荐的"三阶梯"用药原则：①阶梯给药；②口服给药；③按时给药；④用药个体化；⑤辅助用药。

5. 常用的术后镇痛方法　有肌内注射、硬膜外镇痛和病人自控镇痛。病人自控镇痛方法的优点：①镇痛效果明确；②血药浓度相对保持恒定；③操作简单；④可根据病人个体化情况合理用药。

【练习题】

一、选择题

1. 麻醉期间病人的基本监测不包括
   - A. 无创血压
   - B. 心电图
   - C. 脉搏血氧饱和度
   - D. 中心静脉压
   - E. 呼吸

2. 关于丁卡因的药理作用和临床应用，叙述错误的是
   - A. 麻醉效能强
   - B. 作用时间长
   - C. 黏膜穿透力强
   - D. 毒性大
   - E. 适用于局部浸润麻醉

3. 颈丛阻滞的并发症不包括
   - A. 喉返神经阻滞
   - B. 膈神经阻滞
   - C. 霍纳综合征
   - D. 气胸
   - E. 高位硬膜外阻滞

4. 蛛网膜下腔下端终止水平为
   - A. L_1
   - B. L_2
   - C. L_3
   - D. S_2
   - E. S_3

5. 用于多种麻醉方法的局麻药是
   - A. 普鲁卡因
   - B. 丁卡因
   - C. 利多卡因
   - D. 布比卡因
   - E. 罗哌卡因

6. 硬膜外麻醉最严重的并发症是
   - A. 血压下降
   - B. 呼吸抑制
   - C. 恶心呕吐
   - D. 全脊髓麻醉
   - E. 局麻药毒性反应

7. 腰麻成人一般选用的穿刺间隙是

    A. $L_{1~2}$ B. $L_{2~3}$ C. $L_{3~4}$

    D. $L_{4~5}$ E. $L_5~S_1$

8. 椎管内麻醉的主要作用部位是

    A. 黏膜表面   B. 神经末梢   C. 脊神经根

    D. 脊神经干   E. 神经节

9. 麻醉性能较弱的气体麻醉药是

    A. 氨氟烷   B. 异氟烷   C. 氧化亚氮

    D. 七氟烷   E. 地氟烷

10. 关于丙泊酚的作用,叙述错误的是

    A. 起效快,持续时间短   B. 苏醒快而完全

    C. 镇痛作用轻微   D. 对心血管系统无明显的抑制作用

    E. 对呼吸有明显的抑制作用

11. 低浓度时感觉运动分离的局麻药是

    A. 普鲁卡因   B. 丁卡因   C. 布比卡因

    D. 罗哌卡因   E. 利多卡因

12. 引起喉及支气管痉挛的静脉麻醉药是

    A. 硫喷妥钠   B. 氯胺酮   C. 依托咪酯

    D. γ-羟丁酸钠   E. 丙泊酚

13. 选择麻醉方法时,主要考虑的因素不包括

    A. 手术种类及手术方式   B. 病人的病情特点

    C. 麻醉设备条件   D. 麻醉者对麻醉方法的熟悉程度

    E. 术中可能出现的意外

14. 麻醉前用药目的不包括

    A. 消除病人恐惧,使其情绪稳定

    B. 提高痛阈,增加麻醉效果

    C. 抑制腺体分泌,减少麻醉药的副作用

    D. 消除因手术或麻醉引起的不良反射,使麻醉过程平稳

    E. 改善病人全身情况

15. 局麻药毒性反应的常见原因不包括

    A. 一次用量超过病人的耐量   B. 误入血管内

    C. 注射部位血管丰富,未酌情减量   D. 局麻药液内加入肾上腺素

    E. 病人因体质弱等原因而耐受力降低

二、名词解释

1. 全身麻醉

2. 局部麻醉

3. 椎管内麻醉

三、问答题

1. 麻醉前病人的准备包括哪些内容?
2. 椎管内麻醉时,引起病人血压下降的原因有哪些? 应如何处理?
3. 气管插管的目的及适应证有哪些?
4. 全身麻醉时,发生上呼吸道梗阻的临床表现及预防处理措施是什么?

四、病案分析

病人,女,14 岁,36kg。拟在局麻下行扁桃体摘除术。用 2% 利多卡因 18ml 作局部浸润,15min 后,病人出现颜面苍白,意识恍惚,脉搏细弱。立即告其平卧,肌内注射肾上腺素 1mg、地塞米松 5mg,病人突然全身抽搐,末梢发绀,呼吸停止,心音听不清,经急救复苏等处理 2min 后心跳、自主呼吸恢复,1h 后神志恢复正常。

问题:
(1) 依据病人的临床表现,该病人可以诊断为什么?
(2) 导致病人出现异常反应的直接原因是什么?
(3) 制止抽搐,首选哪种药物?

【答案及评析】

一、选择题

1. 答案: D
评析:麻醉期间病人的基本监测包括无创血压、心率、脉搏、心电图、脉搏血氧饱和度、呼吸、意识、尿量、体温等。中心静脉压监测属特殊监测项目。

2. 答案: E
评析:丁卡因是一种麻醉效能强、作用时间长、毒性较大的局麻药,因其黏膜穿透力强,故适用于表面麻醉,而不适用于局部浸润麻醉。

3. 答案: D
评析:颈丛阻滞的并发症包括喉返神经阻滞、膈神经阻滞、霍纳综合征、高位硬膜外阻滞,气胸为臂丛神经阻滞的并发症。

4. 答案: D
评析:蛛网膜与软脑膜间的腔隙称为蛛网膜下腔,内有脑脊液,它上与脑蛛网膜下腔相通,下端止于 S_2 水平。

5. 答案: C
评析:利多卡因是一种效能和作用时间均居中等程度的局麻药,临床上应用广泛,可用于各种麻醉方法。

6. 答案: D
评析:全脊髓麻醉即全部脊神经被阻滞,是硬膜外腔阻滞最严重的并发症。往往是硬膜被穿破而未被及时发现,使注入硬膜外腔的大部分或全部局麻药进入蛛网膜下腔所致。表现在注药后数分钟内即出现进行性呼吸困难,继而呼吸停止,血压下降,意识消失,危及生命。

7. 答案：C

评析：脊髓下端成人一般终止于 L_1 椎体下缘或 L_2 上缘。故成人行腰椎穿刺应在 L_2 以下进行，以免损伤脊髓。临床上成人一般选用 $L_{3~4}$ 间隙。

8. 答案：C

评析：椎管内麻醉从广义上讲，也属于局部麻醉，但因其操作特点、用药方法有其特异之处，故通常另外分开讨论。其主要作用部位是脊神经根，而非黏膜表面、神经末梢、神经干及神经节等。

9. 答案：C

评析：氨氟烷、异氟烷、七氟烷均为麻醉性能较强的挥发性麻醉药。地氟烷虽然麻醉效能较弱但属于挥发性吸入麻醉药。氧化亚氮是气体麻醉药且麻醉性能较弱。

10. 答案：D

评析：丙泊酚是一种新型的快速、短效静脉麻醉药，起效快、持续时间短，苏醒快而完全，无兴奋现象；具有镇静催眠作用，有轻微镇痛作用；对心血管系统有显著的抑制作用，对呼吸系统有明显的抑制作用。

11. 答案：D

评析：罗哌卡因是一种新型强效和长效局麻药，具有中枢神经和心血管系统毒性低，低浓度时感觉运动分离等优点。其他四种药无此特点。

12. 答案：A

评析：硫喷妥钠为超短效巴比妥类药物，是常用的静脉麻醉药。小剂量有镇静催眠作用，大剂量产生麻醉作用。临床常用于麻醉诱导及时间短的小手术的维持。但硫喷妥钠可抑制交感神经，使副交感神经作用相对较强，咽及支气管的敏感性增加，麻醉中对喉头、气管或支气管的刺激易引起喉痉挛及支气管痉挛。

13. 答案：E

评析：麻醉方法的选择应根据手术种类及手术方式、病人的病情特点、麻醉设备条件及麻醉者对麻醉的熟悉程度综合考虑，原则上选用既能满足手术要求又对病人生理干扰小、安全可行的麻醉方法。

14. 答案：E

评析：麻醉前用药的目的包括消除病人恐惧使其情绪安定；提高痛阈，增加麻醉效果；抑制腺体分泌，减少麻醉药的副作用；消除因手术或麻醉引起的不良反射，使麻醉过程平稳。

15. 答案：D

评析：引起局麻药毒性反应的常见原因包括一次用量超过病人的耐量；误注入血管内；注射部位血管丰富，未酌情减量；局麻药液内未加肾上腺素；病人因体质弱等原因而耐受力降低。

二、名词解释

1. 全身麻醉：麻醉药经呼吸道吸入或经静脉、肌肉注入体内，使中枢神经受抑制，称全身麻醉。

2. 局部麻醉：用局部麻醉药暂时阻断某些周围神经的冲动传导，使受这些神经支配的相应区域产生麻醉作用，称为局部麻醉。

3. 椎管内麻醉：将局麻药注入椎管内的不同腔隙，阻滞脊神经根或脊神经的冲动传导，达到相应区域的麻醉效应，称椎管内麻醉。

三、问答题

1. 答案要点

麻醉前病人的准备：①对术前存在的并发症,如高血压、冠心病、糖尿病、严重心律失常、呼吸系统疾病等要给予相应治疗,尽可能改善心肺功能;②对已有的水、电解质紊乱及酸碱平衡、贫血、低蛋白血症、凝血功能异常等,应给予适当纠正,以提高耐受力及安全性;③为防止麻醉及术中呕吐、误吸,择期手术前12h禁食,4h禁饮;④急症手术前,也应抓紧时间做必要的准备。

2. 答案要点

椎管内麻醉时交感神经被阻滞,产生以下变化:①可引起血管扩张,回心血量及心排出量减少而产生低血压;②迷走神经兴奋性增强,可使心率减慢;③当心率加速、神经被阻滞后,可引起心动过缓,血压再下降。血压下降时,首先加快输液速度,同时可静注麻黄碱10~30mg升压;出现心动过缓时,可静注阿托品0.25~0.5mg提升心率。

3. 答案要点

气管插管的目的:①便于吸入麻醉药的应用;②麻醉期间保证病人的呼吸道通畅,防止异物进入呼吸道,及时吸出气管内分泌物或血液;③进行有效的人工或机械通气,防止病人缺氧和二氧化碳蓄积。

气管插管的适应证:①凡是全身麻醉时难以保证病人呼吸道通畅者;②危重病人的抢救,如呼吸衰竭需要进行机械通气治疗,心跳呼吸停止需要进行心肺复苏。

4. 答案要点

全身麻醉时发生上呼吸道梗阻的常见原因包括:①舌后坠;②咽喉部积存分泌物、浓痰、血液异物;③喉痉挛。

临床表现:不全梗阻为呼吸困难并有鼾声;完全梗阻者有鼻翼扇动和三凹征,虽有强烈的呼吸动作而无气体交换。

预防处理措施:①舌后坠时可将头后仰,托起下颌,置入口咽通气道;②及时清除咽喉部的分泌物及异物;③轻度喉痉挛者加压给氧即可解除;严重者可经环甲膜穿刺置管行加压给氧,多数均可缓解;④对上述处理无效者可静注琥珀胆碱后行气管插管给予人工呼吸;⑤为预防痉挛的发生,应避免在浅麻醉时刺激喉头和进行手术操作,并应避免缺氧和二氧化碳蓄积。

四、病案分析

答案要点:

（1）依据病人的临床表现,可以诊断为局麻药毒性反应。

（2）导致病人出现异常反应的直接原因是利多卡因浓度过高,单次用量过大。

（3）制止抽搐首选2.5%硫喷妥钠溶液2~4ml静脉注射。

（胡宝友）

第八章 重症监测治疗与复苏

【内容要点】

一、重症监测治疗

1. 重症监测治疗室（ICU） ICU 是集中医院具备各有关专业知识和技术的人员、先进的监测和治疗设备,救治重症病人的专业科室。是重症医学在医疗机构中的具体表现形式。

2. ICU 的组成 应包括三个基本部分。

（1）训练有素的医生和护士,有的 ICU 还吸收专业的麻醉师,这是 ICU 的人员梯队。ICU 的人员梯队应掌握危重病医学的理论,善于配合。

（2）先进的监测技术和治疗手段,借助于这些设备和技术可进行动态、定量的监测,捕捉瞬间的变化,并可反馈于强有力的治疗措施。

（3）可以应用先进的理论和技术对危重病人进行有效的治疗和护理。

3. 监测的目的

（1）早期发现高危因素,以采取积极的干预措施,避免疾病的进一步恶化。

（2）连续评价器官功能状态。

（3）评估原发疾病严重程度及动态变化,可预测重症病人的病情发展及预后。

（4）指导诊断和鉴别诊断。

（5）实施早期目标导向治疗。

二、心肺脑复苏

（一）基本概念

1. 心肺复苏与心肺脑复苏 心肺复苏是针对呼吸、心搏骤停所采取的紧急医疗措施,以人工呼吸代替病人的自主呼吸,以心脏按压形成暂时的人工循环并诱发心脏的自主搏动。但心肺复苏的最终成功不仅是要恢复自主呼吸和心搏,中枢神经系统功能的恢复是关键,即"脑复苏",故将心肺复苏的概念扩展为心肺脑复苏。脑复苏的成功除了正确的操作方法和流程外,关键在于时间的争取。

2. 成人生存链 是指对突然发生心搏骤停的成年病人通过遵循一系列规律有序的步骤所采取的规范有效的抢救措施,将这些抢救序列以环链形式连接起来,就构成了一个挽救生命的"生命链"。2010 年美国心脏协会成人生存链包括以下 5 个环节:①立即识别心搏骤停并启动急救反应系统;②尽早进行心肺复苏;③快速除颤;④有效的高级生命支持;⑤综合的心搏骤停后治疗。

（二）基本原则

1. 尽早识别心搏骤停　非专业人员如发现有人突然神志丧失或晕厥,可轻拍其肩部并大声呼唤,无反应、没有呼吸或呼吸不正常(如喘息),就应判断为心搏骤停。专业人员在判断呼吸及大动脉搏动时不超过 10s,在 10s 内不能判断是否有脉搏也应立即复苏。

2. 尽早启动紧急医疗服务系统。

3. 尽早电除颤。

（三）基本方法

1. 基础生命支持（BLS）　该阶段的主要操作步骤:C→A→B。C(circulation)指迅速建立有效的人工循环;A(airway)指保持呼吸道通畅;B(breathing)指进行有效的人工呼吸。以现场胸外心脏按压和口对口(鼻)人工呼吸为主要措施。有条件应尽早实施电除颤。

（1）胸外心脏按压建立有效的人工循环

1）按压部位:胸骨下 1/3 处或剑突上 4~5cm 处,或两乳头连线中间的胸骨处。

2）按压深度:至少 5cm 或胸廓前后径的 1/3,婴儿约为 4cm,儿童为 5cm。

3）按压频率至少 100 次 /min,每次按压后胸廓充分回弹。

4）按压和放松时间比为 1:1。

5）成人心脏按压与人工呼吸比为 30:2,儿童双人施救时心脏按压与人工呼吸比为 15:2,高级气道建立后心脏按压不需要中断。

（2）保持呼吸道通畅:最简单有效解除梗阻的方法为仰头提颏法。对颈椎或脊柱损伤者应采用托下颌法。有条件者可放置口咽通气导管或气管插管。

（3）人工呼吸

1）口对口(鼻)人工呼吸:操作者一手保持病人头部后仰,并捏闭其鼻孔,另一手抬颈或提起下颌,用嘴唇封闭病人口周,使完全不漏气,平静呼吸状态下用力吹入,吹气时间应大于 1s,以免气道压力过高。

2）简易人工呼吸器:使用时一手将面罩扣于病人口鼻,另一手挤压气囊将气体吹入肺内,松开气囊时气体被动呼出,经活瓣排到大气中。

（4）自动体外除颤器（AED）:将一电极板贴于胸骨右缘第 2 肋间,另一电极板置于左侧心尖部。首次除颤电能≤200J,第 2 次可增至 200~300J,第 3 次可增至 360J。小儿开始能量为 2J/kg,第 2 次为 4J/kg,最大不超过 10J/kg。操作时要遣散周围人,并不与病人有身体接触。

2. 高级生命支持　高级生命支持是基础生命支持的延续,借助复苏器械、设备和药物以高质量的复苏技术争取最佳复苏效果,是生存链中的重要环节。其内容包括:①呼吸道的管理及呼吸支持;②循环功能的支持与监测;③常规用药——肾上腺素是心肺复苏的首选药物,另外,还可以选择利多卡因和胺碘酮。

3. 复苏后治疗　复苏后治疗以防治缺氧性脑损伤和多器官功能障碍或衰竭为主要内容,而稳定呼吸和循环功能是其前提。包括:

（1）维持有效的循环。

（2）维持有效呼吸。

（3）防治脑缺氧和脑水肿,具体措施:①低温治疗、药物治疗;②脱水、利尿治疗可降低颅内压、恢复脑灌注;③高压氧治疗。

（4）防治肾衰竭。

【练习题】

一、选择题

（一）A1 型题

1. 心肺复苏的首选药物是
   - A. 阿托品
   - B. 血管加压素
   - C. 肾上腺素
   - D. 胺碘酮
   - E. 利多卡因

2. ICU 收治的病人不包括
   - A. 心肺复苏后的病人
   - B. 下肢高位截肢术后的病人
   - C. 颅脑损伤合并胸腹部损伤术后的病人
   - D. 不明原因的高热
   - E. 休克病人

3. 心肺复苏给药的正确途径是
   - A. 心内注射
   - B. 静脉注射
   - C. 气管导管内给药
   - D. 骨髓穿刺给药
   - E. 环甲膜穿刺给药

4. 现场简单有效的人工通气方法为
   - A. 简易呼吸器呼吸
   - B. 口对口人工呼吸
   - C. 机械通气
   - D. 胸廓按压通气
   - E. 腹部按压通气

5. 心跳停止时间是指从循环停止到
   - A. 意识恢复
   - B. 自主呼吸恢复
   - C. 心脏自动节律恢复
   - D. 重建有效人工循环
   - E. 呼吸心跳恢复正常

6. 胸外心脏按压的部位是
   - A. 胸骨中上 1/3 交界处
   - B. 胸骨中段
   - C. 胸骨下 1/3 处或剑突上 4~5cm 处，或两乳头连线之间的胸骨处
   - D. 胸骨与剑突交界处
   - E. 胸骨左缘第 4 肋间

7. 心搏骤停心电图变化最为多见的是
   - A. 室性期前收缩
   - B. 心房颤动
   - C. 心室颤动
   - D. 心脏电 – 机械分离
   - E. 心室停搏

8. 防治脑缺氧引起脑水肿最重要的措施是
   - A. 吸入纯氧
   - B. 纠正酸中毒
   - C. 输入高渗溶液
   - D. 头部低温与脱水治疗
   - E. 输入全血和血浆

9. 心肺复苏时，胸外心脏按压的频率不低于
   - A. 60 次 /min
   - B. 80 次 /min
   - C. 100 次 /min
   - D. 120 次 /min
   - E. 140 次 /min

（二）A2 型题

病人，女，50 岁。在全身麻醉下行胆囊切除术，气管插管极其困难，突然心搏骤停，后经医生积极复苏，恢复心跳。复苏后最容易出现的继发性损伤是

  A. 缺氧性脑损伤　　　　　B. 心肌损伤　　　　　C. 肺水肿

  D. 肝坏死　　　　　　　　E. 肾小管坏死

（三）A3/A4 型题

（1~3 题共用题干）

病人,女,20 岁。胸部外伤伴呼吸困难急诊入院。临床确诊右支气管断裂,右肺完全不张。未做胸腔闭式引流处理,即在快速诱导全身麻醉下行剖胸探查术,手术开始 10min,尚未开胸即突发心搏停止。

1. 发现下列哪一项可诊断为心搏骤停

  A. SpO_2 小于 90%　　　　　　　　　B. 病人呼吸停止

  C. 血氧饱和度监测仪无脉搏波形　　　D. 血压突然测不到

  E. 手术区停止出血

2. 此时该病人首要的治疗措施是

  A. 开胸心脏按压　　　　B. 异丙肾上腺素　　　　C. 胸外心脏按压

  D. 加大每分通气量　　　E. 快速输液

3. 该病人心脏复跳后,应立即进行的治疗措施是

  A. 正确控制呼吸　　　　B. 注意脑复苏　　　　　C. 循环支持

  D. 纠正酸中毒　　　　　E. 胸腔闭式引流

（四）B1 型题

（1~2 题共用备选答案）

  A. 30 : 1

  B. 30 : 2

  C. 15 : 1

  D. 15 : 2

  E. 10 : 1

1. 心肺复苏成人心脏按压与人工呼吸比为

2. 心肺复苏儿童双人施救时心脏按压与人工呼吸比为

（五）X 型题

1. 无控制氧疗的吸氧方法常采用

  A. 鼻导管　　　　　　　B. 鼻咽导管　　　　　　C. 面罩

  D. 氧帐　　　　　　　　E. 高压氧舱

2. 血气分析判断呼吸功能的内容是

  A. 通气　　　　　　　　B. 换气　　　　　　　　C. 组织氧供和氧耗

  D. 外周血管阻力　　　　E. 心排出量

3. 氧疗适用于

  A. 低氧血症伴通气量基本正常　　　B. 低氧血症伴通气不足

  C. $PaO_2 < 70mmHg$,$SaO_2 < 90\%$　　D. 无低氧血症的高危病人

  E. 糖尿病病人

4. 液体疗法可以补充

  A. 血容量　　　　　　　B. 营养物质　　　　　　C. 电解质

  D. 凝血因子　　　　　　E. 各种静脉用药

5. 机械通气常用的通气模式有

    A. 控制通气　　　　　　B. 间歇指令通气　　　　　　C. 压力支持通气

    D. 呼气末正压通气　　　　E. 持续正压通气

6. 关于2010美国心脏协会成人生存链的描述中,正确的是

    A. 立即识别心搏骤停并启动急救反应系统

    B. 尽早进行心肺复苏

    C. 快速除颤

    D. 有效的高级生命支持

    E. 有效的人工呼吸

7. 关于心肺复苏的描述,正确的是

    A. 早期电除颤是指在心脏停搏4min之内或实施心肺复苏8min之内除颤

    B. 电除颤次数不超过5次,除颤时胸外心脏按压不间断

    C. 在现场心肺复苏期间人工呼吸与人工循环同样重要,对成人应先心脏按压15次再进行人工呼吸2次

    D. 现场以自动体外除颤器(AED)携带方便而实用

    E. 胸外除颤时将一个电极板贴于胸骨右缘第2肋间,另一个电极板置于左侧心尖部

二、名词解释

1. 重症监测治疗室
2. 心肺复苏和心肺脑复苏

三、问答题

1. 中心静脉压测定常用于哪些情况?其正常值是多少?临床意义为何?
2. ICU主要收治哪些病人?

四、病案分析

病人,男,48岁。不慎手触电后突然倒地。

问题:

(1)现场判断其是否心跳停止时有什么注意事项?

(2)病人若是心跳停止,现场首先应采取哪些处理措施?

(3)经抢救,心跳呼吸恢复后如何进行下一步的处理?

【答案及评析】

一、选择题

(一)A1型题

1. 答案:C

评析:肾上腺素主要作用于α受体及β受体,兴奋窦房结使心脏复跳,兴奋心肌使细颤变为粗颤,更有利于电转复,并能升高动脉压;同时扩张冠状动脉,增加冠状动脉血流,是心肺复

苏时的首选药物。

2. 答案：D

评析：ABCE 都是 ICU 的收治对象。不明原因的高热应诊断明确,如有生命体征不稳定危及生命者可收住 ICU,但应排除传染性疾病。

3. 答案：B

评析：心肺复苏时用药途径为静脉给药,尤其是中心静脉最佳,不主张心内注射及气管内给药。

4. 答案：B

评析：心肺复苏初期复苏中的人工呼吸常用的方法是口对口人工呼吸,是现场简单有效的人工通气方法。其方法是在畅通气道的基础上,将置于病人前额上的手拇指与示指捏住病人鼻孔,操作者深吸一口气后,对准病人口部用力吹气直到胸廓抬起为止,然后开放鼻孔,可听见有呼气音,并见胸廓回缩。

5. 答案：D

评析：心跳停止时间是指从循环停止到有效人工循环开始。

6. 答案：C

评析：2010 年的心肺脑复苏指南认为胸外心脏按压的有效部位是胸骨下 1/2 处或剑突上 4~5cm 处,或两乳头连线之间的胸骨处。

7. 答案：C

评析：在心搏骤停的 3 类心电图变化中,心室颤动最为多见,故电击除颤应尽早实施。

8. 答案：D

评析：心肺复苏后防治脑缺氧引起的脑水肿,最重要的措施是头部低温与脱水疗法。低温可降低脑代谢率,减少耗氧量,缩小脑体积而降低颅内压,预防脑水肿。脱水应在血压恢复后尽早使用。

9. 答案：C

（二）A2 型题

答案：A

评析：全身组织中最易导致缺氧性损伤的是神经细胞,因此心跳停止后最易出现的继发性损伤是缺氧性脑损伤。

（三）A3/A4 型题

1. 答案：E

评析：术中心搏骤停后氧饱和度及 SpO_2 为滞后表现；术中外周血压监测为定时监测,所以一般也滞后；全麻术中以呼吸机控制呼吸,看不到呼吸停止,只有心电图及心电监测波形的变化是即时的。在本题中,手术区停止出血也直接反映了心脏泵血的停止,为最佳答案。

2. 答案：C

评析：尚未开胸的情况下首选胸外心脏按压,如无效可快速开胸行胸内心脏按压。

3. 答案：B

评析：心肺复苏最终能否成功关键在脑复苏能否成功。

（四）B1 型题

1. 答案：B

2. 答案：D

（五）X 型题

1. 答案：ABCD

评析：对无通气障碍的病人，应用无控制性氧疗，根据病情需要调整吸入氧流量，是临床上常用的吸氧方法，可采用鼻导管、鼻咽导管、面罩、氧帐等。

2. 答案：ABC

评析：血气分析能全面精确地判断病人的呼吸功能，包括通气、换气、组织供氧与氧耗，是重症病人诊治中的一项重要监测项目。

3. 答案：ABCD

评析：氧疗是指通过吸入不同浓度的氧缓解或纠正机体缺氧状态，是治疗低氧血症的方法之一。凡 $PaO_2<70mmHg$、$SaO_2<90\%$ 均需氧疗。其适应证为低氧血症伴通气量基本正常，低氧血症伴通气不足、无低氧血症的高危病人。

4. 答案：ABCDE

评析：液体疗法是重症病人最基本、最常用的治疗方法。可根据病人的病情选用不同种类的液体，包括晶体液、胶体液和血液等。通过输液，可补充血容量、电解质、碱性药物、凝血因子、营养物质以及给予各种静脉用药。

5. 答案：ABCD

评析：机械通气是应用呼吸机进行人工通气，治疗呼吸功能不全的一种有效方法。其主要作用是增加肺泡通气，减少病人呼吸做功、改善氧合，支持呼吸和循环功能，是抢救危重病人的重要措施。常用的通气模式有控制通气、辅助/控制通气、间歇指令通气、压力支持通气以及呼气末正压通气。

6. 答案：ABCD

评析

2010 美国心脏协会提出的成人生存链概念包括以下 5 个环节：①立即识别心搏骤停并启动急救反应系统；②尽早进行心肺复苏；③快速除颤；④有效的高级生命支持；⑤综合的心搏骤停后治疗。因此 E 是不正确的。

7. 答案：ADE

评析：电除颤次数无规定，在电除颤时操作人员要离开病人身体，防止电流击伤。因此 B 是错误的。在现场 CPR 时以胸外心脏按压为主，比例为 30：2，因此 C 是错误的。

二、名词解释

1. 重症监测治疗室：是集中医院具备各有关专业知识和技术的人员、先进的监测和治疗设备，救治重症病例的专业科室。是重症医学在医疗机构中的具体表现形式。

2. 心肺复苏和心肺脑复苏：心肺复苏是针对呼吸、心搏骤停所采取的紧急医疗措施，以人工呼吸代替病人的自主呼吸，以心脏按压形成暂时的人工循环并诱发心脏的自主搏动。但心肺复苏的最终成功不仅是要恢复自主呼吸和心搏，中枢神经系统功能的恢复是关键，即"脑复苏"。故将心肺复苏的概念扩展为心肺脑复苏。脑复苏的成功除了正确的操作方法和流程外，关键在于时间的争取。

三、问答题

1. 答案要点　中心静脉压穿刺插管测压常用于脱水、失血和血容量不足、各类重症休克、心力衰竭和低心排量综合征以及体外循环心内直视手术等心脏大血管手术和其他危重病人。正常值为 5~10mmH$_2$O,小于正常范围表示心脏充盈欠佳或血容量不足,大于正常范围提示右心功能不良或血容量超负荷。

2. 答案要点

ICU 主要收治经过严密监测和积极治疗后有可能恢复的各类危重病人,包括:①严重创伤、大手术及器官移植术后需要监测器官功能者;②各种原因引起的循环功能失代偿,需要以药物或特殊设备来支持其功能者;③有可能发生呼吸衰竭,需要严密监测呼吸功能,或需要呼吸器治疗者;④严重水、电解质紊乱及酸碱平衡失调者;⑤麻醉意外、心搏骤停复苏后治疗者等。

四、病案分析

答案要点:

(1)2010 美国心脏协会发布的心肺复苏与心血管急救指南中不再强调检查是否有大动脉搏动作为诊断心搏骤停的必要条件。非专业人员如发现有人突然神志丧失或晕厥,可轻拍其肩部并大声呼唤,无反应、没有呼吸或呼吸不正常(如喘息)就应判断为心搏骤停。专业人员在判断呼吸及大动脉搏动时不超过 10s,10s 内不能判断是否有脉搏也应立即复苏。

(2)一经确诊为心跳呼吸停止,应立即启动急救反应系统,寻求周围人员及专业人员的帮助;同时尽早进行心肺复苏,现场以胸外心脏按压为主,不间断操作,等待专业救助。

(3)复苏后治疗以防治缺氧性脑损伤和多器官功能障碍或衰竭为主要内容,而稳定呼吸和循环功能是其前提。包括:

1)维持有效的循环。

2)维持有效呼吸。

3)防治脑缺氧和脑水肿的具体措施:①低温治疗,药物治疗;②脱水利尿治疗可降低颅内压,恢复脑灌注;③高压氧治疗。

4)防治肾衰竭。

(苗立峰)

第九章　围手术期处理

【内容要点】

一、手术前准备

手术可分为择期手术、限期手术和急症手术。

1. 一般准备

（1）心理准备

（2）生理准备

1）适应手术后变化的锻炼。

2）纠正水、电解质及酸碱平衡紊乱。

3）备血：术前应做好血型和交叉配血试验，择期手术前血红蛋白应提高至接近120g/L或血细胞比容至35%。

4）胃肠道准备

5）预防感染。预防性抗生素应用的原则：①抗生素应用在手术开始前；②时间要短。

2. 特殊准备

（1）贫血与营养不良：需要查明它们的原因并加以纠正。

（2）高血压：病人血压在160/100mmHg以下，可不做特殊准备。血压过高者术前应适当用药物控制血压，但并不要求降至正常。

（3）心脏病

术前准备的注意事项：①纠正水和电解质紊乱；②少量多次输血，纠正贫血；③纠正心律失常；④急性心肌梗死病人6个月内不施行择期手术，心力衰竭病人最好在心力衰竭控制3~4周后再施行手术。

（4）呼吸功能障碍：戒烟，先治疗慢性炎症。

（5）肝脏疾病：纠正低蛋白，补充维生素 K_1。

（6）肾脏疾病：维持水、电解质和酸碱平衡，控制感染，必要时行透析治疗。

（7）肾上腺皮质功能不足：根据应激反应情况，决定所用激素的用量及停药时间。

（8）糖尿病：术前血糖宜控制在7.28~8.33mmol/L，同时纠正水、电解质与酸碱失衡。

二、手术后处理

1. 一般处理

2. 饮食　腹部手术，尤其是胃肠道手术后，一般在第1~2d禁食水；第3~4d肠道功能恢复,肛门排气后,开始进少量流质饮食,逐步增加;第 5~6d 开始进半流食;一般在第 7~9d 可以恢复普通饮食。

3. 各种不适的处理

(1)疼痛:酌情选用镇痛药物,有条件者术后可用镇痛泵。

(2)发热:术后 3~6d 的发热,要警惕感染的可能。应在明确诊断的前提下,做针对性治疗。

(3)恶心、呕吐:根据不同原因进行治疗。

(4)腹胀。

(5)呃逆。

(6)尿潴留:无禁忌,可协助病人站于床沿排尿;也可热敷下腹部,让病人自行排尿。若以上措施无效,可留置尿管。

4. 缝线拆除　拆线时应根据切口分型和切口愈合分级方法,观察切口愈合情况并记录。

三、手术后并发症的防治

1. 手术后出血

(1)原因:术后出血可以发生在手术切口、空腔脏器及体腔内,常由术中止血不完善,或创面渗血未完全控制,或原痉挛的小动脉断端舒张以及结扎线脱落等所致。

(2)防治:手术时务必严格止血;结扎务必规范牢靠;切口关闭前务必检查手术野有无出血点,都是预防术后出血的要点。一旦确诊为术后出血,需再次手术止血。

2. 切口感染

(1)严格遵守无菌操作。

(2)手术操作精细,彻底止血,不留死腔。

(3)加强手术前后处理,增强病人抗感染能力。

(4)如切口已有早期炎症现象,应使用有效的抗生素和局部理疗等,使其不发展为脓肿,已形成脓肿则应敞开畅通引流。

3. 伤口裂开

(1)术前要纠正贫血和低蛋白血症,补足维生素 C。

(2)术中应仔细、正规操作,对有伤口裂开倾向的病人宜加做减张缝合。

(3)术后用腹带妥为保护伤口。

(4)防治肺部并发症。

(5)如腹胀明显,应予胃肠减压或灌肠,促进排气。

(6)有吸烟嗜好的病人,至少在术前 1 周内完全停止吸烟。

4. 肺部并发症

(1)手术前锻炼深呼吸。

(2)术前 2 周停止吸烟。

(3)术后避免限制呼吸的固定或绑扎。

(4)鼓励咳痰;祛痰剂超声雾化吸入;支气管镜吸痰;无效时考虑气管切开。

(5)抗生素治疗。

5. 尿路感染

(1)防止和及时处理尿潴留。

（2）治疗主要是应用有效抗生素,维持充分的尿量,以及保持排尿通畅。

【练习题】

一、选择题

（一）A1 型题

1. 对于胃肠道手术术前准备的描述,错误的是
    A. 手术前 1d 开始进流质饮食
    B. 手术前 12h 开始禁食
    C. 手术前 4h 开始禁止饮水
    D. 必要时可使用胃肠减压
    E. 手术前 2~3d 开始应用抗生素

2. 手术病人一般在术前 12h 开始禁食、4h 开始禁饮的原因是
    A. 让胃肠道适当休息
    B. 防止麻醉或手术过程中发生呕吐
    C. 减少胃肠道手术时的污染
    D. 防止术后腹胀
    E. 减少术后排便

3. 呼吸道手术前准备,错误的是
    A. 吸烟病人必须停止吸烟 1~2 周
    B. 鼓励病人练习深呼吸和咳嗽
    C. 痰液稠厚者可用雾化吸入
    D. 哮喘经常发作者可给予地塞米松
    E. 咳嗽明显者可给予镇咳剂

4. 心力衰竭病人进行择期手术,时间最好是在心力衰竭控制
    A. 3d 以后
    B. 1 周之后
    C. 2 周之后
    D. 3~4 周之后
    E. 5~6 周之后

5. 腹部手术后,开始进流质饮食的时间是
    A. 切口疼痛轻微
    B. 体温低于 37.5℃
    C. 肛门排气之后
    D. 病人要求进食时
    E. 恶心、呕吐消失

6. 解除术后腹胀简单有效的方法是
    A. 给予新斯的明
    B. 补充钾盐
    C. 给予肾上腺皮质激素
    D. 置鼻胃管行胃肠减压
    E. 纠正水、电解质紊乱

7. 手术前常规禁食的目的是
    A. 避免胃膨胀而妨碍手术
    B. 防止围术期的呕吐和误吸
    C. 防止术后膨胀
    D. 防止术后肠麻痹
    E. 防止术后便秘

8. 不宜施行择期手术的肺最大通气量是在预计值的
    A. 85% 以上
    B. 75%~85%
    C. 70%~<75%
    D. 60%~<70%
    E. 60% 以下

9. 烟卷式引流拔除的时间一般是在术后
    A. 12h
    B. 24h
    C. 48h
    D. 78h
    E. 一周

10. 空肠手术病人的术前准备中,正确的是
    A. 术前 1d 开始禁食
    B. 术前 4h 开始禁止饮水

　　C. 术前晚洗胃　　　　　　　　　　　D. 术前晚清洁灌肠

　　E. 术前 3d 开始口服新霉素

11. 心脏病病人无心律紊乱及心力衰竭趋势时,对手术的耐受性最差的是

　　A. 风湿性心脏病　　　　B. 非发绀型先天性心脏病　　　C. 高血压性心脏病

　　D. 冠心病　　　　　　　E. 急性心肌炎

12. 对偶发性期前收缩成年人进行手术前准备,应给予

　　A. 毛花苷 C 0.4mg 加入 25% 葡萄糖溶液 20ml 中缓慢静脉推注

　　B. 普萘洛尔 15mg 口服,每日 3 次

　　C. 阿托品 0.5mg 皮下注射

　　D. 地高辛 0.25mg 口服,每日 1~2 次

　　E. 一般不需特殊处理

13. 关于手术后病人早期活动的优点,下列说法不恰当的是

　　A. 减少肺部并发症　　　B. 减少下肢静脉血栓形成　　　C. 有利于减少腹胀

　　D. 有利于减少尿潴留　　E. 有利于减少切口感染

14. 手术后早期恶心、呕吐常见的原因是

　　A. 颅内压增高　　　　　B. 麻醉反应　　　　　　　　　C. 术后腹胀

　　D. 肠梗阻　　　　　　　E. 低血钾

15. 胃大部切除术后第 8d 拆线,切口有轻度炎症反应,拆线 2d 后炎症消失,该切口属于

　　A. Ⅰ类甲级　　　　　　B. Ⅱ类甲级　　　　　　　　　C. Ⅰ类乙级

　　D. Ⅱ类乙级　　　　　　E. Ⅲ类乙级

16. 呼吸功能不全的主要表现是

　　A. 稍微运动后就发生呼吸困难　　　　　B. 稍微运动后就发生发绀

　　C. 经常出现轻度发绀　　　　　　　　　D. 经常出现哮喘

　　E. 反复出现呼吸性酸中毒

17. 引起术后腹胀的主要原因是

　　A. 咽下空气在肠内积聚　　　　　　　　B. 食物残渣在肠腔内发酵产气

　　C. 低钾血症　　　　　　　　　　　　　D. 肠粘连

　　E. 术后早期缺少运动

18. 下列关于术后尿潴留的描述,错误的是

　　A. 术后 6~8h 未排尿,耻骨上方叩诊有浊音即可明确诊断

　　B. 较多见于肛门手术后

　　C. 是引起术后尿路感染的主要原因

　　D. 治疗时应先安定病人的情绪

　　E. 导尿时尿量超过 300ml,就应留置导尿 1~2d

19. 手术前准备的最根本目的是

　　A. 促进切口良好愈合

　　B. 防止术后感染

　　C. 使病人尽可能接近于生理状态,提高对手术的耐受力

　　D. 防止术中各种并发症发生

　　E. 促进术后早日康复

20. 术前常规禁食的时间是

 A. 禁食 4h,禁饮 2h   B. 禁食 6h,禁饮 2h   C. 禁食 8h,禁饮 3h

 D. 禁食 10h,禁饮 3h   E. 禁食 12h,禁饮 4h

21. 下列心脏病中,最容易在术中发生心搏骤停的是

 A. 高血压性心脏病   B. 风湿性心脏病

 C. 冠心病   D. 先天性心脏病非发绀型

 E. 以上都是

22. 下列心脏病中,对手术耐受性相对较好的是

 A. 冠心病   B. 急性心肌炎

 C. 风湿性心脏病伴心功能不全   D. 偶发性室性期前收缩

 E. 发绀性先天性心脏病

23. 心肌梗死病人,择期手术的合适时机是在发病后

 A. 2~3 个月,无心绞痛发作   B. 3~4 个月,无心绞痛发作

 C. 4~5 个月,无心绞痛发作   D. 5~6 个月,无心绞痛发作

 E. 6 个月以上,无心绞痛发作

24. 手术后离床活动的时间,一般是术后

 A. 1~2d   B. 2~3d   C. 3~4d

 D. 4~5d   E. 5d 以后

25. 上腹部手术后出现顽固性呃逆,首先应考虑到

 A. 膈神经损伤   B. 腹膜后血肿刺激腹腔神经丛

 C. 膈下感染   D. 粘连引起胃扭转

 E. 术后肠粘连

26. 腹部手术后 1 周,切口内流出大量淡红色液体,最可能的是

 A. 切口感染   B. 切口裂开   C. 切口皮下积液

 D. 切口内有血肿   E. 病人凝血功能不全

27. 下列手术中,属于限期手术的是

 A. 胃十二指肠溃疡病的胃大部切除术 B. 急性阑尾炎的阑尾切除术

 C. 胃癌的根治性手术   D. 嵌顿疝的疝修补术

 E. 脾破裂的脾切除术

28. 长期服用肾上腺皮质激素而需急症手术的病人,术前和术中肾上腺皮质激素应

 A. 停止使用   B. 继续使用   C. 减量使用

 D. 可用可不用   E. 视情况而定

（二）A2 型题

1. 病人,女,30 岁。近 20d 来一直用类固醇皮质激素治疗,拟于 3~5d 内行甲状腺瘤切除术,对于激素应采取

 A. 立即停药

 B. 减半给药

 C. 逐渐减量

 D. 术前 3d 开始每日给 50mg 肌内注射,手术日 100mg 肌内注射

 E. 术前 3d 开始每日给 100mg 肌内注射,手术日 200mg 肌内注射

2. 病人，男，45岁。欲择期行腹股沟斜疝修补术，一般情况尚好，BP 140/95mmHg，针对这一情况，应选择的处理是

    A. 用降压药使血压下降至正常水平　　　　B. 可以不用降压药物

    C. 用降压药使血压稍有下降　　　　　　　D. 用降压药使血压显著下降

    E. 用降压药使血压下降至略低于正常水平

（三）A3/A4 型题

（1~2 题共用题干）

病人，男，32岁。术后出现呼吸困难、发绀，患侧呼吸音消失，气管及心脏移向患侧。

1. 该病人出现了

    A. 肺炎　　　　　　　　B. 肺不张　　　　　　　　C. 气胸

    D. 血胸　　　　　　　　E. 支气管炎

2. 最适宜的处理措施是

    A. 有效咳嗽、拍背、雾化吸入　　　　　B. 加强伤口换药

    C. 膀胱冲洗　　　　　　　　　　　　　D. 镇痛药

    E. 伤口热敷理疗

（3~4 题共用题干）

病人，女，30岁。卵巢囊肿切除术后 4d，体温 38.5℃，诉说伤口疼痛，无咳嗽、咳痰。

3. 该病人可能发生了

    A. 伤口内出血　　　　　B. 肺部感染　　　　　　　C. 肠梗阻

    D. 伤口感染　　　　　　E. 切口裂开

4. 对此应采取的处理措施是

    A. 鼓励咳嗽、拍背　　　　　　　　　　B. 早下床活动

    C. 镇静吸氧　　　　　　　　　　　　　D. 蝶形胶布固定伤口

    E. 定时换药并应用抗生素

（5~7 题共用题干）

病人，男，42岁。因上腹部胀痛，食欲缺乏伴鼻出血 2 个月，加重 3d 入院。诊断为门脉性肝硬化。行脾切除、门奇断流术加幽门成形术，术后精神差，嗜睡，持续高热，体温在 39℃以上，腹腔引流量 >1 000ml/d。术后第 6d 进入昏迷，呼吸有烂苹果味，全身皮肤、黏膜有出血点及出血斑，尿量 <400ml/d。

5. 该病人目前最可能的诊断是

    A. 术后严重低蛋白血症　　　　　　　　B. 术后肝衰竭

    C. 多器官功能障碍综合征　　　　　　　D. 术后肾功能不全

    E. 术后凝血功能障碍

6. 为预防此术后并发症，术前应采取的措施是

    A. 加强营养支持　　　　　　　　　　　B. 使用保肝药物

    C. 输入白蛋白　　　　　　　　　　　　D. 预防性使用抗生素

    E. 全面评价肝功能，估计手术耐受力

7. 术后出现此并发症的主要原因是

    A. 肝脏本身疾病造成　　　　B. 手术打击　　　　　　C. 麻醉影响

    D. 术中输入较多库存血　　　E. 综合因素的作用

（四）B1 型题

（1~4 题共用备选答案）

  A. 4~5d

  B. 6~7d

  C. 9~10d

  D. 10~12d

  E. 14d

1. 头面部手术伤口拆线的时间是术后

2. 下腹部手术伤口拆线的时间是术后

3. 减张缝合伤口拆线的时间是术后

4. 四肢手术伤口拆线的时间是术后

（5~7 题共用备选答案）

  A. 去枕平卧位

  B. 去枕侧卧位

  C. 15°~30° 斜坡卧位

  D. 高坡卧位

  E. 低坡卧位

5. 腰麻术后一般采用的体位是

6. 颈胸部手术后一般采用的体位是

7. 腹部手术后一般采用的体位是

（8~11 题共用备选答案）

  A. 4~5d

  B. 6~7d

  C. 9~10d

  D. 10~12d

  E. 14d

8. 甲状腺次全切除术拆线的时间一般是在术后

9. 阑尾切除术拆线的时间一般是在术后

10. 减张缝合拆线的时间一般是在术后

11. 胫骨骨折切开复位内固定拆线的时间一般是在术后

（12~14 题共用备选答案）

  A. 不必特殊处理

  B. 毛花苷 C 0.4mg 加入 25% 葡萄糖溶液 20ml,静脉缓慢推注

  C. 皮下注射阿托品 0.5mg

  D. 口服地高辛 0.25mg,每日 1~2 次

  E. 少量多次输血

12. 偶发性期前收缩的病人,手术前应采取的措施是

13. 冠心病病人心室率 50 次 /min 以下者,手术前应采取的措施是

14. 心房颤动病人心室率 100 次 /min 以上者,手术前应采取的措施是

（五）X 型题

1. 结肠、直肠手术的术前准备包括
   A. 术前 3d 开始口服肠道抗生素
   B. 术前夜清洁灌肠
   C. 术前 3d 开始流质饮食
   D. 术前禁食 3d
   E. 术前 3d 开始全身使用抗生素

2. 结肠、直肠手术的术后饮食要求是
   A. 禁食 2~3d
   B. 有饥饿感即可进食
   C. 体温正常开始给予流质饮食
   D. 肛门排气后开始给予流质饮食
   E. 进食开始即可普通饮食

3. 急性胃扩张的病理生理为
   A. 胃壁肌张力减退
   B. 胃壁静脉回流障碍
   C. 大量液体积聚胃腔
   D. 水、电解质失衡
   E. 胃黏膜缺血

4. 深静脉高营养的目的是
   A. 减少静脉炎
   B. 补充足够的热量、维生素、氨基酸
   C. 纠正负氮平衡
   D. 代替口服营养
   E. 改善身体抵抗力

二、名词解释

1. 急症手术
2. 限期手术
3. Ⅰ类切口
4. Ⅱ类切口
5. Ⅲ类切口
6. 甲级愈合
7. 乙级愈合
8. 丙级愈合

三、问答题

1. 简述术前胃肠道准备的内容。
2. 简述术后发热的诊断和处理原则。

四、病案分析

张某,女,40 岁。因慢性阑尾炎急性发作 8h 入院。查体: T 36.8℃, P 98 次/min, BP 90/75mmHg, R 18 次/min。血常规 Hb 126g/L, WBC 13.24×10^9/L。急诊行阑尾切除术,术中见阑尾周围严重粘连,周围有约 20ml 脓性液体,行腹腔冲洗引流并放置腹腔引流管。术后引流管未见液体流出。术后第 5d 切口感染化脓,查体: T 38.6℃, P 118 次/min, BP 98/68mmHg。血常规: WBC 12.3×10^9/L, N 76%, L 24%, Plt 512×10^9/L。

问题:

（1）请结合本病案,分析病人术后切口化脓的主要原因。

（2）对于此病人,目前最有效的处理措施是什么?

（3）简述如何预防术后切口感染。

【答案及评析】

一、选择题

（一）A1 型题

1. 答案:E	2. 答案:B	3. 答案:E	4. 答案:D	5. 答案:C
6. 答案:D	7. 答案:B	8. 答案:E	9. 答案:C	10. 答案:B
11. 答案:E	12. 答案:E	13. 答案:E	14. 答案:B	15. 答案:D
16. 答案:A	17. 答案:A	18. 答案:E	19. 答案:C	20. 答案:E
21. 答案:C	22. 答案:D	23. 答案:E	24. 答案:B	25. 答案:C
26. 答案:B	27. 答案:C	28. 答案:B		

（二）A2 型题

1. 答案:D　　2. 答案:B

（三）A3/A4 型题

1. 答案:B	2. 答案:A	3. 答案:D	4. 答案:E	5. 答案:B
6. 答案:E	7. 答案:E			

（四）B1 型题

1. 答案:A	2. 答案:B	3. 答案:E	4. 答案:D	5. 答案:A
6. 答案:D	7. 答案:E	8. 答案:A	9. 答案:B	10. 答案:E
11. 答案:D	12. 答案:A	13. 答案:C	14. 答案:B	

（五）X 型题

1. 答案:ABC　　2. 答案:AD　　3. 答案:ABCDE　　4. 答案:ABCDE

二、名词解释

1. 急症手术:需在最短时间内进行必要的准备,然后迅速实施手术。

2. 限期手术:如各种恶性肿瘤根除术,手术时间虽然可以选择,但有一定的限度,不宜过久,以免耽误手术时机,应在尽可能短的时间内做好术前准备。

3. Ⅰ类切口:即无菌切口,如甲状腺大部分切除等。

4. Ⅱ类切口:指手术时有可能带有污染的缝合切口,如胃大部分切除等。

5. Ⅲ类切口:指邻近污染区或组织直接暴露于污染物的切口,如阑尾穿孔的切除术。

6. 甲级愈合:指愈合优良,无不良反应。

7. 乙级愈合:指愈合处有炎症反应,如红肿、硬结、血肿、积液等,但未化脓。

8. 丙级愈合:指切口化脓,需做切开引流等处理。

三、问答题

1. 答案要点　成人从术前 12h 开始禁食,术前 4h 开始禁水,防止麻醉或手术过程中的呕吐造成窒息或吸入性肺炎,必要时可采用胃肠减压。①涉及胃肠道手术者,术前 1~2d 开始进流质,对于幽门梗阻的病人,术前应洗胃;②一般性手术,手术前 1d 应用肥皂水灌肠;③结肠或直肠手术,应在术前一日晚上及手术当天清晨行清洁灌肠或结肠灌洗,并于术前 2~3d 开始口服肠道抗菌药物,以减少术后并发感染的机会。

2. 答案要点 发热是手术后常见的症状,一般体温升高的幅度为 1℃左右。如果体温升高的幅度过大,或者手术后体温接近正常之后再次出现发热,或发热持续不退就应该找出发热的原因。可能的因素有感染、致热原、脱水等。通常手术后 24h 内发热,常常是由于代谢性或内分泌异常、低血压、肺不张和输血反应。术后 3~6d 发热,要警惕感染的可能,如静脉内留置输液管可引起静脉炎,甚至脓毒症。留置导尿管并发尿路感染,手术切口或肺部感染。如果发热持续不退,要密切注意可能由更严重的并发症引起,如腹腔内术后残余脓肿。

处理原则:应用退热药物或物理降温法对症处理之外,还应从病史和术后不同阶段可能引起发热原因的规律进行分析,如进行胸部 X 光检查,创口分泌物、引流物涂片和病原学检查 + 药敏实验,以明确诊断并进行针对性治疗。

四、病案分析

答案要点

（1）该病人目前诊断为慢性阑尾炎急性发作（已化脓）,伴弥漫性腹膜炎。术中可见腹腔有脓性渗出,术后引流管未见液体流出。该病人属Ⅲ类切口,术后引流不畅是继发切口感染的主要原因。除此之外术中无菌操作不严格,术后伤口换药不及时、操作不规范也是导致切口感染的常见因素。

（2）对于该病人,目前应局部加强换药,根据伤口情况进行敞开引流、微波理疗等;全身加强抗生素的使用,必要时行细菌培养 + 药敏试验,有效选用抗生素,同时加强营养、补液等对症支持治疗。

（3）预防:①严格遵守无菌操作;②手术操作仔细,彻底止血,不留死腔;③加强手术前、后处理,增强病人抗感染能力;④若切口已有早期炎症迹象,应使用有效的抗生素和局部理疗等防止脓肿形成,若形成脓肿则应及时切开,畅通引流。

（周毕军）

第十章 外科病人的营养支持

【内容要点】

一、外科病人的代谢改变

根据代谢特征基本可分为饥饿性代谢和应激性代谢。

1. **饥饿性代谢** 饥饿性代谢是指外科病人常因食欲下降、吞咽困难、胃肠道梗阻或因治疗需禁食等特殊情况不能进食,即处于饥饿状态,人体必须利用自身组织供能。葡萄糖是主要的供能物质,但其储存量少。饥饿早期,机体每日的葡萄糖需求依赖于糖异生,蛋白质是饥饿早期糖异生的主要原料。随着饥饿的持续,脂肪酸逐渐取代蛋白质作为主要的供能原料。

2. **应激性代谢** 应激性代谢是指在遭受创(烧)伤、手术及感染等应激情况下,机体产生应激反应,出现一系列神经内分泌应激反应,机体处于高分解高代谢状态。在择期手术后,机体的静息能量消耗(REE)较正常人增加 10%;受到严重创伤或严重感染的病人,REE 可上升 20%~40%;而大面积烧伤的病人(>40% 体表面积),REE 可增加 40% 以上。

二、能量需要量及其营养物质的代谢

1. 临床上可根据病人体重,结合其活动及应激情况估计能量的需要量。一般情况下,最简易的估计方法是按 25~30kcal/(kg·d)计算。机体可利用的能源物质有 3 类:葡萄糖、脂肪和蛋白质。葡萄糖和脂肪是机体所需能量的主要来源,占总热量消耗的 80%~85%,称为非蛋白质能源;其余由蛋白质提供。

2. **葡萄糖代谢** 葡萄糖是人体主要的供能物质。正常人每日需葡萄糖 3~3.5g/(kg·d),1g 葡萄糖可提供 16.7kJ(4.0kcal)的能量。

3. **脂肪代谢** 脂肪是人体能量主要的贮能物质。1g 脂肪可提供 37.62kJ(9.0kcal)能量,远超葡萄糖。

4. **蛋白质代谢** 蛋白质是构成机体的主要成分,平均成人每天需要蛋白质为 1g/kg。此外,蛋白质的次要作用是功能供能,1g 蛋白质或氨基酸氧化可产生能量 18kJ(4.3kcal)。

三、病人营养状态的评定

1. **营养评价** 营养评价可以通过临床检查、人体测量、生化检查等多种手段判断机体的营养情况,评估营养不良的程度以及类型,还可监测营养支持的疗效。

2. **营养支持的适应证** 原则上因各种原因超过一周不能正常进食或饮水,均为临床营养支持的指征。

四、营养支持方式

1. 肠外营养　肠外营养是指经静脉途径为无法经消化道摄取或摄取营养物不能满足自身代谢需要的病人提供各类营养素,根据输入途径不同可分为经中心静脉肠外营养和经周围静脉肠外营养。

2. 肠内营养　肠内营养是指经胃肠道用口服或管饲的方法提供营养基质及其他各种营养素的临床营养支持方法。常见的输入途径主要有口服、鼻胃/十二指肠置管、鼻空肠置管、胃造口、空肠造口等。

五、并发症

1. 肠外营养支持的并发症　主要包括静脉导管相关并发症、代谢相关并发症及脏器功能的损害。

2. 肠内营养支持的并发症　肠内营养较肠外营养更安全易行,但如果使用不当,同样会发生一系列并发症。主要包括机械性并发症、胃肠道并发症、代谢性并发症及感染性并发症。

【练习题】

一、选择题

(一)A1型题

1. 全胃肠外营养治疗时,补充氮(g)和热量(kcal)的比例一般为
   A. 1:10　　　　　　　　B. 1:50　　　　　　　　C. 1:100
   D. 1:150　　　　　　　 E. 1:300

2. 机体应激如创伤、手术、感染等情况下,关于能量代谢变化的说法错误的是
   A. 机体出现高代谢和分解代谢　　　　B. 脂肪动员加速
   C. 蛋白质分解加速　　　　　　　　　D. 处理葡萄糖能力增强
   E. 机体处于负氮平衡

3. 机体对创伤或感染代谢反应不同于禁食代谢反应的主要特点是
   A. 机体能量消耗减少　　　　　　　　B. 处理葡萄糖的能力降低
   C. 体内蛋白质分解减慢　　　　　　　D. 尿氮减少
   E. 脂肪动用减慢

4. 长期全胃肠外营养治疗一般采用的置管途径是
   A. 股静脉　　　　　　　B. 大隐静脉　　　　　　C. 贵要静脉
   D. 锁骨下静脉　　　　　E. 小隐静脉

5. 全胃肠外营养的指征不包括
   A. 短肠综合征　　　　　B. 大面积烧伤　　　　　C. 急性坏死性胰腺炎
   D. 溃疡性结肠炎急性期　E. 肢体外伤性失血

6. 一般择期手术病人的静息能量消耗(REE)约增加
   A. 10%　　　　　　　　B. 20%　　　　　　　　C. 30%
   D. 40%　　　　　　　　E. 50%

7. 不宜采用周围静脉补给营养的是

    A. 3% 氨基酸   B. 5% 氨基酸   C. 10% 葡萄糖

    D. 20% 脂肪乳   E. 25% 葡萄糖

8. 严重感染时病人基础能量消耗是

    A. 20~24kcal/（kg·d）   B. 25~29kcal/（kg·d）   C. 30~35kcal/（kg·d）

    D. 36~40kcal/（kg·d）   E. 41~45kcal/（kg·d）

9. 肠内营养最常出现的并发症是

    A. 胆汁淤积   B. 胆石形成   C. 吸入性肺炎

    D. 肠源性感染   E. 肝酶谱升高

（二）A2 型题

1. 病人，男，68 岁。入院后进行血常规检查，周围血淋巴细胞计数在何范围以下即提示营养不良

    A. $2.5 \times 10^9/L$ B. $2.2 \times 10^9/L$ C. $2.0 \times 10^9/L$

    D. $1.5 \times 10^9/L$ E. $1.2 \times 10^9/L$

2. 病人，女，74 岁。肿瘤晚期入院治疗，恶病质。欲为该病人输液补充氮，应选择的注射液是

    A. 葡萄糖   B. 脂肪乳剂   C. 复方氨基酸溶液

    D. 电解质   E. 维生素

（三）B1 型题

（1~5 题共用备选答案）

    A. 气胸

    B. 电解质紊乱

    C. 肝功能损害

    D. 胆汁淤积

    E. 导管性脓毒症

1. 肠外营养的感染性并发症是

2. 肠外营养的技术性并发症是

3. 肠外营养的代谢性并发症是

4. 肠外营养的糖代谢紊乱并发症是

5. 肠外营养本身引起的并发症是

二、名词解释

条件必需氨基酸

三、填空题

1. 内脏蛋白测定包括＿＿＿＿＿、＿＿＿＿＿、＿＿＿＿＿浓度测定，是营养评定的重要指标。

2. 肠外营养的适应证包括＿＿＿＿＿、＿＿＿＿＿、＿＿＿＿＿、＿＿＿＿＿、＿＿＿＿＿、＿＿＿＿＿、＿＿＿＿＿、＿＿＿＿＿。

3. 肠内营养的并发症有＿＿＿＿＿、＿＿＿＿＿、＿＿＿＿＿、＿＿＿＿＿。

四、问答题

1. 肠外营养并发症有哪些?
2. 简述肠内营养的实施方法。

五、病案分析

病人,女,72 岁,左半结肠切除术后第 4d,禁食,胃肠减压,治疗除使用抗生素外仅每天补液 1 500ml。查体:T 38.5℃,P 100 次 /min,R 24 次 /min,BP 90/60mmHg,腹平软,无压痛、反跳痛和肌紧张。实验室检查:血清白蛋白 25g/L;血红蛋白术后第 1d 为 100g/L,术后第 3d 为 97g/L,术后第 4d 为 95g/L;粪便隐血试验(+++)。

问题:

（1）应为该病人实施何种营养支持,为什么?
（2）该种营养支持方式输注营养液的途径有哪些,应如何选择?
（3）简述该种营养支持方式的主要并发症及预防措施。

【答案及评析】

一、选择题

（一）A1 型题

1. 答案:D

评析:机体每天所需的热量为 7 531~8 368kJ（1 800~2 000kcal）;每天所需氮 0.15g/（kg·d）,应激状态下约需 0.2~0.25g/（kg·d）。全胃肠外营养治疗时,按病人体重 60kg 计算,需氮 12~15g/d。所以补充氮（g）和热量（kcal）的比例为 1∶150。

2. 答案:D

评析:创伤等外周刺激引起交感神经系统兴奋,胰岛素分泌减少,肾上腺素、去甲肾上腺素、胰高血糖素、促肾上腺皮质激素、肾上腺皮质激素、抗利尿激素均分泌增加。由于处理葡萄糖代谢最重要的激素——胰岛素分泌减少,所以应激状态下机体处理葡萄糖能力应该是降低的。

3. 答案:B

评析:饥饿状态下,机体许多内分泌物质参与了适应,其中主要有胰岛素、胰高血糖素、生长激素、儿茶酚胺、甲状腺素、肾上腺皮质激素及抗利尿激素。创伤等外周刺激后,交感神经系统兴奋,胰岛素分泌减少,肾上腺素、去甲肾上腺素、胰高血糖素、促肾上腺皮质激素、肾上腺皮质激素、抗利尿激素均分泌增加。比较以上激素水平,发现对糖代谢的影响差别最大。

4. 答案:D

评析:全营养混合液的渗透压不高,故经周围静脉输注并无困难,适用于用量小、肠外营养支持不超过 2 周者。需长期肠外营养支持者,则以经中心静脉导管输入为宜,常经颈内静脉或锁骨下静脉穿刺置入至上腔静脉。

5. 答案:E

评析:凡不能或不宜经口进食超过 5~7d 的病人都是全胃肠外营养的适应证。营养不良者的术前应用、消化道瘘、急性重症胰腺炎、短肠综合征、严重感染和脓毒血症、大面积烧伤、肝肾衰竭、复杂手术后（尤其腹部大手术后）、肠道炎性疾病、放化疗期等都适用全胃肠外营养。肢体外伤性失血并不会对消化系统造成太大的影响，无需全胃肠外营养。

6. 答案：A

评析：一般的择期手术病人的静息能量消耗值（REE）约增加 10%，因此在术前准备时应对病人提供足够的营养支持，以应对手术时的应激状态。

7. 答案：E

评析：不超过 2 周的肠外营养，可采用周围静脉补给营养：3%~5% 氨基酸和 10% 葡萄糖或氨基酸、10%~20% 脂肪乳剂。

8. 答案：C

评析：通常正常机体每天所需热量为 7 531~8 368kJ（1 800~2 000kcal）。以千克体重计，每天基本需要量为 104.6kJ（25kcal）。严重感染时病人基础能量消耗是 30~35kcal/（kg·d）。

9. 答案：C

评析：由于病人年老体弱、昏迷或存在胃潴留，当通过鼻胃管输入营养液时，可因呃逆后误吸而导致吸入性肺炎，这是较严重的并发症。

（二）A2 型题

1. 答案：D

评析：周围血淋巴细胞计数可反映机体免疫状态，计数 $<1.5 \times 10^9$/L 常提示营养不良。

2. 答案：C

评析：复方氨基酸溶液是按合理模式配制的结晶、左旋氨基酸溶液。其配方符合人体合成代谢的需要，是肠外营养的唯一氮源。

（三）B1 型题

1. 答案：E　　　2. 答案：A　　　3. 答案：B　　　4. 答案：C　　　5. 答案：D

二、名词解释

条件必需氨基酸：必需氨基酸在体内的合成率很低，当机体需要量增加时则需体外补充，称为条件必需氨基酸，例如精氨酸、组氨酸、酪氨酸及半胱氨酸。

三、填空题

1. 血清白蛋白　转铁蛋白　前白蛋白
2. 营养不良的术前应用　消化道瘘　严重感染　腹部大手术后　短肠综合征　大面积烧伤　急性重症胰腺炎　肝肾衰竭　肠道炎性疾病　恶性肿瘤
3. 误吸　腹胀　腹泻

四、问答题

1. 答案要点　肠外营养并发症可分为技术性、代谢性及感染性 3 类。技术性并发症主要和中心静脉导管的放置或留置有关，穿刺可导致气胸、血管损伤、胸导管损伤、空气栓塞。代谢性并发症是由于补充不足所致血清电解质紊乱、微量元素缺乏、必需脂肪酸缺乏。感染性并发症主要是导管性脓毒血症。

2. 答案要点　最常用的是鼻胃管，也有鼻十二指肠管、鼻空肠管，空肠造口管及内镜辅助的胃造口、空肠造口等也是常用的输入途径。营养液的输入应缓慢、匀速,常需用输液泵控制输注速度。为使肠道适应,初用时浓度可稀释到 12%,以 50ml/h 速度输入,每 8~12h 后逐次增加浓度、加快速度,约 3~4d 后达到全量,即 24% 浓度、100ml/h,一天总液体量约 2 000ml。营养液宜加温至接近体温。

五、病案分析

答案要点:

（1）应对该病人实施肠外营养支持。主要依据:①该病人血清白蛋白为 25g/L,属严重营养不良;②术后监测血红蛋白呈进行性下降;③病人为左半结肠切除术后,禁食、胃肠减压状态,不能进行肠内营养支持。

（2）周围静脉穿刺和中心静脉插管。对于短期（<2 周）肠外营养者选用周围静脉穿刺,需要长期肠外营养支持者可选用中心静脉插管。

（3）肠外营养并发症可分为代谢性及感染性两类。包括血清电解质紊乱、微量元素缺乏、必需脂肪酸缺乏、低血糖及高血糖、肝功能损害、肝屏障功能减退、导管性脓毒症等。预防措施为严格遵守无菌技术,避免多用途使用,应用全营养混合液的全封闭输液系统,规范的导管护理。

（姚学清）

第十一章　外 科 感 染

【内容要点】

一、概述

外科感染是指需要外科治疗的感染,包括坏死性软组织感染、体腔感染(腹膜炎、脓胸)、器官与组织的局限性感染(脓肿),以及与创伤、手术等相关的感染。

(一)分类

外科感染可以分成非特异性感染与特异性感染。

按病变进展过程区分类:急性感染、慢性感染、亚急性感染。

按病原体的来源以及入侵时间区分类:原发性感染、继发性感染,外源性感染、内源性感染。

感染也可按照发生条件归类,如条件性(机会性)感染、二重感染(菌群交替症)、医院内感染等。

(二)病因

外科感染的发生,总的来说,是因为人体的正常菌群变成致病菌或者外界的病菌侵入组织内繁殖,同时人体的抗感染能力有一定的缺陷。

1. 病菌的致病因素　外科感染的发生与致病微生物的数量与毒力有关。所谓毒力指病原体形成毒素或胞外酶的能力以及入侵、穿透和繁殖的能力。

2. 人体易感染的因素

(1)局部情况:皮肤黏膜的病变或缺损如开放性创伤、烧伤、胃肠穿孔、手术、穿刺等使屏障破坏,病菌易于入侵;留置血管或体腔内的导管处理不当,为病菌侵入开放了通道;管腔阻塞,内容物淤积,使细菌繁殖,侵袭组织;异物与坏死组织的存在使得吞噬细胞不能有效发挥功能;局部组织血流障碍或水肿、积液,使得吞噬细胞、抗体等不能到达病原体入侵部位,降低了组织防御和修复能力,局部组织缺血缺氧不仅抑制吞噬细胞的功能,还有助于致病菌的生长,例如压疮、下肢静脉曲张发生溃疡均可继发感染。

(2)全身性抗感染能力降低:严重损伤、大面积烧伤或休克,可使机体抗感染能力降低;糖尿病、尿毒症、肝硬化等慢性疾病,严重的营养不良、贫血、低蛋白血症、白血病或白细胞过少等,使病人易受感染;使用免疫抑制剂、多量肾上腺皮质激素,接受抗癌药物或放射治疗,使免疫功能显著降低;高龄老人与婴幼儿抵抗力差,属易感人群;艾滋病因存在免疫障碍,更易发生各种感染性疾病。

(3)条件性感染:在人体局部或/和全身的抗感染能力降低的条件下,本来栖居于人体但未致病的菌群可以变成致病微生物,所引起的感染称为条件性或机会性感染。

（三）病理

1. 非特异性感染 此类感染的病理变化是因致病菌入侵,在局部引起急性炎症反应。致病菌侵入组织并繁殖,产生多种酶与毒素,可以激活凝血、补体、激肽系统以及血小板和巨噬细胞等,导致炎症介质的生成,引起血管扩张与通透性增加,白细胞和吞噬细胞进入感染部位发挥吞噬作用,单核－巨噬细胞通过释放促炎细胞因子协助炎症及吞噬过程。病灶内含活菌、游离血细胞及死菌、细胞组织的崩解产物,引发炎症反应的作用是使入侵微生物局限化并最终被清除,同时局部出现红、肿、热、痛等炎症的特征性表现。部分炎症介质、细胞因子和病菌毒素等还可进入血流,引起全身性反应。

2. 特异性感染 此类感染的病菌各有特别的致病作用,其病理变化不同于上述的非特异性感染,较常见者如:

（1）结核病的局部病变,由于致病因素是菌体的磷脂、糖脂、结核菌素等,不激发急性炎症而形成比较独特的浸润、结节、肉芽肿、干酪样坏死等。

（2）破伤风和气性坏疽都呈急性过程,但两者的病变完全不同。破伤风梭菌的致病因素主要是痉挛毒素,因此引起肌强直痉挛。此病菌不造成明显的局部炎症,甚至可能不影响伤口愈合。气性坏疽的产气荚膜梭菌则释出多种毒素,可使血细胞、肌细胞等迅速崩解,组织水肿并有气泡,病变迅速扩展,全身中毒严重。

（3）外科的真菌感染一般发生在病人的抵抗力低下时,常为二重感染,真菌侵及黏膜和深部组织。有局部炎症,可形成肉芽肿、溃疡、脓肿或空洞。严重时病变分布较广,并有全身性反应。

（四）诊断

波动感是诊断脓肿的主要依据,但应注意与血肿、动脉瘤或动静脉瘘区别。深部脓肿波动感可不明显,但表面组织常有水肿,局部有压痛,可有发热与白细胞计数增高,穿刺有助诊断。白细胞计数及分类是常用检测,总数大于 $12×10^9$/L 或小于 $4×10^9$/L 或发现未成熟的白细胞,提示重症感染。超声波检查可用于探测肝、胆、肾等的病变,还可发现胸腹腔、关节腔的积液。骨关节病变常需 X 线摄片,胸部病变可用 X 线透视或摄片,还可用于确定有无膈下游离气体、肠管内气液积存的情况。CT、MRI 等可用于发现体内脓肿、炎症等多种病变,诊断率较高。

（五）治疗

治疗原则是消除感染病因和毒性物质,制止病菌生长,增强人体抗感染能力以及促使组织修复。应从局部处理与全身性治疗两方面着手,对于轻度感染,有时仅需局部治疗即可治愈。

二、浅部组织的化脓性感染

（一）疖

为单个毛囊及所属皮脂腺的化脓性感染。初起时,局部皮肤有红、肿、痛的小硬结,范围仅2cm 左右。数日后结节中央组织坏死、软化,肿痛范围扩大,触之稍有波动,中心处出现黄白色的脓栓,继而脓栓脱落、破溃流脓。脓液流尽,炎症逐步消退后,即可愈合。有的疖无脓栓,自溃稍迟,需设法促使脓液排出。面疖特别是"危险三角区"的疖被挤碰时,病菌可经内眦静脉、眼静脉进入颅内海绵状静脉窦,引起化脓性海绵状静脉窦炎,出现颜面部进行性肿胀,可有寒战、高热、头痛、呕吐、昏迷等,病情严重,死亡率很高。不同部位同时发生几处疖,或者在一段时间内反复发生疖,称为疖病。

下列疾病需要与疖病进行鉴别:皮脂腺囊肿(俗称粉瘤)并发感染,痤疮伴有轻度感染以及痈等。痤疮病变小并且顶端有点状凝脂;痈病变范围大,可有数个脓栓,除有红肿疼痛外,全身症状也较重。

早期促使炎症消退,红肿阶段可选用热敷、超短波、红外线等理疗措施,也可敷贴鱼石脂软膏。局部化脓时及早排脓,疖顶见脓点或有波动感时用苯酚点涂脓点或用针头将脓栓剔除,或做切开引流,禁忌挤压。抗感染治疗可选用青霉素或复方磺胺甲噁唑等抗菌药物治疗。

(二)痈

为多个相邻毛囊及所属皮脂腺的化脓性感染,且感染病灶相互融合。病人年龄一般在中年以上,老年居多,部分病人原有糖尿病。病变好发于皮肤较厚的部位,如项部和背部。初起为小片皮肤硬肿、色黯红,其中可有数个凸出点或脓点,疼痛较轻,但有畏寒、发热、食欲减退和全身不适。随后皮肤硬肿范围增大,周围呈现浸润性水肿,引流区域淋巴结肿大,局部疼痛加剧,全身症状加重。脓点增大、增多,中心处可破溃出脓、坏死脱落,使疮口呈蜂窝状。其间皮肤可因组织坏死呈紫褐色,但肉芽增生比较少见,很难自行愈合,尽早手术切开引流为宜。

及时使用抗菌药物,可先选用青霉素或复方磺胺甲噁唑,以后根据细菌培养和药物敏感试验结果选药。有糖尿病时应予胰岛素及控制饮食。局部处理:初期仅有红肿时,可用 50% 硫酸镁湿敷,鱼石脂软膏、金黄散等敷贴。同时静脉给予抗生素,争取病变范围缩小。已出现多个脓点、表面紫褐色或已破溃流脓时,需要及时切开,改善引流。在静脉麻醉下做 "+" 或 "++"字形切口切开引流,切口线应超出病变边缘皮肤,清除已化脓和尚未成脓但已失活的组织,然后填塞生理盐水纱条,外加干纱布绷带包扎。

(三)皮下急性蜂窝织炎

急性蜂窝织炎是指疏松结缔组织的急性感染,可发生在皮下、筋膜下、肌间隙或深部蜂窝组织。皮下急性蜂窝织炎是皮下疏松结缔组织的急性细菌感染。由于受侵组织质地较疏松,可使病变扩展较快。病变附近淋巴结常受侵及,可有明显的毒血症。

根据病史、体征,诊断多不困难。血常规检查白细胞计数增多。有浆液性或脓性分泌物时涂片检查病菌种类。病情较重时,应取血和脓做细菌培养和药敏试验。

抗菌药物一般先用新青霉素或头孢类抗生素,疑有厌氧菌感染时加用甲硝唑。根据临床治疗效果或细菌培养与药敏试验报告调整用药。局部处理:早期一般性蜂窝织炎,可以 50% 硫酸镁湿敷,或敷贴金黄散、鱼石脂膏等,若形成脓肿应切开引流,口底及颌下急性蜂窝织炎应及早切开减压,以防喉头水肿、压迫气管;对产气性皮下蜂窝织炎,伤口应以 3% 过氧化氢液冲洗、湿敷处理,并采取隔离治疗措施。

(四)丹毒

丹毒是皮肤淋巴管网的急性炎症感染,为乙型溶血性链球菌侵袭所致。好发部位是下肢与面部。病人常先有皮肤或黏膜的某种病损,发病后淋巴管网分布区域的皮肤出现炎症反应,常累及引流区淋巴结,病变蔓延较快,常有全身反应,但很少有组织坏死或化脓。治愈后容易复发。

起病急,开始即可有畏寒、发热、头痛、全身不适等。病变多见于下肢,表现为片状皮肤红疹、微隆起、色鲜红、中间稍淡、境界较清楚。局部有烧灼样疼痛,病变范围向外周扩展时,中央红肿消退而转变为棕黄。病情加重时全身性脓毒症加重。此外,丹毒经治疗好转后,可因病变复发而导致淋巴管阻塞、淋巴淤滞。下肢丹毒反复发作导致淋巴水肿,甚至发展成象皮肿。

卧床休息,抬高患肢。局部可以 50% 硫酸镁液湿热敷。全身应用抗菌药物,如青霉素、头孢类抗生素,静脉滴注等。局部及全身症状消失后,继续用药 3~5d,以防复发。

(五)浅部急性淋巴管炎和淋巴结炎

病菌从皮肤、黏膜破损处或其他感染病灶侵入淋巴流,导致淋巴管与淋巴结的急性炎症。致病菌有乙型溶血性链球菌、金黄色葡萄球菌等。

急性淋巴结炎发病时先有局部淋巴结肿大,有疼痛和触痛,触诊时肿大淋巴结可与周围软组织相分辨,表面皮肤正常。轻者常能自愈,炎症加重时肿大淋巴结可扩展形成肿块,疼痛加重,表面皮肤可发红发热,并可出现发热、白细胞计数增高等全身反应。淋巴结炎可发展为脓肿,少数可破溃出脓。

急性淋巴管炎应着重治疗原发感染。发现皮肤有红线条时,可用呋喃西林湿温敷;如果红线条向近侧延长较快,可在皮肤消毒后用较粗的针头,在红线的几个点垂直刺入皮下,再以抗菌药液湿敷。如有原发感染应治疗原发感染灶,淋巴结炎暂不做局部处理。若已形成脓肿,除应用抗感染药物外,还需切开引流。

三、手部急性化脓性感染

(一)甲沟炎和脓性指头炎

甲沟炎是甲沟及其周围组织的感染,常因微小创伤引起。脓性指头炎是手指末节掌面的皮下化脓性感染,致病菌多为金黄色葡萄球菌。

甲沟炎常先发生在一侧甲沟皮下,出现红肿、疼痛。若病变发展,则疼痛加剧,红肿区内有波动感,出现白色脓点,但不易破溃出脓。炎症可蔓延至甲根或扩展到另一侧甲沟,因指甲阻碍排脓形成甲下脓肿,感染可向深层蔓延而形成指头炎。感染加重时常有疼痛加剧和发热等全身症状。

甲沟炎初起未成脓时,局部可选用鱼石脂软膏、金黄散糊等敷贴或超短波、红外线等理疗,并口服头孢拉定等抗菌药物。已成脓时应行手术,沿甲沟旁纵行切开引流。甲根处的脓肿,需要分离拔除一部分指甲甚至全片指甲,手术时需注意避免甲床损伤,以利指甲再生。采用指神经阻滞麻醉,不可在病变邻近处行浸润麻醉,以免感染扩散。

指头炎初发时,应悬吊前臂,平置患手,避免下垂,以减轻疼痛。给予青霉素等抗菌药物,以金黄散糊剂敷贴患指。若患指出现搏动性疼痛或肿胀加重时,应当及时切开引流,以免指骨坏死。通常采用指神经阻滞麻醉,选用末节指侧面做纵切口,切口远侧不超过甲沟的1/2,近侧不超过指节横纹,将皮下纤维索分离切断,剪去突出的脂肪使脓液引流通畅;脓腔较大则宜做对口引流,切口内放置橡皮片引流,有死骨片应当除去;切口不应做成鱼口形,以免术后瘢痕形成,影响手指感觉。

(二)急性化脓性腱鞘炎和化脓性滑囊炎

1. 急性化脓性腱鞘炎 典型体征为除末节外,患指中、近节呈均匀性肿胀,皮肤极度紧张;沿患指整个腱鞘均有压痛,各个指关节呈轻度弯曲,任何被动伸指运动均能引起明显疼痛。

2. 化脓性滑囊炎 尺侧滑液囊和桡侧滑液囊的感染,分别由小指和拇指腱鞘炎引起。尺侧滑液囊感染时,小鱼际处和小指腱鞘区压痛,以小鱼际隆起与掌侧横纹交界处最为明显。桡侧滑液囊感染时,拇指肿胀微屈,不能外展和伸直,压痛区在拇指及大鱼际处。

早期使用抗菌药,如青霉素、复方磺胺甲噁唑。休息、平置或抬高患侧前臂和手以减轻疼痛。发病初期可用红外线、超短波理疗。如经治疗仍无好转且局部肿痛明显时,需切开引流减压,切口应当避开手指、掌的横纹。术后将手抬高并固定在功能位置。化脓性腱鞘炎也可切开引流,切口选在中、近两指节侧面,纵行打开整个腱鞘。分离皮下时认清腱鞘,避免伤及神经和血管。不能在手指掌面正中做切口,以免损及肌腱,且以后所发生的粘连或皮肤瘢痕挛缩可影响患指伸直。

四、全身性外科感染

脓毒症是指因病原菌因素引起的全身性炎症反应,体温、循环、呼吸、神志有明显的改变者,用于区别非侵入性的局部感染。菌血症是脓毒症中的一种,即血培养检出病原菌者。

脓毒症的主要表现:骤起寒战,继以高热可达 40~41℃,或低温,起病急,病情重,发展迅速,头痛、头晕、恶心、呕吐、腹胀、面色苍白或潮红、出冷汗,神志淡漠或烦躁、谵妄、昏迷,心率加快、脉搏细速,呼吸急促或困难;肝脾可肿大,严重者出现黄疸或皮下出血瘀斑等。

全身性感染应用综合性治疗,关键是处理原发感染灶。

五、有芽孢厌氧菌感染

(一)破伤风

破伤风是常和创伤相关联的一种特异性感染。除了可能发生在各种创伤后,还可能发生于不洁条件下分娩的产妇和新生儿。病原菌是破伤风梭菌,为专性厌氧,革兰氏染色阳性。平时存在于人畜的肠道,随粪便排出体外,以芽孢状态分布于自然界,尤以土壤中为常见。

一般有潜伏期,通常是 7d 左右,个别病人可在伤后 1~2d 就发病。潜伏期越短者,预后越差。典型症状是在肌紧张性收缩(肌强直、发硬)的基础上,阵发性强烈痉挛,通常最先受影响的肌群是咀嚼肌,随后顺序为面部表情肌,颈、背、腹、四肢肌,最后为膈肌。

诊断主要根据临床表现。凡有外伤史,不论伤口大小、深浅,如果伤后出现肌紧张、掣痛、张口困难、颈部发硬、反射亢进等,均应考虑此病的可能性。

采取积极的综合治疗措施,包括清除毒素来源,中和游离毒素,控制和解除痉挛,保持呼吸道通畅和防治并发症等。

(二)气性坏疽

气性坏疽是厌氧菌感染的一种,即梭状芽孢杆菌所致的肌坏死或肌炎。

临床特点是病情急剧恶化,烦躁不安,有恐惧或欣快感;皮肤、口唇变白,大量出汗、脉搏快速、体温逐步上升。伤口中有大量浆液性或浆液血性渗出物,可渗湿厚层敷料,当移除敷料时有时可见气泡从伤口中冒出。

早期诊断的重要依据是局部表现。伤口内分泌物涂片检查有革兰氏阳性粗大杆菌,X 线检查显示患处软组织间积气,有助于确诊。

主要治疗措施:急诊清创术,如整个肢体已广泛感染,应果断进行截肢;如感染已部分超过关节截肢平面,其上的筋膜腔应充分敞开,术后用氧化剂冲洗、湿敷,经常更换敷料,必要时还要再次清创。应用抗生素,对这类感染首选青霉素。高压氧治疗,提高组织间的含氧量,造成不适合细菌生长繁殖的环境,可提高治愈率,减轻伤残率。全身支持疗法,包括输血、纠正水与电解质紊乱、营养支持与对症处理等。

【练习题】

一、选择题

（一）A1 型题

1. 关于破伤风，正确的描述是
   A. 颈部肌肉强烈收缩最早出现
   B. 光线不能诱发全身肌肉抽搐
   C. 严重者神志不清
   D. 可出现尿潴留
   E. 不会发生骨折

2. 与金黄色葡萄球菌毒力有关的因素是
   A. 形成血浆凝固酶的能力
   B. 特异性细胞糖类的存在
   C. 耐药性
   D. 透明质酸酶
   E. 磷酸酶活力

3. 蜂窝织炎是指
   A. 发生于皮下组织及阑尾的炎症
   B. 一种弥漫性化脓性炎症
   C. 以淋巴细胞渗出为主的炎症
   D. 由链球菌感染引起的局限性化脓性炎症
   E. 没有明显坏死的渗出性炎症

4. 丹毒的致病菌为
   A. 金黄色葡萄球菌
   B. 表皮葡萄球菌
   C. 大肠杆菌
   D. 产气荚膜梭菌
   E. 乙型溶血性链球菌

5. 注射破伤风抗毒素（TAT）的目的是
   A. 对易感人群进行预防接种
   B. 对可疑或确诊的破伤风病人进行紧急预防或治疗
   C. 杀灭伤口中繁殖的破伤风梭菌
   D. 主要用于儿童的预防接种
   E. 中和与神经细胞结合的毒素

6. 非特异性感染不应出现的病理改变是
   A. 炎症介质、细胞因子释放
   B. 血管通透性增加
   C. 调理素释放不足
   D. 干酪样坏死
   E. 形成抗原 – 抗体复合物

7. 不能引起特异性感染的是
   A. 破伤风梭菌
   B. 结核分枝杆菌
   C. 乙型溶血性链球菌
   D. 真菌
   E. 梭状芽孢杆菌

8. 湿性坏疽常发生在
   A. 脑、脾、肝
   B. 脑、肠、子宫
   C. 肺、肠、肝
   D. 肺、肾、脑
   E. 肺、肠、子宫

9. 一般不需要全身使用抗生素的感染是

A. 疖　　　　　　　　　B. 痈　　　　　　　　　C. 丹毒

D. 急性化脓性腱鞘炎　　E. 气性坏疽

10. 下列有关全身性感染致病菌的描述中,正确的是

A. 革兰氏阳性球菌感染多出现低温、低白细胞、低血压

B. 厌氧菌感染多为一般细菌感染后的二重感染

C. 革兰氏阳性球菌感染多为克雷伯菌

D. 革兰氏阴性杆菌感染多数抗生素均可杀菌和消除内毒素

E. 革兰氏阳性球菌感染倾向于血液播散,形成转移性脓肿

11. 破伤风病人典型的症状是在肌紧张性收缩的基础上,发生阵发性肌肉强烈痉挛,通常最先受影响的肌群是

A. 面部表情肌　　　　　B. 咀嚼肌　　　　　　C. 颈部肌群

D. 背部肌群　　　　　　E. 四肢肌

12. 下列对气性坏疽的治疗措施中,不正确的是

A. 一经诊断,应急诊清创

B. 伤口用3%过氧化氢或1∶1 000高锰酸钾冲洗

C. 首选氨基糖苷类抗生素

D. 高压氧治疗

E. 营养支持治疗

13. 属于特异性感染的是

A. 疖　　　　　　　　　B. 痈　　　　　　　　　C. 丹毒

D. 急性化脓性腱鞘炎　　E. 气性坏疽

14. 诱发破伤风全身肌肉痉挛不常见的因素是

A. 光线　　　　　　　　B. 温度　　　　　　　C. 声音

D. 震动　　　　　　　　E. 碰触

15. 病情未得到有效控制,出现全身黄染的感染是

A. 疖　　　　　　　　　B. 痈　　　　　　　　　C. 丹毒

D. 急性化脓性腱鞘炎　　E. 气性坏疽

(二)A2型题

1. 病人,男,25岁。1周前右足底被铁钉刺伤。未做清创处理。近日,感头痛、咬肌紧张酸胀,诊断为破伤风。在对其发病机制的描述中,错误的是

A. 破伤风梭菌产生的内毒素引起症状

B. 痉挛毒素是引起症状的主要毒素

C. 溶血毒素引起组织局部坏死和心肌损害

D. 破伤风是一种毒血症

E. 毒素也可影响交感神经

2. 病人,男,30岁。重症感染,每天上午10点出现寒战、高热,已连续5d。疑有败血症,应做血培养。最佳抽血时间应在

A. 出现寒战时　　　　　　　　　　B. 预计发生寒战及发热前

C. 寒战后体温升至最高时　　　　　D. 体温正常后1h

E. 体温正常后半小时

3. 病儿,男,8岁。足部刺伤1h,已接受计划性混合疫苗注射。为预防破伤风,最重要的处置是

    A. 刺伤部切开不予缝合   B. 注射 TAT 750U   C. 注射 TAT 1 500U

    D. 注射 TAT 3 000U   E. 注射破伤风类毒素 0.5ml

4. 出生2周女婴,腰骶部皮肤红肿迅速蔓延,出现坏死,但边界不清,高热昏睡,最有效的处理措施是

    A. 给广谱抗生素   B. 局部热敷

    C. 中药外敷   D. 立即在腰骶部皮肤做多处切开

    E. 病变区出现波动感时切开

5. 病人,男,45岁。右脚心被铁钉刺伤24h,伤处红肿,剧痛,周围边界不清,创口中心皮肤坏死。最可能感染的致病菌是

    A. 梭状芽孢杆菌   B. 表皮葡萄球菌   C. 铜绿假单胞菌

    D. 金黄色葡萄球菌   E. 乙型溶血性链球菌

（三）B1 型题

（1~3 题共用备选答案）

    A. 大肠杆菌

    B. 脆弱拟杆菌

    C. 铜绿假单胞菌

    D. 乙型溶血性链球菌

    E. 金黄色葡萄球菌

1. 痈的致病菌是

2. 丹毒的致病菌是

3. 脓液恶臭,普通细菌培养阴性的是

（4~6 题共用备选答案）

    A. 真菌性脓毒症

    B. 革兰氏染色阳性细菌脓毒症

    C. 革兰氏染色阴性细菌脓毒症

    D. 败血症

    E. 菌血症

4. 金黄色葡萄球菌感染属于

5. 铜绿假单胞菌感染属于

6. 白色念珠菌感染属于

二、名词解释

1. 非特异性感染

2. 二重感染

3. 甲沟炎

4. 脓毒症

5. 破伤风

6. 气性坏疽

三、填空题

1. 特异性感染包括____、____、____、____等。

2. 感染区____、____、____、____和____是化脓性感染的五大典型症状。

3. 当脓毒症合并有器官灌注不足表现,如____、____、____、____等,则称为脓毒综合征。

4. 破伤风的并发症为除可发生____、____、____和____外,尚可发生呼吸系统并发症、水电解质紊乱和酸碱失衡、循环系统并发症。

5. 破伤风的治疗原则:____、____、____、____和____。

6. 伤口周围触诊有____,伤口内分泌物涂片检查有大量____,X 线摄片、CT、MRI 检查发现____,是诊断气性坏疽的三个重要依据。

7. _____是预防创伤后发生气性坏疽的最可靠方法。

四、问答题

1. 如何合理选择抗菌药物?

2. 试述甲沟炎的治疗方法。

3. 试述破伤风的典型症状。

五、病案分析

病人,男,53 岁。一周前左侧下肢外伤,破溃出血,在当地医院拍 X 线片未见骨折征象,行清创缝合处理。3d 前左下肢疼痛进行性加重伴明显肿胀。查体: T 38.5℃,P 88 次 /min,R 22 次 /min,BP 150/90mmHg,神志清楚,急性痛苦病容,烦躁不安,口唇发白,大汗淋漓,全身浅表淋巴结不肿大,心肺腹未见异常,左下肢伤口处大片肿胀,缝线裂开,伴大量浆液性渗出物,皮肤呈大理石样斑纹。

问题:

（1）本例最可能的诊断是什么? 有何诊断依据?

（2）需要和哪些疾病鉴别? 鉴别方法是什么?

（3）此时应对病人作何处理?

【答案及评析】

一、选择题

（一）A1 型题

1. 答案:D

评析:破伤风的典型临床表现是在肌紧张性收缩的基础上阵发性强烈痉挛,通常最先受影响的肌群是咀嚼肌,表现为张口困难、牙关紧闭。破伤风的发作可因轻微的刺激如光、声、接触、饮水等诱发。发作时神志清醒,表情痛苦。强烈的肌痉挛可使肌腱断裂,甚至发生骨折。膀胱括约肌痉挛可引起尿潴留。

2. 答案:A

评析:感染金黄色葡萄球菌后,机体的病理变化主要是形成局灶性脓肿,这主要是因为金黄色葡萄球菌能产生血浆凝固酶,使病灶局限化。特异性细胞糖类与其抗原性有关,耐药性和毒力无关,金黄色葡萄球菌不能产生透明质酸酶和磷酸酶。

3. 答案:B

评析:蜂窝织炎是指疏松结缔组织的弥漫性化脓性炎症,常发生于皮肤、肌肉和阑尾。蜂窝织炎致病菌主要是溶血性链球菌,其次为金黄色葡萄球菌,亦可为厌氧性细菌。以中性粒细胞渗出为主,伴有不同程度的组织坏死。

4. 答案:E

评析:丹毒是皮肤网状淋巴管的急性炎症,好发于下肢和面部,为 A 群乙型溶血性链球菌,偶有 C 型或 G 型链球菌所致。其临床表现为起病急,局部出现界限清楚之片状红疹,颜色鲜红,并稍隆起,压之褪色。皮肤表面紧张炽热,迅速向四周蔓延,有烧灼样痛,伴高热、畏寒及头痛等。

5. 答案:B

评析:破伤风抗毒素(TAT)属于被动免疫,作用机制是中和游离的毒素,所以只能早期有效,毒素已与神经组织结合则效果不佳。对易感人群进行预防接种属于主动免疫,目前尚难推广。另外还有破伤风人免疫球蛋白,也是在早期应用。注射破伤风抗毒素(TAT)的目的是对可疑或确诊的破伤风病人进行紧急预防或治疗。

6. 答案:D

评析:特异性感染指在致病菌、病程演变及治疗处置等方面与一般感染不同的感染,包括结核、破伤风、气性坏疽、炭疽、念珠菌病等。干酪样坏死多见于结核病。炎症介质、细胞因子释放,血管通透性增加,调理素释放不足,形成抗原-抗体复合物都是非特异性感染的病理表现。

7. 答案:C

评析:特异性感染是指在致病菌、病程演变及治疗处置等方面与一般感染不同的感染,包括结核、破伤风、气性坏疽、炭疽、念珠菌病等。破伤风梭菌引起破伤风;结核分枝杆菌引起结核病;真菌病包括念珠菌病;梭状芽孢杆菌引起气性坏疽。而乙型溶血性链球菌引起咽喉炎、肾小球肾炎等,属于非特异性感染。

8. 答案:E

评析:湿性坏疽多发生于与外界沟通但水分不易蒸发的内脏坏死,如坏疽性阑尾炎、肠性坏疽等。湿性坏疽由于坏死组织含水分较多,适合腐败菌生长繁殖,故腐败菌感染严重,局部明显肿胀,呈深蓝、暗绿或乌黑色。由于病变发展较快,炎症比较弥漫,故坏死组织与周围健康组织分界不明显。同时组织腐败坏死所产生的毒性产物,可引起严重的全身中毒症状。常见的湿性坏疽有坏疽性阑尾炎、肠坏疽、肺坏疽及产后坏疽性子宫内膜炎等。

9. 答案:A

评析:疖为单个毛囊及周围组织的急性化脓性感染,若无发热、头痛、全身不适等无需全身使用抗生素。而痈、丹毒、急性化脓性腱鞘炎、气性坏疽都伴有明显的全身感染症状,需要全身使用抗生素治疗。

10. 答案:E

评析:全身感染的常见致病菌中,常见革兰氏阴性杆菌有大肠杆菌、铜绿假单胞菌、变形杆菌、克雷伯菌等,感染所致的脓毒血症一般比较严重,可出现"三低"现象(低温、低白细胞、低血压),多数抗生素虽能杀菌,但对内毒素及其介导的多种炎症介质无能为力,故 A、C、D 项错误。革兰氏阳性球菌常为金黄色葡萄球菌、表皮葡萄球菌、肠球菌,多重耐性且倾向于血液播散,形成转移性脓肿。厌氧菌常见的有拟杆菌、梭状杆菌等,有 2/3 同时有需氧菌,脓液可有粪臭样恶臭,故 B 项错。

11. 答案:B

评析:通常最先受影响的肌群是咀嚼肌,随后顺序为面部表情肌,颈、背、腹、四肢肌,最后为膈肌。

12. 答案:C

评析:气性坏疽一旦诊断,需立即开始积极治疗。

主要措施:①急诊清创;②应用抗生素,首选青霉素,氨基糖苷类对此类菌已证实无效;③高压氧治疗;④全身支持治疗。

13. 答案:E

评析:特异性感染是指特种病原菌的感染,如破伤风和气性坏疽。

14. 答案:B

评析:破伤风全身肌肉痉挛发作受轻微的刺激,如光、声、接触、饮水等诱发,不包括温度。

15. 答案:E

评析:气性坏疽是厌氧菌(梭状芽孢杆菌)感染所致的肌坏死或肌炎。最早在创伤后 8~12h 起病,病情急剧恶化,病人烦躁不安,皮肤、口唇变白,大汗,体温逐步上升。随着病情发展,可发生溶血性贫血、黄疸、血红蛋白尿、酸中毒,全身情况可在 12~24h 内迅速恶化,病人常诉患肢沉重或疼痛,伤口大量渗出,有时见气体从伤口冒出,皮下有积气。

（二）A2 型题

1. 答案:A

评析:破伤风梭菌的芽孢在缺氧环境中发育为增殖体,迅速繁殖并产生大量的外毒素,主要是痉挛毒素,引起病人的一系列临床症状和体征。痉挛毒素吸收至脊髓、脑干等处,抑制突触释放抑制性神经递质,还可阻断脊髓对交感神经的抑制。其溶血毒素引起组织局部坏死和心肌损害。所以可以说破伤风是一种毒血症。

2. 答案:B

评析:感染是机体与病原菌斗争的过程,病原菌大量繁殖,直接或通过释放毒素侵害机体,引发机体的防御,机体通过各种免疫机制清除病原菌和毒素。发热和寒战正是这种斗争过程的外部反应。所以对于波状热的病人,采血应在血菌浓度最高的发热和寒战前。

3. 答案:E

评析:凡已接受过破伤风类毒素免疫注射者,应在受伤后再注射 1 针类毒素加强免疫,不必注射抗毒素;未接受过类毒素免疫或免疫史不清者,需注射抗毒素预防,但也应同时开始类毒素预防注射,以获得持久免疫。该病儿足部刺伤 1h,有感染梭状芽孢杆菌的危险,此时应注射破伤风类毒素 0.5ml。

4. 答案:D

评析:此女婴腰骶部皮肤红肿迅速蔓延,出现坏死,并有明显全身症状,需尽早切除坏死组织,充分引流,彻底清创。

5. 答案:A

评析:病人发病迅速,伤处红肿、剧痛,病情恶化,且被铁钉刺伤,伤口坏死,诊断为梭状芽孢杆菌感染。

（三）B1 型题

1. 答案：E

2. 答案：D

3. 答案：B

评析：痈是由于金黄色葡萄球菌所引起的多个相邻的毛囊和皮脂腺或汗腺的急性化脓性感染。丹毒是由乙型溶血性链球菌所引起的皮肤及其网状淋巴管的急性炎症。脆弱拟杆菌为厌氧菌，普通培养阴性，脓液恶臭。大肠杆菌和铜绿假单胞菌虽然脓液也有恶臭，但二者普通培养基生长良好。

4. 答案：B

5. 答案：C

6. 答案：A

评析：革兰氏染色阳性细菌脓毒症主要致病菌是金黄色葡萄球菌，其毒素能使外周血管扩张，阻力降低。革兰氏染色阴性细菌脓毒症常为大肠杆菌、铜绿假单胞菌、变形杆菌所引起，多见于胆道、尿路、肠道和大面积烧伤感染等。真菌性脓毒症常见致病菌是白色念珠菌。

二、名词解释

1. 非特异性感染：又称化脓性感染或一般性感染。如疖、痈、丹毒、急性阑尾炎等。常见致病菌有葡萄球菌、链球菌、大肠杆菌。其特点是同一种致病菌可引起几种不同的化脓性感染，而不同的致病菌又可引起同一种化脓性感染。

2. 二重感染：亦称菌群失调症，是在广谱抗菌药物治疗过程中，多数敏感细菌被抑制，耐药菌大量生长繁殖，导致机体菌群失调而产生的新感染。病原微生物主要为金黄色葡萄球菌、真菌及革兰氏阴性杆菌。

3. 甲沟炎：指甲的近侧（甲根）与皮肤紧密相连，皮肤沿指甲两侧向远端伸延，形成甲沟。指甲一侧或两侧甲沟及其周围组织的感染，称甲沟炎或指甲周围脓肿。多因微小刺伤、挫伤、倒刺逆剥或剪指甲过短等损伤而引起，致病菌多为金黄色葡萄球菌。

4. 脓毒症：是对有全身炎症反应，如体温、循环、呼吸等明显改变的外科感染的统称。脓毒症合并有器官灌注不足表现，如低氧血症、乳酸酸中毒、少尿、急性神志改变等，则称为脓毒综合征。

5. 破伤风：是破伤风梭菌由皮肤或黏膜伤口侵入人体，在缺氧环境下生长繁殖，并分泌外毒素而引起的急性特异性感染。临床上以病人全身或局部肌肉持续性痉挛和阵发性抽搐为其特征。

6. 气性坏疽：亦称梭菌性肌坏死，是由梭状芽孢杆菌引起的特异性感染。梭状芽孢杆菌为革兰氏阳性厌氧杆菌，有许多种，以产气荚膜梭菌、诺维梭菌和腐败梭菌为主，其次为产气芽孢杆菌和溶组织梭菌。

三、填空题

1. 结核病　破伤风　气性坏疽　炭疽及放线菌病

2. 红　肿　热　痛　功能障碍

3. 低氧血症　乳酸酸中毒　少尿　急性神志改变

4. 骨折　尿潴留　窒息　呼吸停止

5. 消除毒素来源　中和游离毒素　控制和解除痉挛　保持呼吸道通畅　预防并发症

6. 捻发音　革兰氏阳性杆菌　肌群间积气

7. 彻底清创

四、问答题

1. 答案要点　根据感染部位、脓液性状、细菌培养和药敏试验、抗菌药物的抗菌谱及毒副作用,参照病人的肝肾功能等选用抗菌药物。在治疗最初阶段,先按临床诊断、脓液性状估计致病菌种类,选择适当抗菌药物。对重症感染做血液、体液、脓液培养及药敏试验以指导合理选用抗菌药物。

2. 答案要点　早期热敷,浸泡在 70% 酒精或 50% 硫酸镁溶液中,外用碘酊、鱼石脂软膏或三黄散等。重者加用抗菌药物。已有脓液积聚形成甲周围脓肿,可在两侧甲沟做纵行切口,如已形成甲下脓肿则应拔去指甲。切口或创面置凡士林纱布或乳胶片引流。

3. 答案要点　典型症状是在肌紧张的基础上阵发性强烈痉挛,通常最先受到影响的肌群是咀嚼肌,随后顺序是面肌、颈项肌、背腹肌、四肢肌群、膈肌和肋间肌。相应表现为开始咀嚼不便、张口困难,随后有牙关紧闭、苦笑面容、颈项强直、角弓反张,肢体可出现屈膝、弯肘、半握拳姿态。

五、病案分析

答案要点

（1）初步诊断:左下肢气性坏疽。

诊断依据:

①病史:左下肢外伤 10d,3d 前突然病情加重;②伤口破溃,已行清创缝合处理;③查体:病人烦躁不安,口唇发白,大汗淋漓,左下肢伤口处大片肿胀,缝线裂开,伴大量浆液性渗出物,皮肤呈大理石样斑纹。

（2）需要和伤口化脓性感染、骨筋膜室综合征鉴别。鉴别方法为行左下肢 X 线拍片,显示软组织间有积气即可明确。

（3）伤口应完全敞开,以大量过氧化氢或高锰酸钾溶液冲洗和湿敷。在病变区做广泛、多处切开,切除已无活力的肌组织,直至有正常颜色、弹性和能流出鲜血的肌肉为止。必要时行截肢手术。吸氧,大剂量使用抗生素,输血,纠正水与电解质代谢失衡,给予高蛋白、高热量和富有维生素的饮食。

（陈京来）

第十二章　创伤和战伤

【内容要点】

一、创伤概论

1. 分类方法　①按伤后皮肤完整性分类；②按受伤部位分类；③按伤情轻重分类。
2. 创伤病理　①创伤后局部反应；②创伤后全身性反应：神经内分泌变化、代谢变化及免疫反应变化。
3. 创伤后并发症　①感染；②休克；③脂肪栓塞；④应激性溃疡；⑤凝血功能障碍；⑥器官功能障碍；⑦挤压综合征。
4. 创伤的修复　①组织修复的三个阶段；②创伤愈合的类型：一期愈合和二期愈合；③影响创伤修复的因素。
5. 创伤的诊断　①病史：受伤情况、伤后表现及演变过程和伤前情况；②体格检查：全身检查、局部检查及伤口的检查；③辅助检查：实验室检查、穿刺及导管术检查、影像学检查。
6. 创伤的救治　①急救：复苏通气、止血扩容、包扎伤口保护脱出脏器、固定骨折、搬运；②一般处理：体位及制动、软组织伤的处理、防治感染、营养支持、维持体液平衡、对症处理；③伤口的处理：清洁伤口、污染伤口、感染伤口的处理，清创术。

二、清创术

1. 不同伤口及不同部位伤口的处理原则。
2. 具体步骤、术后处理及注意事项。

三、战伤的救治原则

①全身治疗与一般损伤相同。②战伤伤口处理的特殊性。③冲击伤及战伤复合伤的救治原则。

【练习题】

一、选择题

（一）A1 型题

1. 下列因素中,有利于创伤修复和伤口愈合的是
　　A. 细菌感染　　　　　　　B. 血液循环障碍　　　　　　C. 异物存留

D. 局部制动　　　　　　　　E. 服用糖皮质激素

2. 关于创伤性炎症反应的说法,错误的是

A. 创伤性炎症不利于创伤的修复

B. 伤后不久周围组织血管通透性升高,血浆渗出,使局部红肿痛

C. 炎症反应是由一些炎性介质和细胞因子引起的

D. 伤后组织裂隙内充有血液、血凝块、脱落的细胞

E. 如不发生感染、异物存留等,炎症可在 3~5d 趋向消退

3. 关于创伤的急救,错误的是

A. 较重或重症创伤必须在现场即开始急救

B. 抢救重症创伤应首先处理气道、呼吸、循环障碍

C. 应特别注意先救治危重剧痛、呻吟的病人,再处理较安静的病人

D. 骨折合并休克时,应先抢救休克

E. 防止抢救中再次损伤

4. 四肢出血,使用止血带最长不能连续超过

A. 20min　　　　　　　　B. 30min　　　　　　　　C. 1h

D. 1.5h　　　　　　　　　E. 2h

5. 初期处理火器伤清创后伤口应做一期缝合的是

A. 臀部　　　　　　　　　B. 腰部　　　　　　　　C. 膝关节腔

D. 上臂　　　　　　　　　E. 手掌

6. 属于闭合伤的是

A. 擦伤　　　　　　　　　B. 火器伤　　　　　　　C. 刺伤

D. 直肠破裂　　　　　　　E. 撕脱伤

7. 火器伤的救治原则中,错误的是

A. 争取 6~8h 内清创　　　　　　　B. 清创后争取一期缝合

C. 尽早注射破伤风抗毒素　　　　　D. 尽早给予抗生素治疗

E. 小而浅的伤口可保守治疗

(二) A2 型题

1. 一病人车祸后 2h 送至医院,咳嗽胸痛。查体:T 36.5℃,P 130 次 /min,R 30 次 /min,BP 90/60mmHg,神清,右胸部压痛明显,右肺呼吸音低,右下肢有骨折征。胸片示:右侧液气胸。创伤种类为

A. 穿透伤　　　　　　　　B. 盲管伤　　　　　　　C. 开放伤

D. 挤压伤　　　　　　　　E. 闭合伤

2. 病人,男,20 岁。右股刀伤后 18h,刀口处红肿渗出。目前最适当的治疗措施是

A. 清创缝合　　　　　　　B. 抗生素治疗　　　　　C. 理疗

D. 清理伤口后换药　　　　E. 局部固定

3. 病人,男,24 岁。因车祸伤急诊入院。初步诊断:骨盆骨折合并尿道损伤及创伤性休克。对该病人的处理顺序应该是

A. 骨盆骨折牵引固定,抗休克,处理尿道伤

B. 抗休克,处理尿道伤,牵引固定

C. 抗休克,牵引固定,处理尿道伤

D. 处理尿道伤,抗休克,牵引固定

E. 处理尿道伤,牵引固定,抗休克

4. 病人,男,40 岁。不慎右小腿被手榴弹炸伤 1h,包扎后就诊。查体:右小腿后不规则伤口长 4cm,肌肉破损、渗血,有弹药污染。宜采取的处理方法是

A. 清洗伤口、止血,加压包扎   B. 消毒、探查伤口后包扎

C. 清创、引流、缝合伤口   D. 清创、引流后延期缝合

E. 清创缝合伤口

二、问答题

1. 不利于创伤修复的因素有哪些?

2. 检查创伤病人时应注意什么?

【答案及评析】

一、选择题

(一)A1 型题

1. 答案:D

评析:细菌感染、血液循环障碍、异物存留、使用糖皮质激素是影响伤口愈合的常见因素。

2. 答案:A

评析:创伤后炎症清除损伤或坏死组织,为组织再生和修复奠定基础。

3. 答案:C

评析:创伤的救治中不应忽视因昏迷、深度休克、窒息而不能呼救的安静病人。

4. 答案:C

评析:止血带使用一小时后应松开 1~2min,一般使用不超过 4h。

5. 答案:C

评析:火器伤伤口一般不做一期缝合,但头、胸、腹、关节的伤口应缝合以封闭体腔。

6. 答案:D

评析:闭合伤及开放伤以伤后皮肤是否完整作为定义的标准。

7. 答案:B

评析:同第 5 题评析。

(二)A2 型题

1. 答案:E

评析:闭合伤指皮肤保持完整无开放性伤口者,如挫伤、挤压伤、扭伤、关节脱位、闭合性骨折、闭合性内脏伤等。开放伤指有皮肤破损者,如擦伤、撕脱伤、切割伤、砍伤、刺伤等;根据伤道又可分为贯通伤、盲管伤、反跳伤和切线伤等。

2. 答案:B

评析:一般开放伤口行清创术应在伤后 6~8h 内进行。污染较重或超过 8h,但尚未明显感染的伤口可延迟缝合。感染伤口应放置引流,定期换药。

3. 答案:C

评析：此题考查要点在于创伤急救的顺序——复苏通气、止血维持循环、包扎保护、固定、转运、进一步处理。

4. 答案：D

评析：火器伤伤口清创后不宜一期缝合，应保持伤口引流通畅 3~5d 后，酌情缝合。

二、问答题

1. 答案要点　有全身和局部两个方面。局部因素中伤口感染是影响创伤修复最常见的因素；局部血液循环障碍，局部血管损伤或受压，或发生休克等，可使创伤组织处于低灌流，发生代谢障碍，抑制炎症反应和细胞增生；异物存留或血肿这类物质充填组织裂隙成为一种机械性障碍，延迟治愈时间；局部制动不够，可使新生的微血管及上皮再受损伤，不利于创伤组织的修复。全身性因素主要有营养不良（蛋白质、维生素和微量元素的缺乏或代谢异常）、大量使用细胞增生抑制剂（糖皮质激素）、免疫功能低下及全身严重并发症（多器官功能障碍）等。

2. 答案要点　首先应从整体上观察病人状态，区分伤情轻重。伤情危重者，必须立即抢救；检查步骤尽量简洁，检查动作应谨慎轻柔，不可加重损伤；难以确诊的损伤，应在对症处理过程中严密观察，争取尽早确诊；遇病人较多时，应切实关注因昏迷、深度休克、窒息而不能呼救的"沉默者"。根据受伤史或某处突出的体征，进行细致的局部检查。应遵循各部位检查的要求。还须对伤部邻近组织器官详细检查，如下胸部创伤可能伤及肝脏或脾脏，骨盆骨折可有尿道损伤。开放伤还须仔细观察伤口或创面。伤情较重者，应在手术室进行伤口的详细检查。

（李　骥）

第十三章　烧伤、冷伤、咬蜇伤和整形外科

【内容要点】

一、热力烧伤

热力烧伤是指热力、光、电、化学物质及放射线等各种致伤因子造成的损伤。

（一）伤情判断

1. 烧伤面积和深度的判断

（1）烧伤面积的估计：以相对于体表面积的百分率表示。目前国内多采用中国新九分法和手掌法。新九分法主要用于成人，是将全身体表分为 11 个 9% 进行计算；儿童因头部较大而下肢较小，应结合年龄进行计算。具体方法见表 13-1。

表 13-1　中国新九分法

部位			占成人体表面积 /%	占儿童体表面积 /%	部位			占成人体表面积 /%	占儿童体表面积 /%
头颈	发部	3	9×1	9+(12- 年龄)	躯干	躯干前	13	9×3	9×3
	面部	3				躯干后	13		
	颈部	3				会阴	1		
双上肢	双上臂	7	9×2	9×2	双下肢	双臀	5*	9×5+1	9×5+1-(12- 年龄)
	双前臂	6				双大腿	21		
	双手	5				双小腿	13		
						双足	7*		

注：* 成年女性的臀部和双足各占 6%。

手掌法适用于小面积伤计算，伤者手指并拢时的全手掌面积，为其全身体表面积的 1%。判断烧伤面积，目前有应用计算机技术，如图像自动扫描法，可使判断更加准确。

（2）烧伤深度的识别：存在着不同的分类方法，国际和我国多通用三度四分法的分类标准。三度四分法是按热力损伤组织的层次，分为Ⅰ度、浅Ⅱ度、深Ⅱ度和Ⅲ度，各度烧伤的局部临床特点见表 13-2。判断烧伤深度时，应特别注意：①烧伤深度划分是人为的，实际上各种烧伤深度是互相移行的，不易在伤后即刻识别；②烧伤深度也可随病程变化而有所改变，如创面感染、受压等因素，烧伤深度可变深；③目前对烧伤深度判断主要靠肉眼观察，缺乏客观标准，往往不够正确，其他检查方法还未用于临床。

表 13-2　三度四分法各度烧伤的局部临床特点

烧伤深度		损伤组织层次	表皮特征	创面外观	感觉	温度	愈合过程
Ⅰ度 （红斑）		表皮层	完整,红肿	红斑,干燥	灼痛,敏感	稍高	3~5d 脱屑,无瘢痕
Ⅱ度 （水疱）	浅Ⅱ度	真皮浅层	水疱饱满,易剥脱	渗液多,创底潮红水肿	剧痛,过敏	增高	若无感染,2 周内愈合,不留瘢痕,短期色素沉着
	深Ⅱ度	真皮深层,有皮肤附件残留	水疱小,不易剥脱	渗液少,创底浅红或红白相间,网状血管,水肿明显	稍痛,感觉稍迟钝	稍低	无感染 3~4 周愈合,轻度瘢痕和色素沉着
Ⅲ度 （焦痂）		皮肤全层,或皮下组织,肌肉和骨骼	不易剥脱,坏死或炭化	蜡白或焦黄,干燥,皮革样,树枝状血管栓塞	痛觉消失	凉	3~5 周焦痂脱落呈现肉芽创面,难愈合,愈合后留有瘢痕

2. 烧伤严重程度估计　烧伤面积和深度可作为估计其严重程度的依据。烧伤严重性分度是设计治疗方案和抢救成批病人的需要,我国常用下列分度法:

（1）轻度烧伤:烧伤总面积在 9% 以下的Ⅱ度烧伤。

（2）中度烧伤:Ⅱ度烧伤面积 10%~29%,或Ⅲ度烧伤面积不足 10%。

（3）重度烧伤:烧伤总面积 30%~49%;或Ⅲ度烧伤面积 10%~19%;或Ⅱ度、Ⅲ度烧伤面积虽不足以上百分比,但已发生休克等并发症、呼吸道烧伤或有较重的复合伤。

（4）特重烧伤:烧伤总面积 50% 以上;或Ⅲ度烧伤面积 20% 以上;或已有严重并发症。

3. 吸入性损伤　以往称呼吸道烧伤,指由热力、燃烧时的烟雾、爆炸时的粉尘等所含有害的化学物质吸入所造成的烧伤,是较严重的特殊部位的烧伤。在火灾现场,死于呼吸性窒息者多于烧伤。临床上合并严重吸入性损伤的救治仍是较为突出的难题,所以强调从急救开始就应十分重视呼吸道的通畅。

（二）病理生理和临床分期

一般将烧伤病程经过分为休克期、感染期、修复期,且各期之间紧密联系而有重叠,每期都有其病理生理特点,故各阶段临床处理有不同的重点。

1. 休克期（体液渗出期）　除损伤的一般反应外,烧伤后迅速发生的反应是体液渗出。烧伤面积大而深（Ⅱ、Ⅲ度烧伤面积成人在 15% 以上、小儿在 5% 以上者）,可有大量体液渗出,出现低容量性休克。体液渗出一般持续 36~48h,伤后 2~3h 最为急剧,8h 达高峰,48h 渐趋恢复,渗出于组织间的水肿液开始回收。

本期的主要矛盾是休克的防治（包括预防肾衰竭）,液体复苏是早期治疗最重要措施。

2. 感染期　烧伤创面的坏死组织和富含蛋白的渗出液都是细菌生长的良好培养基,因此继休克后或休克的同时,急性感染即已开始,给病人造成另一严重威胁,感染就上升为主要矛盾,直至创面愈合。伤后 3~5d 是急性感染的高峰期,机体经过早期休克的打击,全身免疫功能低下,对病原菌抵抗力下降。

若处理不当,感染还可侵入邻近的非烧伤组织,向四周及深部蔓延。大面积侵入性感染,痂下组织细菌含量可随病程进展而逐渐增多,但血液中往往不能检出细菌,故称"烧伤创面脓毒症"(burn wound sepsis)。或细菌进入血液循环导致败血症。

本期主要矛盾是防治感染,所以对严重烧伤多采用早期切痂或削痂手术,行皮肤移植,尽早消灭创面。

3. 修复期　伤后第 5~8d 开始,直到创面痊愈称为修复期。浅度烧伤多能自行愈合,深Ⅱ度烧伤依靠残存的上皮岛在痂皮下融合修复;Ⅲ度烧伤的焦痂,在伤后 2~3 周或更长时间开始溶痂,须靠皮肤移植修复。

本期的主要矛盾是促使创面早期愈合。控制感染、加强营养等扶持修复功能;较大面积的Ⅲ度烧伤早期去痂,用植皮方法尽早消灭创面;大面积深度烧伤,做好关节及其他功能部位防挛缩、畸形等康复治疗,都是此期要解决的主要问题。

（三）烧伤的并发症

1. 感染　是引起烧伤病人死亡的主要原因。烧伤感染不仅是脓毒症和全身炎症反应综合征的重要原因,而且直接加深创面,因此防治感染是烧伤救治和创面修复过程的中心环节之一。

2. 休克　低血容量性休克是严重烧伤病人早期主要并发症。特重烧伤病人因强烈损伤刺激,可立即并发休克。烧伤病人不能平稳度过休克期,既极易引发感染,又广泛损害了多个内脏,继发器官功能不全。

3. 肺部感染　吸入性损伤、肺水肿、肺不张、脓毒血症等都可引起肺部感染,还能继发成人呼吸窘迫综合征,导致急性呼吸衰竭。

4. 急性肾衰竭　血容量减少可使肾缺血,加上血红蛋白、肌红蛋白、细菌毒素等对肾的损害,导致急性肾衰竭。

5. 应激性溃疡和胃扩张　烧伤后发生十二指肠黏膜糜烂、溃疡、出血等,称柯林溃疡。烧伤病人早期胃蠕动减弱时口渴多饮可致胃扩张。

（四）烧伤的救治

烧伤创面的修复,是治疗烧伤的根本问题,它不仅贯穿于烧伤治疗的全过程,还影响病人全身生理变化及局部功能康复质量。

1. 治疗原则　①保护创面,防止和尽量清除外源性沾染。②预防和治疗低血容量性休克。③预防和治疗局部及全身感染。④尽早消灭创面,尽量减少瘢痕所造成的功能障碍和畸形。⑤预防和治疗多系统器官衰竭。

对轻度烧伤的治疗重点是创面处理,口服烧伤饮料和对症处理。对中度以上烧伤的治疗应是局部治疗和全身治疗并重,抓住早期抗休克补液疗法,创面处理,全身性感染的防治及营养支持、保护和增强免疫功能等。

2. 现场急救

（1）一般处理

①迅速脱离热源:采用可行办法灭火后,迅速用凉水冲淋或浸泡以降低局部温度。②避免受伤部位再损伤:伤处衣着不宜剥脱,要剪开取下;转运时勿使伤面受压。③减少创面沾染:用清洁布单、衣服等覆盖或包扎。④镇静、镇痛:安慰和鼓励病人保持情绪稳定;必要时使用地西泮、哌替啶等。⑤防治休克:如无静脉补液条件,一般病人可口服烧伤饮料。⑥转诊:在作出初步处理后应及时转到有条件的医院进一步治疗。

（2）保持呼吸道通畅:如火焰烧伤病人可能有吸入性损伤,必要时可行气管切开、吸氧等。

已昏迷病人也须保持呼吸道通畅。

（3）优先处理复合伤：如果病人有大出血、开放性气胸、骨折等应先施行相应的急救处理。

3. 创面处理 Ⅰ度烧伤创面只需保持创面清洁,面积较大者可适当冷湿敷或烧伤油膏涂于创面以缓解疼痛。Ⅱ度以上烧伤创面需作如下处理：

（1）早期清创：主要是将创面上烧坏的浮皮,沾在创面上的泥土、脏物和沾染的细菌清除掉。已发生休克者,应待休克纠正后进行。除小面积烧伤外,一般不宜采用彻底清创法。因彻底清创可能促使病人休克的发生与发展,即使采用彻底清创法,创面也不可能达到无菌,因而主张采用简单清创法。

（2）创面用药：应根据烧伤的深度和面积选择用药。①小面积Ⅱ度烧伤,水疱完整者,可在表面涂以碘伏等,吸出疱内液体,加压包扎。②较大面积的Ⅱ度烧伤,水疱完整,或小面积水疱已破者,剪去水疱表皮；然后外用磺胺嘧啶银霜剂或中药制剂等；创面暴露或包扎。③Ⅲ度烧伤创面也可先外用碘伏,待去痂处理。

（3）创面包扎疗法：包扎敷料可保护创面,防止外源性沾染；加压包扎可减少创面渗出和减轻创面水肿。包扎疗法主要适用于肢体与部分躯干部位的新鲜浅度烧伤。

（4）创面暴露疗法：这种疗法是将创面彻底暴露,使创面凉爽、干燥,不利于细菌生长、繁殖,对深度烧伤能抑制焦痂液化与糜烂。暴露疗法主要适用于头颈部、会阴等不适宜包扎的部位与其他各部位的深度烧伤；沾染严重及感染创面也应暴露。

（5）焦痂的处理：深度烧伤包括深Ⅱ度和Ⅲ度烧伤,其表面有一层像皮革样的凝固坏死物,称为焦痂。焦痂覆盖在创面上,常会引起一些并发症,特别是极易招致感染。为此,应及早处理,使创面早日愈合。目前焦痂处理办法主要有手术切痂、削痂。

（6）植皮：深度烧伤经切痂、削痂后,均需立即对创面进行植皮。对小面积深度烧伤可采用自体植皮。大面积深度烧伤自体皮源不足,可用大块异体或异种皮打孔加自体皮片嵌入,或大块异体皮加自体微粒皮移植术来覆盖创面。还有一些新技术,如自体表皮异体真皮皮浆复合皮移植术,还有取自体皮做培养,增容后用于代替先期移植的异体皮等。

（7）感染创面的处理：创面脓性分泌物,选用湿敷、半暴露法（薄层药液纱布覆盖）或浸浴法等去除。创面换药,每日或隔日一次。待感染创面基本控制,肉芽创面新鲜时,及时用邮票状植皮。若创面大,自体皮源不足,可用异体皮或其他皮混合移植。

4. 全身治疗 中度以上烧伤除了处理创面,尚需防治休克、感染和重要器官衰竭等。

（1）防治休克：严重烧伤后,可发生低血容量性休克和代谢性酸中毒,必须及早采用液体疗法等,维持有效循环血量,有利于病人平稳度过休克期。

1）液体的种类：由于烧伤丢失的液体主要是血浆成分,故所补的液体中既有晶体成分如等渗盐水、平衡液等,又有胶体成分如血浆、右旋糖酐、羟乙基淀粉液等,有时需要输全血。

2）补液量：补液量的计算方法有多种,目前国内常用的方法见表13-3。

3）补液方法：第1个24h的补液量应在伤后8h内输入其1/2量,其余两个1/4,分别于第于第2个8h和第3个8h输入；第2个24h的补液量,晶体液和胶体液为第1d的1/2,基础需水量不变；第3d因渗出液回收,静脉补液减少或口服补液。输液量较大或需快速输液时,宜建立周围静脉和中心静脉通路。先输入一定量晶体液后,继以一定量的胶体液和5%葡萄糖溶液,然后按此顺序重复。休克严重者,应适量输入碳酸氢钠纠正酸中毒。补液时观察脉搏、血压、尿量,以调整补液速度和补液量。

表 13-3 Ⅱ度、Ⅲ度烧伤的补液量

		第 1 个 24h			第 2 个 24h
每 1% 面积、千克体重补液量（额外丢失）		成人 1.5ml	儿童 1.8ml	婴儿 2.0ml	第 1 个 24h 的 1/2
晶体液 : 胶体液	中、重度	2 : 1			2 : 1
	特重	1 : 1			1 : 1
基础需水量(5% 葡萄糖溶液)		2 000ml	60~80ml/kg	100ml/kg	同左侧

举例：体重 60kg、Ⅲ度烧伤、烧伤面积 30% 的成年病人，属于特重烧伤，第 1 个 24h 补液量为（60×30×1.5）+2 000=4 700ml，其中晶体液和胶体液各 1 350ml，5% 葡萄糖溶液为 2 000ml；第 1 个 8h 补液量为 2 350ml；第 2 个 8h 补液量和第 3 个 8h 分别为 1 175ml。第 2 个 24h 补晶体液和胶体液各 675ml，5% 葡萄糖溶液为 2 000ml。

（2）防治感染：在烧伤创面未愈之前细菌均有可能进入血液，引起全身感染。防治感染应从以下着手：

1）处理创面：认真而积极地处理创面，否则其他方法也难以奏效。

2）抗菌药物应用：抗生素的选择应根据创面分泌物的形状、细菌培养和药敏试验结果，选择有效抗生素。如预防性使用抗生素，使用时机是烧伤早期（伤后两周内）、手术切痂前后、有严重并发症时和植皮手术后。

3）免疫增强疗法：如伤后注射破伤风抗毒血清；还可用免疫球蛋白和烧伤免疫血清；新鲜血浆可增强一般的免疫功能。

（3）营养支持：烧伤后机体静息能量消耗增加，可经胃肠道和静脉进行营养补充。主要方法：①补充足够热量；②摄入高蛋白、低脂肪、含纤维素的食物；③必要时静脉高营养；④适量输全血、血浆或清蛋白。

5. 防治器官并发症　及时纠正低血容量，迅速逆转休克，预防和治疗感染等，是预防烧伤后器官并发症的基本方法。同时又要注意维护某些器官的功能。

二、电烧伤和化学烧伤

（一）电烧伤

电源直接接触所致的电接触烧伤，称电烧伤（electric burn）。电流通过人体可造成全身电击伤和局部电烧伤。主要是因为用电不慎、装备电器、雷击等引起，故应普及有关常识教育，以防电损伤事故发生。

1. 现场急救　①切断电流或立即使病人脱离电源。②有衣着燃烧者，应立即扑灭。③心跳呼吸骤停者，应立即进行复苏抢救。④昏迷或合并其他创伤，应作相应的临时处理。

2. 临床表现和诊断　通常电流的"入口"损伤较"出口"严重，一般为Ⅲ度烧伤。皮肤烧伤范围多不太大，多为椭圆形，皮肤焦黄或炭化，中心下陷，严重者可形成裂口或洞穴。烧伤可深达肌肉、肌腱、骨骼或内脏。早期很难确定损伤范围和严重程度，深部损伤范围常远远超过皮肤"入口"处。伤 24h 以后，伤处周围组织发红、肿胀，范围逐渐扩大。病程中应密切观察深部组织损伤发展和感染情况。同时要重视全身情况，如低血容量、尿量和尿成分的改变（如肌红蛋白尿、血红蛋白尿）、心电图改变等。

3. 治疗

（1）全身治疗：与热力烧伤基本相同。但输液量不应单纯按烧伤面积计算，应适当增加输液量，保持尿量每小时 50ml 以上。早期应给利尿剂和碱性药物，以防止肾衰竭。

（2）局部治疗

1）早期处理：全身情况稳定后，尽早清创。一般采用暴露疗法，保持局部清洁干燥，预防破伤风。如患肢有环形Ⅲ度焦痂严重影响血液循环，应即做焦痂纵行切开减压，并将筋膜切开。

2）坏死组织处理与创面修复：伤后 3~5d，可行第一次手术。切除表面坏死皮肤和焦痂后，探查深部组织。如无明显感染，则较彻底切除失活组织。

3）感染创面处理：已感染的伤口要充分引流，予以湿敷，逐日清除创面坏死组织和焦痂。暴露较大的伤口，床旁应备止血带或手术包，一旦出血，应缝扎出血点附近健康的血管。

4）截肢要慎重，严格掌握适应证：①因血液循环完全中断而致坏死；②威胁生命的严重感染，特别是厌氧菌感染；③血管、神经、骨骼严重损伤，无法修复或重建。

（二）化学烧伤

化学烧伤（chemical burn）以强酸类、强碱类或磷等化学物质致伤为多见。

1. 酸烧伤 高浓度强酸如硫酸、硝酸、盐酸与皮肤接触后，很快引起细胞脱水，使组织蛋白凝固，故创面干燥，分界清楚，肿胀较轻。创面初期呈黄色或棕黄色，硫酸可使组织炭化，皮肤呈黑绿色或深棕色。苯酚烧伤创面开始呈白色，后转为灰黄色或青灰色。苯酚被皮肤吸收有发生尿闭和尿毒症的危险。氢氟酸烧伤，通常不立即出现明显疼痛而被忽视，数小时后出现难忍的剧痛，不但引起皮肤和脂肪坏死，且有脱钙作用。急救时，用大量冷水较长时间（半小时左右）冲洗创面。但苯酚不溶于水，可先用酒精中和，然后用水冲洗。创面较大者应予输液和使用利尿剂，并考虑早期切痂。氢氟酸烧伤创面冲洗后，随即用氧化镁甘油软膏涂布、氯化钙或硫酸镁湿敷。创面经以上处理后予以暴露，保持创面干燥，待其痂下愈合或切痂植皮。

2. 碱烧伤 碱烧伤常因强碱如氢氧化钠、氢氧化钾、生石灰（氢氧化钙）等所致。除了使组织细胞脱水，与组织蛋白结合形成碱性蛋白盐，还可使脂肪皂化和溶解。皂化时产生的热量，可使深层组织继续坏死，烧伤加深。坏死组织脱落溶解后，创底较深，边缘潜行，疼痛较剧。

急救时，主要用大量清水冲洗或较长时间浸浴。生石灰水烧伤，因生石灰颗粒遇水后形成氢氧化钙并释放热量，可加重烧伤，应先将颗粒去除才用水冲洗。此后，创面处理与热力烧伤相同，使创面干燥，深度烧伤争取及早去痂植皮。

3. 磷烧伤 磷颗粒可在体表自燃造成烧伤。磷氧化后所形成的五氧化二磷对皮肤有腐蚀作用，伤处灼痛剧烈，迅速形成焦痂。无机磷经创面吸收可致严重的肝、肾损害。磷燃烧所产生的五氧化二磷粉末吸入呼吸道可致肺水肿。

急救时，先用大量清水冲洗或浸浴，并仔细清除磷颗粒。随后用 1% 硫酸铜冲洗和湿敷，可与磷化合成黑色磷化铜或磷酸铜，再用水冲去。磷为脂溶性，创面切不可用油脂敷料，以免加速吸收。在局部处理同时，不可忽视全身治疗。

三、冷伤

低温寒冷引起机体的损伤，统称为冷伤（cold injury）。依损伤的性质，冷伤可分为冻结性冷伤与非冻结性冷伤两类。非冻结性冷伤是在 10℃ 以下、冰点以上，加上潮湿条件所致，如冻疮、浸渍足（又称战壕足）等。冻结性冷伤是指短时间暴露于极低温或长时间暴露于冰点以下低温所致,又称冻伤,分局部冻伤和全身冻伤。

（一）非冻结性冷伤

冻疮（chilblain）多发生在冬季或早春气温较低较潮湿的地区,长江流域多见。

1. 病理　机体局部皮肤暴露于冰点以上低温时,可引起血管收缩和血流滞缓,影响细胞代谢。当局部处于常温后,血管扩张,充血且有渗出,甚至可发生水疱,可发展为毛细血管、小动脉、小静脉受损而发生血栓,以至引起组织坏死。

2. 临床表现　耳郭、手、足或鼻尖常是好发部位。发病往往不自觉,待局部出现红肿才发觉。温暖时局部肿痒刺痛,可起水疱,水疱去皮后创面发红、有渗液,可并发感染形成糜烂或溃疡。

3. 预防和治疗　野外劳动、值勤要防寒保暖。曾患冻疮的人在寒冷季节要注意手、足、耳郭等处保暖,保持鞋袜干燥,涂擦防冻疮霜剂。发病后若局部皮肤完整可涂冻疮膏,每日温敷数次。有糜烂或溃疡应换药,可用含抗生素和皮质类固醇的软膏、樟脑膏或桑寄生软膏。

（二）冻结性冷伤

局部冻伤和全身冻伤（冻僵）多发生在意外事故或战时,如突然发生的暴风雪、陷入冰雪环境中等。

1. 病理　人体局部接触冰点以下低温时,发生强烈血管收缩反应。若接触时间稍久或温度过低,则细胞外液甚至连同细胞内液均可形成冰晶。冻融后,局部血管扩张、充血、渗出及血栓形成等;组织内冰晶融化后,可发生组织坏死,邻近组织炎症反应。

全身受低温侵袭时,除了外周血管强烈收缩和寒战反应,体温由表及里降低,还可使心血管、脑及其他器官均受累。如不及时抢救,可直接致死。

2. 临床表现　冻伤后局部麻木刺痛,皮肤苍白发凉等。冻融后按其损伤程度分为四度。

Ⅰ度冻伤:伤及皮肤表层。局部轻度肿胀,红斑损害,稍有麻木痒痛。1周后脱屑愈合。

Ⅱ度冻伤:伤及皮肤真皮层。局部水肿,水疱损害,知觉迟钝。2~3周后,如无感染,可痂下愈合,少有瘢痕。

Ⅲ度冻伤:伤及皮肤全层及皮下组织。局部由苍白转为黑褐色,可出现血性水疱,知觉消失。4~6周后,坏死组织脱落形成肉芽创面,愈合缓慢,留有瘢痕。

Ⅳ度冻伤:伤及肌肉、骨骼等组织,甚至肢体干性坏疽。对复温无反应,感染后变成湿性坏疽,中毒症状严重。治愈后多留有功能障碍或残疾。

全身冻伤初起有寒战、皮肤苍白、发绀、疲乏、无力等表现,继而出现肢体僵硬、麻木、幻觉,随后神志模糊甚至昏迷。严重者可心律失常、心跳呼吸骤停。

3. 治疗

（1）急救:①快速复温,使用38~42℃恒温水浸泡患肢,冻僵者全身浸泡,15~30min,使体温迅速提高而接近正常,指端甲床潮红且有温感。②如无复温条件,可利用常人腋窝、胸腹部进行复温。③快速复温后,应在22~25℃室内继续保暖,卧床休息。④不能口服者可静脉输入加温至37℃的葡萄糖溶液、能量合剂等,并防治休克。⑤对心跳、呼吸骤停的病人施行复苏术。

（2）局部创面处理:①Ⅰ度冻伤,保持创面干燥,数日可愈。②Ⅱ度冻伤,复温后水疱无菌抽液,干敷料保暖性包扎,或外涂冻伤膏后暴露。③Ⅲ度、Ⅳ度冻伤多采用暴露疗法,保持创面干燥,一般待坏死组织分界清楚行切除,后再行植皮,并发湿性坏疽常需截肢。

（3）全身治疗:对Ⅱ度以上冻伤需全身治疗。①应用抗生素和破伤风抗毒素血清。②冻伤常继发肢体血液循环不良,可用低分子右旋糖酐、妥拉唑林、罂粟碱等,也可用中药活血化瘀改善血液循环。③给予高热量、高蛋白、高维生素饮食。④冻僵者复温后应重点防治多器官功能衰竭。

4. 预防　寒冷环境中工作人员或部队,要做到"三防",即防寒、防湿、防静(适当活动)。在进入低温工作环境前,可进适量高热量饮食,但不宜饮酒,因饮酒可能增加散热。预计可能遭遇酷寒人员,应事先采取措施,如锻炼身体耐寒能力、保暖等。

四、咬蜇伤

(一)狂犬咬伤

狂犬咬伤可导致狂犬病,尚无有效的治疗方法,死亡率较高,应予重视。此外,猫、狼等其他哺乳动物也可感染狂犬病毒,且可互相传染,病兽咬伤也可致狂犬病。

1. 发病机制和临床表现　患有狂犬病的狗咬人时,唾液中的狂犬病毒经伤口侵入人体,其亲和力很强,可沿神经末梢和神经周围间隙的体液向上侵犯中枢神经系统。经潜伏期(一般 3~8 周)后,病人进食、饮水引起咽喉肌痉挛性疼痛,见水、闻水声或提及饮水均可诱发咽肌痉挛,故狂犬病又称恐水病。严重时有烦躁不安、恐惧、狂躁、惊厥等。后期出现进行性瘫痪、昏迷或呼吸衰竭。

2. 伤口处理　被犬咬伤后,不论狂犬与否,均应及时处理伤口。先用 20% 肥皂水或大量的无菌水反复冲洗伤口(野外急救可用清水),再用高锰酸钾溶液或过氧化氢溶液冲洗。如可疑狂犬咬伤,则应扩大伤口,彻底清创,再用过氧化氢溶液冲洗。如有免疫血清,可在伤口四周注射直至伤口底部。伤口开放,忌做一期缝合。

3. 狂犬病疫苗预防注射　狂犬咬伤或可疑狂犬咬伤,均应在伤后立即进行预防注射。①注射狂犬病疫苗:每日 1 次,每次 2ml,交替在肩胛间区和腹壁(右上、右下、左上、左下)四处皮下注射,14~21 次为一疗程。若咬伤部位为头面或颈部,则前 7d 每日注射 2 次,每次 2ml,以后每日注射 2ml。②注射抗狂犬病血清:如狂犬咬伤头面部或多处严重咬伤,潜伏期可能明显缩短,疫苗注射后可能难以迅速产生自动免疫力,故咬伤后可立即注射抗狂犬病血清40U/kg,狂犬病免疫球蛋白 20U/kg,在伤口周围或肌内注射,注射前应做过敏试验。

4. 预防感染　为了预防其他感染,应选用适当的抗生素,并应常规注射破伤风抗毒素。

5. 其他处理　狂犬病是由狂犬咬伤后,经唾液传染的病毒性脑炎疾患,属急性传染病,本病发作病人应进入专门病房隔离治疗。主要是减少外界刺激,用水合氯醛、氯丙嗪等控制兴奋症状,静脉补液和营养支持,呼吸困难应进行呼吸支持、机械通气。

(二)毒蛇咬伤

毒蛇咬伤在我国南方农村和山区常见,其中以蝮蛇咬伤最为常见。毒蛇咬伤的危害在于蛇毒中毒,因此,必须学会预防和急救方法。

1. 临床表现　毒蛇咬伤中毒程度与毒蛇种类、咬伤的深度和时间、蛇毒吸收量及吸收速度等有关。

(1)神经毒中毒:神经毒中毒可由金环蛇、银环蛇和海蛇咬伤引起。毒素主要作用于延髓和脊神经节,且可阻断运动神经 - 肌肉接头的传导,引起呼吸肌麻痹和全身横纹肌松弛性麻痹。咬伤后伤处红肿不明显,疼痛轻,出血少,往往只有麻木感。0.5~2h,可出现眩晕、视力模糊、呼吸困难、心律失常、四肢麻木,甚至肌肉瘫痪、昏迷、血压下降、呼吸麻痹和循环衰竭。

(2)血液毒中毒:血液毒中毒可由五步蛇、竹叶青、蝰蛇咬伤引起。血液毒包括心脏毒和血管毒,其毒素主要由溶蛋白酶、磷脂酶和透明质酸酶等组成。具有强烈的溶组织、溶血和抗凝作用。咬伤后局部损伤严重,伤口剧痛、出血不止、肿胀明显,皮下瘀斑或血性水疱。重者广泛出血、溶血、高热、黄疸,并有心肌损害,休克、急性肾衰竭和肝性脑病等并发症。

（3）混合毒中毒:混合毒中毒可由眼镜王蛇、眼镜蛇、蝮蛇咬伤引起,兼上述两种征象,以神经毒为主,局部损害也重。病人主要死于呼吸麻痹和循环衰竭。

2. 诊断　判断毒蛇或无毒蛇,毒蛇和无毒蛇均可咬伤人,但后者不造成严重后果。被蛇咬伤后,均需区别是否为毒蛇,以便进行有效的救治。①从毒蛇特征和牙痕判断。②从临床表现判断,毒蛇咬伤临床表现如上所述,无毒蛇咬伤后局部疼痛轻微,一般在 10min 内消失,伤口出血少,周围无肿胀,无全身症状。

3. 治疗

（1）急救:①咬伤后勿惊慌奔跑,肢体制动,可减少毒素吸收和扩散。②立即在距伤口 5~10cm 的近心端绑扎,以能阻止静脉血和淋巴回流为度,待清创排毒后 3h 解除,绑扎期间每 20~30min 松开 1~2min。③可在伤口周围挤压排毒或拔火罐吸出毒液。必要时可用口直接吸吮排毒。但口腔黏膜破损或龋齿勿用口吸吮,以免中毒。

（2）局部处理:①清创排毒,先用肥皂水或冷盐水反复冲洗伤口,再用 0.1% 高锰酸钾或 3% 过氧化氢溶液冲洗。以牙痕为中心做 "+""++" 或 "*" 形切口,切开 0.5cm 长度皮肤及皮下组织,用手由患肢上至下部,由外周向中心挤压。继而用拔火罐吸毒,每半小时一次。②局部降温,患肢制动放低以减少毒素的吸收。③封闭疗法,可用胰蛋白酶 2 000U 加入 0.5% 普鲁卡因 10~20ml 中,在伤口周围封闭,深达肌层;或以 0.25% 普鲁卡因 50ml 加地塞米松 5mg 或氢化可的松 100mg 做伤处近侧肢体封闭,12~24h 可重复注射。因胰蛋白酶是强力蛋白水解酶,能迅速破坏蛇毒蛋白质;激素具有镇痛、消炎、退肿、抑制蛇毒扩散等作用。

（3）全身治疗:①一般治疗,给予高热量、高维生素和易消化饮食,多饮水,必要时输液、输血,使用利尿剂,加强利尿排毒。常规注射破伤风抗毒素和抗生素防治感染。②咬伤后应及早使用解蛇毒药物。

（4）中草药:以解毒、清热、息风、凉血为主。

（5）抗蛇毒血清:能中和相应蛇毒,使用愈早,效果愈好。

（三）蜇伤

1. 临床表现

（1）蜂蜇伤（bee sting）:黄蜂、蜜蜂蜇伤,一般只有局部疼痛,数小时后可消退,无全身症状;黄蜂蜇伤的局部症状较重。蜂毒与蛇毒相似,包含具有抗原性质的蛋白质混合物、激肽、组胺和血清素。因而,有的病人可出现荨麻疹、血管神经性水肿、哮喘或过敏性休克;若被群蜂蜇伤,可出现明显的全身症状,如头晕、恶心、呕吐等,严重时可出现呼吸困难、休克、昏迷以至死亡,有的病人出现血红蛋白尿,甚至肾衰竭。

（2）蝎蜇伤（scorpion sting）:蝎有一弯曲而锋利的尾针,与毒腺相通,蜇人时毒液经此注入皮下。蝎的毒液含神经毒素、溶血毒素等。蜇伤局部剧痛,大片红肿,水疱、出血、麻木等;重者可出现寒战、高热、恶心、呕吐、头痛、头晕、肌肉强直或抽搐、流涎、呼吸困难、脉转细弱、昏迷等。儿童被蜇伤后,严重者可因呼吸循环衰竭而死亡。

（3）蜈蚣蜇伤（centipede sting）:蜈蚣有一对中空的利爪,蜇伤时毒液经此注入皮下。蜇伤后引起局部疼痛、红肿,可渗血。严重时可出现发热、头痛、眩晕、恶心、呕吐甚至谵妄、昏迷等。儿童被蜈蚣蜇伤可危及生命。

（4）毒蜘蛛咬伤：毒蜘蛛毒液含神经蛋白毒，注入人体后局部肿痛，多在短时间消失。严重病例咬伤处局部苍白红肿或发生荨麻疹。全身症状以儿童为甚，头痛、头晕、恶心、呕吐、四肢无力、发热、谵妄、惊厥、虚脱以至死亡。少数病人可有腹肌痉挛，颇似急腹症。

（5）蛭咬伤：水蛭和山蛭的前吸盘有口，叮人吸血时分泌有抗凝作用的蛭素，可使伤口出血较多，局部常发生水肿性丘疹，中心有一瘀点，不痛。

2. 治疗

（1）局部处理：①因黄蜂毒液呈碱性，除黄蜂蜇伤局部用弱酸性液体如食醋和0.1%稀盐酸等中和外，多数的虫蜇伤伤口用3%氨水、3%碳酸氢钠等弱碱性溶液洗涤和湿冷敷，并用肥皂水和生理盐水洗净，根据需要扩大伤口。②蜂刺、虫爪留在伤口内者，尽可能迅速拔除。③并发蜂窝织炎或坏疽时，给予抗生素，根据需要行引流术。④疼痛剧烈者，可用0.25%~0.5%普鲁卡因做伤口周围封闭。⑤伤口周围可用季德胜蛇药片等调敷。

（2）全身治疗：目前尚无特异性的抗毒血清，对于全身反应较重者，应积极注意全身综合治疗。①给予镇静、镇痛药，静脉补液，葡萄糖酸钙及抗生素治疗等。②出现变态反应甚至休克时，成人立即皮下注射1∶1 000肾上腺素0.3~0.5ml，还可选用氢化可的松或地塞米松静脉滴注，可酌情口服或肌注抗组胺药。③注意对休克、血红蛋白尿、急性肾衰竭和呼吸循环衰竭的防治。

五、整形外科

整形外科是一门诊察和研究人体体表和某些内脏部位畸形及组织缺损的修复、功能重建，以各种组织移植为主要治疗手段，达到恢复或改进正常生理和形态为目的的外科学科。

（一）整形外科的治疗范围

一般包括下述几种畸形和疾患：

1. 损伤性畸形和缺损　含物理、化学、机械性损伤等，如烧伤、冻伤、电击伤、放射性损伤、战伤、工业和交通创伤、动物咬伤等。

2. 感染性畸形和缺损　某些细菌感染，例如严重的皮肤和皮下组织感染，治愈后可造成皮肤或深部组织瘢痕挛缩所致的畸形和功能障碍。

3. 先天性畸形和缺损　指在胚胎发育过程中的某种缺陷，导致出生后患有身体某些部位形态结构和生理功能的畸形。

4. 体表肿瘤　皮肤表面常见的各种肿瘤，尤其是头面部的肿瘤，切除后应用整形外科方法修复或重建。

5. 美容　目前已成为人们热爱生活的象征和正常要求，许多整形外科手术用于美容。

6. 其他　如面神经麻痹、单侧或双侧面萎缩、斜颈、压疮等。

（二）整形外科的原则和特点

1. 形态和功能的统一　整形外科与一般外科专业的主要不同点是后者以切除病变组织器官，恢复机体生理功能为目的；而前者除恢复功能外，还有矫正畸形、重建或改善形态的作用。

2. 原则性和创造性相结合　整形外科在实现其具体任务时有一整套手术原则和方法，需要视病人的情况、手术者的经验与科学技术的进步而采用合适的治疗方法。

3. 基本原则和操作技术特点

（1）治疗时间的选择可概括为3种：①定期手术，指治疗时间应选择在适当时期进行，如先天性唇裂,一般在小儿6个月内进行手术;②择期手术,指治疗时间的选择无特殊规定,如受损组织的瘢痕应视软化情况来选择合适的时机进行手术;③急症手术,如严重创伤合并有缺损,为了及时修复创面,预防感染,可早期进行游离植皮等。

（2）严格的无菌要求:整形手术对外表美观要求很高,术后感染会直接影响手术效果,必须严格执行无菌技术。

（3）精细的无创技术:主要是尽可能减少组织的损伤,要求手术操作准确、迅速和熟练;避免不必要的拉扯、挤压、钳夹、扭转、撕裂等;使用的手术器械精密而锋利;缝合或填充材料精细而组织反应小;保护创面,严密止血,防止术后血肿形成等。

（4）正确选择手术切口:皮肤切开是整形手术操作至关重要的环节,要按照与皮纹方向平行切口;四肢关节部位应避免和长轴平行的正中纵行切开,采用侧方切开或 Z、L、N、S 形切口;颜面部的切口与术后外貌关系密切。

（5）严密的缝合技术:整形手术的切口缝合是一项极为重要的环节。

缝合要点:①缝合时各层组织的对合严密,组织张力小,创缘无死腔或血肿等;②选用精细的缝针和缝线,最宜用无损伤缝针;③缝合方法可选用间断缝合法(近创缘2mm以内进针,针距要均匀)、褥式缝合法(可使创缘外翻,颜面部不宜采用)、双圈褥式缝合法(用于闭合腭裂缝合)、连续皮内缝合法等。

（6）妥善包扎固定:包扎固定时宜用适当压力,可消灭死腔,防止渗血和血肿,减轻组织水肿;包扎后在关节活动部位应用夹板或石膏做固定;手部包扎固定应处于对掌功能位,腕关节背伸 30°。

（三）皮肤移植

皮肤移植是临床应用最多的组织移植。移植的方法很多,各有特点,一般可分为皮肤的游离移植、皮瓣移植、吻合血管的皮瓣移植。

1. 皮肤游离移植　是皮肤组织自供皮区断离后,移植到皮肤缺损处(受皮区),凭借受皮区的血供重建血液循环而成活。

游离皮片的分类依据皮片厚度不同可分3种:刃厚皮片、中厚皮片和全厚皮片。另外,还包括真皮下浅层血管网的皮片,称为超全厚皮片,适用于手掌、足底和面颈部的创面修复。

2. 取皮方法　供皮区经皮肤准备后,可采用滚轴刀或鼓式取皮机或徒手取皮。供皮区应选择隐蔽、损伤小的部位,避免造成新的畸形。烧伤病人皮源紧张,可取头皮移植,头皮修复快,可反复取皮。

3. 游离皮片的成活　皮肤移植于受区后,借渗出的血浆物黏附并提供营养。24h毛细血管芽可深入皮片,48h皮片血液循环逐渐形成。一周左右皮片血液循环基本建立,皮片色泽红润。为此,游离植皮时要使皮片紧贴创面,创底无坏死组织、无积血,并均匀加压包扎和局部制动。

（四）皮瓣移植

适用于修复软组织严重缺损,肌腱、神经、血管裸露,创底血液循环差的深度创面,尤其是功能部位。皮瓣可分带蒂皮瓣和游离皮瓣。

1. 带蒂皮瓣移植　在皮瓣形成或转移过程中,需要一个蒂部相连,以供给该皮瓣必需的血液供应,适用于修复邻近或较远处的组织缺损。设计皮瓣时,其长宽比例最好为1:1,不宜超过1.5:1。皮瓣缝合固定于缺损处后,蒂仍与供处连接,一般经过3周后皮瓣与创底建立可靠的血液循环,再予断蒂。

2. 游离皮瓣移植　是将一块完全游离的自体皮瓣,应用显微外科手术,将皮瓣的静脉、动脉与缺损处的静脉、动脉吻合,确保皮瓣的血液供应与静脉回流。游离皮瓣不受带蒂皮瓣蒂部长度的限制而可以移植到离供区很远的部位。在临床上不仅应用于晚期创伤畸形的修复,亦可应用于急症创伤的早期修复。

【练习题】

一、选择题

（一）A1 型题

1. 某烧伤病人右上肢与左手烧伤,其烧伤面积为
   A. 9%　　　　　　　　　B. 10%　　　　　　　　C. 11.5%
   D. 12.5%　　　　　　　　E. 14%

2. 双足烫伤,有水疱,基底红润肿胀,剧痛,估计烧伤面积及深度为
   A. 5% 浅Ⅱ度　　　　　　B. 7% 浅Ⅱ度　　　　　　C. 7% 深Ⅱ度
   D. 14% 浅Ⅱ度　　　　　E. 14% 深Ⅱ度

3. 大面积烧伤液体渗出达高峰的时间是伤后
   A. 8h 内　　　　　　　　B. 12h 内　　　　　　　C. 36h
   D. 48h　　　　　　　　　E. 72h

4. 烧伤休克期造成休克的主要原因是
   A. 大量红细胞丧失　　　B. 大量水分蒸发　　　　C. 大量液体渗出
   D. 细菌感染中毒　　　　E. 强烈疼痛刺激

5. 烧伤 3d 后病人最常见的死亡原因是
   A. 创面脓毒　　　　　　B. 败血症　　　　　　　C. 低血容量性休克
   D. 急性肾衰竭　　　　　E. 心功能不全

6. 烧伤后败血症致病菌主要来源于
   A. 呼吸道　　　　　　　B. 肠道　　　　　　　　C. 泌尿道
   D. 创面　　　　　　　　E. 交叉感染

7. 烧伤急救时,需立即行气管切开的是
   A. 烧伤伴有昏迷　　　　B. 头面部烧伤　　　　　C. 大面积烧伤有呼吸困难
   D. 严重休克　　　　　　E. 心搏骤停

8. 处理小面积烧伤主要是
   A. 抗休克　　　　　　　B. 创面处理和预防感染　C. 全身治疗
   D. 大量输液　　　　　　E. 使用抗生素

9. 头面、颈、会阴等部烧伤,创面处理宜采用
   A. 包扎疗法　　　　　　B. 暴露疗法　　　　　　C. 浸泡疗法
   D. 药物湿敷　　　　　　E. 冷敷

10. 关于烧伤急救,下列措施错误的是
    A. 将病人救离烧伤现场
    B. 中小面积烧伤可将病人创面浸入冷水中
    C. 创面包扎,避免继续污染

D. 剧烈疼痛可用镇痛药

E. 口渴者可饮大量白开水

11. 现场急救时,不宜首先用清水浸泡或冲洗的化学烧伤是

  A. 强酸烧伤   B. 强碱烧伤   C. 生石灰烧伤

  D. 磷烧伤   E. 苯酚烧伤

12. 电击伤的临床表现不包括

  A. 轻者仅有局部皮肤轻微烧灼伤   B. 重者局部皮肤焦黄或褐黑色

  C. 可出现心悸、头晕、乏力   D. 可出现昏迷、抽搐、休克

  E. 电流出口处灼伤比进口处严重

（二）A2 型题

某烧伤病人,体重 50kg,Ⅰ度烧伤面积 10%,Ⅱ度烧伤面积 40%,Ⅲ度烧伤面积 20%。烧伤后其第 1 个 24h 补液总量（日需量按 2 000ml 计算）为

  A. 4 500ml   B. 5 000ml   C. 6 500ml

  D. 7 250ml   E. 8 000ml

（三）B1 型题

（1~3 题共用备选答案）

  A. 红斑,无水疱,感觉过敏

  B. 有水疱,基底潮红,感觉过敏

  C. 感觉消失,局部皮革样,苍白或炭化

  D. 感觉迟钝,拔毛仍有痛感

  E. 有水疱,基底苍白,皮温低

1. Ⅰ度烧伤可见

2. 浅Ⅱ度烧伤可见

3. Ⅲ度烧伤可见

（4~7 题共用备选答案）

  A. 包扎疗法

  B. 暴露疗法

  C. 半暴露疗法

  D. 温敷疗法

  E. 手术疗法

4. 病儿;女,6 岁。头面部及会阴等处烧伤 5h,烧伤面积为 16%,其局部处理方法是

5. 病人双下肢（不包括臀部）浅度烧伤,污染较轻,其创面的正确处理是

6. 位于头部的供皮区可采用

7. 位于四肢的供皮区可采用

（8~10 题共用备选答案）

  A. 累及表皮层

  B. 深达真皮层

  C. 累及皮肤全层

  D. 深达皮下组织

  E. 深达肌肉、骨骼

8. I度冻伤损伤

9. Ⅱ度冻伤损伤

10. Ⅳ度冻伤损伤

（四）X型题

1. 烧伤创面感染最多发生在

    A. 受压部位 　　　　　　B. 潮湿部位 　　　　　　C. 隐蔽部位

    D. 暴露部位 　　　　　　E. 干燥部位

2. 成人烧伤补液时，尿量维持在每小时 20ml 即可，包括下列病人中的

    A. 老年人 　　　　　　　B. 心脏病病人 　　　　　C. 合并有颅脑损伤的病人

    D. 吸入性损伤病人 　　　E. 烧伤休克病人

3. 磷烧伤的正确处理是

    A. 大量清水冲洗 　　　　B. 用苏打水湿敷 　　　　C. 用凡士林纱布包扎

    D. 不可忽视全身治疗 　　E. 暴露疗法

4. 烧伤的急救原则是

    A. 消除致伤原因 　　　　B. 保护创面 　　　　　　C. 保持呼吸道通畅

    D. 预防休克 　　　　　　E. 使用 TAT

5. 毒蛇咬伤的急救原则是

    A. 阻止蛇毒吸收 　　　　B. 排出蛇毒 　　　　　　C. 蛇药解毒

    D. 血清疗法 　　　　　　E. 伤口湿敷

6. 烧伤创面出现焦痂下积脓，其处理正确的是

    A. 清除焦痂，充分引流 　　　　　　B. 加用抗生素，采取暴露疗法

    C. 控制感染后切除焦痂植皮 　　　　D. 湿敷包扎疗法

    E. 焦痂切除植皮

7. 冻伤的急救措施是

    A. 先使病人脱离低温环境 　　　　　B. 迅速复温

    C. 病人心跳呼吸停止，要及时复苏抢救 　　D. 休克时快速大量输液

    E. 病人清醒后可给温热饮料

二、问答题

1. 试述烧伤深度分类法及各度的临床特点。

2. 病人，男，体重 60kg。颜面部 I 度烧伤，左前臂、双手、两小腿、双足Ⅱ度烧伤，下腹部有两手掌面积深Ⅱ度烧伤。请为该病人制订第 1 个 24h 的补液计划。

3. 烧伤补液的观察指标有哪些？

【答案及评析】

一、选择题

（一）A1 型题

1. 答案：C 　　2. 答案：B 　　3. 答案：E 　　4. 答案：C 　　5. 答案：B

6. 答案：D　　7. 答案：C　　8. 答案：B　　9. 答案：B　　10. 答案：E

11. 答案：C　　12. 答案：E

（二）A2 型题

答案：C

（三）B1 型题

1. 答案：A　　2. 答案：B　　3. 答案：C　　4. 答案：B　　5. 答案：A

6. 答案：C　　7. 答案：A　　8. 答案：E　　9. 答案：A　　10. 答案：B

（四）X 型题

1. 答案：ABC　　2. 答案：ABCD　3. 答案：ABD　4. 答案：ABCD　5. 答案：AB

6. 答案：ABC　　7. 答案：ABCE

二、问答题

1. 答案要点　烧伤可分为Ⅰ度、浅Ⅱ度、深Ⅱ度、Ⅲ度。Ⅰ度烧伤局部红斑,轻度红肿、热、痛,无水疱,干燥、无感染,因此称红斑型。浅Ⅱ度烧伤水疱较大,去水疱皮后创面湿润,创底鲜红、水肿;深Ⅱ度烧伤,表皮下积薄液,或水疱较小,去水疱皮后创面微湿发白,有时可见许多红色小点或细小血管支,组织水肿明显;因此,浅Ⅱ度及深Ⅱ度均称水疱型。Ⅲ度烧伤,创面苍白或焦黄炭化,干燥、皮革样,多数部位可见粗大栓塞静脉支,因此称焦痂型。

2. 答案要点　①该病人烧伤面积是左前臂 3%,双手 5%,两小腿 13%,双足 7%,下腹部 2%,共 30%。②第 1 个 24h 补晶体和胶体的总量是 30×60×1.5=2 700ml。其中晶体 1 800ml,胶体 900ml,加基础水量 2 000ml,共 4 700ml。前 8h 晶体和胶体各补一半,后 16h 补剩余一半,基础水量 5%~10% 葡萄液 2 000ml 在 24h 内均匀输入。

3. 答案要点　①病人安静;②收缩压 >12kPa;③成人脉率 <120 次 /min,小儿脉率 <140 次 /min;④ CVP 在正常范围内(0.5~1.0kPa);⑤成人尿量 >30ml/h,有血红蛋白尿时要维持在 50ml/h 以上;⑥肢端温暖。

（蔡雅谷）

第十四章 肿 瘤

【内容要点】

一、概论

肿瘤是指机体内易感细胞在各种致瘤因素的作用下,发生细胞遗传物质的改变,导致细胞内基因表达异常,从而导致细胞异常增生而形成的新生物。肿瘤细胞本身具有自主的生成能力,不受机体正常生长功能的调节,即使在移除致瘤因素后,亦可以继续生长。

1. 病因　肿瘤的发生是一个复杂的过程,是环境因素和遗传因素相互作用的结果,不同肿瘤的发生,其环境因素和遗传因素所起的作用也有所不同。常见的致癌因素包括化学因素、物理因素、生物因素及遗传因素。

2. 分类与命名　肿瘤根据组织学形态及生物学行为,主要分为良性肿瘤与恶性肿瘤两大类。良性肿瘤一般称为瘤。恶性肿瘤来自上皮组织者称为癌(carcinoma),来源于间叶组织者称为肉瘤(sarcoma),胚胎性肿瘤常称母细胞瘤。临床上除良性肿瘤与恶性肿瘤两大类以外,少数肿瘤形态上虽属良性,但有浸润生长、切除后复发或转移等恶性行为,在组织学形态与生物学行为上介于良性与恶性之间,称交界性肿瘤。

3. 发病机制　肿瘤是在机体内在因素与外界因素联合作用下,细胞中基因改变并积累而逐渐形成的。癌变是一个多基因参与、多步骤发展的复杂过程,其中许多环节尚有待进一步研究来阐明。目前以癌基因/抑癌基因学说最为流行。

4. 诊断　包括临床诊断、实验室诊断、影像学和内镜诊断、病理学诊断及肿瘤分期诊断。

（1）临床诊断:肿瘤的临床诊断取决于肿瘤性质、发生组织、所在部位以及发展程度。包括局部表现、全身症状和体格检查。

（2）实验室诊断:实验室诊断包括常规检查及血清学检查。

（3）影像学和内镜诊断:肿瘤的影像学诊断对肿瘤的早期发现、肿瘤的定位及分期、手术切除可能性的评估、治疗计划的制订和随访都有非常重要的意义。常用诊断手段包括 X 线检查、超声显像、CT 检查、放射性核素显像、MRI 检查及内镜检查。

（4）病理学诊断:病理学诊断为目前诊断的金标准。常用诊断手段包括临床细胞学检查、病理组织学检查、免疫组织化学检查。

（5）肿瘤分期诊断:国际抗癌联盟提出的 TNM 分期法是目前被广泛采用的肿瘤分期法。T 是指原发肿瘤(tumor),N 为淋巴结(lymph node),M 为远处转移(metastasis)。

5. 治疗

（1）外科治疗:手术切除对大多数早期和较早期实体肿瘤是首选的治疗方法。肿瘤外科手术按其应用目的可以分为预防性手术、诊断性手术、根治性手术、姑息性手术和减瘤手术等。

（2）化学治疗：化疗是一种相对年轻的治疗方式，广泛应用于临床半个多世纪，它在恶性肿瘤的治疗中起到了重要的作用。目前化疗仅能消灭部分癌细胞，单纯化疗的病人仍有复发可能。根据治疗目的和化疗进行的时间，可分为新辅助化疗、辅助化疗、术中化疗 3 种方式。

（3）放射治疗：放射治疗是肿瘤治疗的重要手段之一。临床上常用的放疗技术包括远距离治疗、近距离治疗、适形放射治疗、立体定向放射治疗。

（4）生物治疗：生物治疗是应用生物学方法（免疫治疗及基因治疗）治疗肿瘤病人，改善宿主个体对肿瘤的应答反应及直接效应的治疗。

（5）中医中药治疗：中医药治疗恶性肿瘤病人，主要应用祛邪、扶正、化瘀、软坚、散结、清热解毒、化痰祛湿、通经活络及以毒攻毒等治则。以中药补益气血、调理脏腑，配合化疗、放疗或术后治疗，可减轻毒副作用。

6. 预防及随访

（1）预防：WHO 认为 1/3 的癌症是可预防的，1/3 的癌症如能早期诊断是可治愈的，1/3 的癌症可减轻病人痛苦、延长其寿命，并据此提出了肿瘤的三级预防概念。

（2）随访：肿瘤的治疗不能仅以病人治疗后近期恢复即告结束，若出现复发或转移也需积极治疗。因此肿瘤治疗后还应定期对病人进行随访和复查。不同肿瘤的随访时间也不尽相同。

二、常见的体表肿瘤

1. 皮肤乳头状瘤　皮肤乳头状瘤是因表皮乳头结构组织增生所致，而且向表皮下乳头状伸延，易恶变为皮肤癌。临床常见的有乳头状疣、老年性色素疣。

2. 皮肤癌　皮肤癌好发于头面部及下肢，以基底细胞癌与鳞状细胞癌为常见。

3. 黑痣与黑色素瘤

（1）黑痣：为色素性斑块。位于真皮层者称皮内痣，位于表皮和真皮交界处称交界痣，皮内痣与交界痣同时存在称混合痣。

（2）黑色素瘤：为高度恶性肿瘤，发展迅速。

4. 血管瘤　根据结构不同分为 3 类：毛细血管瘤、海绵状血管瘤及蔓状血管瘤。

5. 脂肪瘤　正常脂肪样组织的瘤状物，好发于四肢、躯干。边界清楚，呈分叶状，质软可有假囊性感，无痛，生长缓慢。

6. 纤维瘤及纤维瘤样变　纤维瘤及纤维瘤样变是位于皮肤及皮下纤维组织的肿瘤，瘤体不大，质硬，生长缓慢，边缘清楚，常见有以下几种：纤维黄色瘤、隆突性皮纤维肉瘤及带状纤维瘤。

7. 神经纤维瘤　神经纤维瘤包括神经纤维束内的神经轴及轴外的神经鞘细胞与纤维细胞，故神经纤维瘤包括神经鞘瘤与神经纤维瘤。

8. 囊性肿瘤及囊肿　常见的囊性肿瘤及囊肿包括皮样囊肿、皮脂囊肿、表皮样囊肿及腱鞘或滑液囊肿。

【练习题】

一、选择题

（一）A1 型题

1. 普查原发性肝癌最简单有效的方法是
   - A. B 超
   - B. 肝脏核素扫描
   - C. MRI
   - D. 甲胎蛋白（AFP）测定
   - E. CT

2. 恶性肿瘤的淋巴道转移方式中，最常见的是
   - A. 区域淋巴结转移
   - B. "跳跃式"转移
   - C. 经皮肤真皮层淋巴管的转移
   - D. 在毛细淋巴管内形成癌栓
   - E. 经皮下淋巴管的转移

3. 肛周癌主要的转移部位为
   - A. 肠系膜根部淋巴结
   - B. 腹股沟淋巴结
   - C. 肝脏
   - D. 肺
   - E. 骨

4. 原发性肝癌中最少见的类型为
   - A. 结节型
   - B. 巨块型
   - C. 弥漫型
   - D. 混合型
   - E. 卫星型

5. 下列肿瘤中单独应用化疗可治愈的是
   - A. 乳腺癌
   - B. 胰腺癌
   - C. 绒毛膜上皮癌
   - D. 胶质瘤
   - E. 肺癌

6. 最常见的乳腺肿瘤是
   - A. 乳腺纤维腺瘤
   - B. 乳房内乳头状瘤
   - C. 乳腺癌
   - D. 乳房肉瘤
   - E. 以上都不是

7. 对放疗高度敏感的肿瘤是
   - A. 骨肉瘤
   - B. 乳腺癌
   - C. 鼻咽癌
   - D. 精原细胞瘤
   - E. 直肠腺癌

8. 交界性肿瘤的特征是
   - A. 无完整包膜的良性肿瘤
   - B. 良性肿瘤来源于两种组织
   - C. 形态上属良性，但生长呈浸润
   - D. 良性肿瘤位于两个脏器的交界处
   - E. 肿瘤组织较小

9. 关于皮下脂肪瘤，错误的是
   - A. 常易多发
   - B. 边界清楚
   - C. 与皮肤无粘连
   - D. 有假性波动感
   - E. 发展迅速

10. 常见于头皮、面部、背部而呈圆形的肿块与皮肤粘连，易感染，多为
    - A. 脂肪瘤
    - B. 肿瘤纤维瘤
    - C. 皮样囊肿
    - D. 表皮样囊肿
    - E. 皮脂腺囊肿

11. 皮脂腺囊肿的表现不包括
    - A. 可生长在人体体表汗毛分布处
    - B. 中央有被堵塞的腺口

    C. 与深层组织有粘连　　　　　　　　D. 无压痛,无波动

    E. 内容物为粉状皮脂

12. 关于皮下脂肪瘤,错误的是

    A. 常易多发　　　　　　B. 边界清楚　　　　　　C. 如无症状可不作处理

    D. 有假性波动感　　　　E. 发展迅速

13. 关于海绵状血管瘤,错误的是

    A. 一半由小静脉和脂肪组织构成

    B. 隆起于皮肤表面,其形态、质地均似海绵

    C. 海绵状血管瘤可向深部发展,侵入肌肉骨骼

    D. 皮下海绵状血管瘤肿块质地硬、境界清楚

    E. 手术前须行造影明确其大小、范围和深度

14. 下列情况均应考虑色素痣恶变,除外

    A. 边界模糊　　　　　　　　　　　　B. 黑痣色素加深、变大

    C. 病变四周出现小的卫星状痣　　　　D. 表面破溃,出血或形成溃疡

    E. 局部有发痒、疼痛的症状

15. 体表恶性肿瘤是

    A. 皮样囊肿　　　　　　B. 神经纤维瘤　　　　　C. 黑色素瘤

    D. 脂肪瘤　　　　　　　E. 海绵状血管瘤

16. 恶性肿瘤广泛骨转移时可出现

    A. 血钙升高　　　　　　B. 血镁降低　　　　　　C. 血镁升高

    D. 血钙降低　　　　　　E. 血磷升高

17. 黑色素瘤为

    A. 良性肿瘤,不需要手术处理　　　　B. 低度恶性肿瘤,可做手术刮除

    C. 中度恶性肿瘤,局部切除即可　　　　D. 高度恶性肿瘤,局部扩大切除

    E. 高度恶性肿瘤,以放疗和化疗为主

(二) A2 型题

病人,男,58 岁。下肢慢性溃疡病程 10 余年,经久不愈。最近出现疼痛,边缘隆起,易出血。为明确诊断,最恰当的检查是

    A. 穿刺活检　　　　　　B. 切取活检　　　　　　C. 切除活检

    D. 脱落细胞检查　　　　E. CT 扫描检查

(三) X 型题

1. 皮肤基底细胞癌的特点是

    A. 皮肤表面可呈黑色

    B. 好发于面部

    C. 皮肤溃破后形成边缘不齐的侵蚀性溃疡

    D. 可用液氮冷冻疗法或手术切除治疗

    E. 可侵入皮下、眼眶、额部等处,还侵蚀骨组织

2. 属于先天性病变的有

    A. 皮样囊肿　　　　　　B. 皮脂腺囊肿　　　　　C. 表皮样囊肿

    D. 脂肪瘤　　　　　　　E. 血管瘤

3. 黑痣出现下列哪些表现,提示有恶变

    A. 局部出现瘙痒或疼痛   B. 迅速变大,色素突然加深

    C. 发生感染、疼痛、出血、溃疡   D. 附近皮肤出现红肿

    E. 表面有汗毛

4. 可能发生癌变的因素有

    A. 慢性溃疡   B. 皮脂腺囊肿   C. 经久不愈的瘘管

    D. 表皮样囊肿   E. 摩擦部位的黑痣

5. 皮肤鳞状细胞癌的特点为

    A. 手术切除效果好   B. 对放疗敏感,但不易根治

    C. 较早出现淋巴转移   D. 呈菜花状隆起

    E. 比基底细胞癌少见

二、名词解释

1. 肿瘤标志物

2. 免疫组织化学检查

3. 减瘤手术

4. 海绵状血管瘤

5. 蔓状血管瘤

6. 交界性肿瘤

三、问答题

对肿瘤病人进行随访的目的是什么?

【答案及评析】

一、选择题

(一)A1 型题

1. 答案:D

评析:AFP 为原发性肝癌的特异性血清标志物。

2. 答案:A

评析:恶性肿瘤的淋巴道转移方式中,以区域淋巴结转移方式最常见。

3. 答案:B

评析:肛周淋巴引流主要是向腹股沟淋巴结。

4. 答案:E

评析:原发性肝癌的大体病理类型有结节型、巨块型、弥漫型。最少见类型是卫星型。

5. 答案:C

评析:其余选项均须以手术为主的综合治疗。

6. 答案:C

评析:乳腺癌最常见,占乳房肿瘤的 80% 左右。

7. 答案：D

评析：性腺肿瘤对放射线治疗高度敏感。

8. 答案：C

评析：交界性肿瘤是指组织学形态和生物学行为介于良性和恶性之间的肿瘤。

9. 答案：E

评析：脂肪瘤常多发，边界清楚，呈分叶状，与皮肤无粘连，可有假性波动感，无痛，生长缓慢。

10. 答案：E

评析：皮脂腺囊肿为皮脂腺排泄受阻所致，多见于皮脂腺分布密集部位如头皮、面部、背部。呈圆形肿块，与皮肤粘连，易继发感染。

11. 答案：C

评析：皮脂腺囊肿与皮肤有粘连，与深层组织无粘连。

12. 答案：E

评析：脂肪瘤生长缓慢。

13. 答案：D

评析：皮下海绵状血管瘤肿块质地软，境界不清。

14. 答案：A

评析：黑痣边界模糊是正常表现。

15. 答案：C

评析：黑色素瘤为高度恶性肿瘤。

16. 答案：A

评析：恶性肿瘤广泛骨转移时可破坏骨质，使骨钙释放入血，血钙浓度升高。

17. 答案：D

评析：黑色素瘤为高度恶性肿瘤，发展迅速，切除不彻底容易发生转移及复发。应行局部扩大切除术。

（二）A2 型题

答案：D

评析：别的有创性检查易导致肿瘤的播散，CT 对定性检查无效。

（三）X 型题

1. 答案：ABCE

评析：皮肤基底细胞癌对放疗敏感，故首选放疗。

2. 答案：AE

评析：其余 3 项均不是先天性病变。

3. 答案：ABCD

评析：皮内痣表面可以有汗毛。

4. 答案：ACE

评析：这三项均有慢性刺激的因素，故可以恶变。

5. 答案：ABCD

评析：皮肤癌分鳞状细胞癌与基底细胞癌，但两者的发病率没有显著差异。

二、名词解释

1. 肿瘤标志物：用生化方法可测定人体内由肿瘤细胞产生的分布在血液、分泌物、排泄物中的肿瘤标志物（tumor marker）。肿瘤标志物可以是酶、激素、糖蛋白、胚胎性抗原或肿瘤代谢产物。

2. 免疫组织化学检查：利用特异抗体与组织切片中的相关抗原结合，经过荧光素、过氧化物酶、金属离子等显色剂的处理，使抗原–抗体结合物显现出来。具有特异性强、敏感性高、定位准确、形态与功能相结合等优点，能提高肿瘤诊断准确率。

3. 减瘤手术：当肿瘤体积较大，单靠手术无法根治的恶性肿瘤，做大部切除，术后继以其他非手术治疗，诸如化疗、放疗、生物治疗等，以控制残留的肿瘤细胞，称为减瘤手术（减量手术）。

4. 海绵状血管瘤：一般由小静脉和脂肪组织构成，多数生长在皮下组织内，皮肤大部分正常，质地软，边界不清，稍有压缩性，可有触痛。

5. 蔓状血管瘤：由较粗的迂曲血管构成，大多数为静脉，也可有动脉或动–静脉瘘，外观常见蜿蜒的血管，有明显的压缩性和膨胀性。

6. 交界性肿瘤：临床上除良性肿瘤与恶性肿瘤外，少数肿瘤形态上属良性，但常浸润性生长，切除后易复发，多次复发，有的可出现转移，从组织形态和生物学行为上介于良性与恶性之间的类型，称交界性肿瘤或临界性肿瘤。

三、问答题

答案要点：随访能早期发现病人有无肿瘤复发或转移，对肿瘤复发和转移者及时采取后续治疗措施，仍能取得较好的疗效；通过对各种治疗方法进行比较、评价，进一步加深对肿瘤的了解和认识，为彻底治愈肿瘤积累临床资料；给予病人人文关怀，还能起到帮助病人增强战胜病魔的信心、勇气和力量的积极作用。

（姚学清）

第十五章　移植与显微外科

【内容要点】

一、移植的概论

1. **概念**　移植术是指将某一个体的有活力的细胞、组织、器官（移植物）用手术或其他的方法移到自体或另一个体的某一部位，使之能继续发挥原有功能的方法。

2. **分类**　根据供体和受体遗传基因的差异程度，异体移植可分为同质移植、同种移植和异种移植。

3. **器官移植的步骤**　器官移植包括4个步骤：①术前供体、受体的选择；②器官切取和保存；③器官移植技术和术式；④长期使用免疫抑制剂等措施预防和控制受体排斥，尽可能使移植物在受体体内长期存活并维持移植物功能。

4. **排斥反应的机制和分类**　根据排斥反应免疫病理机制的不同，临床排斥反应主要分为超急性排斥反应、急性排斥反应和慢性排斥反应。

（1）超急性排斥反应：通常是由于受体体内存在对供体特异性抗原的预存抗体。如妊娠、输血或曾接受过器官移植而致敏，或ABO血型不符，可使移植物迅速被破坏。超急性排斥反应尚无法有效治疗，只能切除移植物，进行再次移植。但它可通过术前严格的ABO血型配合及淋巴细胞细胞毒试验而有效地预防。

（2）急性排斥反应：细胞免疫反应起主要作用。临床上一般无特征性表现，采用细针穿刺活检病理形态学特征为明显的炎性细胞浸润。一旦明确诊断，应尽早采用大剂量皮质类固醇激素冲击治疗或调整免疫抑制药物治疗。

（3）慢性排斥反应：表现为移植术数月或数年后逐渐出现的同种移植物功能减退直至衰竭。慢性排斥反应的标志为血管周围炎症、纤维化和动脉粥样硬化。慢性排斥反应用现有的免疫抑制剂治疗常难奏效，往往需要再次移植。

5. **常用免疫抑制剂**　皮质类固醇激素、增殖抑制药物（硫唑嘌呤、吗替麦考酚酯等）、钙神经抑制剂（环孢素、他克莫司等）、抗淋巴细胞制剂等。

6. **器官切取**　主要分切取与灌洗等步骤，器官保存主要有单纯低温保存法、持续低温机械灌流法和冷冻保存法等。目前常用的器官保存液分为仿细胞内液型、仿细胞外液型和非细胞内液非细胞外液型。

二、器官移植

1. **肾移植**　治疗不可逆性慢性肾衰竭，肾移植与透析疗法相结合已成为目前有效的治疗

163

措施。各种终末期肾病都是肾移植的适应证。

2. 肝移植　适应证包括先天性胆道闭锁、某些先天性肝代谢障碍（肝豆状核变性、α_1 抗胰蛋白酶缺乏症）、终末期肝病、累及两侧的原发性肝癌等。并发症有胆道并发症、全身感染、癌症复发和排斥反应。

三、显微外科

1. 显微外科是利用光学放大设备（放大镜或手术显微镜），使用显微器材，对细小组织进行精细手术的学科。

2. 显微外科设备和器材　包括手术显微镜和手术放大镜以及其他显微手术器械。

3. 显微外科的基本手术　包括显微血管、神经、淋巴管和肌腱的吻合或缝合。其中显微血管吻合最为常用，包括端端吻合及端侧吻合，要求也最高。

4. 显微外科的应用范围　显微外科在再植、移植和修复重建外科方面主要应用于断肢（指）再植术、足趾移植再造拇指或手指、吻合血管的组织移植、周围神经损伤修复、显微淋巴管外科、小管道显微外科（输精管、输卵管吻合）、吻合血管的小器官移植，以及其他外科领域，如神经外科的颅内动脉搭桥手术、眼科及耳鼻喉科手术。

【练习题】

一、选择题

（一）A1 型题

1. 下列不属于同基因移植的是
   - A. 异体皮肤移植
   - B. 同卵双生异体移植
   - C. 自体皮瓣移植
   - D. 自体输血
   - E. 自体骨移植

2. 下列移植中，不会发生排斥反应的是
   - A. 同种异体肾移植
   - B. 异体肝细胞移植
   - C. 断肢再植
   - D. 心脏移植
   - E. 库存骨移植

3. 关于排斥反应的描述，错误的是
   - A. 超急性排斥反应是细胞介导的
   - B. 急性排斥反应是 T 细胞介导的
   - C. 慢性排斥反应主要引起血管内皮损害
   - D. 超急性排斥反应不可逆转
   - E. 急性排斥反应经治疗后可能逆转

4. 器官移植慢性排斥的表现是
   - A. 术后 24h 发生
   - B. 术后 1 年内发生
   - C. 突发寒战、高热
   - D. 移植器官肿大，局部疼痛
   - E. 移植器官在术后几年功能减退

5. 关于 UW 器官保存液特点的描述，错误的是
   - A. 含葡萄糖
   - B. 含羟乙基淀粉
   - C. 含磷酸盐预防酸中毒
   - D. 含谷胱甘肽
   - E. 含别嘌醇

6. 临床各类器官移植中疗效最显著、最稳定的是
   - A. 肝移植
   - B. 肾移植
   - C. 心脏移植

D. 小肠移植　　　　　　　　E. 胰腺移植

（二）X 型题

1. 下列选项中,属于组织移植的是

A. 皮肤移植　　　　　　B. 肝移植　　　　　　　　C. 骨移植

D. 骨髓移植　　　　　　E. 血管移植

2. 器官移植前需做的检查是

A. 血型　　　　　　　　　　　　B. 交叉配合与细胞毒性试验

C. 混合淋巴细胞培养　　　　　　D. HLA 配型

E. 肝炎系列检查

3. 同种异体移植术后超急性排斥反应可能发生在

A. ABO 血型不合　　　　　　　　B. 有过妊娠史

C. HLA 抗原与致敏淋巴细胞对抗　　D. 有过其他器官移植

E. 多次输血

4. 在器官移植排斥反应中起明显作用的是

A. ABO 血型抗原　　　　B. 淋巴细胞毒抗体　　　C. 人类白细胞抗原

D. 血小板抗原　　　　　E. 抗内皮细胞抗原的抗体

5. 供移植用器官的保存原则是

A. 移植物中心温度降至 15℃以下　　　B. 0~4℃保存

C. 预防细胞肿胀　　　　　　　　　　D. 避免生化损伤

E. 提供充足氧气

6. 器官移植后常用的免疫抑制剂有

A. 硫唑嘌呤　　　　　　B. 吗替麦考酚酯　　　　C. 环孢素

D. 丝裂霉素　　　　　　E. 肾上腺皮质激素

7. 显微手术器械应符合以下要求中的

A. 经济　　　　　　　　B. 小型、轻巧　　　　　C. 纤细

D. 不反光　　　　　　　E. 无磁性

二、名词解释

1. 移植术
2. 细胞移植
3. 显微外科
4. 背驮式肝移植
5. 超急性排斥反应

三、问答题

1. 试述各类排斥反应的特点及处理措施。
2. 防治急性排斥反应的常用药物有哪些?
3. 试述显微外科手术的特点及应用范围。

【答案及评析】

一、选择题

（一）A1 型题

1. 答案：A

评析：按供者和受者的遗传学关系，两者基因完全相同的移植称为同基因移植，如同卵双生间的异体移植、自体移植，移植后不会发生排斥反应。而种相同，但基因不同，如人与人之间的移植称同种移植，如异体皮肤移植，移植后会发生排斥反应。

2. 答案：C

评析：断肢再植为同基因移植，移植后不会发生排斥反应。

3. 答案：A

评析：超急性排斥反应时，由于受者血液循环中预先存在抗供体者组织抗原的抗体，可能发生于受体、供体血型不合，再次移植的病人，超急性排斥反应对抗排斥治疗的效果不佳，呈不可逆性。

4. 答案：E

评析：慢性排斥的发生没有一个确定的时间，且无明显的临床症状，是一个慢性进行性的过程。

5. 答案：A

评析：

UW 液的特点：①不含葡萄糖，而用乳糖盐作为非渗透阴离子，加棉糖作为附加的渗透支持；②含羟乙基淀粉，作为有效胶体发挥其渗透压力，可以阻止有害的细胞间隙扩大；③以磷酸盐预防酸中毒；④用谷胱甘肽、别嘌醇对抗氧自由基。

6. 答案：B

评析：肾移植是最早开展的移植手术，其移植手术基本已定型，1 年存活率超过 95%，相比其他器官的移植是最稳定和显著的。

（二）X 型题

1. 答案：ACE

评析：组织移植是指某一种组织如皮肤、筋膜、肌腱、软骨、骨、血管等，或整体联合的几种组织的移植术。肝移植为器官移植。骨髓移植为细胞移植。

2. 答案：ABCDE

评析：按器官移植术前检查的要求，ABCDE 均是必查内容。

3. 答案：ABCDE

评析：超急性排斥反应发生的机制是由于受体体内预存对移植物抗原致敏的抗体，属体液性免疫反应，而 ABCDE 均有使受体体内形成致敏的抗体的可能。

4. 答案：ABCDE

评析：在器官移植中起主要排斥反应作用的是 ABO 血型抗原、淋巴细胞毒抗体、人类白细胞抗原、血小板抗原和抗内皮细胞抗原的抗体。

5. 答案：BCD

评析：0~4℃保存、预防细胞肿胀、避免生化损伤是供移植用器官保存的三大原则。

6. 答案：ABCE

评析：目前临床上用的免疫抑制剂主要是硫唑嘌呤、吗替麦考酚酯、环孢素及肾上腺皮质激素等，丝裂霉素已经比较少用了。

7. 答案：BCDE

评析：显微手术器械的特点是小型、轻巧、纤细、不反光、无磁性，但因其较易损坏，故使用并不经济。

二、名词解释

1. 移植术：指将某一个体的有活力的细胞、组织、器官用手术或其他的方法移到自体或另一个体的某一部位使之能继续发挥原有功能的方法。

2. 细胞移植：指移植大量游离的某种具有活力的细胞，采用输注到受者的血管、体腔或组织器官内的方法。

3. 显微外科：利用光学放大，使用显微器材，对细小组织进行精细手术的学科。

4. 背驮式肝移植：指保留受者下腔静脉的肝移植。

5. 超急性排斥反应：指移植术后24h，甚至几分钟、几小时发生的排斥反应。

三、问答题

1. 答案要点　临床排斥反应主要分为超急性排斥反应、急性排斥反应和慢性排斥反应。

（1）超急性排斥反应：在移植术后数分钟至1~2d内发生。通常是由于受体体内存在对供体特异性抗原的预存抗体。如妊娠、输血或曾接受过器官移植而致敏，或ABO血型不符，可使移植物迅速被破坏。超急性排斥反应尚无法有效治疗，只能切除移植物，进行再次移植。

（2）急性排斥反应：可发生在移植术5d以后的任意时间，但绝大多数发生在术后6个月之内，可多次重复出现，是临床器官移植排斥反应中最常见的类型。细胞免疫反应起主要作用，采用大剂量皮质类固醇激素冲击治疗或调整免疫抑制药物治疗。

（3）慢性排斥反应：表现为移植术数月或数年后逐渐出现的同种移植物功能减退直至衰竭。慢性排斥反应的标志为血管周围炎症、纤维化和动脉粥样硬化。慢性排斥反应用现有的免疫抑制剂治疗常难奏效，往往需要再次移植。

2. 答案要点　皮质类固醇激素、增殖抑制药物（硫唑嘌呤、吗替麦考酚酯）、钙神经抑制剂（环孢素A、他克莫司）、抗淋巴细胞球蛋白以及其他免疫抑制药如西罗莫司、反义核酸等。

3. 答案要点

显微外科手术有两个特点：①光学放大，提高手术的准确性。②视野小。

显微外科需要一定时间的习惯和训练。应用范围：①断肢（指）再植；②吻合血管的组织移植；③足趾移植再造拇指或手指；④周围神经显微修复；⑤显微淋巴管外科；⑥小管道显微外科；⑦吻合血管的小器官移植；⑧其他外科领域。

（李玥昊）

【内容要点】

一、颅内压增高

1. 病因　①颅脑损伤；②脑肿瘤；③脑出血；④颅内炎症；⑤脑积水等疾病。
2. 分类　①弥漫性和局灶性颅内压增高；②急性、亚急性和慢性颅内压增高。
3. 临床表现　头痛、呕吐、视神经乳头水肿。
4. 诊断　①典型表现：头痛、呕吐、视神经乳头水肿"三主症"；②CT 和磁共振成像（MRI）等检查有助于明确诊断。
5. 治疗　①一般处理。②降颅压治疗。③病因治疗：对颅脑损伤者可行清除血肿、去骨瓣减压或坏死脑组织清除术；对颅内占位性病变应争取全切除肿瘤；炎症性病变采取抗感染等治疗。

二、脑疝

1. 病因　①颅内血肿；②较重的脑挫裂伤；③高血压脑出血；④颅内脓肿；⑤颅内肿瘤；⑥颅内寄生虫和肉芽肿性病变。
2. 病理　①脑干缺血、水肿和出血；②动眼神经麻痹；③肢体偏瘫；④枕叶皮质梗死；⑤颅内压增高。
3. 临床表现
（1）小脑幕切迹疝：瞳孔散大，光反射消失，对侧肢体偏瘫是小脑幕切迹疝的典型体征。
（2）枕骨大孔疝：意识障碍出现较晚，没有瞳孔变化而突发呼吸、心搏骤停。
4. 治疗　①高渗性降颅压药物和静脉利尿药物；②应尽快去除病因，如血肿清除或切除肿瘤等占位病变；③难以确诊或病因不能去除者，可用脑室外引流术、脑脊液分流术和减压术，以抢救生命。

【练习题】

一、选择题

（一）A1 型题

1. 下列对颅内压增高"三主症"的描述中，错误的是
   A. 头痛、呕吐、视神经乳头水肿称为颅内压增高的"三主症"

B. 是诊断颅内压增高的重要依据

C. "三主症" 并非缺一不可

D. 颅内压增高必须具备 "三主症"

E. "三主症" 常见于慢性、晚期病例

2. 最易出现颅内压增高病变的颅内部位是

　　A. 第三脑室后部　　　　　B. 枕叶　　　　　　　C. 颞叶

　　D. 矢状窦旁　　　　　　　E. 桥小脑角区

3. 颅内压增高形成脑疝的主要原因是

　　A. 脑水肿, 脑组织体积增大

　　B. 脑脊液循环通路受阻

　　C. 压力分布不均、颅腔内压力梯度明显变化

　　D. 弥漫性颅内压增高

　　E. 脑干水肿

4. 下列对颅内压增高的病人入院后的一般处理中, 错误的是

　　A. 头痛、烦躁者用镇静镇痛药

　　B. 抽搐者用抗癫痫药物、吸氧等处理

　　C. 昏迷、痰多者行气管切开

　　D. 根据颅内压增高情况适当使用脱水药物

　　E. 便秘者用肥皂水高压灌肠

5. 诊断枕骨大孔疝最有价值的临床表现是

　　A. 意识障碍　　　　　　　　　　　B. 肢体偏瘫

　　C. 双侧瞳孔不等大　　　　　　　　D. 呼吸、循环障碍较早出现

　　E. 去大脑强直

6. 小脑幕下占位病变引发脑疝危象的急救治疗措施中, 错误的是

　　A. 静脉快速滴注 20% 甘露醇或静推呋塞米

　　B. 脑室穿刺术或脑脊液外引流减压术

　　C. 及时行辅助呼吸或控制呼吸

　　D. 尽快切除占位病变

　　E. 行头颅 CT 或 MRI 检查

7. 目前国际上通常对脑水肿的划分中, 不包括

　　A. 血管源性脑水肿　　　　　B. 细胞性脑水肿　　　　　C. 渗透压性脑水肿

　　D. 脑积水性脑水肿　　　　　E. 脑肿胀

8. 下列因素中, 不会加重颅内压增高的是

　　A. 剧烈咳嗽　　　　　　　　B. 高热　　　　　　　　C. 酸中毒

　　D. 高血压　　　　　　　　　E. 下肢静脉曲张

9. 小脑幕切迹疝时, 瞳孔散大的机制是

　　A. 动眼神经核受压　　　　　B. 动眼神经受压　　　　　C. 交感神经受刺激

　　D. 脑干受压　　　　　　　　E. 瞳孔括约肌麻痹

10. 颅内高压危象是指

　　A. 脑组织在颅内的移位　　　　　　　　　　B. 血管源性脑水肿

C. 脑血管自动调节功能丧失　　　　　　D. 弥漫性颅内压增高

E. 应激性消化道溃疡出血

（二）A2 型题

1. 病人,男,36 岁。车祸致头部受伤。伤后不省人事约半小时,清醒后诉头痛、恶心、呕吐,4h 后再次昏迷。诊断首先考虑的是

A. 颅底骨折　　　　　　B. 脑挫裂伤　　　　　　C. 硬脑膜外血肿

D. 硬脑膜下血肿　　　E. 颅盖骨折

2. 病人,男,62 岁。头痛、右侧肢体无力 10d 入院。X 线检查:右肺可见圆形病灶。头颅 CT 提示脑转移瘤,肿瘤周围脑组织水肿明显。其水肿的类型是

A. 细胞性脑水肿　　　　B. 渗透压性脑水肿　　　C. 脑积水性脑水肿

D. 血管源性脑水肿　　　E. 缺血性脑水肿

（三）A3/A4 型题

（1~3 题共用题干）

颅腔内容物中,脑组织占 80%~90%,脑脊液约占 10%,血液占 2%~11%。颅内出现占位病变,而颅内压尚处于代偿期。

1. 此时主要的代偿机制是

A. 脑压缩　　　　　　　　　　　B. 颅内脑脊液量减少

C. 脑血流量减少　　　　　　　　D. 脑移位

E. 血压增高以维持脑血流量

2. 其代偿容积为颅腔的

A. 8%~10%　　　　　　B. 20%　　　　　　　　C. 2%~11%

D. 80%~90%　　　　　E. <2%

3. 失代偿时最有效的缓解颅内高压手段是

A. 保持呼吸道通畅　　　B. 使用甘露醇　　　　　C. 降低血压

D. 脑室穿刺放脑脊液　　E. 保持头高脚低位

（四）B1 型题

（1~4 题共用备选答案）

A. 间质性脑水肿

B. 细胞性脑水肿

C. 混合性脑水肿

D. 渗透压性脑水肿

E. 血管源性脑水肿

1. 细胞内、外及血液中电解质与渗透压改变的是

2. 致病因素使脑组织缺氧、神经细胞代谢障碍的是

3. 血脑屏障受损、破坏,使毛细血管通透性增加,水渗出增多的是

4. 梗阻性脑积水的是

（五）X 型题

1. 对脑疝病理的叙述中,正确的是

A. 脑干缺血、水肿和出血是昏迷的原因

B. 同侧瞳孔散大是因为同侧视神经受挤压

C. 同侧大脑脚受挤压可造成对侧肢体偏瘫

D. 可造成枕叶皮质梗死

E. 脑脊液循环通路受阻,可加重颅内压增高

2. 颅内压增高的直接后果有

A. 可形成脑疝　　　　　B. 引起脑水肿　　　　　C. 脑血流量急剧减少

D. 胃肠道功能紊乱　　　E. 肺部感染

3. 下列颅内压增高的治疗措施中,正确的是

A. 症状重者可采用静脉快速滴注 20% 甘露醇或静脉推注呋塞米

B. 症状轻者可口服利尿剂

C. 症状明显者行腰椎穿刺放出脑脊液减压

D. 脑水肿明显者可用较大剂量糖皮质激素治疗

E. 症状重者应观察生命体征的变化

4. 对小脑幕切迹疝临床表现的说法中,错误的是

A. 常见于小脑幕下占位病变

B. 可出现同侧瞳孔散大和同侧肢体偏瘫

C. 较早出现瞳孔改变

D. 呼吸、循环障碍较早出现

E. 可有剧烈头痛、频繁呕吐和烦躁不安

二、名词解释

1. 颅内压增高

2. 脑疝

三、问答题

1. 简述颅内压增高的病因。

2. 试述小脑幕切迹疝的典型临床表现。

四、病案分析

病人,女,46 岁。因反复右侧额颞部头痛 1 年,持续性加重 5d 伴呕吐入急诊室观察。体查:意识模糊,血压 120/75mmHg,心率 76 次 /min,体温正常。双瞳孔等大等圆,直径 2mm,光反射灵敏,眼底检查见视神经乳头水肿。左侧肢体肌力 4 级,双侧病理征阴性。CT 检查发现右侧额颞部占位性病变,大小约 7cm×6cm,周围水肿明显,中线结构向左侧移位。给予静脉降颅压药物及维持水电解质平衡等治疗。第 2d 病人出现意识障碍加重,很快进入昏迷。查体:血压 190/95mmHg,心率 60 次 /min;右侧瞳孔 4mm,对光反射消失,左侧瞳孔 2mm,对光反射存在;左侧肢体肌力 2 级,左侧病理征阳性。

问题:病人的诊断及下一步治疗措施是什么?

【答案及评析】

一、选择题

（一）A1 型题

1. 答案：D

评析：颅内压增高的"三主症"常见于慢性、晚期病例，急性颅内病变往往以某一症状为首发，三者并非缺一不可。

2. 答案：A

评析：颅内压的调节主要是通过脑脊液的增减来调节，第三脑室后部的病变易阻塞脑脊液循环通路（中脑导水管）而早期出现颅内压增高。

3. 答案：C

评析：脑疝是颅内某分腔有占位性病变，该分腔的压力比邻近分腔的压力高，压力差使脑组织向低压区移位，因此压力分布不均匀。颅腔内压力梯度明显变化是脑疝形成的主要原因。

4. 答案：E

评析：用肥皂水高压灌肠可加重颅内压增高，造成恶性循环。

5. 答案：D

评析：枕骨大孔疝呼吸循环障碍较早出现，而意识障碍、瞳孔变化则出现较晚。

6. 答案：E

评析：小脑幕下占位病变引发脑疝危象治疗目的是为了迅速降低颅内压，以维持呼吸循环功能，头颅 CT 或 MRI 检查属非急救措施。

7. 答案：E

评析：以往将脑细胞内水肿称为脑肿胀，目前已不再使用。

8. 答案：E

评析：剧烈咳嗽导致胸腹腔压力上升，椎管内压增高，脑脊液回流受阻，颅内压增高；酸中毒导致脑细胞水肿，颅内压增高；高血压导致脑血流过度灌注，颅内压增高；但下肢静脉血栓仅导致病侧下肢静脉回流障碍，对颅内压无明显影响。

9. 答案：B

评析：瞳孔散大的机制是由于小脑幕切迹疝使颞叶内侧的海马沟向下移位，挤入小脑幕裂孔，压迫小脑幕切迹内的动眼神经所致。

10. 答案：A

评析：此题考查要点在于了解颅内高压危象的概念，即脑组织在局部或弥漫性颅内高压的作用下导致的移位。

（二）A2 型题

1. 答案：C

评析：硬脑膜外血肿位于颅骨与硬脑膜之间，常为脑膜中动脉破裂所致，多伴有颅骨骨折。意识障碍出现昏迷 – 清醒 – 再昏迷为典型硬脑膜外血肿表现。

2. 答案：D

评析：肿瘤使血脑屏障受损、破坏，毛细血管通透性增加，水渗出增多，肿瘤周围组织水肿的原因,按脑水肿分类属于血管源性脑水肿。

（三）A3/A4 型题

1. 答案: B

评析:颅内压的调节主要是通过脑脊液量的增减进行调节,当颅内有占位病变时,通过脑脊液的分泌减少而吸收增多进行代偿。

2. 答案: A

评析:当颅腔内容物体积增大或颅腔容积缩减超过颅腔容积的 8%~10% 时,就会产生严重的颅内压增高。

3. 答案: D

评析:脑室穿刺放出脑脊液能最有效地缓解颅内高压。

（四）B1 型题

1. 答案: D

2. 答案: B

3. 答案: E

4. 答案: A

评析:本题考查要点在于脑水肿分类的定义。

（五）X 型题

1. 答案: ACDE

评析:B 是错误的。脑疝导致同侧瞳孔散大是因为同侧动眼神经受颞叶海马沟挤压所致。

2. 答案: ABCD

评析:颅内高压的直接后果会导致脑血流量减少、脑水肿,甚至形成脑疝,也可发生消化道出血等并发症,但不会直接导致肺部感染。

3. 答案: ABDE

评析:C 是错误的,因颅内高压行腰椎穿刺放出脑脊液易诱发脑疝。

4. 答案: ABD

评析:注意此题是要选出错误的选项,在 A、B、C、D、E 五个选项中,C 和 E 符合小脑幕切迹疝的临床表现。

二、名词解释

1. 颅内压增高:指颅腔内容物(脑组织、脑脊液、血液)对颅腔壁产生的侧压力。临床上常通过侧卧位腰椎穿刺、直接脑室穿刺或采用颅内压监护装置来获得该压力数值,正常颅内压成人为 0.7~2.0kPa（70~200mmH$_2$O）,儿童为 0.5~1.0kPa（50~100mmH$_2$O）。

2. 脑疝:颅内某分腔有占位性病变,该分腔的压力比邻近分腔的压力高,压力差使脑组织由高压区向低压区移位,导致脑组织、血管、脑神经等受压和移位,从而形成一系列严重临床综合征。

三、问答题

1. 答案要点

①颅腔容积缩小:如颅内血肿、肿瘤、脓肿等占位性病变,大面积颅骨凹陷性骨折、狭颅症等使颅腔容积变小,引起颅内压增高。②脑体积增加:各种原因引起的血管源性及细胞性

脑水肿。③脑脊液循环障碍：脑脊液的循环通路阻塞或脑脊液的吸收分泌障碍等疾病。④脑血流量增加：如高血压、脑血管畸形、呼吸道梗阻、严重酸中毒等引起的脑血管扩张，血流量增加。

2. 答案要点

①颅内压增高的症状：如剧烈的头痛、呕吐及烦躁不安。②意识障碍：随着脑疝进展，病人可出现浅昏迷至深昏迷。③瞳孔变化：患侧动眼神经受刺激，瞳孔先缩小，之后患侧瞳孔逐渐散大、光反射减弱或消失，晚期可有双侧瞳孔散大。④锥体束征：表现为对侧肢体肌力减弱或偏瘫，病理征阳性，严重时可呈去大脑强直状态。⑤生命体征变化：表现为血压、呼吸、脉搏不规则，典型可出现脑缺血反应。

四、病案分析

答案要点

（1）诊断：①右侧额颞部占位性病变；②小脑幕切迹疝。

该例病人有以下特点：①有颅内压增高的临床表现——头痛、呕吐和视神经乳头水肿；②有神经系统定位体征——左侧肢体肌力下降，同时 CT 发现右侧额颞部占位性病变，周围水肿明显，中线结构向左移位；③出现小脑幕切迹疝的临床表现和脑缺血反应，入院第 2d 出现意识障碍加重，血压 190/95mmHg，心率 60 次 /min，右侧瞳孔 4mm，对光反射消失，左侧瞳孔 2mm，对光反射存在；左侧肢体肌力 2 级，左侧病理征阳性。综合考虑，不难做出诊断。

（2）治疗措施：应快速静脉注入高渗性降颅压药物和利尿剂，以缓解病情。同时尽快完成术前准备，急诊开颅切除占位性病变。

（龙　明）

第十七章 颅脑损伤

【内容要点】

一、概述

（一）颅脑损伤机制

1. 直接暴力伤 暴力直接作用于头部引起的损伤,包括加速性损伤、减速性损伤和挤压伤。

2. 间接暴力伤 暴力作用于头部以外部位,作用力传递至颅脑造成的脑损伤。常见的有挥鞭样损伤、胸部挤压伤、颅颈交界处损伤。

（二）颅脑损伤的分级

格拉斯哥昏迷评分法:

轻型:13~15 分,伤后昏迷时间小于 20min。中型:9~12 分,伤后昏迷 20min~6h。重型:3~8 分,伤后昏迷大于 6h 或在伤后 24h 内意识恶化昏迷大于 6h。

二、颅脑损伤

（一）头皮损伤

1. 临床表现 皮下血肿和骨膜下血肿范围较局限,而帽状腱膜下血肿易蔓延,有时范围很广。

2. 治疗要点 ①须注意有无颅骨损伤和脑损伤;②较大的血肿需穿刺抽除后加压包扎;③头皮撕脱伤的伤情重、出血多、易发生休克,具备条件的可用显微吻合头皮小血管或植皮术。

（二）颅骨骨折

1. 单纯线形骨折本身不需特殊处理,但应警惕合并脑损伤。

2. 凹陷性骨折是否需要手术,取决于骨折的部位、深度、范围和有无神经功能障碍。

3. 颅底骨折按部位可分为颅前窝、颅中窝和颅后窝骨折;颅底骨折本身无须特殊处理,重点在于处理脑脊液漏和脑神经损伤,以固定体位、预防感染为主。

（三）脑损伤

1. 分类 ①脑震荡;②脑挫裂;③弥散性轴索损伤。

2. 临床表现

（1）脑震荡常为一过性神经功能障碍,有学者认为脑震荡可能是一种较轻的弥散性轴索损伤。绝大多数恢复完全。

（2）脑挫裂伤重者可伴有外伤性蛛网膜下腔出血、继发性脑水肿和颅内血肿形成。

（3）弥散性轴索损伤：受伤当时立即出现昏迷是弥散性轴索损伤典型的临床表现。损伤愈重，昏迷愈深。轻型弥散性轴索损伤可有清醒期，甚至能言语。可有瞳孔和眼球运动改变。公认的诊断标准：①伤后持续昏迷（大于6h）；②CT示脑组织撕裂出血或正常；③颅内压正常但临床状况差；④无明确结构异常的伤后持续植物状态；⑤创伤后期弥漫性脑萎缩；⑥尸检见特征性病理改变。

3. 治疗

（1）脑震荡处理以休息为主，对症治疗。

（2）脑挫裂伤以非手术治疗为主。重度脑挫裂伤合并脑水肿的手术指征：①意识障碍进行性加重或已有一侧瞳孔散大的脑疝表现；②CT检查提示中线结构明显移位，脑室受压明显；③在脱水等治疗过程中病情恶化。

（3）弥散性轴索损伤的治疗目前仍无突破性进展，以传统的治疗为主，包括呼吸道管理、过度换气、吸氧、低温、钙拮抗剂、脱水、巴比妥类药物等。

三、外伤性颅内血肿

1. 分类

（1）根据血肿发生的部位分类：①硬脑膜外血肿；②硬脑膜下血肿；③脑内血肿。

（2）根据血肿发生的时间分类：①急性血肿；②亚急性血肿；③慢性血肿。

2. 临床表现

（1）硬脑膜外血肿以颞区最多见，意识障碍典型者有中间清醒期或意识好转期。血肿来源以脑膜中动脉最常见，也可来源于静脉窦或板障出血。CT检查颅骨内板与脑表面之间双凸透镜形或弓形密度增高影。

（2）急性硬脑膜下血肿病情重者可无中间清醒期或意识好转期，表现为意识障碍进行性加重。慢性硬脑膜下血肿主要有慢性颅内压增高症状。

（3）脑内血肿的临床表现依血肿的部位和量而定，可有局灶性和颅内压增高的症状和体征。意识障碍的轻重取决于原发性脑损伤程度和血肿形成的速度。

3. 颅内血肿的治疗

（1）颅内血肿非手术治疗指征：①无意识障碍或颅内压增高，或虽有意识障碍、颅内压增高，但已明显减轻或好转；②无局灶性脑损害体征；③CT示血肿不大（幕上<40ml，幕下<10ml），中线结构移位不明显，脑室、脑池无受压；④颅内压监测压力<270mmH$_2$O。非手术治疗期间应做好备血、剃头等术前准备，一旦病情变化，有手术指征应立即手术。

（2）颅内血肿的手术指征：①意识障碍进行性加重，在非手术治疗中病情恶化；②有局灶性脑损害体征；③CT示血肿较大（幕上>40ml，幕下>10ml），或血肿虽不大，但中线结构移位明显（>1cm），脑室、脑池受压明显；④颅内压监测压力>270mmH$_2$O，并呈进行性增高。

四、颅脑损伤的治疗

（一）闭合性颅脑损伤的治疗

1. 非手术治疗　目的是防止颅脑外伤后一系列病理生理变化加重脑损害，促进功能恢复。

（1）病情观察。

（2）昏迷病人的处理：保证呼吸道通畅；尽早气管切开；补充足够的热量及维持水电解质

平衡。

（3）维持脑灌注压。

（4）降低颅内压,防治脑水肿。

（5）可酌情使用止血剂、抗生素。

（6）改善微循环。

（7）催醒及神经营养治疗。

2. 手术治疗　对严重脑挫裂伤颅内压增高非手术治疗不能控制者;脑挫裂伤伴有颅内血肿,病情恶化或出现脑疝者,应及时开颅清除坏死脑组织及血肿,必要时去除骨瓣减压。

（二）开放性颅脑损伤的治疗

1. 急救原则　重点是防治休克,保持呼吸道通畅,防止窒息发生,控制创口出血,防止创口再污染,常以无菌敷料包扎伤口,保护脑组织。

2. 外科处理　①争取早期清创。②延期处理者应做创面的细菌培养及建立通畅的引流,处理得当,创口常能如期愈合。③晚期处理者常伴有颅内感染,应敞开引流,保护脑组织,促使肉芽生长,争取二期植皮,消灭创面。此外,对伴发颅内情况应作相应处理。

3. 其他措施　防止颅内继发性出血及脑脊液漏,使用破伤风抗毒素,加强抗感染、抗水肿、抗休克,加强营养支持治疗及相关并发症的防治。

【练习题】

一、选择题

（一）A1 型题

1. 头部外伤后触及头皮下有波动感,基本可以排除的诊断是

　　A. 头皮下积液　　　　　B. 头皮下血肿　　　　　C. 头皮挫伤

　　D. 骨膜下血肿　　　　　E. 帽状腱膜下血肿

2. 脑外伤后意识障碍加深,逐渐出现一侧瞳孔散大,对光反射消失,其损伤机制最可能是

　　A. 视神经管骨折损伤视神经　　　　　B. 脑干挫伤损伤动眼神经核

　　C. 颞叶沟疝时动眼神经受压迫　　　　D. 枕叶视皮质受损伤

　　E. 颅底骨折视交叉受损伤

3. 属于开放性颅脑损伤的是

　　A. 脑震荡　　　　　　　　　　B. 脑挫裂伤

　　C. 颅底骨折并脑脊液漏　　　　D. 头皮裂伤伴急性硬脑膜外血肿

　　E. 颅顶骨凹陷性骨折

4. 慢性硬脑膜下血肿最常见的出血来源是

　　A. 脑膜中动脉或静脉　　　　　B. 脑皮质表面的小动脉或小静脉

　　C. 进入上矢状窦的桥静脉　　　D. 板障静脉

　　E. 颅内静脉窦

5. 急性硬脑膜外血肿典型的意识障碍过程是

　　A. 昏迷—清醒　　　　　B. 昏迷—清醒—再昏迷　　　　　C. 昏迷—昏迷加深

　　D. 清醒—昏迷　　　　　E. 昏迷—好转

6. 外伤性颅内血肿的致命因素是

    A. 急性脑受压－脑疝　　　　B. 脑脊液循环受阻　　　　C. 弥漫性脑水肿

    D. 蛛网膜下腔出血　　　　　E. 昏迷－肺部感染

7. 急性外伤性颅内血肿,右侧瞳孔已散大,抢救过程中第 1 个步骤是

    A. 头颅 CT 扫描,明确血肿部位　　　　B. 20% 甘露醇 250ml 快速静脉滴注

    C. 钻孔探查,寻找血肿　　　　　　　　D. 急诊行右颞肌下减压

    E. 快速穿刺左侧脑室额角,行脑室液外引流

8. 下列选项中,不属于开放性颅脑损伤的临床特点是

    A. 原发性意识障碍轻微　　　　　　　B. 脑局部损伤较重,颅内压增高症状较轻

    C. 易发生颅内感染　　　　　　　　　D. 远期癫痫发生率高

    E. 频繁发生去大脑强直

9. 处理开放性颅脑损伤最重要的原则是

    A. 如无专科条件,立即转院　　　　　B. 保护脑组织,注射 TAT

    C. 输血、输液　　　　　　　　　　　D. 镇静、镇痛

    E. 止血、清创,变开放性为闭合性脑损伤

10. 开放性颅脑损伤清创术中最关键的处理原则是

    A. 清除颅内金属异物　　　　　　　　B. 充分修剪创缘皮肤

    C. 严密缝合或修补硬脑膜　　　　　　D. 及时使用广谱抗生素

    E. 伤口皮下放置引流条

11. 开放性颅脑损伤在抗生素治疗下,清创术最迟可延迟至以下时间内进行

    A. 12h　　　　　　　　　　B. 24h　　　　　　　　　　C. 36h

    D. 48h　　　　　　　　　　E. 72h

12. 诊断脑震荡的依据不包括

    A. 头部外伤后原发昏迷小于 30min　　　B. 神经系统检查无阳性体征发现

    C. 头疼较剧烈并伴恶心　　　　　　　D. 受伤时情况无法回忆

    E. 颅压监测:ICP>230mmH$_2$O

13. 诊断脑挫裂伤的临床依据不包括

    A. 头部外伤后原发昏迷大于 30min　　　B. 多有中间清醒期

    C. 腰穿可发现血性脑脊液　　　　　　D. 脑膜刺激征阳性

    E. 多为对冲伤所致

14. 对冲性脑损伤最常发生的部位是

    A. 额、颞叶　　　　　　　　B. 枕叶　　　　　　　　　C. 顶叶

    D. 脑干　　　　　　　　　　E. 小脑

(二) A3/A4 型题

(1~3 题共用题干)

病人,女,45 岁。车祸头部受伤,伤后即昏迷,1h 后入院时,中度昏迷,右侧瞳孔散大,对光反射消失,左上下肢病理征阳性。

1. 首先采取的措施是

    A. 给予止血药物　　　　　　　　　　B. 20% 甘露醇 250ml 静脉滴注

    C. 给予抗生素预防感染　　　　　　　D. 地塞米松 20mg 静脉滴注

  E. 给予呼吸兴奋剂

2. 采取的检查为

  A. X 线头颅片   B. 脑电图   C. 脑血管造影

  D. CT   E. ECT

3. 根本治疗措施为

  A. 冬眠物理措施   B. 脱水治疗   C. 止血、预防感染治疗

  D. 气管切开   E. 血肿清除术

（4~5 题共用题干）

病儿，男，6 岁。3d 前右额碰在桌子角上，当时能哭；现右额颞部头皮隆起，局部触之有 12cm×12cm 波动区，无神经系统定位症状，头颅 CT 示右额颞头皮肿胀。

4. 该病例诊断是

  A. 头皮挫伤   B. 皮下血肿   C. 骨膜下血肿

  D. 帽状腱膜下血肿 E. 头皮下积液

5. 正确的处置应该是

  A. 加压包扎   B. 局部不做处置 C. 理疗，促其吸收

  D. 穿刺抽血 + 加压包扎 E. 切开引流 + 加压包扎

（6~7 题共用题干）

病人，女，60 岁。2 个半月前有车祸头受伤史，当时有一过性意识障碍，伤后头痛，逐渐好转。近半个月又出现头痛，越来越重，头颅 CT 示右侧颞顶低密度新月状影像，脑室中线受压移位。

6. 该病例的诊断是

  A. 右侧颞顶急性硬膜下血肿   B. 右侧颞顶慢性硬膜下血肿

  C. 右侧颞顶急性硬膜外血肿   D. 右侧颞顶慢性硬膜外血肿

  E. 右侧颞顶硬膜下积液

7. 根本治疗措施是

  A. 冬眠物理降温   B. 止血治疗   C. 预防感染

  D. 钻孔冲洗引流术 E. 血肿清除术

（三）B1 型题

（1~3 题共用备选答案）

  A. 鼻流血

  B. 双眼睑皮下青紫，逐渐加重，出现熊猫眼征

  C. 乳突下瘀斑出现 Battle 征

  D. 脑脊液耳漏

  E. 颞部头皮肿胀淤血

1. 颅前窝骨折可见

2. 颅中窝骨折可见

3. 颅后窝骨折可见

（四）X 型题

1. 下列对急性硬脑膜外血肿的出血来源的描述中，正确的是

  A. 硬脑膜血管破裂以硬脑膜中动脉及其分支常见

  B. 板障静脉或静脉窦

  C. 桥静脉

  D. 硬脑膜在与颅骨分离过程中可撕裂一些小血管

  E. 脑皮质表面的小动脉或小静脉

2. 凹陷性骨折的手术适应证包括

  A. 因骨折片压迫神经功能区,引起感觉运动障碍、癫痫等

  B. 合并脑损伤或大面积的骨折片凹陷导致颅内压增高者

  C. 凹陷深度超过颅骨 1cm

  D. 开放性粉碎性骨折,碎骨片易致感染,需取出清创复位者

  E. 对静脉窦处凹陷性骨折,不宜轻易手术

3. 下列对开放性颅脑损伤的临床特点的描述中,正确的是

  A. 脑损伤部位常与致伤物作用部位一致

  B. 出血多,易发生休克

  C. 颅内常有异物存留,伤后易发生感染而形成化脓性脑炎或脑脓肿

  D. 伤口愈合后,脑组织常与脑膜或头皮形成瘢痕粘连,癫痫发生率高

  E. 因伤道特殊性,常伴有全身多发伤,使得伤情复杂,死亡率高

4. 下列对外伤性颅内血肿 CT 影像表现的描述中,正确的是

  A. 颅骨内板与脑表面之间双凸透镜形,多为急性硬脑膜外血肿

  B. 颅骨内板与脑表面之间出现高密度、等密度或混杂密度的新月形或半月形影,多见于急性硬脑膜下血肿

  C. 颅骨内板下低密度新月形或双透镜影,常见于慢性硬脑膜下血肿

  D. 脑挫裂伤附近或脑深部圆形或不规则高密度影,周围有低密度水肿带提示脑内血肿

  E. 急性期基底节区楔形低密度影

二、名词解释

1. 减速性损伤
2. 挥鞭样损伤
3. 胸部挤压伤

三、问答题

1. 颅脑损伤意识障碍的程度如何分级?
2. 颅脑损伤如何按伤情轻重分级?
3. 试述急性硬脑膜外血肿意识障碍的表现类型。
4. 试述颅内血肿的手术指征。

四、病案分析

  1. 病人,男,23 岁。斗殴中被他人用木棒击伤右颞部,当时昏迷约 8min,清醒后自行回家。之后感头痛渐加重伴有呕吐,3h 后出现烦躁不安,呼之不应,即被送入医院。查体:BP 140/90mmHg, P 60 次 /min, R 13 次 /min,病人呈浅昏迷,偶有躁动,右瞳孔 4.5mm、对光反射消失,左瞳孔 2.0mm、对光反射迟钝,左侧肢体偏瘫,左病理征阳性,右侧肢体有自主运动,右颞

部头皮肿胀。既往无特殊病史。

问题:试述最可能的诊断,并说明主要依据和治疗要点。

2. 病人,男,24 岁。骑摩托车摔伤头部 5h 入院,受伤后出现原发性昏迷 30min,随后清醒,最近 2 个多小时再次陷入昏迷。查体:浅昏迷,右侧瞳孔 5mm,左侧肢体偏瘫。

问题:

(1)最可能的诊断是什么?

(2)为明确诊断,首选的检查手段是什么?

(3)最可能进行的有效处置是什么?

【答案及评析】

一、选择题

(一)A1 型题

1. 答案:D

评析:骨膜下血肿周界止于相邻骨缝之间,张力大,波动感不明显。

2. 答案:C

评析:动眼神经在小脑幕切迹处受挤压,出现患侧瞳孔先缩小,随后进行性散大,光反射迟钝或消失,晚期可双侧散大。其伤后瞳孔的迟发性散大和间接光反射消失可区别于前颅底骨折所致的原发性动眼神经损伤。

3. 答案:C

评析:开放性与闭合性颅脑损伤最主要的区别是硬脑膜有无破裂。

4. 答案:C

评析:桥静脉断裂是慢性硬脑膜下血肿出血的主要原因。

5. 答案:B

评析:急性硬脑膜外血肿典型的意识障碍过程有中间清醒期,即昏迷—清醒—再昏迷。

6. 答案:A

评析:外伤性颅内血肿的危害主要是对脑组织的压迫,少量血肿影响不大,大量血肿导致对脑组织的急性严重压迫,甚至可形成脑疝而危及生命。

7. 答案:B

评析:脑疝的形成是手术绝对适应证,但术前 20% 甘露醇 250ml 快速静脉滴注可为手术争取时间,减轻对脑组织尤其是脑干的急性压迫。

8. 答案:E

评析:部分开放性颅脑损伤脑损伤范围较小,以局部皮层损伤为主,因此 A、B 项是正确的。凡开放性颅脑损伤均存在颅内感染的可能,而皮层的损伤有导致癫痫的可能。去大脑强直是脑干损伤的特点。

9. 答案:E

评析:处理开放性颅脑损伤最重要的原则是止血、清创,变开放性为闭合性脑损伤。

10. 答案:C

评析:处理开放性颅脑损伤最重要的原则是变开放性为闭合性脑损伤,而处理过程中只有严密缝合或修补硬脑膜才能变开放性为闭合性脑损伤,否则容易导致颅内感染。

11. 答案:E

评析:开放性颅脑损伤在抗生素治疗下,清创术最迟可延迟至 72h 内进行。

12. 答案:E

评析:典型的脑震荡的临床表现为伤后原发昏迷小于 30min,逆行性遗忘,有明显的头痛、头晕、恶心、呕吐、失眠等症状,但无神经系统阳性体征,脑电图、腰穿均正常。

13. 答案:B

评析:脑挫裂伤是皮层的损伤、出血,可有蛛网膜下腔出血,因此可有原发性昏迷大于 30min、腰穿可发现血性脑脊液及脑膜刺激征阳性的表现,脑挫裂伤可以是冲击部位的伤,也可是对冲伤,减速伤多有对冲伤。中间清醒期是硬脑膜外血肿的特征性表现。

14. 答案:A

评析:对冲性脑损伤最常发生的部位是枕部着力所致额、颞叶损伤。

（二）A3/A4 型题

1. 答案:B

2. 答案:D

3. 答案:E

评析:该病人为头部外伤后昏迷,右侧瞳孔散大光反射消失,对侧肢体出现病理征阳性,考虑为颅内血肿,引起血肿所在分腔压力增高发生了脑疝,因此首先采取的措施是静脉输注高渗脱水降颅压药物,以缓解病情,争取时间,找出病因。此病人应采取的检查为头颅 CT 检查,目前 CT 是诊断颅内病变首选的方法,对颅脑损伤来说,可了解损伤的部位、范围、血肿的出血量、周围脑水肿的程度,以及脑室受压及中线结构移位等。该病例的根本治疗措施应该是去除病因即血肿清除术。

4. 答案:D

5. 答案:D

评析:6 岁小儿外伤后右额颞肿,有 12cm×12cm 波动区,说明是头皮较大血肿。头皮皮下、帽状腱膜下及骨膜下均可出现血肿,皮下血肿体积小,此例不是;骨膜下血肿局限于某一颅骨的范围内,此例也不是;帽状腱膜下软组织疏松,血肿可广泛蔓延,形成较大血肿。由于血肿较大、积血较多、范围较广,因此应穿刺抽血后加压包扎,以防血肿扩大。

6. 答案:B

7. 答案:D

评析:2 个半月前有头轻微外伤史,曾有一过性昏迷及头痛,好转后现又头痛,且越来越重,不像脑震荡后的头痛,进一步头颅 CT 检查发现右侧颞顶部有新月形影,脑室中线受压移位,新月形影为典型的硬膜下血肿影,结合病史,已远远超过 3 周,应诊断为右额颞顶慢性硬膜下血肿。根本治疗是手术,做钻孔冲洗引流术。慢性硬膜下血肿好发于 50 岁以上老人,出血来源与发病机制尚不完全清楚,一般认为可能与老年人有脑萎缩,颅内空间相对增大,遇轻微外力,脑与颅骨间产生相对运动,使桥静脉撕裂出血所致。

（三）B1 型题

1. 答案:B

2. 答案:D

3. 答案:C

评析：颅前窝骨折累及眶顶和筛骨，可出现眶周软组织广泛瘀斑（"熊猫眼"征）和球结膜下瘀斑、鼻漏，累及筛板或视神经管可伤及嗅神经和视神经。颅中窝骨折累及蝶骨可出现鼻漏，累及颞骨岩部可出现耳漏及听神经、面神经损伤。颅后窝骨折可出现乳突皮下瘀斑（Battle征）和枕下部肿胀和皮下瘀斑。颅底骨折的诊断和定位主要依靠上述临床表现。

（四）X 型题

1. 答案：ABD

评析：急性硬脑膜外血肿的出血来源是硬脑膜血管破裂，以硬脑膜中动脉及其分支常见，也有硬脑膜在与颅骨分离过程中可撕裂一些小血管、板障静脉或静脉窦。脑皮质表面的小动脉或小静脉及桥静脉可形成硬膜下血肿。

2. 答案：ABCDE

3. 答案：ABCDE

4. 答案：ABCD

评析：颅内血肿位于硬膜外多为梭形或双凸透镜形，位于硬膜下多为新月形或半月形影，量多时可为凸透镜形，位于脑内多为脑挫裂伤附近或脑深部圆形或不规则高密度影，周围有低密度水肿带，楔形低密度影为脑梗死特点。

二、名词解释

1. 减速性损伤：运动着的头部突然碰击在静止外物上，引起减速性运动而造成的损伤，如跌伤、坠落伤，此时脑损伤较多发生在着力点的对侧，称之为"对冲伤"。常见为枕部着力导致额极、颞极及其底面的脑挫裂伤。

2. 挥鞭样损伤：当躯干突然遭受加速性或减速性暴力时，身体与头部运动不一致，头部与颈椎之间即出现剪切力，造成头颈交界处软组织、颈髓或 / 和脑组织的损伤。

3. 胸部挤压伤：因胸壁突然遭受到巨大压力冲击，胸腔内压升高致使上腔静脉的血逆行灌入颅内，引起广泛性脑出血。

三、问答题

1. 答案要点　意识障碍分为嗜睡、昏睡、昏迷。去皮质状态、谵妄等为特殊类型意识障碍。昏睡表现为意识范围明显缩小，精神活动极为迟钝，对较强的刺激有反应。

按对刺激的反应及反射活动等可分为三度，即浅昏迷、中昏迷、深昏迷：浅昏迷对语言无反应，对疼痛刺激尚敏感；中昏迷对疼痛反应已迟钝，随意动作丧失，但瞳孔对光反射与角膜反射尚存在；深昏迷时深浅反射消失，可伴有生命体征紊乱。

2. 答案要点

①轻型：单纯性脑震荡，有或无颅骨骨折，昏迷时间在 30min 以内，仅有轻度头晕、头痛，神经系统和脑脊液检查无明显改变。②中型：轻度脑挫裂伤或颅内小血肿，有或无颅骨骨折及蛛网膜下腔出血，无脑受压征，昏迷时间在 6h 以内，有轻度神经系统阳性体征，有轻度生命体征改变。③重型：广泛颅骨骨折，广泛脑挫裂伤及脑干损伤或较大的颅内血肿，昏迷时间在 6h 以上，意识障碍逐渐加重或意识好转后出现再昏迷，有明显神经系统阳性体征及生命体征改变。

3. 答案要点　意识障碍可有三种表现。①中间清醒期或好转期，指伤后立即昏迷，然后清醒或意识好转一段时间再出现昏迷，中间清醒期长短取决于原发性脑损伤的轻重和出血速度；②如果原发性脑损伤较重或血肿形成迅速，可有"意识好转期"，未及清醒却又加重，也可表现意识障碍进行性加重;③原发性脑损伤较轻,伤后无原发昏迷,只有在血肿形成引起严重脑受压、脑疝才出现意识障碍。

4. 答案要点

颅内血肿的手术指征:①在非手术治疗过程中病情恶化,意识障碍进行性加重;②有局灶性脑损害体征;③CT示血肿较大(幕上>40ml,其中颞叶血肿>20ml,幕下>10ml),或血肿虽不大,但中线结构移位明显(>1cm),脑室、脑池受压明显。

四、病案分析

1. 答案要点

(1)病人最可能的诊断是右颞部急性硬脑膜外血肿伴颞叶沟回疝。

(2)主要依据:有明确的外伤史,伤后意识障碍有中间清醒期;有颅内压增高的临床表现——头痛、呕吐、烦躁不安、血压和脉搏等改变;有典型瞳孔改变和对侧肢体偏瘫。

(3)治疗:应快速静脉注入高渗性降颅压药物和利尿剂,保持呼吸道通畅,防止呕吐和窒息,维持呼吸循环功能,积极手术治疗清除血肿,解除脑疝。

2. 答案要点

(1)最可能的诊断是急性硬膜外血肿合并右侧颞叶沟回疝。

(2)为明确诊断首选的检查手段是头颅CT扫描。

(3)最可能进行的有效处置是快速静脉滴注20%甘露醇250ml,同时进行术前准备,行血肿清除术,根据病情必要时去除骨瓣。

(李　骥)

第十八章　颅脑、椎管和脊髓的外科疾病

【内容要点】

一、颅内肿瘤

1. 概述　①病因不清；②WHO 分为 7 类；③临床表现主要有颅内高压和肿瘤刺激、压迫或破坏脑组织所引起局灶性症状及体征。

2. 常见的颅内肿瘤　①胶质瘤；②脑膜瘤；③垂体瘤；④听神经瘤；⑤颅咽管瘤；⑥转移瘤。

3. 诊断和治疗　①病史；②查体有颅内高压和局灶性症状及体征；③CT 及 MR 是必要的辅助检查；④治疗包括手术治疗、放射治疗和化学药物治疗。治疗原则是在保障脑功能不受损伤的前提下，尽可能地切除肿瘤，术后根据颅内肿瘤的特性选择适当的放射治疗及化学药物治疗。

二、脑脓肿

1. 概念　化脓性细菌侵入脑内形成的脓腔，是一种严重的颅内感染性疾病。

2. 病因　感染途径：①来自邻近的感染病灶直接波及邻近的脑组织；②血行感染；③外伤性感染；④隐源性感染。

3. 临床表现　①早期可出现发热、头痛、呕吐、脑膜刺激征、昏迷等急性化脓性脑炎及颅内压增高的表现；②脓肿形成后急性炎症表现不明显，有颅内压增高的表现和局灶性症状及体征。

4. 诊断　①腰穿和脑脊液检查可提示颅内感染；②CT 与 MRI 检查最具诊断价值。

5. 治疗　①脓肿尚未局限时，一般采用抗感染及降颅压治疗；②脓肿包膜形成后须行手术治疗。

三、脑血管病

1. 出血性脑卒中　出血性脑卒中常见于高血压动脉硬化病人。出血部位多见于基底节壳核，可分为外侧型、内侧型和小脑型，按病情轻重分为轻、中、重三级。CT 检查可明确诊断。手术目的在于清除血肿，解除脑受压及脑疝，特别对于外侧型及小脑型血肿，有手术指征者应积极手术治疗。

2. 缺血性脑卒中　缺血性脑卒中常见于动脉粥样硬化基础上，颈内动脉或椎动脉血栓形成造成血管狭窄和闭塞。分为 3 种类型：短暂性脑缺血发作、可逆性缺血性神经功能障碍、进

展性卒中和完全性卒中。CT、MR 检查可显示脑梗死区，DSA 能显示血管的狭窄部位和程度。外科治疗可行颈内动脉内膜切除术，大面积脑梗死引起严重颅内压增高有脑疝倾向者，可考虑行去骨瓣减压术。

3. 颅内动脉瘤 颅内动脉瘤是自发性蛛网膜下腔出血的首位病因。临床表现为头痛、呕吐、颈项强直、昏迷等出血症状和局灶症状。CT 检查能明确蛛网膜下腔出血，全脑血管造影是确诊颅内动脉瘤的金标准。治疗上可选择开颅夹闭动脉瘤夹闭术或血管内介入栓塞术。

4. 颅内动静脉畸形 颅内动静脉畸形是最常见的颅内血管畸形。临床表现为出血、癫痫发作、头痛和局灶症状。CT、MR 可提供诊断依据，DSA 是诊断的金标准。治疗上以手术切除为主，部分病例可行放射治疗。

四、脑积水

1. 概念 脑脊液分泌、吸收间失衡或循环通路受阻，脑脊液积聚于脑室系统或蛛网膜下腔，使脑室或蛛网膜下腔扩大。常见于颅内炎症、出血、先天疾病和肿瘤。

2. 分类 ①梗阻性脑积水；②交通性脑积水。

3. 临床表现 ①婴儿头围明显增大、前囟扩大、张力增高、颅缝增宽；②成人颅内压增高、肢体性共济失调、记忆力障碍和尿失禁。

4. 治疗 大多须手术治疗，手术方式常用第三脑室造瘘术、脑室 – 腹腔分流术。

五、椎管内肿瘤

1. 分类 椎管内肿瘤以神经鞘瘤、星形细胞瘤、室管膜瘤等较为常见。按肿瘤部位可分为髓内肿瘤、髓外硬脊膜下肿瘤和硬脊膜外肿瘤。

2. 临床表现 按病情进展分为神经根痛期、脊髓半侧损害期、脊髓瘫痪期。

3. 诊断 ①MR 是最具有价值的诊断方法；②CT 能很好地显示椎体的改变。

4. 治疗 手术治疗是最有效的治疗方法。

【练习题】

一、选择题

（一）A1 型题

1. 颅内肿瘤最多见的是
   A. 转移瘤　　　　　　　B. 脑膜瘤　　　　　　　C. 胶质瘤
   D. 垂体腺瘤　　　　　　E. 表皮样瘤
2. 颅内自发性蛛网膜下腔出血最常见的原因是
   A. 肿瘤卒中　　　　　　B. 高血压脑出血　　　　C. 动脉瘤破裂
   D. 脑血管淀粉样变　　　E. 脑血管畸形
3. 会引起巨人症的是
   A. 胶质瘤　　　　　　　B. 脑膜瘤　　　　　　　C. 垂体瘤
   D. 颅咽管瘤　　　　　　E. 听神经瘤
4. 椎管内肿瘤最常用的确诊方法是

| A. CT | B. MR | C. X 线片 |
| D. 脊髓造影 | E. DSA | |

5. 脑脓肿可分为

A. 耳源性、血源性(转移性)、外伤性、结核性

B. 耳源性、血源性、外伤性、结核性、隐源性

C. 耳源性、血源性、外伤性、鼻源性、结核性

D. 耳源性、血源性、外伤性、鼻源性、隐源性

E. 耳源性、血源性、化脓性、结核性、真菌性

6. 颅内动脉瘤的确诊依据为

| A. 腰穿为血性脑脊液 | B. CT 扫描 | C. 经颅超声多普勒 |
| D. 脑血管造影 | E. 临床表现和体征 | |

7. 高血压性脑出血的好发部位是

| A. 丘脑 | B. 脑室 | C. 基底核 |
| D. 脑桥 | E. 小脑 | |

(二)A3/A4 型题

(1~3 题共用题干)

病人,男,55 岁。突然头疼 2h。查体:神志清楚,痛苦面容,四肢肌力、肌张力无改变,颈项强直,头颅 CT 示左侧裂池有高密度影像。

1. 该病人最可能的诊断是

| A. 脑梗死 | B. 脑出血 | C. 脑膜炎 |
| D. 脑供血不足 | E. 蛛网膜下腔出血 | |

2. 最可能的出血来源是

| A. 颅内肿瘤 | B. 烟雾病 | C. 颅内动脉瘤 |
| D. 脑血管畸形 | E. 脑动脉硬化 | |

3. 最重要的治疗措施是

| A. 绝对卧床休息 | B. 冬眠物理降温 | C. 动脉瘤夹闭术或栓塞术 |
| D. 止血剂 | E. 脱水剂 | |

(4~5 题共用题干)

病人,女,40 岁。左耳鸣 2 年,左耳聋 1 年,走路不稳 1 个月,口角右偏 1 周。

4. 最可能的定位诊断是

| A. 左侧延髓 | B. 左侧脑桥 | C. 左桥小脑角 |
| D. 蝶鞍区 | E. 左中脑 | |

5. 最有可能的诊断是

| A. 胶质瘤 | B. 脑膜瘤 | C. 垂体瘤 |
| D. 听神经瘤 | E. 颅咽管瘤 | |

二、问答题

1. 常见的颅内肿瘤有哪些?它们各自有什么临床特点?

2. 对于腰腿痛的病人,应如何鉴别椎管内肿瘤和椎间盘突出?

【答案及评析】

一、选择题

（一）A1 型题

1. 答案：C

评析：胶质瘤是最常见的颅内肿瘤。

2. 答案：C

评析：动脉瘤破裂是最常见的自发性蛛网膜下腔出血的原因。

3. 答案：C

评析：垂体瘤中的生长激素腺瘤表现为巨人症或肢端肥大。

4. 答案：B

评析：MR 对椎管内组织的显示强于 CT。

5. 答案：C

评析：鼻源性和耳源性脑脓肿均是来自邻近的感染病灶直接波及脑组织。

6. 答案：D

评析：DSA 是确诊颅内动脉瘤的标准。

7. 答案：C

评析：高血压脑出血常见的部位是基底节区。

（二）A3/A4 型题

1. 答案：E

评析：突发起病、颈项强直、CT 见脑池有血，考虑蛛网膜下腔出血。

2. 答案：C

评析：自发性蛛网膜下腔出血的最常见原因是动脉瘤破裂。

3. 答案：C

4. 答案：C

评析：病人表现为左听神经、面神经及小脑损害的症状，故考虑左桥小脑角病变。

5. 答案：D

评析：桥小脑角最常见的肿瘤是听神经瘤，它以耳鸣、耳聋发病，可出现面神经、三叉神经、后组脑神经及小脑症状和体征。

二、问答题

1. 答案要点　常见的颅内肿瘤有胶质瘤、脑膜瘤、垂体瘤、听神经瘤。

胶质瘤最常见，发生之初通常没有典型症状。呈浸润生长，无完整的包膜，手术不易完全切除。成人绝大多数生长在大脑半球和脑室，而儿童易生长在小脑半球和脑干。治疗以手术为主，可肉眼全切或大部切除，术后配合化疗或放疗。易复发，预后较差。

脑膜瘤来源于蛛网膜颗粒，通常为良性，呈膨胀性生长，有完整的包膜，大部分可全部切除，术后获得终生治愈。少数为恶性脑膜瘤，预后差。

垂体瘤来源于脑垂体前叶，首先出现内分泌症状，如生长激素瘤，儿童可致巨人症，成人致肢端肥大症；泌乳素瘤，在生育年龄的妇女停经泌乳。肿瘤生长到一定程度突破鞍隔向上生长，出现对称性视力障碍和视野缺损（双颞侧偏盲）。手术可大部切除，术后放疗，疗效较好。

听神经瘤首发症状是耳鸣和听力下降，部分病人可有耳聋，晚期可有呛咳、构音不清等后组脑神经损害和脑干受压及颅压增高等症状。治疗以手术全切为首选。部分病人因损伤面神经，术后可遗有不同程度的面瘫。

2. 答案要点　椎管内肿瘤大多以神经根性痛为首发症状，而根性痛多由神经鞘瘤引起，胸腰以下的根性病变可表现为腰痛或腰腿痛，当单一神经根受累时可与腰椎间盘突出症的临床表现极似，因此临床鉴别相当困难。详细询问病史，均呈典型的慢性渐进性起病，表现为长传导束障碍，足部发麻、走长路时下肢无力或间歇性跛行。然而肿瘤为持续进行性生长，其症状呈进行性加重，不因休息而缓解；足部麻木亦由下而上发展至腿部，甚至对侧下肢，最终可导致马尾神经功能障碍。临床检查，多无脊柱畸形，压痛也不明显，直腿抬高试验不典型。运动、感觉、反射障碍往往不局限于单一神经根支配区。

腰椎间盘突出症在青壮年人中常见，尤以体力劳动者或长时间坐立工作者多发，发病率男女无明显差别。常常出现腰部疼痛或单侧下肢疼痛。腰疼部位多位于下腰部偏一侧，腿疼多为一侧由臀部向远端的放射性疼，可伴有麻木感。单侧鞍区（骑自行车与车座接触的部位）或一侧（双侧）小腿外侧、足背外侧或内侧疼痛或麻木，或疼痛和麻木同时存在。腰或腿疼痛，在卧床休息后多可缓解，下床活动一段时间后又出现疼痛。CT 及 MRI 可予以鉴别。

（李　骥）

第十九章　颈 部 疾 病

【内容要点】

一、甲状腺疾病

（一）单纯性甲状腺肿

1. 病因

（1）甲状腺素原料（碘）缺乏　环境缺碘是引起单纯性甲状腺肿的主要因素。高原、山区的饮用水和食物中含碘量不足，使当地居民中患此病者较多，故又称"地方性甲状腺肿"。由于缺碘，合成甲状腺素不足，反馈性引起垂体促甲状腺素分泌增高，并刺激甲状腺增生和代偿性肿大。初期，扩张的滤泡较为均匀地散布在腺体各部，形成弥漫性甲状腺肿。未及时治疗者，病情将进一步发展，扩张的滤泡聚集形成多个大小不等的结节则成为结节性甲状腺肿。有的结节因血供不足而发生退行性变，成为囊肿，纤维化或钙化。

（2）甲状腺素需要量增多　青春发育期、妊娠期或绝经期妇女，甲状腺素的需要量暂时性增多，有时甲状腺会代偿性肿大。这种生理性甲状腺肿常在成年或妊娠结束后自行缩小。

（3）甲状腺素合成或分泌障碍　例如久食含有硫脲的萝卜、白菜等，阻止了甲状腺素的合成或合成甲状腺素的酶先天性缺乏，均可导致血中甲状腺素减少，引起甲状腺肿大。

2. 临床表现

（1）甲状腺肿大　仅有甲状腺肿大而无甲亢等其他表现是单纯性甲状腺肿的重要特征。初期为弥漫性肿大，甲状腺的轮廓仍可辨认，质软、光滑，随吞咽上下移动。一旦形成结节，则在肿大甲状腺体一侧或两侧可触摸到大小不等、软硬不均的结节或囊肿等。

（2）压迫症状　①压迫气管可致气管移位或狭窄；②长时间受压可致气管软化；③压迫食管，吞咽困难；④压迫颈静脉，可使面部青紫肿胀；⑤若喉返神经受压，可引起声嘶。

3. 预防　全国各地已普遍进行了单纯性甲状腺肿的普查和防治工作，发病率已大大降低。在甲状腺肿大的高发地区，集体预防极为重要，一般多用碘化食盐。

4. 治疗

（1）非手术治疗　适用于年龄 <20 岁的弥漫性甲状腺肿大者。小剂量甲状腺素或左甲状腺素可抑制垂体前叶促甲状腺素分泌，减缓甲状腺的增生和肿大。

（2）手术治疗　一般采用甲状腺次全切除术。手术适应证：①因气管、食管或喉返神经受压引起临床症状者；②胸骨后甲状腺肿；③巨大甲状腺肿影响生活和工作者；④结节性甲状腺肿继发甲状腺功能亢进者；⑤结节性甲状腺肿疑有恶变者。

（二）甲状腺功能亢进的外科治疗

甲状腺功能亢进简称甲亢，是由各种原因引起循环中甲状腺素异常增多而出现以全身代谢亢进为主要特征的疾病总称,分为原发性、继发性和高功能腺瘤三类。

原发性甲亢最常见,是指在甲状腺肿大的同时,出现功能亢进症状。病人年龄多在 20~40 岁。表现为腺体弥漫性、两侧对称性肿大,常伴有眼球突出,故又称"突眼性甲状腺肿"。继发性甲亢较少见,如继发于结节性甲状腺肿的甲亢,病人先有结节性甲状腺肿多年,以后才出现功能亢进症状。发病年龄多在 40 岁以上。腺体呈结节状肿大,两侧多不对称,无突眼,容易发生心肌损害。高功能腺瘤少见,表现为甲状腺内单个或多个自主性高功能结节,无突眼,结节周围的甲状腺组织呈萎缩改变。

1. 临床表现　甲亢的临床表现包括甲状腺肿大、性情急躁、容易激动、失眠、两手颤动、怕热、多汗、皮肤潮湿、食欲亢进伴消瘦、体重减轻、心悸、脉快有力(脉率常在 100 次 /min 以上,休息及睡眠时仍快)、脉压增大(主要由于收缩压升高)、内分泌紊乱(如月经失调)以及无力、易疲劳、出现肢体近端肌萎缩等。其中脉率增快及脉压增大尤为重要,常可作为判断病情程度和治疗效果的重要标志。

2. 诊断　主要依靠临床表现,结合辅助检查。常用的辅助检查方法如下:

(1)基础代谢率(BMR)测定:可根据脉压和脉率计算,或用基础代谢率测定器测定。后者较可靠,前者较简便。测定基础代谢率要在完全安静、空腹时进行。常用的计算公式:基础代谢率 =(脉率 + 脉压)-111。正常值为 ±10%;增高至 +20%~+30% 为轻度甲亢,+30%~+60% 为中度,+60% 以上为重度。

(2)甲状腺摄 ^{131}I 率的测定:正常甲状腺 24h 内摄取的 ^{131}I 量为人体总量的 30%~40%。如果在 2h 内甲状腺摄取 ^{131}I 量超过人体总量的 25%,或在 24h 内超过人体总量的 50%,且吸收 ^{131}I 高峰提前出现,均可诊断甲亢。

(3)血清中 T_3 和 T_4 含量的测定:甲亢时,血清 T_3 可高于正常 4 倍左右,而 T_4 仅为正常的 2 倍半,因此,T_3 测定对甲亢的诊断具有较高的敏感性。

3. 外科治疗　手术是治疗甲亢的主要方法之一。手术的痊愈率达 90%~95%,手术死亡率低于 1%。

(1)手术适应证:①继发性甲亢或高功能腺瘤;②中度以上的原发性甲亢;③腺体较大,伴有压迫症状,或胸骨后甲状腺肿等类型甲亢;④抗甲状腺药物或 ^{131}I 治疗后复发者或坚持长期用药有困难者;⑤妊娠早、中期的甲亢病人凡具有上述指征者,应考虑手术治疗,并可以不终止妊娠。

(2)手术禁忌证:①青少年病人;②症状较轻者;③老年病人或有严重器质性疾病不能耐受手术者。

(3)术前准备:是保证手术顺利进行及减少术后并发症的关键。

1)一般准备:对精神过度紧张或失眠者可适当应用镇静和安眠药,以消除病人的恐惧心理。心率过快者,可口服普萘洛尔(心得安)10mg,每日 3 次。发生心力衰竭,应予以洋地黄制剂。

2)术前检查:除常规检查外,还应包括颈部摄片(了解有无气管受压或移位)、心电图检查、喉镜检查(确定声带功能),以及测定基础代谢率、了解甲亢程度。

3)药物准备:是术前准备的重要环节。

①抗甲状腺药物加碘剂:可先用硫脲类药物,待甲亢症状得到基本控制后,即改服 2 周碘剂,再进行手术。由于硫脲类药物能使甲状腺肿大和动脉性充血,手术时极易发生出血,增加了手术的困难和危险,因此,服用硫脲类药物后必须加用碘剂 2 周,待甲状腺缩小变硬、血管数

减少后再手术。此法安全可靠,但准备时间较长。

②单用碘剂:适合症状不重,以及继发性甲亢和高功能腺瘤病人。开始即用碘剂,2~3周后甲亢症状得到基本控制(病人情绪稳定,睡眠良好,体重增加,脉率 <90 次 /min 以下,基础代谢率 <+20%),便可进行手术。但少数病人服用碘剂 2 周后症状减轻不明显,可在继续服用碘剂的同时加用硫脲类药物,直至症状基本控制,停用硫脲类药物后,继续单独服用碘剂 1~2 周,再进行手术。碘剂的作用在于抑制蛋白水解酶,减少甲状腺球蛋白的分解,从而抑制甲状腺素的释放;碘剂还能减少甲状腺的血流量,使腺体充血减少,因而缩小变硬。常用的碘剂是复方碘化钾溶液,每日 3 次;从 3 滴开始,以后逐日每次增加 1 滴,至每次 16 滴,然后维持此剂量,以两周为宜。但由于碘剂只抑制甲状腺素释放,而不抑制其合成,因此一旦停服碘剂后,贮存于甲状腺滤泡内的甲状腺球蛋白大量分解,甲亢症状可重新出现,甚至比原来更为严重。因此,凡不准备施行手术者,不要服用碘剂。

③普萘洛尔:对于常规应用碘剂或合并应用硫氧嘧啶类药物不能耐受或无效者,有主张单用普萘洛尔或与碘剂合用作术前准备。此外,术前不用阿托品,以免引起心动过速。

4. 手术和手术后注意事项

(1)麻醉:通常采用气管插管全身麻醉。

(2)手术:行双侧甲状腺次全切除术,可选择常规或微创方式。手术操作应轻柔、细致,认真止血,注意保护甲状旁腺和喉返神经。

(3)术后观察和护理:术后当日应密切观察病人呼吸、体温、脉搏、血压的变化,预防甲状腺危象发生。如脉率过快、体温升高应充分注意,可肌注苯巴比妥钠或冬眠合剂Ⅱ号。病人采用半卧位,以利呼吸和引流切口内积血;帮助病人及时排出痰液,保持呼吸道通畅。此外病人术后要继续服用复方碘化钾溶液,每日 3 次、每次 16 滴开始,逐日每次减 1 滴,7~10 天后停用。

5. 手术的主要并发症

(1)术后呼吸困难和窒息:是术后最严重的并发症,多发生在术后 48h 内,如不及时发现并处理,可危及病人生命。常见原因:①出血及血肿压迫气管;②喉头水肿,主要是手术创伤所致,也可因气管插管引起;③气管塌陷,是气管壁长期受肿大甲状腺压迫发生软化,切除甲状腺体的大部分后软化的气管壁失去支撑的结果;④双侧喉返神经损伤。

手术后近期出现呼吸困难,如还有颈部肿胀、切口渗出鲜血,多为切口内出血引起。发现上述情况,必须立即行床旁抢救,及时剪开缝线,敞开切口,迅速清除血肿;若处理后病人呼吸仍无改善,则应立即施行气管插管;情况好转后,再送手术室作进一步检查、止血和其他处理。因此,术后应常规在床旁放置气管插管和手套,以备急用。

(2)喉返神经损伤:发生率约 0.5%。大多数是因手术处理甲状腺下极时,不慎将喉返神经切断、缝扎或挫夹、牵拉造成永久性或暂时性损伤所致。少数也可由血肿或瘢痕组织压迫或牵拉而发生。一侧喉返神经损伤,大都引起声音嘶哑;双侧喉返神经损伤,视其损伤全支、前支或后支等不同的平面,可导致失声或严重的呼吸困难,甚至窒息,需立即作气管切开。暂时性损伤一般可能在 3~6 个月内逐渐恢复。

(3)喉上神经损伤:喉上神经分内(感觉)、外(运动)两支。若损伤外支会使环甲肌瘫痪,引起声带松弛、音调降低;内支损伤,则喉部黏膜感觉丧失,进食特别是饮水时容易误咽,发生呛咳。一般经理疗后可恢复。

(4)甲状旁腺功能减退:因手术时误伤及甲状旁腺或其血液供给受累所致,多在术后

1~3d 出现症状,起初多数病人只有面部、唇部或手足部的针刺样麻木感或强直感,严重者可出现面肌和手足伴有疼痛的持续性痉挛,每天发作多次,严重者可发生喉和膈肌痉挛,引起窒息死亡。经过 2~3 周后,未受损伤的甲状旁腺增大或血供恢复,起到代偿作用,症状便可消失。切除甲状腺时,注意保留腺体背面部分的完整;切下甲状腺标本时要立即仔细检查其背面甲状旁腺有无误切,发现时设法移植到胸锁乳突肌中,均是避免此并发症发生的关键。

发生手足抽搐后,应限制摄入肉类、乳品和蛋类等食品(因含磷较高,影响钙的吸收)。抽搐发作时,立即静脉注射 10% 葡萄糖酸钙 10~20ml。症状轻者可口服葡萄糖酸钙或乳酸钙 2~4g,每日 3 次;症状较重或长期不能恢复者,可加服维生素 D_3,每日 5 万 ~10 万 U,以促进钙在肠道内的吸收。口服双氢速甾醇(DT-10)油剂能明显提高血中钙含量,降低神经肌肉的应激性。定期检测血钙,以调整钙剂的用量。永久性甲状旁腺功能减退者,可用同种异体甲状旁腺移植。

(5)甲状腺危象:是甲亢术后的严重并发症,是因甲状腺素过量释放引起的暴发性肾上腺素能兴奋现象。临床观察发现,危象的发生与术前准备不够、甲亢症状未能很好控制及手术应激有关,充分的术前准备和轻柔的手术操作是预防的关键。病人主要表现为高热(>39℃)和脉快(>120 次/min),同时合并神经、循环及消化系统严重功能紊乱,如烦躁、谵妄、大汗、呕吐、水泻等。若不及时处理,可迅速发展至昏迷、虚脱、休克甚至死亡,死亡率约 20%~30%。

治疗重点是降低血液循环中的甲状腺素浓度,控制心肺功能失调,预防和治疗并发病。

①一般治疗:应用镇静药,降温,充分供氧,补充能量,维持水、电解质及酸碱平衡。

②应用抗甲状腺药物:阻断甲状腺素的合成。

③应用碘剂:口服或滴注碘剂,以降低血中的甲状腺素水平。

④肾上腺素 β 受体阻滞剂:可口服或滴注普萘洛尔。

⑤肾上腺皮质激素的应用:一般使用氢化可的松,每日 200~400mg,分次静脉滴注,以拮抗过多甲状腺素的反应。

(三)甲状腺炎

1. 亚急性甲状腺炎 病因尚未完全阐明,一般认为和病毒感染有关。本病临床变化复杂,且易复发,但多数病人可得到痊愈。

(1)临床表现:病人在 1~2 周前有上呼吸道感染史。典型者整个病期可分为早期伴甲状腺功能亢进症、中期伴甲状腺功能减退症和恢复期。本病多见于 30~40 岁女性。表现为甲状腺肿胀、质地较硬,有压痛,疼痛常波及患侧耳、颞枕部。病人体温多升高,血沉增快。病程约为 3 个月,痊愈后甲状腺功能多不减退。

(2)诊断:病人在 1~2 周前有上呼吸道感染史。基础代谢率略增高,但甲状腺摄取 ^{131}I 量显著降低,这种分离现象对诊断有参考价值。试用泼尼松治疗,甲状腺肿胀很快消退,疼痛缓解。

(3)治疗:口服泼尼松,每日 4 次,每次 5mg,2 周后减量,全程 1~2 个月;同时加用甲状腺干制剂,效果较好。停药后如果复发,则给予放射治疗,效果较持久。抗生素无效。

2. 慢性淋巴细胞性甲状腺炎 慢性淋巴细胞性甲状腺炎又称桥本甲状腺炎,是一种器官特异性自身免疫性疾病,是甲状腺功能减退最常见的原因。由于自身抗体的损害,病变甲状腺组织被大量淋巴细胞、浆细胞和纤维化所取代。血清中可检出甲状腺过氧化物酶抗体(TPO-Ab)和甲状腺球蛋白抗体(TgAb)等多种抗体。组织学显示甲状腺滤泡广泛被淋巴细胞和浆细胞浸润,并形成淋巴滤泡。本病常以 30~50 岁女性多见。

（1）临床表现：多为无痛性弥漫性甲状腺肿，对称、质硬、表面光滑，多伴甲状腺功能减退，较大的可有压迫症状。

（2）诊断：甲状腺肿大、基础代谢率低、甲状腺摄 ^{131}I 量减少，结合血清 TPO-Ab 和 TgAb 显著增高可帮助诊断。疑难时，可行穿刺活检以确诊。

（3）治疗：可长期用左甲状腺素或甲状腺素片替代治疗。有压迫症状者、疑有恶变者可考虑手术。

（四）甲状腺肿瘤

1. 甲状腺腺瘤　甲状腺腺瘤是最常见的甲状腺良性肿瘤，病理上可分为滤泡状和乳头状囊性腺瘤两种。滤泡状腺瘤较常见。乳头状腺瘤少见，常不易与乳头状腺癌区别。多见于 40 岁以下的妇女。

（1）临床表现：腺瘤多为单发。呈圆形或椭圆形，局限在一侧腺体内。质地较周围甲状腺组织稍硬，表面光滑，无压痛，能随吞咽上下移动。腺瘤生长缓慢，大部分病人无任何症状。腺瘤发生囊内出血时，肿瘤体积可在短期内迅速增大，局部出现胀痛。

甲状腺腺瘤与结节性甲状腺肿的单发结节在临床上较难区别。病理上两者的区别较为明显：甲状腺腺瘤有完整包膜，周围组织正常，分界清；结节性甲状腺肿的单发结节包膜常不完整。

（2）治疗：甲状腺腺瘤有引起甲亢（发生率约为 20%）和恶变（发生率约为 10%）的可能，故应早期行包括腺瘤的患侧甲状腺腺叶或部分（腺瘤小）腺叶切除，切除标本必须立即行术中冰冻切片检查，以判定有无恶变。

2. 甲状腺癌　是最常见的甲状腺恶性肿瘤，约占全身恶性肿瘤的 1%。近年来发病率明显上升。除髓样癌外，绝大多数甲状腺癌的发生起源于滤泡上皮细胞。

（1）病理

1）乳头状癌：约占成人甲状腺癌的 60% 和儿童甲状腺癌的全部。常见于中青年女性，以 21~40 岁的妇女最多见。此型分化好，生长缓慢，恶性度低。但有多中心倾向，约 1/3 可累及双侧腺体，较早有颈淋巴结转移，但预后较好。

2）滤泡状癌：约占甲状腺癌的 20%。常见于 50 岁左右中年人。肿瘤生长较快，属中度恶性，且有侵犯血管倾向。可经血运转移到肺、肝和骨及中枢神经系统，颈淋巴结转移仅占 10%，预后较乳头状癌差。乳头状癌和滤泡状癌统称为分化型甲状腺癌。

3）未分化癌：约占甲状腺癌的 15%，多见于 70 岁左右老年人。发展迅速，高度恶性，且约 50% 的病人早期便有颈淋巴结转移，或侵犯气管、喉返神经、食管，常经血运向肺、骨等远处转移。预后很差，平均存活 3~6 个月，1 年存活率仅 5%~15%。

4）髓样癌：少见，来源于滤泡旁细胞（C 细胞），细胞排列呈巢状或囊状，无乳头或滤泡结构，呈未分化状；间质内有淀粉样物沉积。恶性程度中等，可有颈淋巴结侵犯和血行转移，预后不如乳头状癌，但较未分化癌好。

（2）临床表现：甲状腺内发现肿块是最常见的表现。随着病程进展，肿块增大常可压迫气管，使气管移位，并有不同程度的呼吸障碍症状。当肿瘤侵犯气管时，可产生呼吸困难或咯血；当肿瘤压迫或浸润食管，可引起吞咽困难；当肿瘤侵犯喉返神经可出现声音嘶哑；交感神经节受压引起 Horner 综合征，侵犯颈丛出现耳、枕、肩等处疼痛。未分化癌常以浸润表现为主。

局部淋巴结转移可出现颈部淋巴结肿大，有的病人以颈淋巴结肿大为首发症状。

晚期常转移到肺、骨等器官,出现相应临床表现。有少部分病人因转移灶就医时,应想到甲状腺癌的可能。

目前很多病人触诊未及病灶,而经高分辨率超声发现。病灶≤1cm者为微小癌。

髓样癌除有颈部肿块外,因其能产生降钙素(CT)、前列腺素(PG)、5–羟色胺(5–HT)、血管活性肠肽(VIP)等,病人可有腹泻、面部潮红和多汗等类癌综合征或其他内分泌失调的表现。

(3)诊断:主要根据临床表现,若甲状腺肿块质硬、固定,颈淋巴结肿大,或有压迫症状者,或存在多年的甲状腺肿块,在短期内迅速增大者,均应怀疑为甲状腺癌。超声等辅助检查有助于诊断。应注意与慢性淋巴细胞性甲状腺炎鉴别,细针穿刺细胞学检查可帮助诊断。此外,血清降钙素测定可协助诊断髓样癌。

(4)治疗:除未分化癌以外,手术是各型甲状腺癌的基本治疗方法,并辅助应用放射性核素、内分泌及放射外照射等治疗。

1)手术治疗:手术是治疗甲状腺癌的重要手段之一。根据肿瘤的病理类型和侵犯范围的不同,其方法也不同。术中冰冻病理检查有指导意义。甲状腺癌的手术治疗包括甲状腺本身的切除和颈淋巴结清扫。颈淋巴结清扫的范围目前仍有分歧,但最小范围清扫,即中央区颈淋巴结清扫已基本达到共识。理想的手术方式应是依据每一病人具体病况不同,充分评估淋巴结转移范围,行择区性颈淋巴结清扫,即个体化手术原则。

2)放射性核素治疗:甲状腺组织和分化型甲状腺癌细胞具有摄^{131}I的功能,利用^{131}I发射出的β射线的电离辐射生物效应的作用,可破坏残余甲状腺组织和癌细胞,从而达到治疗目的。

3)内分泌治疗:甲状腺癌作次全或全切除者应终身服用甲状腺素片或左甲状腺素,以预防甲状腺功能减退及抑制TSH。一般剂量掌握在保持TSH低水平,但不引起甲亢。定期测定血浆T_4和TSH,以此调整用药剂量。

4)放射外照射治疗:主要用于未分化型甲状腺癌。

二、甲状旁腺功能亢进的外科治疗

甲状旁腺功能亢进是一种可经手术治愈的疾病。主要是由单发的甲状旁腺腺瘤所引起,少数见于甲状旁腺增生、多发腺瘤或腺癌。

1. 临床表现　原发性甲状旁腺功能亢进包括无症状型及症状型两类。

(1)无症状型:仅有骨质疏松和血钙增高。

(2)有症状型:多见,又可分为以下3型:

1)Ⅰ型(骨型):最为多见,以骨病为主,病人可诉骨痛,易发生骨折。骨膜下骨质吸收是本病特点,最常见于中指桡侧或锁骨外1/3处。

2)Ⅱ型(肾型):以肾结石为主。在尿路结石病人中,约有3%是甲状旁腺腺瘤,病人在长期高钙血症后,逐渐发生氮质血症。

3)Ⅲ型(混合型):表现有骨骼改变及尿路结石。其他症状有消化性溃疡、腹痛、神经精神症状、虚弱及关节痛等。

2. 诊断　在上述临床表现基础上,血钙值>3.0mmol/L,血磷值<0.65~0.97mmol/L。甲状旁腺素(PTH)测定值升高是诊断甲状旁腺功能亢进最可靠的直接证据,可高达正常值的数倍。尿中环腺苷酸排出量明显增高,有助于诊断甲状旁腺功能亢进。碱性磷酸酶增高和24h尿钙

排出量增加。B超及核素显像帮助诊断。

3. 治疗　主要采取手术治疗,术中冰冻切片检查有助于定性诊断。①甲状旁腺腺瘤:原则是切除腺瘤。癌肿应作整块切除,应包括一定范围的周围正常组织。②甲状旁腺增生:常作甲状旁腺次全切除,仅保留 1/2 枚腺体。

三、颈部肿块

颈部肿块可以是颈部或非颈部疾病的共同表现。主要包括恶性肿瘤、甲状腺疾患及炎症、先天性疾病和良性肿瘤。其中恶性肿瘤占有相当比例,所以颈部肿块的鉴别诊断具有重要意义。

(一)颈部肿物的常见疾病

1. 肿瘤

(1)原发性肿瘤:良性肿瘤有甲状腺肿瘤、良性神经源性肿瘤、舌下囊肿、血管瘤等。恶性肿瘤有甲状腺癌、恶性淋巴瘤、涎腺癌、恶性神经源性肿瘤等。

(2)转移性肿瘤:原发病灶多在口腔、鼻咽、喉、甲状腺、食管、肺、乳房、胃肠道、女性生殖系统等处。

2. 炎症　急性、慢性淋巴结炎、淋巴结结核、涎腺炎、软组织化脓性感染等。

3. 先天性畸形　甲状腺舌管囊肿或瘘、胸腺咽管囊肿或瘘、囊状淋巴管瘤、颏下皮样囊肿等。

(二)颈部肿块的诊断

根据肿块的部位,结合病史和检查发现,综合分析,才能明确诊断。病史询问要详细,体格检查要仔细、全面,不要只注意局部。根据以上线索,选择适当的辅助检查,必要时可穿刺或切取活组织检查。

1. 病史　了解肿物出现时间、生长速度、局部和全身症状。比如儿童期出现并生长慢之肿物,考虑为畸形。肿物仅有数天伴有红肿热痛和全身发热不适者,考虑为炎症。无痛性肿物,进行性增长考虑为肿瘤。

2. 体格检查

(1)局部检查:恶性肿瘤多为无意中发现,生长较快,肿块质硬、活动性差、不光滑,以年纪较大者多见。良性肿瘤表面光滑、活动度好,生长较慢,以年轻者多见。炎症性肿物有红肿热痛的表现,如有波动感则形成脓肿。颈动脉瘤肿块表现为扩张性搏动并有震颤。甲状腺肿块可随吞咽上、下活动。甲状腺舌管囊肿位于颈部正中,随舌的伸缩而上、下活动。

(2)辅助检查:细针穿刺活检作细胞学检查,但搏动性肿物为禁忌,以免出现难于控制的大出血。B超检查能较全面了解肿物性质、大小、及与邻近组织关系。胸部 X 线检查,可排除与颈部肿物相关的胸部疾病。X 线胃肠道钡剂造影,可排除与颈部肿物相关的胃肠道疾病。颈动脉造影有助于颈动脉瘤的诊断。

(三)常见的颈部肿块

1. 慢性淋巴结炎　慢性淋巴结炎很常见。①病因:多继发于头、颈、颜面及口腔的感染灶。②临床表现:肿大淋巴结多位于颌下,颏下或颈侧区域,有轻压痛,中等硬度,表面光滑,活动度好,一般无全身症状。③诊断:如能找到原发病灶,诊断并不困难,若未能找到原发灶,则要随诊,观其变化。④鉴别:须与颈淋巴结结核、恶性淋巴瘤、颈部转移肿瘤鉴别,必要时可作肿大淋巴结的病理活检。⑤治疗:慢性淋巴结炎本身不需治疗,重点是治疗原发炎症灶。

2. 颈部转移性肿瘤　其发病率仅次于淋巴结炎和甲状腺疾病。①病因:原发癌灶绝大多数在头颈部,以鼻咽癌、甲状腺癌最多。锁骨上窝转移性肿瘤的原发灶多在肺、纵隔、乳腺、胃肠道。②临床表现：为颈侧区及锁骨上窝出现质地坚硬的肿块，初起无痛、单发、以后变成多个，并相互融合、表面光滑。因侵犯邻近组织常不可移动，后期出现坏死和破溃。

3. 恶性淋巴瘤（含霍奇金病、非霍奇金淋巴瘤） 多见于男性青壮年。①病因：起源于淋巴组织恶性增生。②临床表现：初起于一组淋巴结或淋巴以外的某一器官，后累及其他淋巴结或另一器官。肿大的淋巴结常首先出现于一侧或两侧的颈侧区，散在，稍硬、无压痛、尚活动，逐渐相互融合成团，增长很快，并出现腋窝、腹股沟淋巴结肿大和肝脾肿大。伴有不规则高热。外周血象检查能提示本病。③确诊：淋巴结病理活检。

4. 甲状舌骨囊肿 多见 15 岁以下儿童，是与甲状腺发育有关的先天性畸形。在颈前区中线舌骨下方有一直径 1~2cm 的圆形肿块，表面光滑、边界清、囊性感、无压痛，可随吞咽、伸舌和缩舌上下活动。

【练习题】

一、选择题

（一）A1 型题

1. 临床上引起甲状腺功能亢进症最常见的病因是
   A. 亚急性甲状腺炎　　　　　　　　B. 格雷夫斯病（Graves 病）
   C. 多结节性甲状腺肿伴甲亢　　　　D. 高功能甲状腺肿瘤
   E. 慢性淋巴细胞性甲状腺炎

2. 临床上用于计算 BMR 的简易公式是
   A. BMR= 脉率 + 收缩压 –111　　　　B. BMR= 脉率 + 舒张压 –111
   C. BMR= 脉率 + 脉压　　　　　　　D. BMR= 脉率 + 脉压 –111
   E. BMR= 脉率 + 收缩压

3. 判断甲状腺功能亢进病情程度最简单而主要的指标是
   A. 突眼的程度　　　B. 脉率和血压　　　C. 体重减轻程度
   D. 食欲亢进程度　　E. 甲状腺增大程度

4. 中度以上原发性甲亢最常用而有效的治疗方法是
   A. 放射性 ^{131}I 治疗　　B. 抗甲状腺药物　　C. 应用甲状腺素
   D. 服用复方碘溶液　　E. 甲状腺次全切除术

5. 甲状腺次全切除术后伤口内出血，引起呼吸困难，紧急措施应为
   A. 静脉滴注止血剂　　B. 氧气吸入　　　　C. 拆除缝线，去除血块
   D. 气管切开　　　　　E. 切口加压包扎

6. 甲状腺大部切除术后出现误咽、呛咳，是由于
   A. 喉返神经损伤　　B. 喉上神经内支损伤　　C. 喉上神经外支损伤
   D. 舌咽神经损伤　　E. 迷走神经主干损伤

7. 甲亢行甲状腺大部切除术后，出现甲状腺危象的主要原因是
   A. 精神紧张　　　　B. 喉返神经损伤　　　　C. 甲状旁腺损伤
   D. 术中补液不足　　E. 术前准备不充分

8. 甲亢病人行甲状腺大部切除术后最危急的并发症是

A. 呼吸困难和窒息   B. 甲状腺危象   C. 声音嘶哑

D. 误咽、呛咳   E. 手足抽搐

9. 甲亢病人术前准备中,必不可少的药物准备是

A. 复方碘化钾溶液   B. 普萘洛尔   C. 镇静药

D. 丙硫氧嘧啶   E. 卡比马唑

10. 能直接反映甲状腺功能状态的实验室检查是

A. 基础代谢率   B. 测定 T_3 C. 测定 T_4

D. 甲状腺摄 ^{131}I 率测定   E. 测定 FT_3 和 FT_4

（二）A2 型题

1. 病人,女,32 岁。多食消瘦,性情急躁,易激动,怕热、多汗,双眼突出。体检最可能发现的是

A. 皮肤粗糙   B. 神经反射亢进   C. 甲状腺肿大

D. 毛发稀少   E. 心脏扩大

2. 病人,男,38 岁。中度甲亢手术前,为抑制甲状腺素的释放并使腺体缩小变硬,应给予服用的药物是

A. 复方碘化钾溶液   B. 普萘洛尔   C. 甲巯咪唑

D. 丙硫氧嘧啶   E. 地西泮

3. 病人,女,30 岁。甲亢手术后 4h,出现进行性呼吸困难,颈部伤口肿胀,首要的急救措施是

A. 吸引器吸出呼吸道分泌物   B. 雾化吸入

C. 气管切开   D. 拆除缝线,清除积血

E. 氧气吸入

4. 病人,女,40 岁。甲状腺肿大 6 年,近半年出现心悸、怕热、多汗、易怒。甲状腺右叶可扪及一个 3cm 大小结节,随吞咽上下移动,质韧。颈淋巴结不肿大,无突眼。脉搏 112 次/min,血压 130/80mmHg。诊断应考虑为

A. Graves 病   B. 高功能甲状腺瘤   C. 结节性甲状腺肿

D. 甲状腺癌伴甲亢   E. 结节性甲状腺肿伴甲亢

5. 病人,女,甲状腺次全切除术后第 3d,出现手足抽搐。可能是

A. 甲状腺功能亢进   B. 甲状旁腺功能亢进   C. 甲状腺功能减退

D. 甲状旁腺功能减退   E. 喉返神经损伤

（三）A3/A4 型题

（1~3 题共用题干）

病人,男,30 岁。甲状腺肿大 2 年余,伴有怕热、多汗、心悸,多食,消瘦,易疲劳。查体:脉搏 105 次/min,呼吸 21 次/min,血压 135/70mmHg,双侧甲状腺弥漫肿大,可触及震颤,眼球稍突。

1. 为明确诊断,下列检查中最有价值的是

A. FT_3、FT_4 测定   B. B 超检查   C. 血清钙、磷测定

D. 心电图检查   E. CT 检查

2. 术前药物准备中,必要的药物是

A. 阿托品   B. 苯巴比妥   C. 普萘洛尔

D. 复方碘化钾　　　　　E. 甲状腺素

3. 术前饮食错误的是

　　A. 给予高蛋白饮食　　　B. 每天供应病人 5~6 餐　　C. 每天给咖啡饮料

　　D. 清淡易消化饮食　　　E. 每天饮水 2 000~3 000ml

（4~8 题共用题干）

病人，男，30 岁。甲状腺肿大 2 年余，伴有怕热多汗、心悸，多食消瘦，易疲劳。查体：脉搏 105 次 /min，呼吸 21 次 /min，血压 135/70mmHg，双侧甲状腺弥漫肿大，可触及震颤，眼球稍突。

4. 该病人的基础代谢率是

　　A. +23%　　　　　　　B. +43%　　　　　　　C. +59%

　　D. +63%　　　　　　　E. +73%

5. 病人半年来一直在内科治疗，无明显缓解，拟行手术治疗，术前不妥的是

　　A. 加强营养　　　　　　B. 给予镇静药　　　　　C. 适量饮用茶水

　　D. 应减少活动　　　　　E. 睡眠时垫枕侧卧

6. 手术后伤口引流管一般在术后拔出的时间是

　　A. 6~8h　　　　　　　B. 12~24h　　　　　　　C. 24~48h

　　D. 48~72h　　　　　　E. 72h 以上

7. 术后第 3d，病人感手足麻木，时有抽搐，但术前检查血钙正常。饮食上应限制

　　A. 乳品　　　　　　　　B. 海味　　　　　　　　C. 豆制品

　　D. 维生素　　　　　　　E. 绿叶蔬菜

8. 病人抽搐发作时，为解除痉挛，应立即选用

　　A. 氯丙嗪　　　　　　　B. 异丙嗪　　　　　　　C. 肌内注射阿托品

　　D. 口服乳酸钙　　　　　E. 10% 葡萄糖酸钙静脉注射

（四）X 型题

1. 疑为甲状腺癌的临床表现有

　　A. 肿块质硬而固定　　　　　　　B. 颈两侧可触及多个结节

　　C. 发音嘶哑　　　　　　　　　　D. 放射性核扫描的温结节

　　E. Horner 综合征

2. 下列对甲状腺结节的描述中，正确的是

　　A. 短期内突然发生的甲状腺结节增大，可能是腺瘤囊内出血所致

　　B. 过去存在的甲状腺结节，近日突然快速无痛地增大，应考虑癌肿可能

　　C. 冷结节并不意味着一定是恶性变

　　D. B 超检查对良恶性肿瘤的鉴别，特异性较低

　　E. 对于甲状腺肿块，男性更应得到重视

3. 下列描述正确的是

　　A. 慢性淋巴结炎多继发于头、面、颈部的炎症病灶

　　B. 颈部转移性肿瘤占颈部肿瘤的大部分

　　C. 恶性肿瘤的确诊，取决于淋巴结的病理活检

　　D. 颈淋巴结结核多数是肺结核通过血液循环传染

　　E. 多个甲状腺结节恶性率较高

二、名词解释

1. 单纯性甲状腺肿
2. 甲状腺危象

三、问答题

1. 简述甲状腺大部分切除后的主要并发症。
2. 简述甲状腺手术后出现呼吸困难和窒息的原因。

四、病案分析

病人,男,28 岁。因颈前肿物 3 个月入院。病人 3 个月前发现颈部有一指头大小的肿物,无疼痛,后来逐渐增大。病人一向体健,既往无颈前肿大病史。

入院查体:颈前偏右可见一隆起,气管稍偏向左侧,甲状腺左叶未扪及,右叶增大,中下部扪及一约 3cm×3cm 的肿物,质稍硬,边界欠清,无压痛,无震颤,可随呼吸上下移动,并可向两侧推动,听诊无血管杂音,颈部未触及肿大淋巴结,其他检查无发现异常。

颈部照片:气管稍向左移位,未见有钙化影。

甲状腺 B 超:甲状腺右叶增大,中下部有一个实体性结节,大小为 2.5cm×2.5cm×2cm,有较强的不规则反射。

甲状腺核素显像:甲状腺右叶增大,下部有一放射稀疏区——凉冷结节。左叶未发现异常。

问题:

（1）根据本病案写出 4 种可能存在的甲状腺疾病和临床特点。
（2）写出其中可能性最大的一种疾病和诊断依据。

【答案及评析】

一、选择题

（一）A1 型题

1. 答案:B

评析:临床上引起甲亢最常见的病因是格雷夫斯病(Graves 病),约占 85%。

2. 答案:D

评析:临床上用于计算 BMR 的简易公式是 BMR= 脉率 + 脉压 –111。

3. 答案:B

评析:判断甲亢程度常用简易公式 BMR= 脉率 + 脉压 –111,需测量脉率和血压。

4. 答案:E

评析:甲状腺次全切除术是治疗甲亢的主要方法之一,手术治愈率 90%~95%,复发率 0.6%~9.8%,是中度以上 Graves 病最常用而有效的治疗方法。

5. 答案:C

评析:甲状腺次全切除术后发生呼吸困难的最主要原因是伤口内出血,因此需紧急拆除缝线,去除血块。

6. 答案：B

评析：甲状腺大部切除术后出现误咽、呛咳是由于喉上神经内支损伤后喉黏膜感觉丧失所致。

7. 答案：E

评析：甲亢行甲状腺大部切除术后，出现甲状腺危象的主要原因是术前准备不充分。

8. 答案：A

评析：甲亢病人行甲状腺大部切除术后最危急的并发症是呼吸困难和窒息。

9. 答案：A

评析：甲亢病人术前准备中，必不可少的药物准备是复方碘化钾溶液，碘剂不仅抑制甲状腺素释放，控制甲亢症状，还可减少甲状腺的血流，使腺体缩小变硬，减少术中出血。

10. 答案：E

评析：FT_3 和 FT_4 直接反映甲状腺功能状态。

（二）A2 型题

1. 答案：C

评析：该病人有多食、消瘦、性情急躁、易激动、怕热、多汗、双眼突出等 Graves 病的典型症状，而 Graves 病的最重要体征是甲状腺肿大。

2. 答案：A

评析：复方碘化钾溶液用于甲亢手术前药物准备，能抑制甲状腺素的释放并使腺体缩小变硬。

3. 答案：D

评析：甲亢手术后出现进行性呼吸困难，颈部伤口肿胀，最常见的原因是血肿压迫气管。因此首要急救措施是拆除缝线，清除积血。

4. 答案：E

评析：多结节性甲状腺肿伴甲亢常有多年的单纯性甲状腺肿病史，而后甲状腺出现多结节并伴有甲亢症状，该病人与此相符。

5. 答案：D

评析：甲状腺次全切除术中若误伤误切甲状旁腺，导致甲状旁腺功能减退，可出现手足抽搐。

（三）A3/A4 型题

1. 答案：A

评析：FT_3 和 FT_4 直接反映甲状腺功能状态，为明确诊断，检查中最有价值的是 FT_3、FT_4 测定。

2. 答案：D

评析：术前药物准备中，必要的药物是复方碘化钾溶液。

3. 答案：C

评析：术前饮食错误的是每天给咖啡饮料。咖啡的兴奋作用会加重甲亢症状。

4. 答案：C

评析：该病人的基础代谢率（105+65）-111=+59%。

5. 答案：C

评析：茶有兴奋作用，甲亢术前不宜。

6. 答案：C

评析：手术后伤口引流管一般在术后 24~48h 拔出。

7. 答案：A

评析：该病人术前检查血钙正常，术后第 3d 感觉手足麻木，时有抽搐，是甲状旁腺功能减退的表现，要限制肉类、乳品和蛋类等含磷较高食品，以免影响钙的吸收。

8. 答案：E

评析：病人抽搐发作时，为解除痉挛，应立即选用 10% 葡萄糖酸钙静脉注射。

（四）X 型题

1. 答案：ACE

评析：甲状腺癌肿块质硬而固定，表面不平，吞咽活动变小，晚期可发生声音嘶哑、呼吸、吞咽困难和交感神经受压引起 Horner 综合征。

2. 答案：ABCDE

评析：腺瘤囊内出血时会突然增大。肿块无痛性增大要注意恶性可能。冷结节亦可能是囊腺瘤，不一定是甲状腺癌。男性甲状腺结节恶性可能性更大。B 超显示甲状腺结节的性状为囊性或实质性，对良恶性缺乏特异性。

3. 答案：ABC

评析：多个甲状腺结节良性率较高。而颈淋巴结结核多数由淋巴途径感染。

二、名词解释

1. 单纯性甲状腺肿：仅有甲状腺肿大而无甲亢等其他表现。

2. 甲状腺危象：甲状腺素过量释放引起肾上腺素能兴奋的临床危象。临床表现为高热、脉速（120~140 次 /min）、血压增高、烦躁或昏迷。个别有呕吐、腹泻等消化道症状。外科可见于甲亢术后，多因术前准备不足、甲亢症状未能很好控制、或手术适应证选择不当等所致。

三、问答题

1. 答案要点：甲状腺大部分切除后的主要并发症有①术后呼吸困难或窒息；②喉返神经损伤；③喉上神经损伤；④手足抽搐（甲状旁腺损伤）；⑤甲状腺危象。

2. 答案要点　甲状腺手术后呼吸困难和窒息的原因有①切口内出血压迫气管；②喉头水肿；③气管塌陷；④双侧喉返神经损伤。

四、病案分析

答案要点：

根据本病案写出四种可能发生的甲状腺疾病以及临床特点，写出其中可能性最大的一种疾病，以及诊断依据。

（1）可能的甲状腺疾病：甲状腺腺瘤、甲状腺癌、多结节性甲状腺肿伴甲亢、甲状腺功能亢进。

病例特点：①青年男性，起病缓慢。②以颈前肿物为主要症状，无发热以及甲亢症状。甲状腺右叶增大，可触及肿物，边界清楚，活动度好，气管受压向左偏。③B 超提示甲状腺实性肿块，甲状腺核素显像示凉冷结节，甲状腺功能正常。

（2）最大可能为甲状腺腺瘤。依据：青年男性，单发甲状腺肿物，光滑、活动、淋巴结无肿大，甲状腺功能正常，甲状腺核素显像示凉冷结节。

（郑春雷）

第二十章　乳房疾病

【内容要点】

一、乳腺囊性增生病

1. 临床特点　乳腺多发性肿块和乳房周期性疼痛。
2. 治疗　以非手术及对症治疗为主。

二、乳腺癌

1. 病理类型　非浸润性癌、早期浸润性癌、浸润性特殊癌和浸润性非特殊癌。
2. 转移途径　局部浸润扩散、淋巴转移和血运转移。其中以淋巴转移最常见。
3. 临床表现　早期为乳腺的无痛性肿块，质硬，边界不清，表面不光滑，活动度欠佳，增长较快。多数病人为无意中发现。可存在以下表现：
（1）酒窝征：肿瘤侵犯 Cooper 韧带使之收缩，使皮肤发生凹陷。
（2）乳头内陷：深部的癌肿侵犯乳管，牵拉乳头回缩。
（3）橘皮样改变：癌肿阻滞皮内和皮下淋巴管，引起局部皮肤淋巴水肿，因毛囊处与皮下组织连接紧密，造成点状凹陷。
（4）固定：癌肿一旦侵犯胸壁和胸肌，可使之固定，不易推动。
（5）卫星状结节：癌肿周围转移形成小结节。
（6）溃疡形成：晚期可因癌肿溃烂形成有恶臭、出血的癌性溃疡。部分晚期病人由于腋窝主要淋巴管被癌细胞堵塞，出现患侧上肢水肿。此时转移的淋巴结已由散在、可活动的变为融合、质硬、不能活动的肿块。锁骨上出现肿大变硬的淋巴结时，癌肿多已侵入血液，并可发生远处转移：如肺转移有咳嗽、咯血；肝转移有肝大、黄疸；骨转移有局部疼痛，甚至是病理性骨折。
临床上还可见到一些特殊类型癌，包括：
（1）炎性乳腺癌：病人多数较年轻，于妊娠期或哺乳期起病，发展很快，多在数周至数月间，不超过 1 年；患乳皮肤呈特征性橘皮样改变，整个乳腺出现红肿热痛的类炎症表现；伴有腋窝淋巴结肿大；恶性程度高，预后差。
（2）乳头乳晕湿疹样癌（Paget 病）：乳头瘙痒或灼热痛感，渐为湿疹样变，恶性程度低，发展慢，较晚发生腋淋巴结转移。
4. 临床分期　目前常用国际抗癌协会的 T（肿瘤）N（淋巴结）M（远处转移）分期法。
0 期：$TisN_0M_0$；

I期：$T_1N_0M_0$；

II期：$T_{0\sim1}N_1M_0$，$T_2N_{0\sim1}M_0$，$T_3N_0M_0$；

III期：$T_3N_1M_0$，$T_{0\sim3}N_2M_0$，T_4任何NM_0，任何TN_3M_0；

IV期：任何TNM_1。

5. 乳腺癌的治疗　乳腺癌的治疗，以早期手术根治为主，再辅助以化疗、放疗、内分泌治疗。

（1）手术治疗：乳腺癌的术式选择应结合病人本人意愿，根据病理分型、疾病分期及辅助治疗条件而定。自 Halsted 建立乳腺癌根治术以来，发展至今，已存在较多术式。

1）保留乳房的乳腺癌根治术：适用于临床 I、II 期的乳腺癌病人。手术要求是切除肿瘤及肿瘤周围 1~2cm 的组织，尽量保留乳房外观，但要确保切缘无肿瘤细胞浸润。腋窝是否清扫需行前哨淋巴结活检术。该术式术后必须辅以放疗。

2）乳腺癌改良根治术：有两种方式，一是保留胸大肌，切除胸小肌；二是保留胸大肌、胸小肌。前者淋巴结清除范围与根治术相仿，后者不能清除腋上组淋巴结。改良根治术保留了胸肌，术后外观效果较好，且术后生存期与应用根治术并无差异，目前为常用术式。同样，腋窝是否需要清扫需行前哨淋巴结活检术。

3）乳腺癌根治术和扩大根治术：根治术手术范围包括切除整个乳房、胸大肌、胸小肌、腋窝及锁骨下淋巴结及脂肪组织。该术式可清除腋下组（胸小肌外侧）、腋中组（胸小肌深面）、腋上组（胸小肌内侧）三组淋巴结。扩大根治术是在根治术基础上切除第 2~4 肋软骨、肋间肌、胸廓内血管及周围淋巴及脂肪组织。此两种术式已较少用。

4）单纯全乳房切除术：必须切除整个乳房，包括腋尾部及胸大肌筋膜。适用于原位癌、微小癌及年老体弱不适宜作根治术者。

（2）化学药物治疗：乳腺癌是实体癌中应用化疗最有效的肿瘤之一。化疗可选择术前、中、后进行。术前化疗又称为新辅助化疗，可使肿瘤降期，利于手术切除。术后化疗 6 个月左右为宜，有助于杀灭已播散或术中残留的癌细胞，有效防止术后复发。化疗常用的药物有蒽环类、紫杉醇类、环磷酰胺、甲氨蝶呤、氟尿嘧啶、长春新碱类等。联合用药较单一用药更为有效，常用的方案有 TC（多西他赛、环磷酰胺）、AC/EC 序贯 T（阿霉素、环磷酰胺、多西他赛）、CMF（环磷酰胺、甲氨蝶呤、氟尿嘧啶）和 CAF（环磷酰胺、阿霉素、氟尿嘧啶）方案。

（3）内分泌治疗：乳腺癌细胞中雌激素受体（ER）检测阳性和 / 或孕激素受体（PR）阳性者，绝经前应用雌激素拮抗剂他莫昔芬（tamoxifen）可降低乳腺癌术后的复发和转移。由于他莫昔芬可引起子宫内膜增厚，长期服用增加子宫内膜癌的机会，因此服药期间需定期复查子宫彩色超声。绝经后病人可选择第三代芳香化酶抑制剂，包括来曲唑、阿那曲唑、依西美坦等。长期服用此类药物可引起骨质疏松，因此需要定期复查骨密度，补充钙剂。对于年轻病人，鼓励给予卵巢去势，常用亮丙瑞林、戈舍瑞林等。

（4）放射治疗：对 I 期病例根治术后无必要放疗，对 II 期病例有降低局部复发率的疗效。

适应证：①病理报告腋中或腋上组淋巴结转移者；②阳性淋巴结占淋巴总数 1/2 以上或有 4 个以上淋巴结阳性者；③病理证实胸骨旁淋巴结阳性者；④原位病变位于乳腺中央或内侧而做根治术者。

（5）生物治疗：近年来推广通过转基因技术制备的曲妥珠单抗注射液，对 *HER2* 过度表达的乳腺癌病人有一定的疗效。

【练习题】

一、选择题

（一）A1 型题

1. 急性乳腺炎最重要的病因是
    A. 乳汁淤积　　　　　　　　B. 卵巢内分泌功能失调　　　　C. 雌激素分泌增加
    D. 性激素的改变与紊乱　　　E. 雄激素的分泌增加

2. 乳房脓肿的确诊依据是
    A. 搏动性疼痛　　　　　　　B. 穿刺有脓液　　　　　　　　C. 寒战、高热
    D. 有波动感　　　　　　　　E. 白细胞升高

3. 急性乳腺炎脓肿形成后，主要的治疗措施是
    A. 局部热敷　　　　　　　　B. 吸尽乳汁　　　　　　　　　C. 切开引流
    D. 使用抗生素　　　　　　　E. 中药治疗

4. 急性乳腺炎早期治疗，错误的是
    A. 积极排出乳汁　　　　　　B. 应用抗生素　　　　　　　　C. 切开引流
    D. 局部热敷　　　　　　　　E. 局部理疗

5. 预防急性乳腺炎时，下列措施不妥的是
    A. 产前经常用温水清洗乳头
    B. 乳头内陷时应于分娩前 3 个月开始做矫正
    C. 每次授乳时乳汁不要全部排空
    D. 哺乳前后应清洗乳头
    E. 避免乳头损伤

6. 乳房肿块和疼痛症状具有周期性特点的乳房疾病是
    A. 急性乳腺炎　　　　　　　B. 乳房纤维腺瘤　　　　　　　C. 乳腺囊性增生症
    D. 乳腺导管内乳头状瘤　　　E. 炎性乳癌

7. 乳房纤维腺瘤的主要临床表现是
    A. 乳房胀痛　　　　　　　　B. 乳头溢液　　　　　　　　　C. 乳房肿块
    D. 乳头凹陷　　　　　　　　E. 双侧乳房不对称

8. 下列与乳腺癌发病无关的因素是
    A. 性激素改变　　　　　　　B. 遗传因素　　　　　　　　　C. 饮食习惯
    D. 乳房感染　　　　　　　　E. 乳腺癌癌前病变

9. 乳房外侧的乳腺癌发生转移，易波及的淋巴是
    A. 锁骨下淋巴结　　　　　　B. 腋窝淋巴结　　　　　　　　C. 锁骨上淋巴结
    D. 胸骨旁淋巴结　　　　　　E. 肺部淋巴结

10. 乳腺癌病人的乳房"橘皮样"皮肤改变是由于
    A. 淋巴管堵塞　　　　　　　B. 静脉堵塞　　　　　　　　　C. 动脉堵塞
    D. 乳管堵塞　　　　　　　　E. Cooper 韧带受侵

11. 乳腺癌病人乳头内陷、乳头抬高是由于

A. Cooper 韧带受侵　　　B. 乳管受侵　　　　　C. 淋巴管堵塞

D. 静脉堵塞　　　　　　E. 动脉堵塞

12. 下列说法与炎性乳腺癌不符的是

A. 多见于年轻女性　　　　　　　　B. 好发于哺乳期及妊娠期

C. 发展快,转移早　　　　　　　　D. 乳房肿大,红肿热痛

E. 乳房内肿块极易查到

13. 关于乳头乳晕湿疹样乳癌的描述,错误的是

A. 恶性程度高　　　　　B. 乳头瘙痒、灼痛　　　C. 湿疹样改变

D. 乳头、乳晕粗糙、糜烂　　E. 可形成溃疡

14. 晚期乳癌的特征是

A. 乳头溢液　　　　　　B. 酒窝征　　　　　　　C. 腋窝淋巴结融合固定

D. 乳头回缩、凹陷　　　E. 橘皮样改变

15. 乳腺癌病人出现酒窝征的原因是

A. 癌肿侵及胸大肌　　　B. 癌肿侵及皮肤　　　　C. 癌细胞阻塞淋巴管

D. 癌肿侵及乳管　　　　E. 癌肿侵及 Cooper 韧带

16. 关于乳腺癌根治术备皮范围,下列描述错误的是

A. 上起锁骨上窝　　　　B. 下至肋缘　　　　　　C. 患侧至腋后线

D. 对侧至锁骨中线　　　E. 包括患侧肩、上臂及腋部,剃除腋毛

17. 乳癌根治术后内分泌治疗的常用药物是

A. 促肾上腺皮质激素　　B. 绒毛膜促性腺激素　　C. 他莫昔芬

D. 己烯雌酚　　　　　　E. 黄体酮

（二）A2 型题

1. 产妇,25 岁,产后 2 周。为了预防急性乳腺炎的发生,应采取以下措施,除外

A. 每次哺乳前后清洁乳头　　　　　B. 矫正乳头内陷

C. 每次哺乳排尽乳汁　　　　　　　D. 避免乳头破损

E. 预防性口服抗生素

2. 病人,女,40 岁。近 2 个月来间断出现左侧乳头血性溢液。局部乳房无明显红、肿、热、痛,挤捏乳头时血性溢液增多,乳房内未扪及肿块。首先考虑的疾病是

A. 乳腺纤维腺瘤　　　　B. 乳腺囊性增生病　　　C. 导管内乳头状瘤

D. 乳腺癌　　　　　　　E. 急性乳腺炎

3. 病人,女,25 岁。左乳房无痛性肿块 3 年。查体见左乳房外上象限肿块约 2cm×2cm×2cm,可推动,质地中等,边界清楚。考虑最可能的疾病是

A. 乳腺癌　　　　　　　B. 乳房结核　　　　　　C. 乳房囊性增生病

D. 导管内乳头状瘤　　　E. 乳腺纤维腺瘤

（三）A3/A4 型题

（1~3 题共用题干）

病人,女,27 岁。产后 30d 出现右侧乳房胀痛,全身畏寒、发热。查体:右侧乳房皮肤红肿明显,局部可扪及一压痛性硬块,同侧腋窝淋巴结肿大。

1. 首先考虑的疾病是

A. 炎性乳腺癌　　　　　B. 乳腺纤维腺瘤　　　　C. 急性淋巴结炎

D. 急性乳腺炎　　　　　E. 乳腺囊性增生病

2. 主要致病菌是

  A. 链球菌　　　　　　B. 金黄色葡萄球菌　　　　C. 破伤风梭菌

  D. 厌氧菌　　　　　　E. 大肠杆菌

3. 预防该病的关键在于

  A. 防止乳房皮肤破损　　B. 保持乳房皮肤清洁　　　C. 避免乳汁淤积

  D. 预防性使用抗生素　　E. 尽量采用人工喂养

（4~6 题共用题干）

病人,女,60 岁。右乳房外上方发现无痛性肿块 2d。查体:右乳外上象限触及一肿物,约 2.5cm×3.0cm×2.5cm,质坚硬,表面不光滑,活动度小,界限不清,右腋下触及 3 个孤立的淋巴结,质硬。

4. 初步诊断是

  A. 乳腺癌　　　　　　B. 导管内乳头状瘤　　　　C. 乳腺囊性增生病

  D. 乳腺纤维腺瘤　　　E. 炎性乳腺癌

5. 为进一步确诊,下列检查最可靠的是

  A. X 线检查　　　　　B. 超声波检查　　　　　　C. 红外线扫描

  D. 乳头溢液涂片　　　E. 病理学检查

6. 术式宜选择

  A. 乳腺癌根治术　　　B. 乳腺癌扩大根治术　　　C. 乳腺癌改良根治术

  D. 单纯全乳房切除术　E. 保留乳腺的乳腺癌根治术

（四）X 型题

1. 乳房的淋巴引流途径有

  A. 引流至腋窝淋巴结再流向锁骨下淋巴结

  B. 引流至胸骨旁淋巴结

  C. 引流至对侧乳房

  D. 引流至对侧腋窝淋巴结

  E. 与腹直肌鞘和肝镰状韧带淋巴管相通,后通向肝脏

2. 乳腺囊性增生病的特征是

  A. 乳房胀痛　　　　　　　　　　B. 肿块呈结节状,大小不等,界限不清

  C. 症状与月经周期有关　　　　　D. 乳头溢血

  E. 肿块圆形,表面光滑,质地较硬

3. 乳腺癌早期常见的体征是

  A. 乳房皮肤呈橘皮样改变　　　　B. 乳头抬高

  C. 乳房缩小　　　　　　　　　　D. 乳房局部皮肤凹陷

  E. 乳头溢液

二、名词解释

1. 酒窝征

2. "橘皮样" 改变

三、问答题

1. 乳房淋巴液输出的主要途径有哪些?
2. 乳腺癌的 TNM 分期内容如何?

四、病案分析

病人,女,64 岁。发现右乳房无痛性肿块 3 个月。初起有小拇指头大小,近 1 个月生长较快。已绝经 10 年。

查体:右乳房外上象限可扪及 4cm×3cm 肿块,无压痛,质硬、活动度差,与周围组织边界不清。右腋窝淋巴结肿大,尚可推动,锁骨上未扪及肿大淋巴结。肝脏 B 超正常,胸透正常。

问题:试述本病例的诊断、分期、诊断依据以及治疗原则。

【答案及评析】

一、选择题

(一)A1 型题

1. 答案:A

评析:急性乳腺炎最重要的病因是乳汁淤积和细菌入侵。

2. 答案:B

评析:穿刺有脓液是乳房脓肿的确诊依据。

3. 答案:C

评析:急性乳腺炎一旦脓肿形成,切开引流是主要的治疗措施。

4. 答案:C

评析:急性乳腺炎早期,尚未形成脓肿,无须切开引流。

5. 答案:C

评析:急性乳腺炎最重要的病因之一是乳汁淤积。每次授乳时乳汁不全部排空,可能导致急性乳腺炎。

6. 答案:C

评析:乳腺囊性增生症的特点是乳房肿块和乳房周期性疼痛。

7. 答案:C

评析:乳腺纤维腺瘤的主要临床表现是乳房肿块。

8. 答案:D

评析:乳腺癌发病与雌酮及雌二醇失调有直接关系,而与感染无关。

9. 答案:B

评析:乳房外侧的乳腺癌发生转移,易向腋窝淋巴结转移。

10. 答案:A

评析:乳腺癌病人的乳房"橘皮样"皮肤改变是由于淋巴管堵塞。

11. 答案:A

评析:乳腺癌病人乳头内陷、乳头抬高是由于 Cooper 韧带受侵。

12. 答案：E

评析：整个乳腺出现红肿热痛的类炎症表现,不易查到乳房内肿块。

13. 答案：A

评析：乳头乳晕湿疹样癌恶性程度低。

14. 答案：C

评析：腋窝淋巴结融合固定是晚期乳腺癌的特征之一。

15. 答案：E

评析：乳腺癌病人出现酒窝征的原因是癌肿侵及 Cooper 韧带。

16. 答案：B

评析：乳腺癌根治术备皮范围,患侧应平脐。

17. 答案：C

评析：乳腺癌根治术后内分泌治疗的常用药物是他莫昔芬。

（二）A2 型题

1. 答案：E

评析：预防急性乳腺炎的措施是避免乳汁淤积和乳头破损,口服抗生素无益预防。

2. 答案：C

3. 答案：E

评析：年轻女性,左乳房肿块,符合乳房纤维腺瘤特征。

（三）A3/A4 型题

1. 答案：D

评析：病人发病时间、症状、体征与急性乳腺炎相符,应首先考虑。

2. 答案：B

3. 答案：C

评析：预防该病的关键在于避免乳汁淤积。

4. 答案：A

评析：老年女性,右乳房外象限无痛性肿块符合乳癌特征,且已有右腋淋巴结转移迹象,应初步诊断乳腺癌。

5. 答案：E

评析：确诊肿瘤,病理学检查最可靠。

6. 答案：E

评析：Ⅱ期乳腺癌,术式选择保留乳腺的乳腺癌根治术。

（四）X 型题

1. 答案：ABCE

评析：淋巴回流至对侧腋窝淋巴结是不对的。

2. 答案：ABC

评析：乳头溢血是乳腺癌的表现。

3. 答案：D

评析：ABC 均是晚期乳腺癌的表现,乳头溢液不一定是乳腺癌。

二、名词解释

1. 酒窝征：肿瘤侵犯 Cooper 韧带使之收缩，导致皮肤发生凹陷，局部形同酒窝。

2. "橘皮样"改变：乳腺癌细胞阻滞皮内和皮下淋巴管，引起局部皮肤淋巴水肿，因毛囊处与皮下组织连接紧密，造成点状凹陷，形似橘皮。

三、问答题

1. 答案要点

乳腺的淋巴液输出的主要途径：①经胸大肌外侧缘淋巴管流至腋窝淋巴结，再流向锁骨上、下淋巴结。位于乳房上部淋巴结流向胸大、小肌间淋巴结，再到锁骨下淋巴结。②部分乳腺内侧的淋巴液通过肋间淋巴管流向胸骨旁淋巴结。③两侧乳房间皮下有交通淋巴管，一侧乳腺的淋巴液可流向另一侧。④乳腺深部淋巴网可沿腹直肌鞘和镰状韧带通向肝脏。

2. 答案要点

T_0：原发癌瘤未查出。

Tis：原位癌（非浸润性癌以及未查到肿块的乳头乳晕湿疹样癌）。

T_1：癌瘤长径≤2cm。

T_2：2cm< 癌瘤长径≤5cm。

T_3：癌瘤长径 >5cm。

T_4：癌瘤大小不计，但侵及皮肤或胸壁（肋骨、肋间肌、前锯肌），炎性乳腺癌亦属之。

N_0：同侧腋窝无肿大淋巴结。

N_1：同侧腋窝有肿大淋巴结，尚可推动。

N_2：同侧腋窝肿大的淋巴结彼此融合或与周围组织粘连。

N_3：有同侧胸骨旁淋巴结转移。

M_0：无远处转移。

M_1：有锁骨上淋巴结转移或远处转移。

四、病案分析

答案要点

诊断：乳腺癌。

分期：Ⅱ期。

诊断依据：老年病人，肿块质硬，活动度差，与周围组织有粘连。右腋窝淋巴结肿大，但未有远处转移。

治疗原则：以手术治疗为主的综合治疗，包括化疗、放疗、内分泌、生物治疗等。

（苗立峰）

第二十一章　胸 部 损 伤

【内容要点】

一、概述

1. 病因和分类　胸部损伤多由机械性致伤因素引起。根据胸膜腔与外界是否相通,分为闭合性损伤和开放性损伤两类。闭合性损伤多由钝性暴力所致,开放性损伤多由锐性暴力所致。

2. 临床表现　依据损伤程度可轻可重,主要注意有无呼吸及循环功能障碍,甚至衰竭,导致生命危险。

3. 胸部损伤的紧急处理

（1）通畅呼吸道。

（2）维持呼吸、循环功能。

（3）防治休克。

4. 非手术治疗的适应证　胸壁伤,按骨折类型固定（包扎、牵引或手术内固定）;胸腔积气积液行穿刺和引流;严重肺挫伤合并低氧血症者给予机械通气;心肌挫伤给予监护治疗。

5. 剖胸探查术指征

（1）胸腔内进行性出血。

（2）心脏大血管损伤。

（3）严重肺裂伤或气管、支气管损伤,食管破裂。

（4）严重胸腹联合伤。

（5）胸内存留较大的异物。

二、常见的胸部损伤

1. 肋骨骨折　肋骨骨折的主要症状是局部疼痛和呼吸困难,严重者可致呼吸功能衰竭。闭合性单纯性肋骨骨折治疗重点在镇痛、固定和防止并发症。无反常呼吸的肋骨骨折,其固定的目的主要为减轻疼痛,改善呼吸;有反常呼吸的多发性肋骨骨折（连枷胸）,其固定主要为了纠正胸部的反常呼吸,为后续的病因治疗赢得时间。开放性肋骨骨折,彻底清创后缝合包扎固定。

2. 气胸　空气进入胸膜腔引起胸膜腔内积气,负压消失。

（1）分类:可分为闭合性气胸、开放性气胸和张力性气胸。

（2）胸腔负压改变对心肺功能的影响:均可出现呼吸困难。张力性气胸最严重,可致呼吸功能衰竭,应紧急减压。开放性气胸可出现特殊的纵隔扑动。

（3）紧急处理:开放性气胸应封堵后引流,张力性气胸应紧急减压并引流。

3. 血胸

（1）血胸的病理生理

1）分类:可分为非进行性血胸、进行性血胸和凝固性血胸。

2）血胸对循环呼吸功能的影响:失血性休克和通气换气障碍。

（2）治疗

1）非进行性血胸,可经胸穿或闭式胸腔引流排出。

2）凝固性血胸须及时手术清除血凝块以免机化,若已机化需尽早手术剥离纤维板。

3）进行性血胸须及时剖胸探查止血。

4. 心脏损伤　无论何种心脏损伤,其后果均严重威胁生命。

（1）分类:可分为钝性心脏损伤和穿透性心脏损伤。

（2）Beck 三联征:①静脉压升高;②心搏微弱;③动脉压降低。

（3）救治原则:抗休克的同时,尽早解除心脏压塞,修补心脏破裂口。

5. 膈肌损伤　常伴有胸腹联合伤。穿透性膈肌伤的胸腹腔内脏受累与伤道深度和方向直接有关。受损内脏多为胸腔的肺和心,腹腔的肝、脾、胃、结肠和小肠等。治疗原则是尽早手术修补膈肌破口和胸腹受损脏器。

6. 胸膜腔闭式引流术适应证　损伤性气胸、血胸、急性脓胸,需要持续引流,排除积气、积血、积脓者及胸部手术切开胸膜腔者。

【练习题】

一、选择题

（一）A1 型题

1. 胸外伤中,最易发生骨折的肋骨是

    A. 第 1 肋骨　　　　　　　B. 第 2、3 肋骨　　　　　　C. 第 4~7 肋骨

    D. 第 8~10 肋骨　　　　　　E. 第 11、12 肋骨

2. 闭合性肋骨骨折出现下列何种表现时,提示可能合并张力性气胸

    A. 伤侧肺呼吸音减弱　　　B. 伤侧肺有啰音　　　　　C. 伤侧胸部剧痛

    D. 伤侧皮下气肿　　　　　E. 伤侧胸腔积液

3. 胸部损伤后产生连枷胸的原因是

    A. 2 根以上肋骨骨折　　　B. 多根多处肋骨骨折　　　C. 胸骨骨折

    D. 反常呼吸　　　　　　　E. 纵隔扑动

4. 根据胸部损伤分类,属于开放性损伤的是

    A. 气胸伴皮下气肿　　　　　　　　　　B. 肋骨骨折伴气胸

    C. 支气管断裂　　　　　　　　　　　　D. 胸部皮肤有伤口,肺压缩 40%

    E. 呼吸时伤口有气体出入

5. 诊断张力性气胸最充分的依据是

    A. 呼吸困难并伴有皮下气肿　　　　　　B. 伤侧胸部叩诊呈高调鼓音

  C. 伤侧呼吸音消失   D. X 线见纵隔向健侧移位

  E. 胸膜腔穿刺有高压气体

6. 车祸病人胸膜腔闭式引流血量连续 3h,每小时超过 200ml,应诊断为

  A. 血胸未感染   B. 进行性血胸   C. 凝固性血胸

  D. 非进行性血胸   E. 感染性血胸

7. 胸部损伤后需立即开胸手术探查的情况不包括

  A. 多根多处肋骨骨折合并血气胸   B. 胸腹联合伤

  C. 进行性血胸   D. Beck 三联征

  E. 食管、破裂气管或肺组织裂伤范围较大

8. 心脏压塞的 Beck 三联征是指

  A. 静脉压升高,心音微弱,动脉压降低

  B. 静脉压降低,心音微弱,动脉压降低

  C. 静脉压升高,心音有力,动脉压升高

  D. 静脉压正常,心音正常,动脉压正常

  E. 静脉压降低,心音有力,动脉压升高

9. 下列血胸的治疗方法中,错误的是

  A. 进行性血胸应及时开胸探查

  B. 血胸量少的让其自行吸收

  C. 中等量血胸应尽早胸穿或闭式引流

  D. 血胸继发感染应施行脓胸和病肺切除

  E. 凝固性血胸应在出血停止或病情稳定后手术清除血块和积血

10. 诊断多根多处肋骨骨折的根据主要是

  A. 失血性休克

  B. 进行性呼吸困难和发绀

  C. 血胸行闭式引流术后引流血液 250ml/h,持续 3h,输血血压不回升

  D. 气胸行闭式引流术后引流持续大量漏气

  E. 反常呼吸

（二）A2 型题

 1. 病人左前胸刺伤后半小时,送至急诊室时血压不能测得,心率 164 次 /min,面色苍白,呼吸困难,左侧呼吸音低,很快心搏停止。紧急处理应

  A. 胸外心脏按压   B. 动脉快速输血

  C. 立即气管插管,剖胸手术探查 D. 心包穿刺后送手术室

  E. 立即胸腔穿刺抽积血

 2. 车祸后,病人呼吸困难,出现端坐呼吸,右胸壁软组织挫裂伤,颈静脉怒张,气管左移,胸壁捻发感,右胸叩诊鼓音,氧饱和度 76%,心率 153 次 /min。可能是

  A. 膈肌破裂   B. 连枷胸伴严重肺挫伤 C. 张力性气胸

  D. 心脏压塞   E. 进行性血胸

 3. 外伤后,病人出现烦躁,面色苍白,左胸壁软组织擦伤,气管略右移,左胸下部叩诊浊音,颈静脉怒张,动脉收缩压降低,脉压变窄,心搏微弱。可能是

  A. 心脏压塞   B. 膈肌破裂   C. 张力性气胸

D. 进行性血胸　　　　　　E. 连枷胸伴严重肺挫伤

4. 病人,男,50 岁。咳嗽、胸闷、憋气 2d,持续不缓解。查体:左侧呼吸运动减弱,叩诊鼓音,呼吸音明显减弱。胸部 X 线片示左肺萎陷,压缩约 90%。对于该病人,最有效的治疗措施是

　　A. 胸腔穿刺排气　　　B. 解痉平喘　　　　　　C. 低流量吸氧

　　D. 呼吸机辅助呼吸　　E. 胸腔闭式引流

5. 病人,女,60 岁。车祸后出现烦躁,咳血性痰,胸痛,两侧胸壁挫裂伤,气管略右移,左胸塌陷,呈反常呼吸运动,氧饱和度 80%,心率 123 次/min。正确的诊断是

　　A. 肺爆震伤　　　　　B. 连枷胸伴严重肺挫伤　　C. 张力性气胸

　　D. 心脏压塞　　　　　E. 进行性血胸

(三)B1 型题

(1~2 题共用备选答案)

　　A. 锁骨中线第 2 肋间

　　B. 腋前线与腋中线第 6~8 肋间

　　C. 腋中线第 6~8 肋间

　　D. 腋后线第 6~8 肋间

　　E. 腋中线与腋后线之间第 6~8 肋间

1. 气胸的胸腔穿刺点一般位于

2. 血胸抽血的穿刺点一般位于

二、名词解释

1. 创伤性窒息

2. 胸腹联合伤

3. 连枷胸

4. 闭合性气胸

5. 开放性气胸

6. 张力性气胸

三、问答题

1. 试述大范围浮动胸壁(连枷胸壁)反常呼吸的病理生理影响。

2. 简述严重胸部损伤早期急救要点及主要措施。

3. 试述开放性气胸的急救处理原则。

四、病案分析

病人,男,30 岁。工人。左胸被小水果刀刺伤,约 30min 后由他人搀扶送急诊室就诊。诉头昏、出汗、虚弱和气促。查体:P 112 次/min,R 28 次/min,BP 75/45mmHg,皮肤黏膜苍白,左前胸锁骨中线第 4 肋间胸壁伤口为利器伤,约 12mm 宽,无明显血液流出。胸部听诊左侧呼吸音降低,叩诊呈浊音。心音遥远。左胸腋中线第 7 肋间穿刺抽出不凝血液。

问题:

(1)该病人的诊断是什么?

(2)急救处理的措施包括哪些?

【答案及评析】

一、选择题

（一）A1 型题

1. 答案：C

评析：根据肋骨解剖特点,第 1~3 肋骨较短,加上有锁骨、肩胛骨和肌肉的保护,较少发生骨折。第 4~7 肋骨长且固定,最易折断。第 8~10 肋骨长,但前端与胸骨呈弓形连接,弹性较大,不易折断。第 11、12 肋骨前端游离呈浮肋,不易折断。

2. 答案：D

评析：伤侧肺呼吸音减弱伴皮下气肿往往是张力性气胸的征象。

3. 答案：B

评析：A 和 C 不构成浮动胸壁。D、E 是连枷胸带来的结果而非原因。多根多处肋骨骨折,胸壁失去支撑而软化,是产生连枷胸的原因。

4. 答案：E

评析：ABCD 均没有明确外界与胸膜腔呈开放状态,只有 E 才是开放性气胸。

5. 答案：E

评析：张力性气胸是指气管、支气管或肺损伤处形成活瓣,气体只能经损伤处进入胸膜腔,但不能从损伤处呼出。气体随每次吸气进入胸膜腔并积累增多,导致胸膜腔压力高于大气压,故又称高压性气胸,此为张力性气胸的特征,故诊断张力性气胸最充分的依据是胸膜腔穿刺有高压气体。

6. 答案：B

评析：只有胸膜腔闭式引流血量连续 3h,每小时超过 200ml,才可诊断为进行性血胸。其他诊断均存在错误或不规范的情况。

7. 答案：A

评析：BCDE 都具有立即开胸手术探查的指征,故 A 为正确答案。

8. 答案：A

评析：A 为心脏压塞。B 为血容量不足。E 为心功能好转。C 可能为血容量多。D 为循环正常状态。Beck 三联征是心脏压塞的一组症状,故选 A。

9. 答案：D

评析：ABCE 都是血胸治疗的正确措施。血胸继发感染应按脓胸的治疗原则,尽早做闭式引流排出脓液,若已形成慢性脓胸,则做纤维板剥脱或胸廓改形术。故选 D。

10. 答案：E

（二）A2 型题

1. 答案：C

评析：病人左前胸被刺伤,刺伤时间短,血压不能测得,心率快,面色苍白,呼吸困难,左侧呼吸音低,表明是左胸内心脏或大血管的损伤致失血性休克,心脏破裂致心脏压塞,很快心搏停止,故选 C。

2. 答案：C

评析:气胸端坐呼吸,呼吸困难,颈静脉怒张,气管左移,胸壁捻发感,右胸叩诊鼓音,氧饱和度低,符合张力性气胸。

3. 答案:A

评析:颈静脉怒张,动脉收缩压降低,脉压变窄,心搏微弱是心脏压塞的 Beck 三联征。

4. 答案:E

评析:病人胸闷、憋气,左肺呼吸音减低,叩诊鼓音,胸片示左肺压缩,应诊断为气胸。胸腔穿刺抽气适用于小量气胸(肺压缩 <20%)、呼吸困难较轻、心肺功能尚好的闭合性气胸;胸腔闭式引流适用于不稳定型气胸、呼吸困难明显、肺压缩较重者。本例呼吸困难较重,肺压缩90%,治疗应首选胸腔闭式引流,故选择 E 而不是 A。解痉平喘常用于支气管哮喘的治疗。低流量吸氧常用于 COPD 的治疗。呼吸机辅助呼吸常用于呼吸衰竭的治疗。

5. 答案:B

评析:反常呼吸为多根多处肋骨骨折后连枷胸壁的典型表现。

(三)B1 型题

1. 答案:A

评析:气胸的穿刺点一般位于伤侧胸部锁骨中线第 2 肋间,沿肋骨上缘进针,以避免损伤神经和血管。

2. 答案:D

评析:血胸的时候,血液由于重力作用积聚在胸腔底部,即腋后线第 6~8 肋间。

二、名词解释

1. 创伤性窒息:当猛烈的暴力挤压胸部时,骤升的胸内压会使无静脉瓣的上腔静脉压急剧升高,致使头、颈、肩、眼结膜、颅内等毛细血管破裂出血,这就称为创伤性窒息。

2. 胸腹联合伤:闭合性或开放性胸部损伤,无论是否穿破膈肌,都可能同时伤及腹部脏器,这类胸和腹连接部同时累及的多发性损伤称为胸腹联合伤。

3. 连枷胸:多根多处肋骨骨折后,局部胸壁失去了肋骨的支撑而软化,出现反常呼吸运动——吸气时,软化胸壁内陷;呼气时,软化胸壁向外凸出。这类胸廓形似农具连枷,又称为连枷胸。

4. 闭合性气胸:闭合性气胸在胸部损伤中较为常见,多为肋骨骨折断端刺破肺表面,空气进入胸膜腔所致。形成气胸后,肺裂口自行封闭,或积气压迫使之封闭,不再继续漏气,称为闭合性气胸。胸膜腔内压仍低于大气压。

5. 开放性气胸:开放性气胸多为锐器或弹片火器伤及胸壁,使胸膜腔与外界相通,空气可随呼吸自由进出胸膜腔,称为开放性气胸。

6. 张力性气胸:当肺大疱破裂、较大较深的肺裂伤或支气管破裂时,其裂口处形成活瓣状,吸气时大量空气从裂口进入胸膜腔,而呼气时空气不能由胸膜腔向气道排出,致使胸膜腔内积气不断增加,压力不断升高,压迫患侧肺逐渐萎陷,纵隔被推向健侧,同时挤压健侧肺,健侧肺扩张受限,导致呼吸与循环功能严重障碍。张力性气胸的高压气体可挤入纵隔,扩散至皮下组织,于颈部、面部、胸部等处形成广泛性皮下气肿。

三、问答题

1. 答案要点　多根多处肋骨骨折致大片浮动胸壁(连枷胸壁),局部胸壁失去完整肋骨的支撑而"软化",出现反常呼吸运动:吸气时,软化区胸壁内陷,不同于正常胸壁向外扩展;呼气时则相反。其病理生理是造成两侧胸膜腔内压力不相等,纵隔左右扑动,引起体内缺氧和二氧化碳潴留,同时影响静脉血液的回流,严重的反常呼吸将导致呼吸和循环衰竭。

2. 答案要点　严重胸伤早期要做到"抢救生命"为第一要务,即 ABC 原则(airway,breath,circulation),保持气道通畅、维持呼吸和循环稳定。首先要保证气道通畅,措施包括清除气道内分泌物(包括异物)、必要时行气管插管,后者包括经鼻、经口、经环甲膜或经气管缺损处置入管道。其次是维持良好的呼吸,措施包括迅速胸腔减压、封闭胸壁缺损伤口、机械通气(现场急救口对口人工呼吸)。最后是维持循环的稳定,急救措施包括建立大的静脉通道迅速补充血容量,有手术指征时果断开胸止血、解除心脏压塞或行心脏按压复苏(急诊室开胸术)。

3. 答案要点

(1)将开放性气胸转为闭合性气胸:尽快用无菌敷料严密封闭伤口并包扎固定。

(2)恢复胸膜腔正常负压:胸膜腔抽气减压,先穿刺抽气,清创缝合伤口后再做胸膜腔闭式引流。

(3)抗休克治疗:给氧、补液、输血等。

(4)手术治疗:尽早清创缝合伤口,如疑胸膜腔内脏器损伤或活动性出血,则应剖胸探查。

(5)应用抗生素防治感染,还要常规注射破伤风抗毒素(TAT)。

四、病案分析

答案要点

(1)诊断:开放性左侧胸部损伤;左侧血气胸,心脏破裂,失血性休克。

按胸部致伤暴力应是胸部穿透伤。受伤时间短而生命体征变化大,病情危重。病人的临床表现:R 28 次/min,BP 75/45mmHg,P 112 次/min,皮肤黏膜苍白,以及受伤的部位均支持左侧血气胸,失血性休克。同时有心脏压塞的 Beck 三联征,确诊有心脏破裂。

(2)急救处理的措施:抗休克的同时,尽早手术剖胸探查(不允许搬动者在急诊室开胸手术)。

(王学智)

第二十二章　胸壁疾病与脓胸

【内容要点】

一、非特异性肋软骨炎

1. 非特异性肋软骨炎（Tietze 病）　是一种非化脓性肋软骨肿大。女性发病略多。

2. 主要临床表现　局部肋软骨轻度肿大隆起，有压痛，症状时轻时重，反复发作是其特征。

3. 治疗　一般对症治疗，如口服镇痛药、热敷或理疗、局部封闭、肿大处骨膜刺孔减张等。抗生素治疗效果不明显。症状较重且反复发作者不能排除肿瘤的可能，可做病变肋软骨的切除。

二、胸壁结核

胸壁结核是指胸壁软组织、肋骨和胸骨继发性结核病变。病人多有肺结核病史。

1. 传播途径　胸内结核经淋巴系统、血行或直接累及胸壁淋巴结及胸壁各层组织，包括骨骼系统和软组织部分。

2. 病理特征　胸壁结核性脓肿穿透肋间肌蔓延至胸壁浅部皮下层，往往在肋间肌层里外各有一个脓腔，中间有孔道相通，形成哑铃或葫芦状。

3. 临床表现　多数病人除有胸壁局部肿块波动感、不红、不热、无痛的脓肿外，几乎没有症状，故称为寒性脓肿。如肺结核处于活动期，可有乏力、低热、盗汗等症状。

4. 治疗　胸壁结核是全身结核的局部表现，手术前应注重全身治疗和抗结核药物。手术治疗胸壁结核的原则要求彻底切除病变组织，包括受侵的肋骨、淋巴结和有病变的胸膜，切开所有窦道，彻底刮除坏死组织和肉芽组织，清洗后放入链霉素，并用肌瓣充填残腔。为防止血液积聚，安放引流，术毕加压包扎。术后应继续抗结核治疗 6~12 个月。

三、脓胸

1. 脓胸是指脓性渗出液积聚于胸膜腔内的化脓性感染。

2. 脓胸的致病菌以肺炎球菌、链球菌多见。若为厌氧菌感染，则成腐败性脓胸。

3. 感染灶多位于肺内，可由感染灶直接、经淋巴或血源性播散侵入胸膜腔。

4. 分类

（1）以发病时间分类：急性脓胸、慢性脓胸。

（2）以致病菌分类：化脓性脓胸、结核性脓胸、特异病原性脓胸。

（3）以涉及的范围分类：全脓胸、局限性脓胸。

5. 病理 急性脓胸以渗出为主。慢性脓胸以吸收、粘连为主。

四、急性脓胸

1. 临床表现和诊断

（1）主要症状：高热、脉快、呼吸急促、食欲减退、胸痛、全身乏力。严重者甚至发绀和感染性休克。

（2）体征：患侧语颤减弱，叩诊呈浊音，听诊呼吸音减弱或消失。

（3）辅助检查：胸部 X 线检查显示患部有积液所致的致密阴影；B 超检查明确范围和准确定位；胸腔穿刺抽得脓液确诊。

2. 治疗原则

（1）控制感染。

（2）脓胸穿刺或闭式引流排净脓液，使肺复张。

（3）控制原发感染，全身支持治疗。

五、慢性脓胸

慢性脓胸多由急性脓胸治疗不及时或不恰当所致。慢性脓胸和急性脓胸的区别并不是明确的时间界限，其病理特征是脏胸膜、壁胸膜纤维性增厚，脓腔壁坚厚，肺不能膨胀，壁胸膜增厚的纤维板使肋骨聚拢，肋间隙变窄，胸廓塌陷。

1. 临床表现和诊断

（1）常有长期低热、食欲减退、消瘦、贫血、低蛋白血症等慢性全身中毒症状。

（2）体征：可见胸廓内陷或胸壁引流口瘢痕或瘘管，X 线可见患侧胸膜增厚，肋间隙变窄，纵隔移向患侧，膈肌抬高。

2. 治疗原则

（1）全身营养支持治疗，消除中毒症状和营养不良。

（2）消灭致病原因和脓腔。

（3）尽力使受压的肺复张，恢复肺的功能。

（4）手术方法：①改进引流术；②胸膜纤维板剥脱术；③胸廓成形术；④胸膜肺切除术。

【练习题】

一、选择题

（一）A1 型题

1. Tietze 病是指
    A. 肋骨骨髓炎　　　　　B. 肋骨结核　　　　　C. 非特异性肋软骨炎
    D. 肋骨纤维结构不良　　E. 肋软骨肉瘤

2. 关于胸壁结核的治疗，错误的是
    A. 诊断明确即可手术治疗
    B. 注重全身治疗

C. 手术前 2~3 周,可联合采用 2~3 种一线抗结核药物

D. 根据病变的严重程度和有无混合感染选择治疗方法

E. 病灶清除是治疗胸壁结核的主要方法

3. 下列对胸壁结核临床表现的描述中,错误的是

    A. 胸壁脓肿为寒性脓肿　　　　　　　　B. 病人一般多有明显全身症状

    C. 皮下溃破形成经久不愈的溃疡　　　　D. 可形成曲折、分叉多的窦道

    E. 脓液黄白色稀薄,内含干酪样物质

4. 胸壁无痛性软肿块,按之有波动,诊断应首先考虑

    A. 皮脂腺囊肿　　　　　　　　　　　　B. 胸壁肿瘤

    C. 软组织的急性化脓性感染　　　　　　D. 胸壁结核

    E. 以上都不是

5. 有助于诊断非特异性肋软骨炎的临床表现是

    A. 第 6~8 肋软骨肿大伴疼痛　　　　　　B. 胸壁肿物穿刺出无臭稀薄黄色脓液

    C. 胸部透视疑有陈旧性肺结核　　　　　D. 第 2~4 肋软骨肿大、隆起、疼痛

    E. X 线片可明确诊断

6. 脓胸最初常见的致病菌是

    A. 厌氧菌　　　　　　　B. 铜绿假单胞菌　　　　　C. 链球菌和肺炎球菌

    D. 大肠杆菌　　　　　　E. 真菌

7. 脓胸最常继发于

    A. 支气管异物堵塞　　　B. 原发性支气管肺癌　　　C. 上呼吸道感染

    D. 肺大疱破裂　　　　　E. 肺部感染

8. 急性脓胸的治疗方法不正确的是

    A. 支持治疗　　　　　　B. 抗炎治疗　　　　　　　C. 闭式引流

    D. 开胸清除脓液　　　　E. 胸穿抽脓

9. 慢性脓胸适宜施行胸膜纤维板剥脱术的是

    A. 合并结核性空洞　　　B. 慢性脓胸的后期　　　　C. 慢性脓胸的早期

    D. 肺内广泛破坏性病变　E. 合并支气管扩张

10. 慢性脓胸病期不长且肺内无严重病变者,较为理想的手术方法是

    A. 胸廓成形术 + 纤维板剥脱术　　　　　B. 胸廓成形术 + 肺叶切除术

    C. 肋间插管闭式引流术　　　　　　　　D. 胸膜纤维板剥脱术

    E. 胸廓成形术

11. 胸壁结核穿刺部位,应选在脓肿的

    A. 上部　　　　　　　　B. 中部　　　　　　　　　C. 下部

    D. 中上部　　　　　　　E. 外侧

12. 确诊脓胸的最好方法是

    A. 胸片　　　　　　　　B. 血常规　　　　　　　　C. CT

    D. MRI　　　　　　　　E. 胸膜腔穿刺

13. 位于胸骨旁反复发作的隐痛性结块,以下选项中最有可能的是

    A. Tietze 病　　　　　　B. 胸壁寒性脓肿　　　　　C. 急性化脓性胸壁脓肿

    D. 骨纤维瘤　　　　　　E. 转移性胸壁肿瘤

14. 无全身活动性肺结核,胸壁结核病变范围较大且药物治疗疗效不明显的病人,最适合的治疗措施是

    A. 切开引流

    B. 抗结核药物治疗

    C. 抗结核药物治疗,病情稳定后手术治疗

    D. 休息、营养支持治疗

    E. 手术治疗

15. 位于胸壁上的无痛性固定硬块最有可能是

    A. Tietze 病   B. 胸壁寒性脓肿   C. 转移性胸壁肿瘤

    D. 骨纤维瘤   E. 急性化脓性胸壁脓肿

16. 体检发现病变已形成窦道的胸壁结核病人,X 线胸片发现肺部有浸润性肺结核,目前最适合的治疗措施是

    A. 手术治疗

    B. 抗结核药物治疗

    C. 抗结核药物治疗,病情稳定后手术治疗

    D. 休息、营养支持治疗

    E. 切开引流

（二）X 型题

1. 无全身活动性肺结核的病人,已经长期药物治疗,胸壁结核行病灶清除术的手术适应证,正确的有

    A. 病变范围较大   B. 一经确诊,尽早手术   C. 药物治疗疗效不明显

    D. 病变已形成窦道   E. 反复继发感染

2. 胸壁寒性脓肿的典型表现是

    A. 多伴有全身发热等感染症状   B. 常为胸壁的哑铃形脓肿

    C. 胸壁可见肿物   D. 肿块有波动感

    E. 穿破后容易愈合

3. 慢性脓胸常用的术式有

    A. 胸膜纤维板剥脱术   B. 胸廓成形术   C. 胸膜肺切除术

    D. 改进引流术   E. 肺叶切除术

二、名词解释

1. Tietze 病

2. 胸壁结核

三、问答题

简述慢性脓胸的手术方式以及各自的适应证。

四、病案分析

病人,男,65 岁。因车祸致腹痛于 2004 年 2 月到医院就诊,诊断为腹膜炎,于就诊当天做剖腹探查,修补胃穿孔。术后第 3d 病人出现高热、寒战、气促以及左胸痛。查体：T 39.6℃,

P 120 次 /min，R 36 次 /min，BP 132/80mmHg，左侧语颤减弱，胸部左侧叩诊呈浊音，听诊左侧呼吸音减弱，右侧呼吸音正常。X 线平卧位片示左侧肺野大片阴影，但肺纹理稍粗。腹部床边 B 超示左膈下积液。

问题：

（1）该病人的诊断是什么？

（2）胸部病变是什么原因所致？

（3）治疗的措施有哪些？

【答案及评析】

一、选择题

（一）A1 型题

1. 答案：C

评析：非特异性肋软骨炎（Tietze 病）是一种非化脓性肋软骨肿大。女性多见。

2. 答案：A

评析：胸壁结核是全身结核的局部表现，首先应注重全身治疗，如休息、营养及抗结核药物治疗。为控制或稳定结核病灶，在外科手术前 2~3 周，可联合采用 2~3 种一线抗结核药物。胸壁结核的局部治疗，应根据病变的严重程度和有无混合感染选择治疗方法。病灶清除是治疗胸壁结核的主要方法。

3. 答案：B

评析：胸壁结核全身症状不明显，若原发结核病灶尚有活动，则有疲倦、盗汗、低热、虚弱等中毒症状。

4. 答案：D

评析：胸壁结核脓肿无急性炎症征象，表现为胸部无痛性局部隆起，多有波动感。

5. 答案：D

评析：X 线片肋软骨不能显影，故对诊断无帮助，但可排除胸内病变、肋骨结核或骨髓炎等。

6. 答案：C

评析：脓胸最初常见的致病菌是链球菌和肺炎球菌。由于抗生素的应用，导致耐药金黄色葡萄球菌、厌氧菌、铜绿假单胞菌、大肠杆菌和真菌等混合感染明显增加。

7. 答案：E

评析：脓胸主要是胸膜腔继发性感染，多继发于肺炎。致病菌可通过直接扩散、经淋巴及血行播散进入胸膜腔。

8. 答案：D

评析：急性脓胸的治疗方法是支持治疗、消炎治疗、胸穿抽脓和闭式引流。开胸清除脓液是脓胸形成包裹或脓液黏稠，胸穿抽脓和闭式引流效果不好时才应用。

9. 答案：C

评析：合并结核性空洞、肺内广泛破坏性病变和合并支气管扩张等都是要根据情况，做胸膜肺切除手术。慢性脓胸的后期是胸廓成形术的适应证。

10. 答案：D

评析：胸膜纤维板剥脱术适用于慢性脓胸的早期,肺内无病变,剥脱脓腔壁胸膜和脏胸膜上纤维板,使肺复张,消灭脓腔,使肺功能及胸廓运动得到改善,是治疗慢性脓胸较为理想的手术。

11. 答案：A

评析：胸壁结核穿刺部位,穿刺针应在脓肿上方的健康皮肤潜行穿入脓腔,避免垂直进针造成脓液随针孔流出形成瘘管。

12. 答案：E

评析：胸膜腔穿刺是确诊脓胸最好的方法。

13. 答案：A

14. 答案：E

评析：胸壁结核病变范围大,药物治疗效果不明显,或已形成窦道且反复继发感染,则应在原发结核病灶稳定的基础上,行病灶清除术。

15. 答案：D

16. 答案：C

评析：合并有浸润性肺结核的胸壁结核性窦道者,应先抗结核治疗,待病情稳定后再手术。

（二）X 型题

1. 答案：ACDE

评析：对胸壁结核首先应用有效的抗结核药物治疗结核原发病灶,如肺结核或胸膜结核,改善一般情况。胸壁结核性脓肿可反复穿刺抽净脓液,向脓腔内注入抗结核药物,有的病例效果较好。若胸壁结核病变范围大,药物治疗效果不明显,或已形成窦道又反复继发感染,则在原发结核病灶稳定的基础上,行病灶清除术。

2. 答案：ABCDE

评析：结核脓肿来源于胸壁深处的淋巴结较多,往往以肋间隙为中心形成哑铃形脓肿。多数病人脓肿局部无红肿热痛,谓之寒性脓肿。脓肿穿破皮肤时,伤口往往经久不愈,形成溃疡或窦道。当胸壁出现无痛性软块,有波动感的,应首先考虑胸壁结核的可能。

3. 答案：ABCD

评析：慢性脓胸常用手术方式有胸膜纤维板剥脱术、胸廓成形术、胸膜肺切除术、改进引流术。

二、名词解释

1. Tietze 病：即非特异性肋软骨炎,是一种非化脓性肋软骨肿大。好发于青壮年,女性略多。病因尚不明确,在病前常有呼吸道感染史,故认为可能与病毒感染有关,亦有认为系胸肋关节内韧带损伤所致。病理检查时,肋软骨本身的组织结构多无异常改变。

2. 胸壁结核：是胸壁软组织、肋骨和胸骨继发性结核病变,原发病灶多为肺与胸膜结核。其表现为胸壁上有结核性寒性脓肿或窦道。

三、问答题

答案要点：慢性脓胸的每一种手术方式适应于不同阶段的慢性脓胸病人。

①改进引流：针对引流不好的病例,病人的脓腔内仍有较多的脓液,病程介于急性与慢性

之间或慢性脓胸早期。②胸膜纤维板剥脱手术：适应于病期不长，胸膜纤维板粘连不甚紧密，同时肺内病变轻的病人。③胸廓改形术：适应于病期较长，脓腔的脏胸膜厚，粘连甚紧密而肺内病变较轻者。④胸膜肺切除术：适应于病期长，脓胸外的肺内病变严重，而对侧肺功能良好者。

四、病案分析

答案要点

（1）诊断：①外伤性胃穿孔修补术后；②左侧急性脓胸；③左膈下积脓。

（2）原因：左膈下积脓经淋巴途径致左侧脓胸。

（3）治疗措施：①左胸腔闭式引流术；②左膈下穿刺抽脓；③抗感染（根据脓液培养的药敏试验选择抗生素，未出结果前选择广谱抗生素）；④加强支持治疗及对症处理。

（李雪涛）

第二十三章　肺部疾病的外科治疗

【内容要点】

一、肺癌

1. 病因　长期大量吸烟是一项重要致病因素。

2. 流行病学　趋势逐年上升,40 岁以上男性多见,工业发达地区发病率高于发展中地区。

3. 病理分类及好发部位　肺癌常见的病理类型有四种。①鳞癌:最常见,与吸烟关系密切,多为中心型肺癌;②腺癌:女性相对多,多为周围型肺癌;③小细胞癌:发病年龄较轻,多见于男性,发病率低于鳞癌,大多为中心型肺癌;④大细胞癌:最少见。

4. 临床表现

（1）早期:周围型肺癌无症状,中央型肺癌可出现刺激性干咳及血痰。

（2）晚期:压迫及侵犯胸膜胸壁、膈肌、喉返神经、上腔静脉、食管等而出现相应症状,上叶顶部肺癌(肺沟癌)可侵入纵隔,压迫锁骨下动脉、静脉,臂丛神经、颈交感神经等产生相应的症状。

（3）非转移的全身症状:少数病例,癌肿产生内分泌物质,临床出现非转移的全身症状。

5. 转移途径　淋巴转移常见,途径:局部→肺门→纵隔→锁骨上淋巴结。血行转移发生较晚,腺癌和小细胞癌的血行转移较鳞癌常见。常见的转移部位有肝、骨、脑、肾上腺和脾等。

6. 辅助检查　重点掌握 X 线胸片和胸部 CT 的征象及意义。掌握痰细胞学检查、支气管镜检查、纵隔镜检查、MRI 和 PET 等诊断技术的应用和意义。。

7. 诊断与鉴别诊断　掌握典型肺癌(中心型、周围型)的诊断,应与肺结核、肺部炎症、纵隔淋巴肉瘤、支气管腺瘤、肺部良性肿瘤、肺炎性假瘤相鉴别。

8. 治疗

（1）手术治疗:是周围型肺癌最重要、最有效的手段;非晚期的中心型肺癌亦可考虑手术治疗。掌握肺癌外科治疗的适应证和禁忌证。根据 TNM 分期、病理类型、病人心肺功能和全身情况,确定个体化的外科治疗和综合治疗方案。手术的目的是彻底切除原发病灶和局部转移淋巴结,亦可以是解决相关症状的姑息性治疗,尽可能多地保留健康的肺组织。

（2）放疗:小细胞肺癌最敏感,腺癌次之,鳞癌和肺泡癌最低。

（3）化疗:未分化癌较为敏感。

（4）其他:免疫治疗及中医中药治疗。

遵循肺癌综合治疗的基本原则,树立肺癌是一种全身性疾病的观念,理解外科治疗在综合治疗中的重要地位,提高肺癌的治愈率和生存率。

二、肺结核的外科治疗

1. 手术治疗 先决条件是病变稳定（肺内、外结核），非活动期或非进展播散期；术前足够的抗结核药物治疗；病人一般情况、肺功能和主要脏器功能良好。

2. 肺切除术

（1）适应证：①肺结核空洞，如厚壁空洞、张力空洞、巨大空洞等；②结核球直径大于2cm；③毁损肺；④结核性支气管狭窄和支气管扩张；⑤反复或持续咯血等；⑥其他适应证。

（2）禁忌证：活动期病变，正在进展与扩散的病变，心肺功能不能耐受，肺外结核无法控制者。

3. 围术期处理特点 除与一般肺切除相同外，应注意：①术后继续充分抗结核治疗至少6~12个月；②防治支气管内膜结核；③肺结核肺切除术后并发症的防治，包括支气管胸膜瘘、顽固性含气残腔、脓胸及结核扩散等的处理。

4. 胸廓成形术的适应证 ①上叶空洞，不能耐受肺切除；②上叶空洞，以及并存中叶病变；③一侧病灶广泛，痰菌阳性，药物治疗无效，不能耐受全肺切除；④合并支气管胸膜瘘或脓胸，不能胜任肺切除。

三、支气管扩张的外科治疗

1. 成因及分型 支气管壁和周围肺组织的炎症性破坏；支气管阻塞与感染二者互为因果，是支气管扩张形成的基本因素。病变多发生在周围第三、四级支气管分支，下叶较上叶多见。支气管扩张按病理形态分圆柱状扩张、囊性扩张及混合型扩张。

2. 临床表现 咳嗽、咯血、咳大量脓痰，反复发生呼吸道和肺部感染。

3. 治疗 掌握支气管扩张的手术适应证与禁忌证，根据不同情况选择不同的手术方式。术前准备和术后处理要点如下：

（1）术前检查：全身检查和重要脏器的功能评估；支气管造影明确病变部位和范围，对于确定手术方案有重要意义；咯血病人应明确出血的来源和部位，必要时做支气管镜检查或支气管动脉造影。

（2）术前做痰培养和药敏，体位排痰，控制感染，减少痰量，尽可能控制在50ml/d以下。

（3）加强营养支持治疗。

（4）术后除常规处理外，特别注意观察肺扩张情况及呼吸道分泌物的排出。采取雾化吸入、协助咳痰、鼻导管吸痰或纤维支气管镜吸痰等措施。严重呼吸功能不全者给予呼吸机支持。

【练习题】

一、选择题

（一）A1 型题

1. 肺结核病人行肺切除术的适应证应是

    A. 浸润型肺结核   B. 一侧毁损肺

    C. 肺结核活动期   D. 结核性空洞内科治疗后 <2cm

    E. 确诊结核球 <2cm

2. 支气管扩张的手术禁忌证是

 A. 病变局限一段或一叶者

 B. 双侧肺有病变且均集中于一叶

 C. 大咯血经内科药物治疗仍难以控制

 D. 支气管扩张合并肺气肿、哮喘或有肺心病者

 E. 支气管扩张病变范围超过一个肺叶者

3. 肺结核手术前后处理措施错误的是

 A. 术前大咯血,威胁生命,没有充分抗结核治疗

 B. 术后应继续抗结核治疗 1 个月

 C. 有内膜结核者应继续抗结核治疗,直到控制稳定

 D. 择期手术病人均应做系统抗结核治疗

 E. 痰菌阳性者应做支气管镜检查,明确有无支气管内膜结核

4. 肺癌的手术适应证是

 A. 全身情况差,心、肺、肝、肾功能不全者

 B. 远处转移

 C. 胸外淋巴结转移

 D. 肺门纵隔淋巴结广泛转移

 E. 癌肿范围超过一个肺叶

5. 中心型肺癌早期最常见的症状是

 A. 胸闷　　　　　　　B. 胸痛　　　　　　　C. 咳嗽

 D. 血痰　　　　　　　E. 声音嘶哑

6. 早期小细胞肺癌治疗应选择

 A. 放疗　　　　　　　B. 化疗　　　　　　　C. 放疗加化疗

 D. 手术治疗加放疗　　E. 手术治疗加化疗

7. 提示肺癌已有全身转移,不宜手术的是

 A. 肌无力样综合征　　　　　　B. Cushing 综合征

 C. 手和脚的小关节严重肿痛　　D. 骨同位素扫描示股骨局部破坏

 E. 局限性胸壁受侵

8. 支气管腺瘤的临床特点是

 A. 生长缓慢,未向周围浸润　　B. 中年男性多见

 C. X 线片显示与肺癌相似　　　D. 一般无咯血

 E. 支气管镜检查难发现

9. 支气管扩张发病的最基本的因素为

 A. 支气管感染　　　　B. 阻塞　　　　　　　C. 哮喘

 D. 支气管感染和阻塞　E. 支气管痉挛

(二) A2 型题

1. 病人,男,50 岁。长期吸烟,出现刺激性咳嗽,偶有血丝痰,首先应做的检查是

 A. 支气管镜　　　　　B. 胸部 CT　　　　　C. 胸部 MRI

 D. 胸部 X 线照片　　　E. 放射性核素肺扫描

2. 病人,女,48 岁。因"反复咳嗽、咳痰、咯血 20 年,再发咯血 3d,每日 150ml"就诊。查

体：T 37.8℃，左下肺可闻及固定而持久的局限性湿啰音，杵状指（＋）。最可能的诊断是

  A. 慢性支气管炎   B. 支气管扩张   C. 肺脓肿

  D. 肺结核   E. 肺癌

 3. 病人，男，65 岁，咳嗽，痰中带血伴喘息 3 个月。头面部及双上肢肿胀 2 周。胸部 X 线片示右肺门影增大，右肺可见不规则分叶状团块影，右上纵隔明显增宽。最可能的诊断是

  A. 肺炎   D. 纵隔肿瘤   C. 肺血栓栓塞

  D. 肺癌   E. 肺结核

（三）A3/A4 型题

（1~2 题共用题干）

病人，女，37 岁。反复咳嗽、咳脓痰 10 年。近两天出现咯血，每日 250ml，查体右下肺闻及湿啰音。

 1. 最可能的诊断是

  A. 肺癌侵蚀支气管动脉   B. 肺结核

  C. 肺源性心脏病   D. 支气管扩张

  E. 喉癌

 2. 病人病情加重，咯血量突然增多，需要的治疗是

  A. 输血补液   B. 抗感染治疗

  C. 止血治疗   D. 积极准备，一旦无法控制，及时手术

  E. 以上均是

（3~4 题共用题干）

病人，男，68 岁。因咳嗽痰中带血伴有胸痛 4 个月就诊。查体左下肺呼吸音低，胸片提示左下肺不张。

 3. 目前最有必要的检查是

  A. 纤维支气管镜检查 B. 痰细菌培养   C. 结核菌素试验

  D. 肺功能测定   E. 血清癌胚抗原测定

 4. 完成上述检查后，为进一步评估病情，还需要完成的重要检查是

  A. 胸部增强 CT   B. 胸部 MRI   C. 支气管造影检查

  D. 全身 PET-CT 检查 E. 胸膜肺活检

（四）B1 型题

（1~3 题共用备选答案）

  A. 周围型肺癌

  B. 中央型肺癌

  C. 小细胞肺癌

  D. 肺结核球

  E. 肺炎性假瘤

 1. 肺部肿瘤中女性发病率相对较高的是

 2. 肺部肿瘤中恶性程度高，预后最差的是

 3. 肺部肿瘤中鳞癌最常表现为

（4~5 题共用备选答案）

  A. 腺鳞癌

    B. 大细胞肺癌

    C. 小细胞肺癌

    D. 鳞癌

    E. 腺癌

4. 早期出现纵隔淋巴结广泛转移的肺癌类型是

5. 最常出现癌性空洞的肺癌类型是

二、名词解释

1. 支气管扩张

2. 颈交感神经综合征

三、问答题

1. 肺癌的手术禁忌证有哪些?

2. 试述支气管扩张的手术适应证。

四、病案分析

病人,男,60 岁,有吸烟史 30 年,既往体健,无结核病史。因咳嗽、反复发作右侧肺部感染,行抗感染治疗半个月,效果不明显。复查胸片显示右肺上叶近肺门处有 3cm×4cm 大小的块状影,形态不规则,边缘不整齐。

问题:

(1)目前的诊断可能是什么?

(2)应进一步哪些诊治?

【答案及评析】

一、选择题

(一) A1 型题

1. 答案: B

评析:浸润型肺结核是内科药物治疗的范畴。

2. 答案: D

评析:支气管扩张手术适应证的条件是全身情况好,心肺功能可耐受手术的前提下,病变范围超过一个肺叶者可以手术。但支气管扩张合并肺气肿、哮喘或有肺心病者则禁忌手术。

3. 答案: B

评析:肺结核术后应抗结核治疗 6~12 个月(而不是 1 个月),否则病变容易复发。

4. 答案: E

评析:遵循肺癌外科手术治疗的原则,最大限度地切除病变,最大限度地保留肺功能,只要全身情况好,健侧肺功能可以代偿,可做全肺切除。

5. 答案: C

评析:肺癌典型症状中最常见的为咳嗽,其次才是血痰。

6. 答案:E

评析:早期小细胞肺癌在可能没有血行和淋巴转移前手术切除病灶后再做抗肿瘤药物治疗,可提高肺癌的治疗效果。

7. 答案:D

评析:ABCE 并非肺癌肺外转移的全身症状。股骨局部破坏为远处转移。

8. 答案:C

评析:支气管腺瘤是一种低度恶性肿瘤,应按肺癌的治疗原则处理。

9. 答案:D

评析:支气管扩张发病的最基本的因素为支气管感染和阻塞,两者互为因果。

(二)A2 型题

1. 答案:D

评析:40 岁以上男性,长期吸烟,出现刺激性咳嗽,有血丝痰,应高度怀疑肺癌,首选胸部 X 线检查,快速、经济。

2. 答案:B

评析:中年女性,咳嗽、咳痰、咯血为支气管扩张的典型症状,肺部湿啰音和杵状指也有助于诊断。

3. 答案:D

评析:①老年病人,长期咳嗽,痰中带血,应考虑肺癌。病人胸片示右肺肿块影,不规则,分叶状,此为肺癌的典型征象。如肿瘤侵犯肺门淋巴结,可有肺门淋巴结肿大,故本例应诊断为肺癌。②肺炎病程一般不会迁延 3 个月,不会出现肺部肿块影,故不选 A。本例有右上纵隔明显增宽,为肺癌扩散至纵隔所致,不能凭此诊断为纵隔肿瘤,否则肺部肿块影不能以一元论解释,故不选 B。肺血栓栓塞常表现为胸痛、呼吸困难、咯血三联征。肺结核好发于青年人,常表现为低热盗汗,咳嗽咳痰,不会出现肺部占位病变。

(三)A3/A4 型题

1. 答案:D

评析:中年女性,以咳嗽、咳脓痰和咯血为主要症状,伴有肺部湿啰音,首先考虑支气管扩张。

2. 答案:E

评析:支气管扩张咯血有可能导致失血性休克,故需要补液,甚至输血抗休克,而任何支气管扩张的治疗原则都应包括抗感染,外科抢救性手术应用于内科无法控制的大咯血。

3. 答案:A

评析:肺不张的原因往往是支气管阻塞,可见于肿瘤、炎症、外压、气道水肿等,最需要通过内镜直视了解气道阻塞原因,同时还可取活检明确诊断。

4. 答案:A

评析:通过病史分析,肺癌的可能性大,纤维支气管镜只能了解气道内的情况,肿瘤的大小、邻近侵犯、纵隔淋巴结如何都需要胸部增强 CT 来进一步了解。尚未明确胸部情况,过于积极地行 PET-CT 暂时没有必要;且对于判断胸部情况,PET-CT 是不能代替单纯增强 CT 的。

(四)B1 型题

1. 答案:A

评析:女性罹患肺癌的最常见类型为周围型肺癌,病理类型多为腺癌。

2. 答案：C

评析：小细胞肺癌的预后最差。

3. 答案：B

评析：鳞癌多发生于男性吸烟病人，常常是中心型肺癌。

4. 答案：C

评析：小细胞肺癌多为中央型肺癌，癌肿位于中心部，恶性程度高，常在早期就已转移到肺门和纵隔淋巴结。

5. 答案：D

评析：肺鳞癌的癌组织易变性、坏死，形成癌性空洞。

二、名词解释

1. 支气管扩张：支气管扩张是由于支气管及其周围肺组织的反复感染和支气管阻塞，造成不可逆性的支气管壁破坏、持久性支气管扩张、变形等，是一种常见的慢性呼吸系统感染性疾病。

2. 霍纳综合征：肺上叶顶部癌侵犯纵隔或压迫胸廓上口的器官和组织可产生相应症状，如颈交感神经受压，可出现同侧眼睑下垂、瞳孔缩小、眼球内陷、面部无汗等，称之为霍纳综合征。

三、问答题

1. 答案要点 ①心、肺、肾、肝功能不全，全身情况差；②远处转移；③胸外淋巴结转移者；④广泛肺门、纵隔淋巴结转移，估计无法清除者；⑤肿瘤严重侵犯周围组织器官，估计切除困难者。

2. 答案要点 ①病变局限于一段、一叶或多段者，可做肺段或肺叶切除；②病变累及一侧多叶甚至全肺者，如对侧肺功能良好，可行多叶甚至一侧全肺切除；③双侧病变，估计出血和痰主要来自病重一侧的，可施行一期或分期的双侧手术；④双侧病变广泛，一般不宜做手术。但反复大咯血经内科治疗无效，应考虑切除出血的病肺，以挽救病人的生命。

四、病案分析

答案要点

（1）病人有以下特点：①年龄大；②30年吸烟史；③反复发作同一部位的感染；④抗感染治疗效果不明显；⑤肺门呈块状影。目前最可能的诊断是中央型肺癌。

（2）应做进一步诊治，包括：

①胸部 CT：观察肺门肿块阴影的影像学特点，右肺支气管有无阻塞、狭窄，明确中央型肺癌的诊断和排除其他可疑疾病，还可明确纵隔淋巴结转移，为肺癌的分期和选择手术方式提供证据。②纤维支气管镜检查：可以直接观察右侧支气管内的肿瘤，取活检和刷片以进一步明确诊断和肿瘤细胞类型，还可根据肿瘤的部位、侵犯支气管的范围，确定选择手术方式。③肺功能检查：为手术选作准备。治疗方面可根据检查结果评估是否需要手术治疗，如不能手术，因中心型肺癌以鳞癌和小细胞癌居多，对放疗、化疗较敏感，可选择放疗、化疗，以及靶向药物综合治疗。

（王学智　车宏飞　洪智攀）

第二十四章 食管疾病

【内容要点】

一、食管良性疾病

1. 食管良性肿瘤　食管良性肿瘤较少见,以食管平滑肌瘤最多见。

（1）分型:黏膜下型肿瘤、壁内型肿瘤。

（2）临床表现:可出现咽下困难、呕吐和消瘦等症状,X线检查为充盈缺损,黏膜光滑无破坏。

（3）治疗:手术切除。

2. 腐蚀性食管灼伤

（1）病史明确:多为误吞服强酸或强碱等腐蚀剂引起。

（2）瘢痕狭窄好发部位:食管的生理狭窄处,如入口、气管分叉平面及食管下端。

（3）临床表现:灼伤后早期有梗阻症状,伤后1~2周因急性炎症消退、梗阻减轻,3~4周后因瘢痕狭窄再次出现梗阻并逐渐加重。

（4）治疗

1）早期处理:保持呼吸道通畅,尽早口服植物油或蛋白水,早期使用肾上腺糖皮质激素等。

2）2~3周后发现有早期狭窄者,狭窄段短的,需行食管扩张。

3）手术用于严重长段狭窄和扩张失败者。

3. 贲门失弛缓症　又称贲门痉挛或巨食管,病因未明。

（1）临床表现:吞咽困难症状时轻时重,轻时能进普食,伴呕吐食管内潴留的食物。

（2）辅助检查:X线吞钡检查有食管扩张并有液平面,下端呈鸟嘴状,食管镜检无明显异常。

（3）治疗:症状明显者需手术,行贲门肌层切开术加胃底固定术等。

二、食管癌

1. 病因

（1）化学性:亚硝胺。

（2）生物性:真菌。

（3）缺乏某些微量元素。

（4）缺乏维生素。

（5）烟、酒、热食、口腔不洁。

（6）遗传易感因素。

2. 病理　食管癌多系鳞癌,分髓质型、蕈伞型、溃疡型和缩窄型,可直接蔓延、淋巴转移、血行转移发生较晚。

3. 临床表现及诊断

（1）早期：出现咽下哽噎，胸骨后烧灼样、针刺样或牵拉样疼痛，异物感。

（2）中晚期：呈进行性吞咽困难，可侵犯喉返神经（声音嘶哑）、颈交感神经节（霍纳综合征）、气管、支气管（吞咽时呛咳，呼吸道感染），最终出现恶病质。

食管吞钡 X 线检查、CT、内镜有助于诊断。食管拉网脱落细胞检查常作为普查筛选方法。

4. 鉴别诊断

（1）早期无咽下困难，需与食管炎、食管憩室和食管静脉曲张相鉴别。

（2）已有咽下困难时，应与食管良性肿瘤、贲门失弛缓症和食管良性狭窄相鉴别。依靠食管吞钡 X 线检查和纤维食管镜检查鉴别。

5. 治疗

（1）手术：首选方法。适于全身情况良好，有较好的心肺功能，无明显远处转移者，首选根治手术，以颈段长度 3cm、胸上段 4cm、胸下段 5cm 切除机会较大，切除的长度应距肿瘤上、下 5~8cm，包括肿瘤周围的纤维组织及所有淋巴结的清除。

（2）放疗：单纯放疗用于食管颈段、胸上段癌，也可用于有手术禁忌而病变不长者。

（3）化疗：多与手术治疗相结合。

（4）生物治疗和中医中药：已成为食管癌的重要辅助治疗手段。

（5）食管内支架治疗：一种良好的姑息性治疗手段，延长病人生命，为放疗和化疗提供机会。

【练习题】

一、选择题

（一）A1 型题

1. 正确的下段食管癌手术是
   A. 常用右侧开胸　　　　　　　　　　B. 最常用胃代食管
   C. 下段食管癌可行弓上吻合　　　　　D. 切除后行食管对端吻合
   E. 不宜用空肠代食管

2. 关于食管癌的描述，不正确的是
   A. 食管癌的突出症状是吞咽梗阻感
   B. 食管癌应当积极采取手术为主的综合治疗
   C. 食管癌的最常见病理类型是腺癌
   D. 食管癌的发生与遗传、地域、饮食习惯等诸多因素有关
   E. 食管癌高发区的筛查常用拉网脱落细胞检查

3. 最常见的食管良性肿瘤是
   A. 食管平滑肌肉瘤　　　　B. 食管囊肿　　　　C. 食管腺瘤
   D. 食管癌　　　　　　　　E. 食管平滑肌瘤

4. 不符合晚期食管癌临床表现的是
   A. 持续胸背痛　　　　　　B. 声音嘶哑　　　　C. 进食时呛咳
   D. 完全不能进任何饮食　　E. 胸骨后烧灼感

5. 腐蚀性食管损伤的特点不包括

    A. 是一种化学损伤

    B. 通常发生在食管生理狭窄之处

    C. 致伤因素可以是强酸,也可以是强碱,二者病理过程有所区别

    D. 可有一过性的吞咽梗阻症状减轻

    E. 外科手术切除狭窄食管是唯一有效治疗方法

6. 食管癌内支架治疗的应用点是

    A. 花费较低   B. 不会堵塞   C. 根治性治疗

    D. 延长病人生命   E. 放置和取出方便

（二）A2 型题

1. 病人,男,48 岁。进食、吞咽哽噎感 1 个月,目前尚可进干硬饮食,临床高度怀疑食管癌。可帮助确诊的检查是

    A. 胸部 CT   B. MRI   C. 脱落细胞学检查

    D. 纤维食管镜检查   E. 食管吞钡 X 线检查

2. 病人,男,60 岁。出现进行性吞咽困难 3 个月,近 2 周出现持续性胸痛或背痛,多提示

    A. 癌肿范围较大   B. 有气管食管瘘

    C. 声音嘶哑   D. 癌肿已侵犯食管外组织

    E. 癌肿部位有炎症

3. 病人,女,30 岁。反复出现进食后吞咽困难 5 年。食管吞钡 X 线检查示食管下段呈鸟嘴状狭窄,上段明显扩张。其诊断为

    A. 食管癌   B. 食管憩室   C. 贲门失弛缓症

    D. 腐蚀性食管灼伤   E. 食管平滑肌瘤

（三）A3/A4 型题

（1~3 题共用题干）

病人,男,57 岁。胸骨后阵发性针刺样疼痛 2 年,进食哽噎 3 个月来诊。查体见右侧锁骨上淋巴结肿大。

1. 该病人的诊断初步考虑为

    A. 食管癌   B. 食管静脉曲张   C. 食管炎

    D. 食管中段憩室   E. 贲门失弛缓症

2. 食管吞钡检查,有助于诊断的征象是

    A. 局部食管黏膜串珠样改变   B. 食管下段呈光滑的鸟嘴样狭窄

    C. 黏膜光滑完整,食管腔外压迫   D. 正常黏膜影像

    E. 食管黏膜皱襞增粗断裂,管壁僵硬

3. 如前述诊断成立,下列治疗措施中,不宜采用的是

    A. 化疗   B. 局部放疗   C. 中医中药治疗

    D. 手术治疗   E. 生物治疗

（四）B1 型题

（1~2 题共用备选答案）

    A. 吞咽硬食哽噎感

    B. 声音嘶哑

  C. 胸腔积液、腹水

  D. 进食呛咳

  E. 胸背疼痛

1. 早期食管癌的常见症状是

2. 食管癌侵犯气管的表现是

二、名词解释

1. 腐蚀性食管灼伤

2. 贲门失弛缓症

3. 憋气试验

三、问答题

1. 试述早期食管癌的临床表现和食管吞钡 X 线检查的特点。

2. 简述食管癌应与哪些疾病相鉴别。

3. 试述食管内支架治疗的特点。

四、病案分析

  病人,男,60 岁。吞咽困难 3 个月,目前尚能进食半流质。无声音嘶哑,嗜酒,饮酒 30 年,500g/d。食管吞钡 X 线检查:食管中段 4cm 长充盈缺损,心肺功能尚好。锁骨淋巴结未扪及。

  问题:

  (1)初步诊断是什么?

  (2)治疗原则是什么?

  (3)应采用何种手术方式?

【答案及评析】

一、选择题

(一)A1 型题

1. 答案:B

评析:胃代食管的效果好,吻合口漏发生率低,所以最常用。

2. 答案:C

评析:食管癌最常见的病理类型是鳞癌。

3. 答案:E

评析:最常见的食管良性肿瘤是食管平滑肌瘤,占食管良性肿瘤的 3/4。

4. 答案:E

评析:胸骨后烧灼感为食管癌病程早期的症状。持续性胸背痛表示癌肿已侵犯食管外组织。若癌肿侵犯喉返神经,则出现声音嘶哑。进食后呛咳,表示肿瘤侵入气管支气管,形成气管食管瘘或食管支气管瘘。

5. 答案:E

评析:对严重长段狭窄及扩张失败者才需要手术治疗。

6. 答案:D

评析:支架放置治疗对食管癌仅是解决进食困难的一种姑息性治疗手段,价格较高。

（二）A2 型题

1. 答案:D

评析:做纤维食管镜检查,可直视下钳取活组织做病理组织学检查,明确诊断,脱落细胞学检查的阳性率不及纤维食管镜检查。食管吞钡 X 线检查可发现食管黏膜及管壁病变,但不能获得病理学证据。

2. 答案:D

评析:中晚期食管癌典型的症状为进行性吞咽困难,逐渐消瘦、脱水、乏力。持续胸背痛,提示癌肿已侵犯食管外组织。出现进食呛咳要考虑癌肿侵入气管,形成气管食管瘘。癌肿侵及喉返神经,则出现声音嘶哑。

3. 答案:C

评析:年轻、女性、病史长,食管吞钡 X 线检查为典型贲门失弛缓症的影像学特征。

（三）A3/A4 型题

1. 答案:A

评析:有胸痛、吞咽梗阻,多系食管病变;有锁骨上淋巴结肿大,要考虑恶性肿瘤转移,故初步诊断为食管癌。

2. 答案:E

评析:食管黏膜皱襞增粗断裂、管壁僵硬是食管癌的典型钡餐 X 线检查征象。

3. 答案:D

评析:由于已经有远处转移,不适宜外科手术。

（四）B1 型题

1. 答案:A

评析:食管癌的典型症状为吞咽梗阻,早期有异物感和哽噎感,其余胸痛、呛咳等症状往往见于晚期食管癌。

2. 答案:D

评析:食管癌侵犯气管后表现为进食呛咳。

二、名词解释

1. 腐蚀性食管灼伤:吞服强碱或强酸等化学腐蚀剂可导致食管化学性灼伤,称为腐蚀性食管灼伤。

2. 贲门失弛缓症:又称贲门痉挛或巨食管,属于食管神经源性疾病,吞咽时食管体部无蠕动,贲门括约肌松弛不良。

3. 憋气试验:是心肺储备功能简易检查方法,嘱病人平静呼吸,深吸气后憋住不呼吸,测记时间。如能坚持 30s 以上,属于心肺功能正常,能耐受手术和麻醉;不足 20s 者表示心肺储备功能较差,往往不能耐受手术和麻醉。

三、问答题

1. 答案要点　临床表现早期有进食哽噎感,胸骨后针刺样疼痛或烧灼感。食管内异物感、停滞感。

X 线表现：①局限性管壁僵硬；②局限性黏膜皱襞增粗和断裂；③小的充盈缺损；④小龛影。

2. 答案要点

食管癌早期无吞咽困难时，应与以下疾病相鉴别：

①食管炎：做脱落细胞学或食管镜检查有助于鉴别。②食管中段牵引性憩室。③食管静脉曲张。

已有吞咽困难时，应与以下疾病相鉴别：

①食管良性狭窄：有化学灼伤史，X 线示不规则细线样狭窄。②贲门失弛缓症：病人年龄较轻，病程长，症状时轻时重，X 线示食管下端呈光滑的鸟嘴状狭窄。③食管良性肿瘤：病史长，钡餐 X 线示食管腔外压迫，黏膜光滑完整。

3. 答案要点　食管内支架治疗。进展期食管癌多因狭窄、食管漏，无法进食，营养障碍衰竭死亡。胃造瘘术创伤大，并发症多。近年来，采用钛镍记忆合金带膜支架，操作方便易行，支架进入食管后，在体温作用下弹性恢复，支撑力加强，扩张食管，解决进食问题；带膜支架可以堵塞食管漏口及防止癌肿向支架腔内生长，是一种良好的姑息性治疗手段，延长病人生命，为放疗和化疗提供机会。

四、病案分析

答案要点

（1）初步诊断：食管中段癌。

诊断依据：①病史中有吞咽困难 3 个月；②年龄 >40 岁；③有嗜酒习惯（食管慢性损伤）；④食管吞钡 X 线检查：食管中段 4cm 充盈缺损。

（2）治疗原则：手术切除食管及食管旁淋巴结，行食管胃吻合消化道重建术。

（3）手术方式：经左胸径路切口，打开纵隔，游离食管及淋巴结，打开膈肌游离胃，保留胃血管弓，行食管胃颈部吻合手术。

（王大成）

第二十五章 心脏及主动脉疾病

【内容要点】

一、先天性心脏病的外科治疗

主要掌握 4 种先天性心脏病的病理生理改变、典型体征、诊断方法和手术适应证。

1. 动脉导管未闭

（1）分型：管形、漏斗形、窗形。

（2）典型体征：胸骨左缘第 2 肋间连续性机器样杂音，脉压增大和周围血管征阳性。

（3）辅助检查：双肺充血，左心房、左心室及主动脉结增大，肺动脉段突出，肺动脉水平左向右分流。

（4）治疗：手术方法有导管结扎或钳闭、切断缝合、介入性导管封堵和体外循环导管内口缝合术。

手术适应证：诊断明确即有手术指征，最佳手术年龄为学龄前，多主张 2~5 岁；婴幼儿伴有呼吸窘迫或心力衰竭应急症手术治疗。手术禁忌证：艾森门格综合征。

2. 房间隔缺损

（1）分类：原发孔缺损常合并二尖瓣前瓣裂；继发孔缺损分为上腔型、中央型、下腔型和混合型。

（2）典型体征：胸骨左缘第 2~3 肋间隙闻及 Ⅱ ~ Ⅲ 级吹风样收缩期杂音，多无震颤，肺动脉瓣区第二心音增强或亢进，伴固定分裂。

（3）辅助检查：双肺充血，双心房及右心室增大，肺动脉段突出，右束支传导阻滞，房间隔水平左向右分流。

（4）治疗：心内直视修补术和导管伞封堵术。

手术适应证：诊断明确即有手术指征，最佳手术年龄为学龄前，多主张 3~5 岁，原发孔型需要早日手术。手术禁忌证：艾森门格综合征。

3. 室间隔缺损

（1）分类：膜部缺损、漏斗部缺损和肌部缺损。

（2）典型体征：胸骨左缘第 2~4 肋间隙闻及 Ⅲ 级以上全收缩期杂音，常有收缩期震颤，肺动脉瓣区第二心音增强或亢进。

（3）辅助检查：双肺充血，左心房、左心室、右心室增大，肺动脉段突出，室间隔水平左向右分流。

（4）治疗：心内直视修补术或心导管伞封堵术。

手术适应证：诊断明确即有手术指征，最佳手术年龄为学龄前，多主张 3~5 岁。婴幼儿伴有呼吸窘迫或心力衰竭应急症手术治疗。手术禁忌证：艾森门格综合征。

4. 法洛四联症　肺动脉狭窄，室间隔缺损，主动脉骑跨和右心室肥厚等联合心脏畸形。特征性症状为出生后逐渐加重的发绀和蹲踞现象。

（1）典型体征：胸骨左缘第 2~4 肋间Ⅱ～Ⅳ级喷射样收缩期杂音，肺动脉瓣区第二心音减弱，杵状指（趾）。

（2）辅助检查：肺血减少，靴形心（肺动脉段凹陷，右室肥厚），右室流出道肺动脉狭窄，大室间隔缺损，主动脉骑跨，心室水平右向左分流。

（3）治疗：根据病情做根治术或姑息手术。

手术适应证：诊断明确即有手术指征，最佳手术年龄为学龄前，无年龄限制，多主张 2~5 岁。

二、后天性心脏病的外科治疗

1. 慢性缩窄性心包炎

（1）典型体征：重度右心功能不全的体循环淤血（腹水、肝大、静脉压高、脉压小）、收缩压降低和心音遥远。

（2）辅助检查：X 线检查可见心影无扩大，心缘平直和钙化，心电图低电压。

（3）治疗：明确诊断后应尽早手术治疗。

2. 二尖瓣狭窄

（1）典型体征：二尖瓣面容，听诊心尖区第一心音亢进，舒张中晚期隆隆样杂音伴有震颤。

（2）辅助检查：双肺淤血，心影呈梨形，左心房、右心室增大，二尖瓣狭窄。

（3）根据瓣膜病理情况选择手术方式：经皮穿刺球囊扩张术、闭式二尖瓣交界分离术、直视二尖瓣分离成形术或人工瓣膜置换术。

3. 二尖瓣关闭不全

（1）典型体征：心尖区闻及全收缩期杂音，肺动脉瓣区第二心音亢进。

（2）辅助检查：双肺淤血，左心房、左心室、右心室增大，二尖瓣关闭不全。

（3）治疗：手术方式有二尖瓣成形术及二尖瓣人工瓣膜置换术。

4. 主动脉瓣狭窄

（1）典型体征：主动脉瓣区喷射样收缩期杂音伴收缩期震颤。

（2）辅助检查：左心室肥厚伴劳损，主动脉瓣狭窄，左心室与主动脉之间收缩期压力阶差大。

（3）治疗：手术主要采用人工瓣膜置换术、经皮穿刺球囊扩张术。导管扩张仅适合于狭窄较轻、不适宜手术者。

5. 主动脉瓣关闭不全

（1）典型体征：心界向左下扩大，主动脉瓣第二听诊区舒张早中期叹息样杂音，周围血管征阳性及脉压增大。

（2）辅助检查：左心室增大，主动脉瓣关闭不全，心影明显扩大。

（3）治疗：出现症状后应尽早行人工瓣膜置换术。

6. 冠状动脉粥样硬化性心脏病　主要病变是冠状动脉内膜脂质沉着、结缔组织增生、纤维化或钙化，形成粥样硬化斑块，造成管壁增厚、管腔狭窄或阻塞。

（1）临床表现：主要症状为心绞痛。发生急性心肌梗死时可有严重心律失常、心源性休克、心力衰竭等相应症状、体征。心肌梗死后可遗留室壁瘤、室间隔缺损、二尖瓣关闭不全或缺血性心肌病等。

（2）辅助检查：冠状动脉造影可明确病变的位置与程度。

（3）治疗：①药物治疗；②介入治疗；③外科治疗，主要采用冠状动脉旁路移植术（搭桥术），血管桥最常采用的是自体大隐静脉，序贯式搭桥术是一个主动脉吻合口血管和多支冠状动脉侧 – 侧吻合，近年来提倡用动脉桥如胸廓内动脉等。心肌梗死所致的室壁瘤、室间隔穿孔、二尖瓣关闭不全等并发症常可同期手术治疗。

三、胸主动脉瘤

1. 分类　按主动脉壁病变层次和范围分为真性动脉瘤、假性动脉瘤、夹层动脉瘤。
2. 诊断方法　依靠胸部 CT、磁共振以及 DSA（血管造影）检查可确诊。
3. 手术方式　包括局部切除术、主动脉瘤切除人造血管移植术，以及升主动脉带瓣管道置换术（Bentall 手术）。

【练习题】

一、选择题

（一）A1 型题

1. 缩窄性心包炎最常见的体征是
   A. 奇脉　　　　　　　　　　B. 肺部啰音　　　　　　　　C. 气促
   D. 心浊音界扩大　　　　　　E. 颈静脉怒张、肝大、腹水

2. 室间隔缺损能否进行手术，主要取决于
   A. 缺损大小　　　　　　　　B. 缺损部位　　　　　　　　C. 肺动脉压力
   D. 肺血管阻力　　　　　　　E. 病人年龄

3. 缩窄性心包炎，确诊后的治疗应该是
   A. 抗结核治疗　　　　　　　　　　　　B. 放腹水
   C. 应用强心利尿剂　　　　　　　　　　D. 争取早日手术
   E. 待肝功能恢复正常后手术

4. 诊断风湿性心脏病二尖瓣狭窄，不正确的是
   A. 胸骨左缘第 3~4 肋间可闻及开瓣音　　B. X 线显示左心房增大
   C. X 线显示左心室增大　　　　　　　　D. 肺动脉瓣区第二心音亢进
   E. 右心房肥大

5. 风湿性心脏病二尖瓣狭窄的手术禁忌证是
   A. 心房颤动　　　　　　　　　　　　　B. 风湿活跃、血沉快
   C. 心功能Ⅳ级，右心衰竭得到有效控制　　D. 肺动脉重度高压
   E. 左心房有血栓

6. 动脉导管未闭与室间隔缺损最具鉴别诊断意义的典型体征是
   A. 杂音的部位　　　　　　　B. 杂音的性质　　　　　　　C. 杂音的强度
   D. 杂音的传导方向　　　　　E. 有无合并震颤

7. 原发孔型和继发孔型房间隔缺损的鉴别,不正确的是

    A. 原发孔型常有二尖瓣的大瓣裂,继发孔型则没有

    B. 原发孔型和继发孔型均有第二心音亢进伴固定分裂

    C. 原发孔型的缺损位于冠状静脉窦的前下方,而继发孔型的缺损位于冠状静脉窦的后上方

    D. 原发孔型在心电图电轴右偏,继发孔型在心电图电轴左偏

    E. 原发孔型常可在心尖区闻及收缩期杂音,继发孔型则没有

8. 出现左心房排血困难,气促、咳嗽、咯血、发绀等症状时,二尖瓣口的面积小于

    A. $1.5cm^2$ B. $2.5cm^2$ C. $3.0cm^2$

    D. $4.0cm^2$ E. $5.0cm^2$

9. 动脉导管未闭的听诊特点是

    A. 胸骨左缘第 3 肋间Ⅳ级全收缩期杂音,P_2 增强

    B. 心尖区舒张中晚期隆隆样杂音,第一心音亢进,P_2 亢进

    C. 胸骨左缘第 2~3 肋间连续性机器样杂音,周围血管征阳性

    D. 胸骨左缘第 3 肋间闻及舒张早中期叹息样杂音,周围血管征阳性

    E. 胸骨左缘第 2 肋间Ⅱ~Ⅲ级收缩期杂音,P_2 亢进,固定分裂

(二)A2 型题

1. 病人,女,39 岁。患风湿性心脏病二尖瓣重度狭窄,心电图提示房颤。突发偏瘫失语,最可能的原因是

    A. 脑出血   B. 颈动脉斑块脱落导致脑梗死

    C. 继发癫痫发作   D. 左心房血栓脱落导致脑梗死

    E. 阿 - 斯综合征

2. 病儿,男,4 岁。自幼发现心脏杂音。口唇青紫,11kg,喜蹲踞,查体可见杵状指。最可能的诊断是

    A. 动脉导管未闭   B. 法洛四联症

    C. 室间隔缺损合并艾森门格综合征   D. 原发孔房间隔缺损合并二尖瓣裂

    E. 先天性主动脉缩窄

3. 病人,男,50 岁。既往高血压病史,未正规服药监测血压。突发胸背部撕裂样剧痛,最可能的诊断是

    A. 主动脉夹层   B. 心肌梗死   C. 自发性气胸

    D. 肋间神经痛   E. 自发性食管破裂

4. 病人,男,55 岁。冠状动脉造影提示冠心病,前降支闭塞,拟行外科搭桥手术,最合适的搭桥血管移植物是

    A. 大隐静脉   B. 桡动脉   C. 胃网膜动脉

    D. 左侧乳内动脉   E. 人工血管

(三)A3/A4 型题

(1~2 题共用题干)

病人,男,69 岁。长期多年吸烟史,无高血压病史,突发胸闷胸痛 3d 入院。查体无明显心脏杂音,双肺呼吸音良好。肌钙蛋白明显升高,心电图 ST 段压低。

1. 目前最可能的诊断是

A. 主动脉夹层   B. 冠心病   C. 自发性气胸

D. 肋间神经痛   E. 结核性胸膜炎

2. 为明确诊断,最准确的检查手段是

A. 冠状动脉 CT   B. 心脏彩色超声   C. 核素心肌灌注显像

D. 主动脉 CTA   E. 冠状动脉造影

(3~4 题共用题干)

病儿,男,3 岁,12kg。因心脏杂音 3 年就诊。查体:无发绀,心界扩大,胸骨左缘 3~4 肋间可闻及响亮收缩期杂音,可以扪及震颤。

3. 该病儿最可能的疾病是

A. 房间隔缺损   B. 室间隔缺损   C. 动脉导管未闭

D. 法洛四联症   E. 大动脉转位

4. 进一步行胸片检查提示肺充血,肺动脉段突出;心脏彩色超声提示干下型室间隔缺损 8mm,主动脉瓣轻度脱垂,应当进行什么治疗

A. 尽早手术

B. 观察随访到学龄时手术

C. 病儿体重达 15kg 以上后可行介入封堵术

D. 药物控制,需要时再手术

E. 可终身观察,不做处理

(四)B1 型题

(1~3 题共用备选答案)

A. 胸骨左缘第 2~3 肋间柔和的吹风样杂音

B. 胸骨左缘第 2~4 肋间Ⅲ级以上粗糙的全收缩期杂音

C. 胸骨左缘第 2~3 肋间响亮粗糙的连续性机器样杂音

D. 心尖区舒张期隆隆样杂音

E. 胸骨右缘第 2 肋间Ⅲ级以上收缩期喷射样杂音

1. 动脉导管未闭的特征性杂音为

2. 二尖瓣狭窄的特征性杂音为

3. 主动脉瓣狭窄的特征性杂音为

二、名词解释

1. 慢性缩窄性心包炎

2. 艾森门格综合征

3. 风湿性心脏瓣膜病

4. 冠心病

三、问答题

1. 试述二尖瓣狭窄的手术方式和各自的手术适应证。

2. 简述慢性缩窄性心包炎的病理生理及相应的临床表现。

3. 胸主动脉瘤的治疗原则是什么?

4. 简述序贯式搭桥术及其优点。

四、病案分析

1. 病人,女,35 岁。因消瘦、衰弱、气促、咳嗽伴胸闷逐渐加重 6 年。查体:慢性病容,面颊与口唇轻度发绀,血压 110/70mmHg,胸廓对称,心前区可扪及收缩期抬举样搏动,心尖区扪及舒张期震颤,心界明显扩大,心率 110 次 /min,心律整齐,心尖区闻及舒张中晚期隆隆样杂音,第一心音亢进,胸骨左缘 3、4 肋间闻及开瓣音。肺动脉瓣区第二心音亢进。腹平坦、软,肝不大,腹水征(－),双下肢轻度水肿。心电图示窦性心动过速,右心室肥厚。X 线示肺淤血,心影呈梨形,有双心房影。

问题:

（1）病人最可能的诊断是什么?

（2）还需要什么帮助确诊?

（3）是否需要手术治疗? 选择哪种手术方式?

2. 病人,男,35 岁。因腹胀伴双下肢水肿,消瘦、乏力、气促、不能平卧,逐渐加重 5 年住院。查体:慢性病容,消瘦,半卧位休息,巩膜轻度黄染。血压 90/70mmHg,脉搏 106 次 /min,强弱不等,颈静脉怒张,胸廓对称,右侧呼吸音减弱,左侧呼吸音正常,心尖搏动减弱,心音弱、遥远,心脏各瓣膜区未闻及杂音。腹膨隆呈蛙腹,肝脏肋下 5cm,质硬,腹水征(＋)。既往有不规则潮热、盗汗。其父有肺结核病。

问题:

（1）试拟定患者的诊断。

（2）支持诊断,还需要进行哪些检查?

（3）哪些疾病需要与诊断的疾病相鉴别?

（4）该病的手术治疗原则是什么?

【答案及评析】

一、选择题

（一）A1 型题

1. 答案:E

评析:气促是最常见的症状,体征中右心衰竭的表现最明显。

2. 答案: D

评析:肺血管阻力直接反映肺小血管病变情况,在血流量不变的情况下,肺血管阻力是决定肺动脉压以及室间隔缺损预后的主要因素。

3. 答案: D

评析:缩窄性心包炎的病理生理改变主要源于心脏受增厚的心包所束缚,只有尽早地剥离心包,才能恢复心脏正常的舒缩功能。

4. 答案: C

评析:二尖瓣狭窄造成左心房入左心室的血流受阻,左心室血容量减少。左心室不可能增大。

5. 答案: B

评析:风湿性心脏病的手术禁忌证主要是风湿活跃。

6. 答案:B

评析:动脉导管未闭合并肺动脉高压时,与室间隔缺损的鉴别比较困难,但典型病变应在杂音的性质上有区别,动脉导管未闭为连续机器样杂音,而室间隔缺损为收缩期杂音。

7. 答案:D

评析:房间隔缺损的心电图表现均为电轴右偏,不完全性或完全性右束支传导阻滞和右心室肥厚;原发孔缺损伴二尖瓣裂缺可有左心室肥大。

8. 答案:A

评析:正常二尖瓣口的面积为 $4\sim6cm^2$,瓣口的面积小于 $1.5cm^2$ 时左心房排血困难,出现气促、咳嗽、咯血、发绀等症状。

9. 答案:C

评析:根据主动脉瓣关闭不全、动脉导管未闭、二尖瓣狭窄、室间隔缺损、房间隔缺损的临床杂音特点较易判断。

（二）A2 型题

1. 答案:D

评析:二尖瓣狭窄会导致左心房逐渐增大,继而发生房颤,房颤病人有较高比例合并左房血栓,血栓一旦脱落将造成栓塞,如脑梗死、脾梗死、肠坏死、下肢栓塞等。部分二尖瓣狭窄病人的首发症状就是脑梗死。

2. 答案:B

评析:喜蹲踞、口唇青紫、杵状指均为法洛四联症的经典症状体征。

3. 答案:A

评析:中老年病人胸痛的最常见原因一是心绞痛、心肌梗死,二是主动脉夹层。结合病例中血压控制不佳、疼痛性质为剧烈撕裂样痛,更倾向于主动脉夹层。

4. 答案:D

评析:选项 A、B、C、D 均为冠状动脉搭桥可用移植物,其中选项 A、D 是我国最为常用的。对于年轻病人,应当更加积极地使用动脉搭桥,以获得更好的远期通畅率。

（三）A3/A4 型题

1. 答案:B

评析:吸烟史、胸闷胸痛、肌钙蛋白升高、心电图改变,均为经典的冠心病改变。

2. 答案:E

评析:冠状动脉造影是冠心病确诊的金标准。

3. 答案:B

评析:没有发绀可以排除法洛四联症和大动脉转位;杂音响亮合并震颤可以基本排除房间隔缺损;单有收缩期杂音可排除动脉导管未闭。

4. 答案:A

评析:先心病的手术时机非常重要,总体原则是"早",但在肺动脉压力尚可等待的情况下,可以等到学龄前手术。干下型室间隔缺损非常容易合并主动脉瓣脱垂,故应当在评估肺动脉压的同时,结合主动脉瓣情况来决定手术时机。部分学者建议干下型室间隔缺损者手术年龄最迟不超过 2 岁,一是因为容易早期形成肺动脉高压,二是容易导致主动脉瓣脱垂关闭不全。

（四）B1 型题

1. 答案：C

评析：动脉导管杂音的特点为双期连续性杂音。

2. 答案：D

评析：二尖瓣狭窄的杂音见于心尖区的舒张期。

3. 答案：E

评析：主动脉瓣杂音主要见于主动脉瓣听诊区的收缩期。

二、名词解释

1. 慢性缩窄性心包炎：是由于心包慢性炎症，造成心包纤维增厚，压迫心脏大血管，使心脏的舒张和收缩受限，产生心脏排血量减少和静脉充血，导致心功能逐渐减退，造成全身循环功能障碍的疾病。

2. 艾森门格综合征：先天性心脏病左向右分流，使肺动脉压力升高，肺小动脉反射性痉挛，逐渐出现管壁内膜增生和中层纤维化增厚，肺小动脉管腔狭小，肺血管阻力增加，产生梗阻性肺动脉高压，当肺动脉压力超过主动脉压力，出现右向左分流，引起发绀，即艾森门格综合征。

3. 风湿性心脏瓣膜病：是常见的后天性心脏病之一，是急性风湿热侵犯心脏后，风湿病变引起瓣叶和腱索增厚、挛缩、硬化，瓣膜面积缩小、瓣叶活动受限，造成瓣膜口狭窄或/和关闭不全。风湿性病变最常累及二尖瓣，其次是主动脉瓣，三尖瓣少见，肺动脉瓣则极为罕见。可以单独损害一个瓣膜，也可以同时累及几个瓣膜，常见二尖瓣合并主动脉瓣病变。

4. 冠心病：即冠状动脉粥样硬化性心脏病，主要病变是冠状动脉内膜脂质沉着、结缔组织增生、纤维化或钙化，形成粥样硬化斑块，造成管壁增厚、管腔狭窄或阻塞。多在中年以上发病，男性发病率与死亡率明显高于女性。

三、问答题

1. 答案要点　二尖瓣狭窄的手术方式有 3 种。

①闭式二尖瓣交界分离术：主要适用于风湿性心脏病二尖瓣狭窄，心功能Ⅱ级以上，瓣膜改变为隔膜型，无左房血栓，无关闭不全，无主动脉瓣膜病变的病例。②体外循环直视二尖瓣交界切开或瓣膜成形术：主要适用于风湿性心脏病二尖瓣狭窄，瓣膜病变较严重；或合并有关闭不全；或合并有主动脉瓣膜病变；或左房有血栓；或二尖瓣闭式扩张后再狭窄的病例。③体外循环二尖瓣替换术（生物瓣或机械瓣）：主要适用于二尖瓣钙化或瓣下结构病变严重，无法修复瓣膜功能者。

2. 答案要点　慢性缩窄性心包炎时，心包慢性炎导致心包增厚，增厚心包限制心脏舒张功能，导致静脉回心血流受阻，体循环淤血，临床上为右心功能不全表现，如颈静脉怒张、肝大、腹水、双下肢水肿及外周静脉压升高（>20cmH$_2$O）；心脏长期受束缚和心肌萎缩导致心输出量减少，造成各脏器动脉供血不足，以及肾灌注减少导致水钠潴留，使血容量增加，静脉压进一步增高，加重右心功能不全。另外，临床上表现为动脉收缩压降低，脉压变窄、奇脉；心脏收缩无力，临床上可有心音弱而遥远和脉搏细弱等。

3. 答案要点　胸主动脉瘤不会自愈，而且一旦发生，其发展趋势是逐渐增大，最后可因破裂大出血死亡。因此，治疗原则是做选择性手术，手术切除动脉瘤是最有效的治疗方法。即使是病人对手术的耐受性差,也应积极创造条件争取手术。

4. 答案要点　多根多处冠状动脉狭窄时应用一支移植血管,应用侧–侧吻合的方法进行移植血管,依次给多支冠状动脉搭桥的方法称为序贯式搭桥术,其优点是有一个近心端吻合口、有多个远心端吻合口,适用于主动脉有钙化的情况,节省移植血管,近心端血流量高可以改善细小冠状动脉的远期开放率。

四、病案分析

1. 答案要点

（1）本例特点:①女性,35 岁,衰弱、气促、咳嗽伴胸闷逐渐加重 6 年;②二尖瓣面容,心率快,心尖区扪及舒张期震颤以及闻及舒张中晚期隆隆样杂音,第一心音亢进,胸骨左缘 3、4 肋间闻及开瓣音;③心电图示窦性心动过速,右心室肥厚,X 线示肺淤血,心影呈梨形,有双心房影。

该病人最可能的诊断:风湿性心脏病、二尖瓣狭窄（隔膜型）。

（2）进行超声心动图检查可以进一步明确诊断,可发现左房增大,二尖瓣的大瓣和小瓣呈同向运动,瓣膜关闭合拢,瓣口面积变小。

（3）需要手术治疗。较为适合的手术方式为闭式二尖瓣交界分离术（或介入二尖瓣交界球囊扩张术）。适应证:①胸闷、气促,心功能在Ⅱ级以上;②心尖区闻及舒张中晚期隆隆样杂音,未闻及收缩期杂音,为单纯性二尖瓣狭窄;③第一心音亢进,胸骨左缘 3、4 肋间闻及开瓣音,说明瓣膜狭窄是隔膜型改变,瓣下结构改变轻;④心电图示窦性心动过速,无房颤,病史中无栓塞史,且超声心动图检查未发现左房血栓。

2. 答案要点

（1）拟定诊断为慢性缩窄性心包炎。病因以结核性的可能性较大（既往有不规则的潮热、盗汗,其父有肺结核病）。

（2）支持诊断需要做的检查:①X 线检查可见心脏外形怪异,呈蛋壳样改变,心尖搏动微弱;②超声心动图常提示心包增厚,心脏的舒缩功能受限;③CT 或 MRI 均可见心包增厚或钙化影;④结核菌素试验（＋）和血沉增高对病因结核有参考意义;⑤外周静脉压测定,>20cmH$_2$O 以上可诊断。

（3）需要与缩窄性心包炎鉴别的疾病:①限制型心肌病;②肝硬化（失代偿期）;③扩张性心肌病合并右心衰竭。

（4）缩窄性心包炎手术治疗施行心包剥除术。手术剥除增厚心包的原则:先左心后右心,先流出道再流入道,两侧达膈神经,上达大血管根部,下达心脏膈面,松解上下腔静脉入口处纤维缩窄环。

（王大成）

第二十六章　胸膜腔与纵隔疾病

【内容要点】

一、自发性气胸的外科治疗

1. 概念　肺表面及脏胸膜的破裂,致胸膜腔与支气管相通,空气进入胸膜腔所致。
2. 分类　原发性气胸、继发性气胸。
3. 治疗　外科手术治疗既可明确和消除原发病灶,又可消除肺破裂口,是治疗和预防的有效措施。需了解自发性气胸的手术方式、适应证和禁忌证。

二、原发性纵隔肿瘤

1. 局部解剖　纵隔以胸骨角与第 4 胸椎下缘的水平连线为界,分为上、下两部,在气管、心包后方为后纵隔。
2. 常见的纵隔肿瘤
（1）神经源性肿瘤:多位于后纵隔。
（2）畸胎瘤及皮样囊肿:多位于前纵隔。
（3）胸腺瘤:多位于前上纵隔,大多为良性,有潜在恶性。
（4）纵隔囊肿:较常见的有支气管、食管、心包囊肿,均为良性。
（5）胸内异位组织肿瘤:有胸骨后甲状腺肿、甲状旁腺瘤、淋巴源性肿瘤等。
3. 临床表现　与肿瘤的大小、部位、生长方向和速度、质地、性质等有关。常见症状包括胸痛、胸闷,以及刺激或压迫呼吸系统、神经系统、大血管、食管的症状,还可出现与肿瘤性质相关的特异性症状。
4. 辅助检查　胸部 X 线正侧位片能初步判断肿瘤的类别,是诊断纵隔肿瘤的重要手段。CT 或 MRI 可了解肿瘤和邻近重要脏器和组织的关系。
5. 治疗原则　多数纵隔肿瘤一经确诊,无其他禁忌,即应手术治疗。恶性淋巴源性肿瘤适合放疗,恶变肿瘤无法切除或已有远处转移的,给予放疗和化疗。

【练习题】

一、选择题

（一）A1 型题

1. 纵隔肿瘤产生症状的主要原因是
　　A. 内分泌活动　　　　　　　　　　　　B. 穿破肺组织和大血管

  C. 直接侵犯   D. 压迫周围脏器或组织

  E. 通过延髓的迷走神经反射

2. 纵隔脊柱旁沟内最常见的原发性纵隔肿瘤是

  A. 良性畸胎瘤   B. 淋巴肉瘤   C. 神经源性肿瘤

  D. 纵隔囊肿   E. 甲状旁腺瘤

3. 关于胸腺瘤的临床表现,错误的是

  A. 包膜完整   B. 有潜在恶性

  C. 多位于前上纵隔   D. 呈椭圆形或分叶状,边界清楚

  E. 半数以上合并重症肌无力

4. 关于纵隔肿瘤的检查,正确的是

  A. 超声扫描无助于鉴别实质性、囊性或血管性肿瘤

  B. CT 不能显示肿瘤与邻近组织、器官的关系

  C. 气管镜、食管镜等检查无助于鉴别诊断

  D. 诊断性放射治疗有助于鉴别对放射性敏感的肿瘤,不能鉴别良恶性

  E. 胸部 X 线正侧位片未能显示肿瘤的密度、外形等

（二）A2 型题

1. 病人,男,58 岁。有慢性支气管炎病史,晨起突感呼吸困难,端坐呼吸。最有可能的诊断是

  A. 肺癌、肺不张   B. 支气管炎哮喘   C. 自发性气胸

  D. 损伤性气胸   E. 肺部感染

2. 病人,女,26 岁。因睁眼困难就诊,主要表现为上睑下垂,晨轻暮重。胸部 CT 提示前纵隔肿瘤。最可能的诊断是

  A. 前纵隔畸胎瘤   B. 胸腺瘤   C. 心包囊肿

  D. 纵隔神经源性肿瘤   E. 纵隔平滑肌瘤

（三）A3/A4 型题

（1~2 题共用题干）

病人,男,24 岁,歌唱时突发胸痛 2h 就诊,听诊右侧呼吸音消失,叩诊鼓音,气管左偏。

1. 最可能的诊断是

  A. 主动脉夹层   B. 大叶性肺炎   C. 自发性食管破裂

  D. 肺不张   E. 自发性气胸

2. 进一步检查证实上述诊断,病人 1 年前有类似发作史,最佳的治疗是

  A. 胸腔闭式引流术   B. 胸腔穿刺术

  C. 主动脉替换术   D. 肺大疱切除、胸膜固定术

  E. 介入治疗

（四）B1 型题

（1~3 题共用备选答案）

  A. 神经源性肿瘤

  B. 畸胎瘤

  C. 胸骨后甲状腺肿

  D. 心包囊肿

  E. 胸腺瘤

1. 位于中纵隔的是
2. 好发于后纵隔的是
3. 有毛发等成分的是

二、名词解释

自发性气胸

三、问答题

1. 简述自发性气胸的手术适应证。
2. 简述原发性纵隔肿瘤的临床表现。

四、病案分析

病人,男,46岁,双侧上眼睑上抬费力1年,到医院就诊,口服新斯的明后缓解。近3周来,出现左上肢肿胀,左颈静脉怒张。胸部X线检查发现上纵隔影增宽。

问题:

（1）请给出初步诊断。

（2）请提出诊断依据。

（3）该病人还应做哪些检查?

【答案及评析】

一、选择题

（一）A1型题

1. 答案:D

评析:原发纵隔肿瘤以良性者占多数,其症状主要包括压迫症状和特殊症状,压迫症状最常见。

2. 答案:C

评析:与解剖部位的组织来源有关。

3. 答案:E

评析:胸腺瘤病人约15%合并重症肌无力,而重症肌无力病人中约半数以上有胸腺病或胸腺异常增生。

4. 答案:D

评析:诊断性放射治疗有助于鉴别对放射性敏感的肿瘤,而并不能确定恶性肿瘤的类型。

（二）A2型题

1. 答案:C

评析:病人年龄大,有慢性支气管炎病史,突然发病,诊断为肺大疱破裂所致自发性气胸。

2. 答案:B

评析:病人有为眼肌型重症肌无力,最常合并胸腺瘤。

（三）A3/A4型题

1. 答案:E

评析:根据呼吸音消失、气管偏移、叩诊鼓音,不难诊断。自发性气胸常发生于青年男性,剧烈咳嗽、大声歌唱、运动均为常见诱因。

2. 答案:D

评析:由于病人已经有一次发作史,系复发,故建议手术切除,彻底治疗。

（四）B1 型题

1. 答案:D

评析:选项 B、C、E 均为前纵隔肿瘤,选项 A 为后纵隔肿瘤。

2. 答案:A

评析:选项 B、C、E 均为前纵隔肿瘤,选项 D 为中纵隔肿瘤。

3. 答案:B

评析:有毛发、钙化、骨骼等,为畸胎瘤的特异性表现。

二、名词解释

自发性气胸:是由于肺表面及脏胸膜的破裂,致胸膜腔与支气管相通,空气进入胸膜腔所致。

三、问答题

1. 答案要点 ①反复性顽固性气胸,出现 2 次以上,经反复胸穿或闭式引流不能愈合;②胸片或 CT 检查有明显粘连带或胸膜增厚使肺复张不全;③经内科治疗已产生包裹性积液或脓气胸;④合并大量血胸;⑤张力性气胸经胸腔闭式引流 3d 胸管仍持续大量漏气;⑥双侧气胸,特别是双侧同时发生气胸;⑦合并有巨型肺大疱。

2. 答案要点 纵隔肿瘤的临床表现与肿瘤的大小、部位、生长方向和速度、性质等有关。良性肿瘤生长缓慢,症状出现晚;恶性肿瘤生长迅速,症状出现早。常见症状有胸痛、胸闷、刺激或压迫呼吸系统、神经系统、大血管、食管的症状,如声音嘶哑、剧烈咳嗽、吞咽困难等。此外,还可出现与肿瘤性质相关的特异性症状,如伴有重症肌无力为胸腺瘤,随吞咽运动上下活动的为胸骨后甲状腺肿等。

四、病案分析

答案要点

（1）病人初步诊断为前上纵隔胸腺瘤。

（2）诊断依据:①上眼睑上抬费力,服用新斯的明后缓解,符合重症肌无力表现;②出现无名静脉受压体征,上纵隔影增宽,提示上纵隔有肿瘤存在。

（3）可进行 CT 检查,了解肿块大小、性质、周围毗邻关系等。

（谭 今）

第二十七章 腹外疝

【内容要点】

一、概述

（一）概念

腹外疝：是腹内脏器或组织连同腹膜壁层离开其正常解剖位置，经腹壁先天性或后天形成的薄弱点或孔隙向体表突出，在局部形成的包块。

（二）病因

腹外疝的发生与腹壁强度降低和腹内压力增高两大因素有关。

1. **腹壁强度降低** 是腹外疝发生的解剖学基础。有先天性和后天性因素两种情况：①先天性常见于腹膜鞘状突未闭，腹内斜肌下缘位置过高，腹股沟三角宽大，脐环闭锁不全，腹白线缺损等；有些属正常的解剖现象如精索或子宫圆韧带斜穿腹前壁形成腹股沟管；股动、静脉垂直下穿盆腔底壁形成股管等，也可造成腹壁强度减弱。②后天获得性因素有手术切口及引流口愈合不良、外伤、感染等造成的腹壁缺损；腹壁神经受损，过多脂肪浸润（肥胖者），年老体弱、久病等引起肌肉退化萎缩，以及组织胶原结构的改变影响到腹壁强度。

2. **腹内压增高** 为腹外疝的诱发因素。常见如慢性咳嗽（如吸烟者和老年人支气管炎）、习惯性便秘、排尿困难（前列腺肥大、包茎）、妊娠、婴儿经常啼哭、举重、腹水及腹内肿瘤等。

（三）病理解剖

1. **疝环（疝门）** 疝环是腹壁薄弱点或缺损处，多以其所在部位来命名腹外疝。

2. **疝囊** 疝囊为腹膜壁层向外突出形成的囊袋样结构，可分为颈、体、底三部分。疝囊颈位于疝环处。

3. **疝内容物** 疝内容物为进入疝囊的腹内脏器或组织，以活动度大的小肠、大网膜等为多见。

4. **疝外被盖** 疝外被盖是疝囊以外的腹壁各层组织。

（四）临床类型

按疝内容物能否回纳可分为可复性疝、难复性疝；按疝内容物有无血液循环障碍可分为嵌顿性疝、绞窄性疝。

1. **易复性疝** 疝内容物容易还纳回腹腔的疝称为易复性疝。一般来说，在早期，疝内容物仅在病人站立、行走、劳动以及咳嗽、排便等一时性腹内压增高时脱出，平卧或用手轻轻推压，即可还纳回腹腔。若疝囊仅位于腹股沟管内，疝内容物进入疝囊后所形成的局部包块常不明显，此种疝称为隐匿性斜疝，其内容物易于自行回纳，亦属可复性疝。

2. 难复性疝　疝内容物完全不能回纳或仅部分可还纳回腹腔的疝称为难复性疝。一般不引起严重症状。常因疝内容物反复脱出,表面与疝囊颈摩擦受损,继而与疝囊发生粘连所致。病程较长、腹壁缺损较大的疝,因较多的疝内容物长期滞留于疝囊内形成持久的下坠力,逐渐将疝囊颈上方的腹膜壁层尤其是极为松弛的髂窝区腹膜一并牵出疝环,致使肠管或膀胱等随之下移而成为疝囊壁的一部分,这种疝称为滑动性疝。滑动性疝也属于难复性疝。滑动性疝的病理特点:与疝囊相连的组织内常含有供应盲肠、乙状结肠等脏器的主要血管,损伤切断后可使其失去活力,手术时应避免误伤。

3. 嵌顿性疝　当腹内压突然过度增高时,疝内容物强行扩张窄小的疝囊颈而进入疝囊,随后疝环弹性回缩,将疝内容物卡住不能还纳腹腔,形成嵌顿性疝。嵌顿物为小肠,则产生急性肠梗阻症状。若嵌顿物仅为非系膜侧的部分肠壁时,肠腔仍通畅,称肠管壁疝或 Richter 疝。若嵌顿的疝内容物是小肠的憩室(通常是 Meckel 憩室),则称 Littre 疝。若嵌顿的疝内容物是两个以上的肠袢,其在疝囊内呈 W 形,称逆行性嵌顿疝。嵌顿性疝的主要病理特征是肠管受压梗阻,其系膜内静脉回流受阻,动脉血供尚存,可扪及肠系膜内动脉搏动。

4. 绞窄性疝　嵌顿性疝如不能及时解除,肠管及其系膜受压将进一步加重,系膜内动脉血流减少,最终导致动脉血完全阻断,即已发展成为绞窄性疝。手术处理嵌顿或绞窄性疝时,要特别警惕有无逆行性嵌顿疝。这种类型的疝,一旦发生绞窄,不仅疝囊内的肠袢可发生坏死,腹腔内的中间肠袢亦可坏死,或疝囊内的肠管尚存活,而腹腔内的中间肠袢已发生坏死。

嵌顿性疝或绞窄性疝常有以下 3 大主要特征:

①疝内容物突然进入疝囊,疝块呈进行性肿大,伴有明显疼痛,难以还纳回腹腔;②疝块较坚实、有明显压痛,咳嗽时无冲击感;③有急性机械性肠梗阻的表现:进行性加重的阵发性腹痛、腹胀伴有呕吐,排气排便停止,初期肠鸣音亢进。

(五)治疗

1. 查找与积极治疗腹外疝发病诱因。

2. 非手术治疗　1 岁以下婴幼儿腹股沟斜疝,可采用棉线束带或绷带压住腹股沟管深环。2 岁以下直径小于 1cm 的小儿脐疝,可绷带长期包扎压迫复位,有自愈可能。年老体弱或伴有其他严重疾病不能手术者,可在还纳疝内容物后,用医用疝带一端的软压垫压住疝环,以缓解症状。

3. 手术治疗

(1)单纯疝囊高位结扎术:适用 2 岁以上小儿腹股沟斜疝无自愈者或绞窄性腹股沟斜疝有肠坏死病人。

(2)张力疝修补术:可分为修补腹股沟管前壁的 Ferguson 法疝修补术、修补或加强腹股沟管后壁的 Bassini 法疝修补术、Halsted 法疝修补术、McVay 法疝修补术及 Shouldice 法疝修补术。

1)Ferguson 法疝修补术:适用于腹横筋膜无显著缺损、腹股沟管后壁尚健全的病人如少年、儿童较小的腹股沟斜。疝囊高位结扎后,加强或修补腹股沟管前壁时不游离精索。

2)Bassini 法疝修补术:适用于青壮年腹股沟疝。疝囊高位结扎后,加强或修补腹股沟管后壁时将精索移位至腹内斜肌和腹外斜肌腱膜之间。

3)Halsted 法疝修补术:适用于较大的成人腹股沟斜疝和直疝囊高位结扎后,加强或修补腹股沟管后壁时将精索移位至皮下。

4）McVay 法疝修补术：适用于后壁薄弱严重的病人，还可用于股疝修补。治疗股疝时可在腹股沟韧带上方或下方做切口，切勿损伤疝内容物，将疝囊高位结扎，切除疝囊，在腹股沟韧带下方将腹股沟韧带、陷窝韧带和 Cooper 韧带缝合在一起，关闭股环。怀疑股疝发生绞窄时，宜做腹股沟韧带上方切口为宜。

（3）无张力疝修补术：临床常用术式为疝环充填式无张力修补术。

（4）经腹腔镜疝修补术：具有创伤小、术后疼痛轻、恢复快、复发率低、无局部牵扯感等优点。

经腹腔镜疝修补术的方法有 4 种：①经腹膜前法；②完全经腹膜外法；③经腹腔补片植入内法；④单纯疝环缝合法。

（5）嵌顿性和绞窄性疝的处理原则：嵌顿性疝应急症手术，以防疝内容物嵌顿发生绞窄坏死。但对于发生在 3~4h 之内，局部无腹膜刺激征出现，估计肠祥未绞窄坏死的 2 岁以下小儿嵌顿性疝，或年老体弱或伴有腹内压增高疾病而估计肠祥未绞窄坏死的嵌顿性疝，可试行手法复位，其他则不应强行复位。复位后或麻醉后自行复位者，应严密观察 24h，并根据病情决定手术时间。嵌顿如不及时解除，疝内容物的肠管血运障碍，则为绞窄性疝。肠壁失去光泽、弹性和蠕动，颜色发黑，最后坏死穿孔。术中可在肠系膜根部注射 0.25% 普鲁卡因 20ml，再用温热等渗盐水纱布热敷 30min，或将肠管送回腹腔候 10~20min 后观察，如肠壁转为红色，肠蠕动和肠系膜内动脉搏动恢复，证明尚具生命力，否则视为肠壁已绞窄无生命力，行坏死肠段切除肠吻合术，此时因手术区多有污染，一般仅行疝囊高位结扎术，待控制感染后再择期作无张力疝修补术。

二、腹股沟疝

根据疝内容物的走行方向、疝环与腹壁下动脉的关系，腹股沟疝可分为腹股沟斜疝和腹股沟直疝 2 种。斜疝疝囊从腹壁下动脉外侧的腹股沟管内环口进入腹股沟管，向内及前下斜行，穿出外环口进入阴囊中。若疝内容物仅停留于腹股沟管内而未进入阴囊内，称隐匿性斜疝或不完全性斜疝。直疝疝囊从腹壁下动脉内侧的"直疝三角区"直接由后向前突出，不经内环，也不会进入阴囊。腹股沟疝在各类腹外疝中约占 85%，斜疝占腹股沟疝的 85%~95%。男性多于女性，右侧多于左侧。

（一）病因

1. 先天性解剖结构异常　腹膜鞘状突不闭锁或闭锁不全。

2. 后天性解剖上的缺陷　腹内斜肌和腹横肌弓状下缘发育不全或位置过高或腹横筋膜及腹内斜肌退行性变，萎缩变薄等。

（二）诊断及鉴别诊断

1. 诊断　根据腹股沟疝的病史及临床表现多可作出诊断。诊断发生困难时可选用无创性检查，如 CT 或立位超声检查，有助于了解肠祥膨出、腹壁缺损区及缺损区的大小，还有助于术式的选择和鉴别诊断。

2. 腹股沟斜疝、直疝与股疝的鉴别（表 27–1）。

（三）治疗

腹股沟疝一般均应施行手术修补治疗。易复性疝常行择期手术，难复性疝宜争取早期手术，嵌顿性和绞窄性疝应急症手术。年老体弱或伴其他严重疾病不宜手术者及择期手术者，可配合中医、针灸等治疗，以缓解症状。

表 27-1 腹股沟斜疝、直疝与股疝的鉴别要点

	斜疝	直疝	股疝
发病年龄	多见于儿童及青壮年	多见于老年	多见于中年经产妇
突出途径	经腹股沟管突出，可进阴囊	由直疝三角突出，不进阴囊	经股管突出
疝块外形	椭圆或梨形，上部呈蒂柄状	半球形，基底较宽	半球形、较小
疝块位置	由内环斜至阴囊	腹股沟韧带内上方	腹股沟韧带内下方
回纳疝块后压住内环	疝块不再突出	疝块仍可突出	疝块仍可突出
外环口指诊	外环扩大，咳嗽时有冲击感	外环大小正常，无咳嗽冲击感	外环大小正常，无咳嗽冲击感
精索与疝囊的关系	精索在疝囊后方	精索在疝囊前外方	
疝囊颈与腹壁下动脉的关系	疝囊颈在腹壁下动脉外侧	疝囊颈在腹壁下动脉内侧	与腹壁下动脉无关
嵌顿机会	较多	极少	最易

1岁以下小儿可用棉线束带或绷带压住腹股沟管深环以防疝内容物突出，如观察治疗6个月以上，疝块依然经常脱出，则应考虑手术治疗。

三、股疝

股疝多见于中年以上的经产妇女，约占腹外疝的 5%。女性骨盆较宽大，联合肌腱和腔隙韧带发育不全或薄弱，使股管上口宽大松弛，为股疝发生的解剖的因素；其发病诱因为腹内压增高为如咳嗽、妊娠。疝内容物多为小肠和大网膜。因股环较狭小，周围韧带较坚韧，股管几乎是垂直而下，疝块在卵圆窝处向前转折时形成一锐角。因此股疝容易发生嵌顿和绞窄。

（一）诊断

股疝症状一般较轻，易被忽视，尤其是肥胖者。主要表现为腹股沟韧带外下方股部卵圆窝处有一半球形隆起，常为核桃或鸡蛋大小。疝内容物回纳后，有时由于疝囊外有丰富的脂肪组织，疝块并不完全消失。咳嗽时，包块冲击感常不明显。若发生嵌顿可出现急性肠梗阻症状，严重者甚至可以掩盖股疝的局部症状而导致误诊。

（二）治疗

股疝一经确诊，应及时手术治疗。嵌顿性或绞窄性股疝，应行急症手术。常用术式为McVay 疝修补术。

四、其他疝

（一）切口疝

切口疝是指腹腔内脏经腹部手术切口瘢痕突出的疝。主要原因是手术操作不当、腹壁切口处组织损伤、感染和术后腹内高压等。治疗方法是手术切除原瘢痕，还纳疝内容物，解剖出腹壁各层，并分层无张力缝合，如有困难，可用人工材料补片作无张力修补术。

（二）小儿脐疝

小儿脐疝多属易复性疝,极少发生嵌顿和绞窄。2 岁以前可采取非手术疗法,多可自行闭锁。1 年以后未见疗效,或年龄超过 2 岁、疝环仍大于 2cm 者,可行手术修补术;成人脐疝或疝环大,周围组织太薄弱,修补张力大,可用人工材料补片作无张力修补术。

【练习题】

一、选择题

（一）A1 型题

1. 腹外疝疝内容物最多见的是
   A. 大网膜　　　　　　B. 乙状结肠　　　　　C. 小肠
   D. 膀胱　　　　　　　E. 盲肠

2. 腹外疝最重要的发病原因是
   A. 长期从事腹内压高的工作　　　　B. 长期便秘
   C. 慢性咳嗽　　　　　　　　　　　D. 腹壁有薄弱点或缺损
   E. 长期排尿困难

3. 临床上最多见的腹外疝是
   A. 股疝　　　　　　　B. 腹股沟斜疝　　　　C. 腹股沟直疝
   D. 脐疝　　　　　　　E. 切口疝

4. 疝囊壁的一部分为疝内容物时称
   A. 嵌顿性疝　　　　　B. Littre 疝　　　　　C. Richter 疝
   D. 滑动性疝　　　　　E. 绞窄性疝

5. 最容易发生疝内容物坏死的临床类型是
   A. 难复性疝　　　　　B. 易复性疝　　　　　C. 滑动性疝
   D. 嵌顿性疝　　　　　E. 绞窄性疝

6. 嵌顿性疝与绞窄性疝的鉴别要点是
   A. 疝环大小　　　　　B. 有无休克　　　　　C. 不能还纳的时间
   D. 有无肠梗阻　　　　E. 有无血循环障碍

7. 成年人腹股沟管的长度应为
   A. 2~3cm　　　　　　B. 4~5cm　　　　　　C. 6~7cm
   D. 8~9cm　　　　　　E. 10~12cm

8. 腹股沟管深环的体表投影位于腹股沟韧带中点
   A. 上方 3cm　　　　　B. 上方约 2cm　　　　C. 上方 1cm
   D. 下方约 2cm　　　　E. 下方 3cm

9. 直疝三角的三边解剖构成是
   A. 腹壁下动脉、腹直肌外缘和腹股沟韧带
   B. 腹壁下动脉、腹直肌外缘和耻骨梳韧带
   C. 腹壁下动脉、联合肌腱和腹股沟韧带
   D. 腹壁下动脉、腹白线和腹股沟韧带

    E. 腹壁下动脉、腹白线和耻骨梳韧带

10. 临床上老年男性最常见的腹外疝是
    A. 腹股沟斜疝   B. 腹股沟直疝   C. 股疝
    D. 脐疝   E. 切口疝

11. 腹股沟斜疝与直疝最有意义的鉴别点是
    A. 发病年龄
    B. 突出途径
    C. 疝块外形
    D. 疝内容物是否进入阴囊
    E. 还纳疝内容物后,压迫深环疝内容物是否再突出

12. 腹股沟直疝最有诊断意义的临床表现是
    A. 按压深环仍复出   B. 容易发生嵌顿
    C. 疝囊颈位于腹壁下动脉外侧   D. 疝包块呈梨形
    E. 最常见于中年人

13. 腹股沟斜疝病人疝内容物还纳后,不再出现的压迫部位是
    A. 海氏三角   B. 腹股沟韧带中点
    C. 阴囊根部   D. 斜疝浅环
    E. 腹股沟韧带中点上方约 2cm 处

14. 腹股沟疝检查时,压迫腹股沟深环的部位是
    A. 腹股沟韧带中点上方约 2cm 处   B. 耻骨结节外侧 2cm
    C. 髂前上棘与耻骨结节连线的中点   D. 肿块隆起最明显处
    E. 精索的内前方 2cm

15. 构成腹股沟管前壁的组织结构是
    A. 腹横肌   B. 腹横筋膜   C. 腹股沟韧带
    D. 腔隙韧带   E. 腹外斜肌腱膜

16. 临床上最易发生嵌顿的腹外疝是
    A. 腹股沟直疝   B. 小儿脐疝   C. 切口疝
    D. 腹股沟斜疝   E. 股疝

17. 股疝的临床表现中,下列错误的是
    A. 局部胀痛,有可复性肿块
    B. 卵圆窝处有一半球形的突出物
    C. 疝内容物可还纳,但包块不能完全消失
    D. 咳嗽冲击感明显
    E. 容易嵌顿

18. 自 Hesselbach 三角向外突出的疝称为
    A. 股疝   B. 腹股沟直疝   C. 腹股沟斜疝
    D. 脐疝   E. 切口疝

19. 先天性腹股沟斜疝发生的最主要原因是
    A. 腹外斜肌发育不全   B. 腹横筋膜发育不全
    C. 腹横肌发育不全   D. 腹膜鞘状突不闭锁或闭锁不全

E. 腹内斜肌发育不全

20. 老年人较青年人发病率更高的疝是

    A. 脐疝   B. 腹股沟直疝   C. 腹股沟斜疝

    D. 绞窄性疝   E. 嵌顿性疝

21. 关于腹股沟疝的描述正确的是

    A. 腹股沟直疝多见于儿童   B. 腹股沟斜疝疝囊颈在腹壁下动脉外侧

    C. 腹股沟直疝精索在疝囊后方   D. 腹股沟斜疝疝块外形多呈半球形

    E. 腹股沟直疝由直疝三角突出,可进入阴囊

22. 腹股沟斜疝的特点为

    A. 经 Hesselbach 三角突出   B. 精索在疝囊后方

    C. 疝囊颈在腹壁下动脉内侧   D. 多见于老年

    E. 回纳疝块后压住深环,疝块仍可突出

23. 有关腹股沟斜疝的临床表现,错误的是

    A. 发病率占腹股沟疝的 85%~95%   B. 疝内容物可进入阴囊

    C. 可有浅环扩大   D. 较易嵌顿

    E. 压迫深环不能阻止疝内容物突出

24. 行滑动性斜疝修补术时,应特别注意切开疝囊,因为易误伤

    A. 空肠   B. 盲肠   C. 肠系膜血管

    D. 回肠   E. 大网膜血管

25. 腹股沟疝处理原则,正确的是

    A. 2 岁以下,疝环直径小于 1.5cm 的婴幼儿可暂不手术

    B. 如果伴有引起腹内压增高的疾病,必须处理后再择期手术

    C. 无张力疝修补术强调必须高位结扎疝囊

    D. 加强腹股沟管前壁是最常用的方法

    E. 嵌顿时间在 6h 内的疝应首先试行手法复位

26. 目前腹外疝外科治疗的主要方法是

    A. Bassini 法疝修补术   B. McVay 法疝修补术

    C. Halsted 法疝修补术   D. Shouldice 法疝修补术

    E. 无张力疝修补术

27. 加强腹股沟管前壁的疝修补方法是

    A. Bassini 法疝修补术   B. Halsted 法疝修补术   C. Ferguson 法疝修补术

    D. McVay 法疝修补术   E. Shouldice 法疝修补术

28. 儿童患腹股沟疝,首选的术式是

    A. 单纯疝囊高位结扎术   B. Ferguson 法疝修补术

    C. McVay 法疝修补术   D. Bassini 法疝修补术

    E. 疝成形术

29. 绞窄性腹股沟斜疝在行肠切除术后应行

    A. Ferguson 法疝修补术   B. Bassini 法疝修补术

    C. McVay 法疝修补术   D. 疝囊高位结扎

    E. Shouldice 法疝修补术

（二）A2 型题

1. 病人,男,59 岁。因右腹股沟斜疝行手术治疗。术中发现疝囊壁的一部分由盲肠组成,此时的诊断为

A. Richter 疝　　　　　　B. Littre 疝　　　　　　　C. 滑动性疝

D. 难复性疝　　　　　　E. 易复性疝

2. 病人,男,74 岁。腹股沟疝修补术后 2 年,复发 3 个月,要求再次手术治疗。考虑病人年老、腹壁薄弱,最适宜的术式是

A. Bassini 法疝修补术　　　　　　　B. McVay 法疝修补术

C. Halsted 法疝修补术　　　　　　　D. Ferguson 法疝修补术

E. Lichtenstein 法疝修补术

3. 病人,男,70 岁。包块经腹股沟三角突出,呈半球形,易还纳,未进入阴囊,不透光,主要考虑为

A. 鞘膜积液　　　　　　B. 隐睾　　　　　　　　C. 股疝

D. 腹股沟直疝　　　　　E. 腹股沟斜疝

4. 病人,男,70 岁。右腹股沟区肿块 3 年,平卧消失。查体:右耻骨结节外上方有一半球形肿块,未进入阴囊,可用手回纳,压住腹股沟中点上方约 2cm 处,咳嗽时仍可见肿块突出。最可能的诊断是

A. 股疝　　　　　　　　B. 腹股沟斜疝　　　　　C. 腹股沟直疝

D. 精索鞘膜积液　　　　E. 交通性鞘膜积液

5. 病人,男,35 岁。左侧腹股沟区有肿物隆起,平卧后消失,咳嗽用力时明显,可进入阴囊,肿物复位后按压腹股沟中点上方 2cm 处,肿物不再复出。诊断为

A. 股疝　　　　　　　　B. 隐睾　　　　　　　　C. 交通性鞘膜积液

D. 腹股沟斜疝　　　　　E. 腹股沟直疝

6. 病人,男,70 岁。左侧腹股沟突出半球形包块,不降入阴囊,咳嗽冲击试验阴性,易还纳。应诊断为

A. 鞘膜积液　　　　　　B. 隐睾　　　　　　　　C. 股疝

D. 腹股沟斜疝　　　　　E. 腹股沟直疝

7. 病人,男,56 岁。右腹股沟包块 5 年,伴胀痛,平卧位包块不能完全回纳,同时有便秘、"消化不良"。包块部位听诊可闻及肠鸣音。手术治疗时,应特别注意不要误伤

A. 腹壁下动脉　　　　　　　　　B. 精索内动脉

C. 盲肠　　　　　　　　　　　　D. 精索内静脉

E. 髂腹下神经和髂腹股沟神经

8. 病儿,男,6 个月大。哭闹时,右侧腹股沟隆起肿块,平静时肿块可自行消失。最佳处理方法是

A. 绷带压住腹股沟深环,观察　　　B. 尽早施行疝囊高位结扎术

C. 施行加强前壁的疝修补术　　　　D. 施行加强后壁的疝修补术

E. 施行无张力疝修补术

9. 病人,女,62 岁。右侧股疝嵌顿 10h。查体:腹胀明显,右下腹局限性压痛(＋),肌紧张,肠鸣音亢进。右侧腹股沟韧带下方隆起肿块,有压痛。手术时发现小肠坏死,行坏死小肠切除后,下一步正确的手术措施是

A. 单纯疝囊高位结扎术　　B. McVay 法疝修补术　　C. Bassini 法疝修补术

D. Halsted 法疝修补术　　E. Ferguson 法疝修补术

10. 病人,男,65 岁。15h 前因咳嗽而突然右下腹剧烈疼痛,右侧阴囊也肿胀疼痛。右侧腹股沟区呈梨形隆起,不能回纳。行急症手术治疗,术中发现嵌顿的肠管已坏死,应采取的手术方法是坏死肠段切除和

A. 无张力疝修补术　　B. 疝囊高位结扎术　　C. Bassini 法疝修补术

D. 疝成型术　　E. Ferguson 法疝修补术

11. 病人,男,74 岁。左腹股沟可复性包块 10 年,不能回纳 8h,以左腹股沟斜疝嵌顿急症手术,术中见部分嵌顿小肠肠管色暗,无蠕动,行部分肠切除。此时不宜行疝修补术的理由是

A. 术前准备不充分　　　　　　　　B. 术后易出现腹胀

C. 病人年龄大,伤口愈合能力低　　D. 术后易继发手术野感染

E. 术后易发生上呼吸道感染

12. 病人,男,80 岁。右腹股沟斜疝 6h 来诊,既往有可复性腹股沟肿物史 30 年。检查:右侧腹股沟至阴囊 10cm×6cm 嵌顿性疝,皮肤无红肿。首选的治疗方法是

A. 试行手法复位

B. 手术复位并行疝囊高位结扎

C. 手术复位并行加强腹股沟管疝修补术

D. 手术复位并行无张力疝修补术

E. 手法复位并行加强腹股沟管疝修补术

13. 病人,男,26 岁。右侧腹股沟区发现可复性肿块 4 年。6h 前病人发现肿块突然增大、剧烈疼痛。查体:右侧腹股沟区有 6cm×5cm 椭圆形肿块,触痛明显,腹部无压痛、反跳痛、腹肌紧张。首选的有效治疗是

A. 禁食、补液　　　　B. 手法复位　　　　C. 应用镇痛或镇静药

D. 急症手术　　　　E. 应用抗生素

14. 病人,女,52 岁,肥胖。右腹股沟韧带下方卵圆窝处可见 3cm×3cm 半球状突起,局部有胀痛感。平卧时突起可变小、变软,但有时不完全消失。查体:卵圆窝处咳嗽冲击感不明显。最常用的手术方式是

A. McVay 法疝修补术　　B. Halsted 法疝修补术　　C. Bassini 法疝修补术

D. Ferguson 法疝修补术　　E. Shouldice 法疝修补术

15. 病人,女,51 岁。1h 前因咳嗽突发右下腹疼痛,右腹股沟出现肿块。查体:全腹轻压痛,无腹肌紧张,肠鸣音亢进,右侧腹股沟韧带下方呈半球形隆起,不能回纳,有轻压痛。应采取的正确措施是

A. 急症手术复位,行 McVay 法疝修补术

B. 急症手术复位,行 Ferguson 法疝修补术

C. 及时手法复位,密切观察

D. 密切观察,病情加重及时手术

E. 应用抗生素、镇痛药,观察

16. 病人,女,44 岁。突发右下腹疼痛伴呕吐、停止排气排便 6h。查体:P 110 次/min,BP 120/80mmHg,右侧腹股沟韧带下方卵圆窝处可触及半球形包块,压痛明显,不能还纳。下一步处理正确的是

A. 立即扩容补液　　　B. 手法还纳包块　　　C. 立即手术治疗

D. 密切观察病情变化　　E. 应用吗啡,缓解疼痛

(三) B1 型题

(1~4 题共用备选答案)

A. 易回纳入腹腔

B. 不能完全回纳入腹腔

C. 有动脉性血循环障碍

D. 为部分肠壁

E. 被疝环卡住不能还纳,但无动脉性循环障碍

1. 绞窄性疝时,疝内容物

2. 易复性疝时,疝内容物

3. 嵌顿性疝时,疝内容物

4. 难复性疝时,疝内容物

(5~7 题共用备选答案)

A. 腹股沟斜疝

B. 腹股沟直疝

C. 股疝

D. 脐疝

E. 切口疝

5. 多见于老年人的是

6. 多见于中年女性的是

7. 多见于儿童及青壮年的是

(8~9 题共用备选答案)

A. 乙状结肠

B. 大网膜

C. 小肠

D. 膀胱

E. 横结肠

8. 难复疝不易回纳的内容物最多见的是

9. 腹外疝最多见的疝内容物是

(10~13 题共用备选答案)

A. Ferguson 法疝修补术

B. Bassini 法疝修补术

C. Halsted 法疝修补术

D. Shouldice 法疝修补术

E. McVay 法疝修补术

10. 在精索前方将腹内斜肌下缘、联合腱与腹股沟韧带缝合的疝修补方法是

11. 重点放在腹横筋膜重叠缝合加强的疝修补方法是

12. 重点行腹横筋膜加强缝合的方法是

13. 加强腹股沟管前壁的疝修补术是

（四）A3/A4 型题

（1~2 题共用题干）

病人，男，74 岁。右侧腹股沟区可复性肿块 8 年。查体：病人直立时，在腹股沟内侧端、耻骨结节上外方有一个 4cm×4cm 大小半球形肿物，未进入阴囊，平卧后自行消失。

1. 该病人最可能的诊断是

    A. 股疝   B. 隐睾   C. 交通性鞘膜积液

    D. 腹股沟斜疝   E. 腹股沟直疝

2. 该病人最有效的治疗方法是

    A. 用棉线束带或绷带压迫内环口   B. 禁烟、控制呼吸道感染

    C. 注射硬化剂   D. 疝修补术

    E. 疝囊高位结扎术

（3~5 题共用题干）

病儿，男，6 个月。出生不久哭闹时右阴囊有一包块，平卧安静时包块明显缩小或消失。2h 前因哭闹包块脱出，伴呕吐，不停哭闹，精神萎靡，右阴囊可见一似梨状包块。

3. 最可能的诊断是

    A. 交通性鞘膜积液   B. 睾丸炎   C. 嵌顿性疝

    D. 睾丸发育异常   E. 睾丸扭转

4. 最有诊断价值的检查方法是

    A. 测定血生化   B. 腹部 X 线平片   C. 测定白细胞计数与分类

    D. 直肠活检   E. B 型超声检查

5. 本例最有效的治疗措施是

    A. 应用镇静药   B. 应用镇痛药   C. 静脉补液、纠正酸碱失衡

    D. 试行手法复位   E. 抗生素治疗

（6~8 题共用题干）

病人，女，75 岁。右大腿卵圆窝部反复出现圆形包块 10 年，此次因便秘突出包块过大，用力还纳后右下腹持续疼痛伴呕吐急诊入院。下腹压痛，肌紧张，叩诊肝浊音界缩小，肠鸣音消失。

6. 最可能的诊断为

    A. 急性输卵管炎   B. 急性阑尾炎穿孔   C. 卵巢囊肿蒂扭转

    D. 外伤性肠破裂   E. 急性盆腔炎

7. 此时对诊断最有帮助的检查是

    A. 血常规   B. 子宫及附件 B 超检查   C. 立位做腹部 X 线平片

    D. 诊断性腹腔穿刺   E. 肛门直肠指检

8. 对此病人的处置中，不适当的是

    A. 禁食，静脉输液   B. 使用抗生素

    C. 半卧位   D. 胃肠减压

    E. 严密观察血压，如有下降即行手术治疗

（9~10 题共用题干）

病人，女，51 岁。右腹股沟下方包块 3 年，平卧后可变小。4h 前搬重物后，包块突然增大，并出现胀痛，逐渐加重。1h 前出现右下腹阵发性绞痛。查体：表情痛苦，肠鸣音亢进，可闻及

气过水声,右腹股沟下方可触及 3cm×3cm 包块,触痛明显,无搏动感。平卧手法还纳未成功。

9. 如行外科治疗,传统术式中最常用的是

A. McVay 法疝修补术　　B. Bassini 法疝修补术　　C. Halsted 法疝修补术

D. Ferguson 法疝修补术　　E. Shouldice 法疝修补术

10. 在处理疝囊后,一般将切断的腹股沟韧带修复后缝合在

A. 精索后方与腹外斜肌腱膜上　　　　B. 精索前方与联合腱上

C. 精索后方与联合腱上　　　　　　　D. 精索前方与腹外斜肌腱膜上

E. 耻骨肌筋膜上

二、名词解释

1. 嵌顿性疝

2. Richter 疝

3. Littre 疝

4. 滑动性疝

5. 直疝三角

三、填空题

1. 腹外疝是腹部外科的常见疾病,它是腹内脏器或组织连同腹膜壁层经_____向体表突出所形成的。

2. 典型的腹外疝由_____、_____、_____和_____4 部分组成。

3. 形成腹外疝的主要原因是_____和_____。

4. 疝发生嵌顿后,如其内容为肠管,肠壁及其系膜在疝环处受压,先使_____回流受阻,但_____尚有供血。如嵌顿不能及时解除,最终可致系膜内_____血流完全阻断,搏动消失,肠壁最终因缺血而发生溃疡、坏死甚至穿孔。

5. 直疝三角的外侧边是_____,内侧边是_____,底边为_____。

6. 单纯疝囊高位结扎术的所谓高位,解剖上应达_____,术中以_____为标志。

7. 加强腹股沟前壁以_____为常用,适用于_____和_____的病人。

8. 无张力疝修补术临床以_____最为常用。

9. 经腹腔镜疝修补术的方法有 4 种,即_____、_____、_____、_____。

四、问答题

1. 列表鉴别腹股沟斜疝、直疝及股疝。

2. 除直疝外,腹股沟斜疝还需与哪些疾病相鉴别?

3. 试述绞窄性肠坏死术中的判断和处理方法。

五、病案分析

病人,男,58 岁,反复发作性右侧腹股沟区肿块 10 年。3h 前搬重物时突感右侧腹股沟区肿块增大并有疼痛,肿块不能回纳,右侧持续腹痛伴恶心、未呕吐。查体:T 36.5℃,P 80 次/min,R 20 次/min,BP 150/90mmHg,发育正常,神志清楚,急性痛苦病容,全身浅表淋巴结不肿大,心肺听诊未见异常,腹部膨隆,隐约可见肠型,全腹轻压痛,但无肌紧张和反跳痛,

肝脾触诊不满意,肠鸣音亢进,偶闻气过水声,右腹股沟区隆起,肿块延及右侧阴囊,大小约 5cm×6cm×8cm,有触压痛,透光试验阴性。

问题:

(1)本例最可能的诊断是什么?有何诊断依据?

(2)此时应对病人作何处理?

(3)如需急症手术处理,术中打开疝囊后,见疝内容物为小肠,此时最重要的工作是什么?若嵌顿肠管蠕动良好,通常采用何种手术方式?若嵌顿肠管已坏死,简述其主要手术方法。

(4)该病人手术治疗前后均应注意解决的问题是什么?

【答案及评析】

一、选择题

(一)A1 型题

1. 答案:C

评析:小肠系膜长,活动度大,又是腹腔内容积最大的器官,一旦腹壁存在先天的或后天形成的薄弱点或孔隙,当有腹内压和瞬间的腹内压发生变化时,小肠就很容易经腹壁局部薄弱处向体表突出,大网膜次之。膀胱、盲肠和乙状结肠常移行成为疝囊壁的一部分,形成滑动性疝。故本题最佳答案选 C。

2. 答案:D

评析:腹内压和瞬间的腹内压变化是产生腹外疝的动力。常见如慢性咳嗽、长期性便秘、长期排尿困难、长期从事腹内压高的工作如举重等,均可使原有的腹壁薄弱或缺损逐渐加重,但最重要的还是腹壁有薄弱点或缺损。故本题最佳答案选 D。

3. 答案:B

评析:临床上腹股沟疝在各类腹外疝中约占 85%,其中斜疝占腹股沟疝的 85%~95%,本题最佳答案选 B。

4. 答案:D

评析:嵌顿性疝是指疝内容物经扩张的疝囊颈进入疝囊后,因囊颈弹性收缩,将内容物卡住,使其不能回纳。Littre 疝是指嵌顿的疝内容物为小肠憩室(通常为 Meckel 憩室)。Richter 疝,又称肠管壁疝,疝内容物为肠管壁的一部分。疝内容物成为疝囊壁一部分的疝称为滑动性疝,属于难复性疝的一种类型。绞窄性疝是嵌顿性疝的延续,疝内容物合并有血运障碍。综上所述,本题最佳答案选 D。

5. 答案:E

评析:难复性疝是指疝内容物不能回纳或不能完全回纳入腹腔的疝,并不引起严重症状。易复性疝是指疝内容物很容易回纳入腹腔的疝。滑动性疝是指腹腔内脏器成为疝囊壁一部分的疝。嵌顿性疝是指疝内容物经疝囊颈进入疝囊后,疝囊颈的弹性收缩,将内容物卡住,疝内容物不能回纳腹腔者。绞窄性疝是嵌顿性疝的延续,疝内容物合并有血运障碍,若不及时解除嵌顿,疝内容物可因缺血发生坏死,故本题最佳答案选 E。

6. 答案:E

评析:嵌顿性疝无动脉性血运障碍,绞窄性疝是嵌顿性疝的延续,疝内容物合并有动脉性血运障碍,若不及时解除嵌顿,疝内容物可因缺血发生坏死,这是二者最主要的鉴别点。疝环大小与疝内容物发生嵌顿的概率有关,与是否绞窄无关,疝环越小越容易发生嵌顿。绞窄性疝晚期可因疝内容物缺血坏死发生感染性休克。嵌顿性疝发生后若不及时解除,容易演变成绞窄性疝,有无休克、不能还纳(嵌顿)的时间长短均不是二者的鉴别依据。若嵌顿的疝内容物为肠管,无论嵌顿性疝还是绞窄性疝,均会出现肠梗阻表现。综上所述,本题最佳答案选 E。

7. 答案:B

评析:成年人腹股沟管的长度为 4~5cm,本题最佳答案选 B。

8. 答案:B

评析:腹股沟管的内口即深环,其体表投影位于腹股沟韧带中点上方约 2cm 处,本题最佳答案选 B。

9. 答案:A

评析:直疝三角是腹股沟直疝疝内容物突出部位,是由腹壁下动脉、腹直肌外缘和腹股沟韧带围成的范围。本题最佳答案选 A。

10. 答案:B

评析:腹股沟斜疝常见于儿童和青壮年。腹股沟直疝好发老年男性,老年人特别是体弱者腹横筋膜及腹内斜肌易发生退行性变,萎缩变薄,使直疝三角的空隙变宽,腹壁抵抗力降低。若存在腹内压增高因素如慢性咳嗽、排尿困难或习惯性便秘等,就容易导致腹腔内器官或组织由直疝三角向外突出,形成腹股沟直疝。股疝多见于 40 岁以上的妇女。脐疝在临床上以婴儿较常见,常因脐环闭锁不全或脐部瘢痕组织薄弱,经常啼哭,使腹内压增高所致;成人脐疝为后天性,见于中年以上经产妇女,在多次妊娠、肥胖、慢性咳嗽等腹内压增高时发病,较为少见。切口疝常见于有腹部手术史者,尤以经腹直肌切口为常见。故本题最佳答案选 B。

11. 答案:E

评析:腹股沟斜疝与直疝疝内容突出路径不同,前者经腹股沟管深环进入腹股沟管,若经腹股沟管浅环进入阴囊称完全性斜疝,若不进入阴囊则称为隐匿性斜疝或不完全性斜疝。后者经直疝三角由后向前突出,很少进入阴囊。还纳疝内容物后,压迫腹股沟管深环,疝内容物不再突出者为斜疝,可以突出者为直疝,这是两者最主要的鉴别点。虽然老年人好发直疝,但也可发生斜疝,故发病年龄不是有意义的鉴别点。斜疝疝块呈椭圆形或梨形,直疝呈半球形,二者在发病早期疝块外形区别不明显,无法通过疝块外形加以鉴别。综上所述,本题最佳答案选 E。

12. 答案:A

评析:腹股沟直疝与斜疝疝内容突出路径不同,前者经直疝三角由后向前突出,一般不进入阴囊。后者经腹股沟管深环进入腹股沟管,若经腹股沟管浅环进入阴囊称完全性斜疝,若不进入阴囊则称为隐匿性斜疝或不完全性斜疝。若还纳疝内容物后,压迫腹股沟管深环,疝内容物可以突出者为直疝,不再突出者为斜疝,这是二者最主要的鉴别点。直疝疝囊颈位于腹壁下动脉内侧而不是外侧。直疝的疝块呈半球形,斜疝呈椭圆形或梨形,二者在发病早期疝块外形区别不明显,无法通过疝块外形加以鉴别。直疝好发于老年人,肌肉退化、萎缩,使直疝三角的空隙变宽,因此不易嵌顿。综上所述,本题最佳答案选 A。

13. 答案:E

评析:腹股沟管内口即为深环,外口即为浅环,又称皮下环。腹股沟斜疝疝内容物可经腹股沟管深环,向内向下向前,经过腹股沟管,穿出腹股沟管外环,进入阴囊。斜疝疝内容物还纳后压迫腹股沟管深环,不能再经此途径突出,深环的体表投影点位于腹股沟中点上方约 2cm 处。Hesselbach 三角又称为直疝三角或海氏三角,是腹股沟直疝疝内容物突出的部位。斜疝疝内容物还纳后压迫腹股沟管浅环,疝内容物仍可经其深环突出至腹股沟管。综上所述,本题最佳答案选 E。

14. 答案: A

评析: 成人腹股沟管长 4~5cm,腹股沟管内口即为深环,外口即为浅环。深环的体表投影点位于腹股沟中点上方约 2cm 处,本题最佳答案选 A。

15. 答案: E

评析: 腹股沟管前壁有皮肤、皮下组织及腹外斜肌腱膜,外侧 1/3 部分尚有腹内斜肌覆盖;后壁为腹横筋膜和腹膜,内侧 1/3 有腹股沟镰;上壁为腹内斜肌、腹横肌的弓状下缘;下壁为腹股沟韧带和腔隙韧带。综上所述,本题最佳答案选 E。

16. 答案: E

评析: 因股环较狭小,周围韧带较坚韧,股管几乎是垂直而下,出卵圆窝后折向前方形成一锐角。因此股疝最易嵌顿,在腹外疝中,发生率高达 60%,是临床上最易发生嵌顿的腹外疝。腹股沟直疝、切口疝疝环宽大,一般不会发生嵌顿,斜疝、脐疝虽可发生嵌顿但概率较股疝小。本题最佳答案选 E。

17. 答案: D

评析: 股疝主要表现是腹股沟韧带外下方股部卵圆窝处有一半球形隆起,常为核桃或鸡蛋大小,质地柔软,可还纳,但包块并不完全消失,极易发生嵌顿。咳嗽时,包块冲击感常不明显。本题最佳答案选 D。

18. 答案: B

评析: Hesselbach 三角也称直疝三角或海氏三角,其外侧边是腹壁下动脉,内侧边是腹直肌外侧缘,底边是腹股沟韧带。腹腔内的器官或组织由 Hesselbach 三角突出形成腹股沟直疝。经股环、股管向股部卵圆窝突出形成股疝;经腹股沟管深环、腹股沟管,进入阴囊形成斜疝。由脐环突出形成脐疝。由腹部手术切口瘢痕处突出形成切口疝,见于有腹部手术史者,尤以经腹直肌切口为常见。本题最佳答案选 B。

19. 答案: D

评析: 胚胎发育过程中,位于腹膜后第 2~3 腰椎旁的睾丸逐渐下降,在接近腹股沟管内环处带动腹膜下移,形成腹膜鞘状突,同时推动皮肤形成阴囊。睾丸紧贴在鞘状突后下坠,一同降入阴囊。正常情况下,鞘状突在婴儿出生后不久,除阴囊部分形成睾丸固有鞘膜外,其余部分即自行萎缩闭锁成为条索状组织;如不闭锁或闭锁不全,则鞘状突与腹腔相通,在小儿啼哭、咳嗽等腹内压增高的情况下,腹腔内脏器或组织即可进入其中形成先天性腹股沟斜疝。腹横筋膜、腹横肌、腹内斜肌发育不全,为后天性腹股沟疝的发病原因。本题最佳答案选 D。

20. 答案: B

评析: 老年人易发生腹股沟直疝,青年人易发生腹股沟斜疝。脐疝多见于小儿和成人。绞窄性疝是由于疝内容物嵌顿时间过长,发生血运障碍者。嵌顿性疝是指疝内容物卡在疝环处,不能回纳腹腔,但尚未发生动脉性血运障碍者。本题最佳答案选 B。

21. 答案: B

22. 答案: B

23. 答案：E

评析：腹股沟斜疝是最常见的腹外疝，占腹股沟疝的85%~95%。腹股沟斜疝疝内容物可经腹股沟管深环、腹股沟管、腹股沟管浅环进入阴囊。疝内容物反复突出可致浅环扩大。与腹股沟直疝相比，斜疝较易嵌顿，但不是最易嵌顿的，最易嵌顿的腹外疝是股疝。由于斜疝疝内容物是经深环突出的，因此压迫腹股沟韧带中点上方约2cm处（即深环的体表投影点），可阻止疝内容物的突出，故本题最佳答案选E。

24. 答案：D

评析：滑动性疝是指疝内容物成为疝囊壁的一部分。右侧滑动疝的疝内容物多为盲肠、阑尾和膀胱，左侧滑动性疝的疝内容物多为乙状结肠和膀胱。由于这些疝内容物已成为疝囊的组成部分，因此切开疝囊时，应特别注意不要误伤正常的组织结构。本题最佳答案选B。

25. 答案：B

评析：1岁以下婴幼儿腹股沟疝可暂不手术，因为婴幼儿腹肌可随躯体生长逐渐强壮，疝有自行消失的可能。腹内压增高是腹外疝发生的病因之一，伴有腹内压增高的疾病（前列腺肥大、慢性咳嗽、便秘）的腹外疝病人，术前必须适当处理后再择期手术，以免术后复发。无张力疝修补术是将疝内容物还纳后，用锥形网填塞疝环，然后用平片置于精索后加强腹股沟管后壁，因此与传统的疝修补术不同，不作疝囊高位结扎。腹外疝最常用的手术方法是疝修补术，而不是加强腹股沟管前壁。嵌顿时间在3~4h内的腹外疝，可以试行手法复位。本题最佳答案选B。

26. 答案：E

评析：Bassini法疝修补术、McVay法疝修补术、Halsted法疝修补术和Shouldice法疝修补术为不同解剖层次的组织对组织的张力缝合修补术，存在较大张力，术后手术部位常有牵扯感，有一定的术后复发率。疝无张力疝修补术是在无张力情况下进行的，不改变原有的解剖结构，利用人工高分子材料网片来修补腹壁存在的缺损，具有术后疼痛轻、恢复快、复发率低等优点，随着修补材料的发展及对腹股沟解剖特点的进一步认识，使用疝修补材料的无张力疝修补术逐渐成为外科治疗的主要方法。本题最佳答案选E。

27. 答案：C

28. 答案：A

评析：儿童腹股沟疝可采用单纯疝囊高位结扎，而无需行腹股沟管修补术，因为儿童的腹肌在发育中可逐渐强壮而使腹壁加强，B、C、D、E项都属于腹股沟管修补的方法，只适合成人使用，故本题最佳答案选A。

29. 答案：D

评析：绞窄性腹股沟斜疝因疝内容物缺血坏死而使局部出现严重感染，通常采用单纯疝囊高位结扎，而不施行疝修补术，因感染常使修补失败，腹壁的缺损可在以后择期手术予以加强，A、B、C、E项均属于修补术，不适用于绞窄性疝的处理，故本题最佳答案选D。

（二）A2型题

1. 答案：C

评析：右腹股沟斜疝病人手术中发现疝囊壁的一部分由盲肠组成，说明疝内容物盲肠成为了疝囊壁的一部分，故可诊断为右腹股沟滑动性斜疝。疝内容物为肠管壁的一部分的疝称Richter疝。疝内容物为小肠憩室（通常为Meckel憩室）的疝称Littre疝。疝内容物不能回纳或不能完全回纳腹腔内的疝称难复性疝。疝内容物很容易回纳入腹腔的疝称易复性疝。故本题最佳答案选 C。

2. 答案：E

评析：平片无张力疝修补术（Lichtenstein 法）是使用一张适当大小的高分子补片材料置于腹股沟管深面，以加强腹股沟管后壁，比传统的疝修补手术复发率低，主要用于复发疝、复杂疝的治疗。本例为老年复发疝，且腹壁薄弱，故本题最佳答案为 E。而 A、B、C、D 项均属于组织对组织的张力缝合修补术，复发率较高，不宜选用。

3. 答案：D

评析：老年男性最常见的腹外疝是腹股沟直疝。疝块呈半球形、不进入阴囊、易还纳是腹股沟直疝的特点。包块不透光可排除鞘膜积液。隐睾常位于腹股沟管内，不能还纳。股疝于腹股沟韧带下方，经股环、股管向股部卵圆窝突出，不易还纳。故本题最佳答案选 D。

4. 答案：C

评析：老年男性最常见的腹外疝是腹股沟直疝。疝块位于耻骨结节外上方，呈半球形，不进入阴囊，易还纳，压迫腹股沟管深环疝块仍可突出，是腹股沟直疝的特点。股疝位于腹股沟韧带下方，不易还纳。腹股沟斜疝压迫腹股沟管深环后疝内容物不会再突出。精索鞘膜积液的包块于平卧位不能消失。平卧位时，交通性鞘膜积液可以消失，但包块常位于腹股沟韧带的上下方，可进入阴囊。综上所述，本题最佳答案选 C。

5. 答案：D

评析：腹股沟区包块站立位出现，平卧位消失，不考虑隐睾。包块可进入阴囊，可排除股疝和直疝，因为股疝和直疝的疝内容物均不能进入阴囊。压迫腹股沟管深环后，肿物不再复出，是腹股沟斜疝的特点，故本题最佳答案选 D。

6. 答案：E

评析：老年男性最常见的腹外疝是腹股沟直疝。疝块呈半球形，不降入阴囊，易还纳是直疝的特点。鞘膜积液呈条索状，不能还纳。隐睾多见于小儿，不能还纳。股疝因股管狭小，不易还纳腹腔。斜疝好发于儿童和青壮年，呈椭圆形或梨形，咳嗽冲击试验阳性。故本题最佳答案选 E。

7. 答案：C

评析：病人右腹股沟包块，平卧位可以回纳但不能完全回纳，说明是难复性疝，并可排除股疝、隐睾、精索鞘膜积液、睾丸鞘膜积液等。包块听诊闻及肠鸣音，说明疝内容物为肠管，可排除交通性鞘膜积液。病人便秘、"消化不良"可诊断为滑动性疝。滑动疝多见于右侧，由于滑入疝囊的盲肠（右侧）或乙状结肠（左侧）可能在疝修补手术时，被误认为疝囊的一部分而被切开。腹壁下动脉、髂腹下神经和髂腹股沟神经，都是斜疝手术时易误伤的组织结构，没有特异性。腹股沟疝手术一般不会损伤精索内动静脉。综上所述，本题最佳答案选 C。

8. 答案：A

评析：6 个月大婴儿，右侧腹股沟可复性包块，应诊断为腹股沟斜疝。1 岁以下病儿可暂不手术，使用绷带压住腹股沟深环，保守观察因为婴幼儿腹肌可随躯体生长逐渐强壮，疝有自行消失的可能。B、C、D、E 项均为 1 岁以上儿童或成人腹股沟疝的治疗方法，故本题最佳答案选 A。

9. 答案：A

评析：嵌顿性疝肠管已绞窄坏死，腹胀明显，右下腹局限性压痛（＋），肌紧张，肠鸣音亢进。右侧腹股沟韧带下方隆起肿块，有压痛，提示腹腔内和局部严重感染，行肠切除肠吻合后，只行单纯疝囊高位结扎。若强行行疝修补术可因感染常使修补失败,腹壁的缺损可在以后择期手术予以加强,B、C、D、E 项均属于修补术,不适用于绞窄性疝的处理,故本题最佳答案选 A。

10. 答案:B

评析:嵌顿性疝肠管已绞窄坏死,腹腔内和局部出现严重感染,行坏死肠段切除肠吻合后,加单纯疝囊高位结扎。若强行行疝修补术,可因感染常致修补失败,腹壁的缺损可在以后择期手术予以加强,A、C、D、E 项均属于修补术,不适用于绞窄性疝的处理,故本题最佳答案选 B。

11. 答案:D

评析:术中见部分嵌顿小肠肠管色暗,无蠕动,提示肠管因嵌顿绞窄性已坏死,易继发手术野感染使修补失败,通常只采用单纯疝囊高位结扎,而不施行疝修补术,腹壁的缺损可在以后择期手术予以加强。本题最佳答案选 D。

12. 答案:A

评析:病人腹股沟区可复性肿块进入阴囊,应诊断为腹股沟斜疝。本例疝块巨大,反复发作,说明疝囊颈宽大松弛。发生嵌顿后局部皮肤无红肿,说明目前尚无肠管绞窄坏死。嵌顿性疝手法复位的时限一般为 3~4h,尽管本例病人嵌顿时间很长,但由疝囊颈宽大,病史较长,尚无有肠管绞窄坏死表现,可将时限适当放宽,先试行手法复位。手法复位后应严密观察期间,若出现腹膜刺激征,应立即手术治疗。本题最佳答案选 A。

13. 答案:D

评析:病人右侧腹股沟区可复性肿块 4 年,应诊断为腹股沟疝。6h 前肿块增大、剧痛,说明腹外疝已经嵌顿。由于本例的嵌顿时间已超过 3~4h,且局部触痛明显,估计嵌顿的肠管已经绞窄坏死,应紧急手术,切除坏死肠管作肠吻合,并同时行单纯疝囊高位结扎。禁食、补液为术前准备内容。本例肠管已绞窄坏死,严禁手法复位,应急症手术处理;严禁应用镇痛或镇静药后保守观察,以免延误病情造成严重后果;应用抗生素为一般性治疗措施。综上所述,本题最佳答案应选 D。

14. 答案:A

评析:40 岁以上的肥胖妇女是股疝的好发人群。病人卵圆窝处难复性包块,咳嗽冲击感不明显,应诊断为股疝,最常用的手术方式是 McVay 法疝修补术。而 B、C、D、E 项则是腹股沟直疝或斜疝的常用术式。本题最佳答案选 A。

15. 答案:D

评析:中年妇女,咳嗽后突发右腹股沟包块,位于腹股沟韧带下方,半球形,查体有肠鸣音亢进,应考虑为右股疝嵌顿,且疝内容物为肠管。股疝嵌顿后手法复位不易成功,处理不及时又易发生肠管绞窄坏死,故不宜保守观察治疗,应考虑急症手术。本例嵌顿的时间未超过 3~4h,肠管尚未绞窄坏死,应首选 McVay 法疝修补术,而 Ferguson 法疝修补术常用于腹股沟疝修补,故本题最佳答案选 A。

16. 答案:C

评析:40 岁中年妇女右侧腹股沟韧带下方卵圆窝处可触及半球形包块,不能还纳,应诊断为右侧股疝嵌顿。病人右下腹疼痛伴呕吐、停止排气排便,说明嵌顿的是肠管,已导致急性肠梗阻。处理不及时易发生肠管绞窄坏死,故应考虑急症手术治疗,首选疝囊高位结扎 + 修补;若术中发现肠管已坏死,则仅行疝囊高位结扎。综上所述,本题最佳答案选 C。

(三) B1 型题

1. 答案:C

2. 答案：A

3. 答案：E

4. 答案：B

评析：绞窄性疝是指疝内容物嵌顿时间过长,导致动脉性血运障碍,疝内容物已缺血坏死的疝。易复性疝是指疝内容物很容易回纳入腹腔的疝。嵌顿性疝是指疝囊颈较小而腹内压突然增高时,疝内容物可强行扩张疝囊颈而进入疝囊,随后因疝囊颈的弹性收缩,又将内容物卡住,使其不能回纳,但由于嵌顿时间不长,疝内容物没有动脉性血运障碍。难复性疝是指疝内容物不能回纳或不能完全回纳腹腔内,但不引起严重症状者。疝内容物为部分肠壁者为Richter 疝。

5. 答案：B

6. 答案：C

7. 答案：A

评析：腹股沟斜疝多见于儿童和青壮年。腹股沟直疝多见于老年男性。股疝多见于 40 岁以上的妇女。脐疝多见于小儿和成人。切口疝好发于经腹直肌切口感染者。

8. 答案：B

9. 答案：C

评析：难复疝是指疝内容物不能完全回纳腹腔。疝内容物反复突出,可致疝囊颈受摩擦而损伤,并产生粘连是导致疝内容物不能回纳的常见原因。这种疝内容物多数是大网膜。腹外疝的疝内容物是进入疝囊的腹内脏器或组织,以小肠最多见,其他依次为大网膜、盲肠、阑尾、乙状结肠、横结肠、膀胱等。

10. 答案：A

11. 答案：D

12. 答案：D

13. 答案：A

（四）A3/A4 型题

1. 答案：E

评析：老年男性最常见的腹外疝是腹股沟直疝。腹股沟直疝经直疝三角突出,位于腹股沟内侧,疝块呈半球形,不进入阴囊。股疝经股管突出,位于耻骨结节外下方而不是外上方,不易还纳。隐睾不会在平卧位消失。交通性鞘膜积液可于站立位出现,平卧位消失,但多呈条索状,可进入阴囊。腹股沟斜疝疝块呈椭圆形或梨形,位于腹股沟外侧而不是内侧。故本题最佳答案选 E。

2. 答案：D

评析：腹股沟直疝的手术治疗方式为疝囊高位结扎 + 腹股沟管修补。仅作疝囊高位结扎术只适合婴幼儿腹股沟疝,不适合成年疝。用棉线束带或绷带压迫内环口为保守治疗,仅用于年老体弱、严重心肺疾病禁忌手术者。禁烟、控制呼吸道感染为术前准备方法。注射硬化剂为单纯性下肢静脉曲张、门静脉高压食管静脉曲张的治疗方法。故本题最佳答案选 D。

3. 答案：C

评析：病儿右阴囊可复性包块,应考虑腹股沟斜疝。2h 前哭闹提示有腹压增高诱因使包块掉出,应诊断为嵌顿性疝。交通性鞘膜积液可有阴囊内可复性包块,但不会出现呕吐等肠梗阻征象。睾丸炎常表现为睾丸疼痛、肿大、触痛,不会有可复性包块。睾丸发育异常不会出现可复性包块。睾丸扭转表现为局部剧痛,哭闹不止,无可复性包块。本题最佳答案选 C。

4. 答案:E

评析:病儿呕吐,说明嵌顿的疝内容物为肠管,造成了病儿急性肠梗阻。腹部 X 线平片只能了解是否为急性肠梗阻;B 超检查既可明确疝的类型、部位,又可了解是否为肠管嵌顿。血生化、白细胞计数、直肠活检对本例诊断价值不大。本题最佳答案选 E。

5. 答案:D

评析:1 岁以下婴幼儿腹股沟疝,尽量行手法复位后保守治疗。病儿腹外疝已嵌顿,应作复位处理,否则嵌顿时间过长,会造成肠管绞窄坏死。应用镇静药、镇痛药、静脉补液、纠正酸碱失衡及抗生素治疗均为一般性治疗措施。本题最佳答案选 D。

6. 答案:D

评析:女性老年人,右大腿卵圆窝部反复出现圆形包块,应考虑股疝。便秘后突出包块过大,说明已嵌顿。用力还纳后右下腹持续疼痛、下腹压痛、肌紧张、叩诊肝浊音界缩小、肠鸣音消失,说明还纳时用力过猛,已经造成肠管破裂。急性输卵管炎、急性阑尾炎穿孔、卵巢囊肿蒂扭转、急性盆腔炎等与题干所述无关。本题最佳答案选 D。

7. 答案:C

评析:本例初步考虑为股疝嵌顿手法复位(用力还纳)致肠破裂。故目前最有价值的检查是立位腹平片检查,若发现膈下游离气体,即可确诊肠破裂。血常规检查无特异性。子宫及附件 B 超与题干所述无关。诊断性腹腔穿刺主要用于实质脏器损伤的诊断,对空腔脏器破裂的诊断价值不大。直肠指检不能确诊肠破裂。本题最佳答案选 C。

8. 答案:E

评析:病人用力还纳包块后出现右下腹持续疼痛伴呕吐。检查有下腹压痛、肌紧张、肝浊音界缩小、肠鸣音消失,具有剖腹探查指征,应急症手术。术前要禁食、静脉输液,使用抗生素,取半卧位,行胃肠减压等措施。故本题最佳答案选 E。

9. 答案:A

评析:中年女性病人右腹股沟下方包块 3 年,应考虑股疝。1h 前不能还纳,说明股疝嵌顿。右下腹阵发性绞痛,肠鸣音亢进,说明嵌顿的疝内容物为肠管,已引起急性肠梗阻。故考虑为右侧股疝嵌顿,嵌顿尚未超过 4h,无腹膜刺激征,提示尚未发生肠绞窄坏死,需急症手术复位,行 McVay 法疝修补术,故本题最佳答案应选 A。

10. 答案:E

评析:McVay 法疝修补术是在处理完疝囊后,于腹股沟韧带下方将腹股沟韧带、腔隙韧带和耻骨肌筋膜缝合在一起,借以关闭股环。而 Bassini 法疝修补术、Halsted 法疝修补术、Ferguson 法疝修补术和 Shouldice 法疝修补术均为腹股沟疝的修补术式。故本题最佳答案应选 E。

二、名词解释

1. 嵌顿性疝:是指当腹内压突然过度增高时,疝内容物强行扩张窄小的疝囊颈而进入疝囊,随后疝环弹性回缩,将疝内容物卡住不能还纳腹腔的疝即为嵌顿性疝。

2. Richter 疝:嵌顿性疝嵌顿的内容物仅为部分肠壁,系膜侧肠壁及其系膜并未进入疝囊,肠腔并未完全梗阻,这种疝称为肠管壁疝或 Richter 疝。

3. Littre 疝:嵌顿性疝嵌顿的内容物为小肠的憩室(通常是 Meckel 憩室)时,称为 Littre 疝。

4. 滑动性疝：病程较长、腹壁缺损较大的疝,因较多的疝内容物长期滞留于疝囊内形成持久的下坠力,逐渐将疝囊颈上方的腹膜壁层尤其是极为松弛的髂窝区腹膜一并牵出疝环,致使肠管或膀胱等随之下移而成为疝囊壁的一部分,这种疝称为滑动性疝。

5. 直疝三角：直疝三角为腹壁下动脉(外侧边)、腹直肌外侧缘(内侧边)、腹股沟韧带(底边)构成的一个三角形区域,位于腹股沟韧带内侧 1/3 的后上方。此处腹壁缺乏完整的腹肌覆盖,且腹横筋膜又比周围部分薄,为腹壁的薄弱区,腹股沟直疝在此由后向前突出,故称为直疝三角。

三、填空题

1. 腹壁的薄弱点或孔隙

2. 疝环　疝囊　疝内容物　疝外被盖

3. 腹壁局部薄弱　腹内压增高

4. 系膜内静脉　系膜内动脉　动脉

5. 腹壁下动脉　腹直肌外侧缘　腹股沟韧带

6. 内环口　腹膜外脂肪

7. Ferguson 法疝修补术　腹横筋膜无显著缺损　腹股沟管后壁尚健全

8. 疝环充填式无张力修补术(Rutkow 手术)

9. 经腹膜前法　完全经腹膜外法　经腹腔补片植入内法　单纯疝环缝合法

四、问答题

1. 答案要点　腹股沟斜疝、直疝与股疝的鉴别要点参见表 27-1。

2. 答案要点　需要与斜疝鉴别的疾病如下:

(1) 睾丸鞘膜积液：肿物全部局限在阴囊内,有囊性感,无蒂柄进入腹股沟管内;可清楚地触及上缘(上界),睾丸扪不清,肿物出现后不能还纳,透光试验阳性;值得注意的是幼儿疝,因疝内组织菲薄,常能透光,勿与其混淆。

(2) 精索鞘膜积液：肿物位于腹股沟区睾丸上方,体积较小,出现后不能回纳,与体位变动无关,边界清楚,有囊性感;牵拉同侧睾丸时,肿物可随之上下移动,透光试验阳性。

(3) 交通性鞘膜积液：阴囊肿物于起床或站立活动后出现,并逐渐增大,平卧和睡觉后逐渐缩小;用手挤压阴囊,肿物体积可缩小,透光试验阳性。

(4) 隐睾：睾丸下降不全时,可停留于腹股沟管内形成包块,体积较小,边界清楚,压之出现特有的胀痛感,患侧阴囊空虚。

3. 答案要点　绞窄性肠坏死时术中可见解除嵌顿后肠壁仍呈紫黑色,失去光泽和弹性,刺激肠管无肠蠕动,相应肠系膜无动脉搏动。如在肠系膜根部注射 0.25% 普鲁卡因 20~40ml、再用温热盐水纱布热敷 30min,或将该段肠管送回腹腔 10~20min 后,肠管仍不转成红色,肠蠕动和肠系膜动脉搏动不恢复,则证明肠管已绞窄坏死,应施行肠切除肠吻合,一般只作单纯疝囊高位结扎术,待控制感染后再择期作无张力疝修补术。

五、病案分析

答案要点

(1) 本例初步诊断为右侧嵌顿性腹股沟斜疝。诊断依据:①病史:反复发作性右侧腹股沟区肿块 10 年。②搬重物时突感右侧腹股沟区肿块增大并有疼痛,肿块不能回纳(较多疝内物脱出并嵌顿)3h。③查体:右腹股沟区隆起,肿块延及右侧阴囊,大小为 5cm×6cm×8cm,有触压痛,透光试验阴性。

（2）此时为防止疝内物绞窄坏死,应尽快手法复位,解除嵌顿,若手法复位失败,应急症手术,解除梗阻。

（3）术中见疝内容物为小肠,此时最重要的工作是判断嵌顿肠管是否还有活力。若其蠕动良好,通常行疝修补术,考虑病人年龄情况,应用 Bassini 法疝修补术。若嵌顿肠管已绞窄坏死,手术主要方法为切除坏死肠段,肠吻合 + 疝囊高位结扎术,一般不作疝修补术,全身应用抗生素,待感染控制后行二期疝环充填式无张力修补术。

（4）该病人手术治疗前后均应注意解决的问题是去除或防止引起腹内压增高的因素,如控制慢性咳嗽(戒烟和积极治疗老年人支气管炎)、习惯性便秘、排尿困难(前列腺肥大),术后避免进行腹内压增高的活动。

（杨敬博）

第二十八章 腹部损伤

【内容要点】

一、概述

腹部损伤是指机械性因素作用于腹部所造成的腹壁和腹内脏器组织结构完整性的破坏或功能障碍,为外科常见病。腹内脏器较多且脆弱,腹部受伤后常累及,因伤情较复杂、严重,死亡率高达 10% 左右。早期准确诊断和及时正确处理是提高疗效、降低死亡率的关键。

腹部闭合性损伤因腹壁皮肤完整,体表无伤口,要明确内脏是否有损伤,有时很困难,易发生漏诊、误诊。若涉及内脏或组织,往往需要早期手术治疗,如果错失手术时机,将造成严重后果,故从临床诊治角度来看,腹部闭合性损伤具有更重要的意义。

(一)腹部闭合性损伤的临床表现

1. 腹内实质脏器(肝、脾、胰、肾等)或大血管损伤的主要临床表现 腹腔内(或腹膜后)出血的表现。

2. 腹内空腔脏器(胃、肠、胆道、膀胱等)损伤的主要临床表现 弥漫性腹膜炎的表现。

(二)腹部闭合性损伤的诊断

1. 明确有无内脏损伤 判断是否有腹内脏器损伤需根据病人的受伤史、全身状况、体格检查及必要的实验室检查(血常规、尿常规及血尿淀粉酶检查等)。闭合性腹内脏器挫伤,伤情不重时,常无明显表现。若闭合性腹内脏器发生破裂,可因损伤脏器不同而表现各异。常见受损内脏在闭合性损伤中依次是脾、肾、小肠、肝、肠系膜等。出现下列情况应考虑有腹内脏器损伤的可能:①较早出现休克征象者,尤其是出血性休克;②存在持续性甚至进行性加重的腹部剧痛,伴恶心、呕吐等消化道症状者;③有明显腹膜刺激征者;④腹部有移动性浊音者;⑤有气腹征者;⑥直肠指检前壁有压痛或波动感,或指套上粘有血迹者;⑦有便血、呕血或尿血者。

2. 是何种脏器损伤 诊断时首先要确定是哪一类脏器受损,然后再考虑具体脏器和损伤程度。

(1)根据病人的临床表现,区分是实质脏器还是空腔脏器损伤。①实质脏器损伤:以内出血为主。②空腔脏器损伤:以腹膜炎和腹膜后间隙感染为主,最突出的表现是腹膜刺激征,其程度因进入腹腔的内容物不同而异,通常是胃液、胆汁、胰液刺激性最强,肠液次之,血液最轻;直肠损伤常可见鲜血便,膀胱破裂可有少尿、无尿或血尿,腹膜后十二指肠破裂可出现睾丸疼痛、阴囊血肿和阴茎异常勃起等。③血管损伤:可继发血性腹膜炎、腹膜后血肿或休克。

(2)根据损伤部位和临床特点,确定是哪种脏器损伤。损伤部位和临床特点可提供线索,如有下胸部肋骨骨折提示有肝或脾破裂可能;暴力打击脐周多有小肠损伤可能;有便血、气腹征者多为胃肠道损伤;有膈面腹膜刺激表现(同侧肩部牵涉痛)者,提示上腹部脏器损伤,尤以肝、脾损伤多见;血尿、排尿困难、会阴及外阴牵涉痛提示泌尿器官损伤等。

3. 是否有多发性损伤　多发性损伤可有以下几种类型:①一个脏器多处破裂;②腹腔内一个以上脏器同时或相继受损;③腹内脏器损伤合并有腹腔以外的脏器或组织受损,如腹部损伤合并颅脑损伤、胸部损伤、骨折(四肢、脊柱或骨盆)等;④腹部以外的损伤累及腹内脏器。

(三)腹部闭合性损伤的诊断手段

为明确有无腹内脏器损伤及何种脏器损伤,可根据病人病情,选择合适的检查项目,如诊断性腹腔穿刺术和腹腔灌洗术、X线检查、超声检查、CT检查及腹腔镜检查等。

(四)腹部闭合性损伤的病情观察

对于暂时不能明确有无腹内脏器损伤而生命体征尚平稳的病人在观察期间要反复检查伤情,并根据变化,不断综合分析,尽早作出诊断而不致贻误治疗。观察的内容一般应包括:

①动态监测生命体征:每15~30min测定一次血压、脉率和呼吸。②动态监测腹部体征:每30min检查一次,注意腹膜刺激征程度和范围改变。③动态监测血常规:每30~60min测定一次红细胞计数、血红蛋白和血细胞比容,了解是否有下降,并复查白细胞计数是否上升。④必要时可重复进行诊断性腹腔穿刺和腹腔灌洗术、超声检查等。

(五)腹部闭合性损伤剖腹探查的指征

对未能排除腹内脏器损伤或观察期间出现以下征象时,应考虑有内脏损伤,及时手术探查:①腹痛或腹膜刺激征有进行性加重或范围有扩大者;②肠鸣音逐渐减弱、消失或腹部逐渐膨隆者;③全身情况有恶化趋势,出现口渴、烦躁、脉率增快或体温及白细胞计数上升或红细胞计数进行性下降者;④积极救治休克而情况不见好转或继续恶化者;⑤腹腔穿刺抽出气体、不凝血、胆汁、胃肠内容物或尿液者;⑥膈下有游离气体,肝浊音界缩小或消失,或者出现移动性浊音者;⑦消化道有出血者;⑧直肠指检有明显触痛者。

(六)救治原则

对于已确诊或高度怀疑有腹内脏器损伤者应积极做好术前准备,力争早期手术。

1. 伴有腹部以外的合并伤者,应全面衡量各种损伤的轻重缓急。首先处理对生命威胁最大的损伤。如心跳呼吸骤停应紧急进行心肺复苏,出现窒息应及时解除气道梗阻,大出血者应迅速控制明显的外出血,开放性气胸则应快速封闭患侧胸壁上的伤口,张力性气胸则可利用粗针头穿刺胸膜腔排气以达到暂时减压的目的,颅脑外伤致颅内压急剧增高者则应快速静脉输注高渗降颅内压药物,以缓解病情、争取时间等。对已发生休克者应迅速建立通畅的静脉通路,及时补液,必要时输血,尽快恢复循环血容量、控制休克。

2. 不伴腹部以外的合并伤者,对腹部损伤的救治应当放在优先地位。对于腹内脏器损伤本身,实质性脏器损伤常可发生致死性大出血,故比空腔脏器损伤更为紧急,因腹膜炎不致在同样的短时间内发生生命危险。

二、常见腹内脏器损伤

(一)脾破裂的临床特点及治疗

脾脏因结构脆弱、位置固定,是腹部最易受损伤的器官之一。在腹部闭合性损伤中,脾破裂占20%~40%,多因钝性外力作用于左下胸或左上腹部引起。脾脏脏面尤其是邻近脾门的破裂,可引起致死性的大出血,常来不及救治即死亡。

脾脏是人体最大的免疫器官,脾破裂手术切除后机体免疫功能下降,尤其是小儿,易致以肺炎球菌为主的脾切除后凶险性感染。

处理：无休克或容易纠正的一过性休克，可在严密观察的条件下行非手术治疗；发现继发性出血或腹内其他脏器损伤，应立即中转手术；目前对于脾脏破裂的处理，在彻底查明伤情后，提倡在抢救生命的前提下，行脾保留手术。常用的手术方法包括脾动脉结扎、脾修补术和脾部分切除术。对于脾脏严重破裂或脾蒂断裂者，则首选脾切除术，切除后可移植小块的脾组织于体内。手术中若证实无其他腹内脏器破裂，可收集未污染的腹内积血，经过滤后再输回体内。

（二）肝破裂的临床特点及治疗

肝破裂在临床表现方面与脾破裂极为相似，主要表现是失血性休克、胆汁性腹膜炎和继发感染。其引起的腹痛和腹膜刺激征常较脾破裂伤者更为明显。肝破裂后，血液有时可通过胆管进入十二指肠而出现柏油样便或呕血，诊断中应予注意。

处理：①暂时控制出血，尽快查明伤情；②根据损伤类型作相应处理，如肝单纯缝合术、间断缝合修补、肝动脉结扎术、肝切除术、纱布块填塞法。对累及肝静脉或肝后下腔静脉者，若阻断肝十二指肠韧带仍有出血，应阻断全肝血流对其进行修补。

（三）肠损伤的临床特点及治疗

1. 十二指肠损伤　损伤部位多发于第二、三部。由于十二指肠解剖特点和生理学特点，损伤后早期症状和体征不明显，又常合并胰腺损伤，给诊断和处理带来困难。十二指肠损伤的处理关键是早期手术。

2. 小肠损伤　小肠在腹内占位最广，损伤机会多。小肠破裂宜采用手术治疗，单纯修补采用间断横向缝合，以防术后肠狭窄；寻找穿孔时须注意位于肠系膜缘的小穿孔、穿透伤时的多处穿孔，以防遗漏。

3. 结肠损伤　发病率远比小肠低。结肠一旦损伤，感染常成为致命威胁。在手术处理上，应掌握一期修补术、一期切除吻合术、肠造口术和肠外置术的适应范围。

【练习题】

一、选择题

（一）A1 型题

1. 腹部空腔脏器破裂最主要的临床表现是
   A. 腹膜刺激征　　　　　　B. 肠麻痹　　　　　　　　C. 全身感染症状
   D. 胃肠道症状　　　　　　E. 气腹征

2. 在腹部闭合性损伤中，最易受损的脏器是
   A. 小肠　　　　　　　　　B. 脾　　　　　　　　　　C. 肝
   D. 结肠　　　　　　　　　E. 膀胱

3. 腹部闭合性损伤的病人，最有价值的体征是
   A. 肠鸣音减弱　　　　　　B. 腹膜刺激征　　　　　　C. 肠鸣音增强
   D. 腹部压痛　　　　　　　E. 恶心、呕吐

4. 哪种脏器损伤后，其内容物对腹膜的刺激性小，因此腹膜刺激征可能较轻
   A. 小肠　　　　　　　　　B. 结肠　　　　　　　　　C. 十二指肠
   D. 胃　　　　　　　　　　E. 胆管

5. 诊断闭合性腹内脏器损伤最有价值的方法是

　　A. 腹部压痛　　　　　　　　B. 诊断性腹腔穿刺、腹腔灌洗　　　C. 超声检查

　　D. X 线检查　　　　　　　　E. CT 检查

6. 腹部损伤观察期间,按常规要求,每次检查腹部的间隔时间为

　　A. 30min　　　　　　　　　B. 35min　　　　　　　　　C. 40min

　　D. 45min　　　　　　　　　E. 50min

7. 单纯腹壁闭合性损伤的表现不包括

　　A. 局部瘀斑　　　　　　　　B. 肿胀　　　　　　　　　C. 疼痛

　　D. 局部压痛　　　　　　　　E. 腹肌紧张

8. 腹部损伤急救时,错误的处理是

　　A. 如有心跳呼吸骤停,应紧急进行心肺复苏

　　B. 简要了解受伤史

　　C. 立即将脱出伤口外的内脏送回腹腔

　　D. 包扎伤口

　　E. 大出血者应迅速控制明显的外出血

9. 腹部闭合性损伤造成的胃、空肠、回肠穿孔,修补顺序是

　　A. 胃、空肠、回肠　　　　　B. 空肠、胃、回肠　　　　　C. 回肠、胃、空肠

　　D. 回肠、空肠、胃　　　　　E. 空肠、回肠、胃

10. 腹部损伤后合并出血性休克,其治疗是

　　A. 手术止血后治疗休克　　　　　　　B. 应用抗生素预防感染

　　C. 立即剖腹探查　　　　　　　　　　D. 积极抗休克治疗

　　E. 抗休克的同时进行手术治疗

11. 关于脾破裂,表述错误的是

　　A. 提倡在抢救生命的前提下,行脾保留手术

　　B. 手术中若证实无其他腹内脏器破裂,可收集未污染的腹内积血,经过滤后再输回体内

　　C. 待失血性休克治愈后再手术治疗

　　D. 叩诊可有移动性浊音

　　E. 多因钝性外力作用于左下胸或左上腹部引起

(二) A2 型题

1. 病人,男,25 岁。腹部被压伤,中腹部剧痛伴呕吐 3h。血压 120/86mmHg,体温 38℃,腹胀,腹肌紧张,腹部压痛、反跳痛阳性,肠鸣音消失。最有可能的诊断是

　　A. 腹壁挫伤　　　　　　　　B. 腹膜后血肿　　　　　　　C. 肝破裂

　　D. 小肠破裂　　　　　　　　E. 肾挫伤

2. 病人,男,36 岁。上腹部被汽车方向盘挤压 3h,剑突下疼痛,并呕吐血性液体 150ml。来院就诊,检查时应主要注意的体征是

　　A. 腹肌紧张、反跳痛　　　　B. 肝区叩痛　　　　　　　　C. 局限性上腹部压痛

　　D. 皮下气肿　　　　　　　　E. 腹部挫伤伴淤血

3. 病人,男,34 岁。腹部砸伤 4h,查体:四肢湿冷,腹肌紧张,全腹压痛、反跳痛,有移动性浊音,肠鸣音消失。该病人目前应进行的处理不包括

　　A. 诊断性腹腔穿刺　　　　　B. 密切监测基本生命征　　　C. 补充血容量,抗休克治疗

  D. 抗感染治疗   E. 给予镇痛药和镇静药

  4. 病人，男，35 岁。左下腹被拖拉机压伤后 4d 入院，入院时有弥漫性腹膜炎、感染性休克。经积极抗休克治疗后，行剖腹探查术，术中见腹腔内有黄色脓液及粪便，降结肠下段有一 0.5cm 大小的穿孔，有粪便溢出。下列术式最妥当的是

  A. 降结肠修补   B. 穿孔处修补、横结肠造口

  C. 降结肠穿孔处切除，端端吻合 D. 降结肠外置

  E. 左半结肠切除

二、名词解释

1. 闭合性腹部损伤
2. 穿透伤
3. 脾切除术后凶险感染

三、填空题

  1. 腹部开放性损伤时，腹壁皮肤有破损，若有腹膜破损者为_____，有入口与出口者为_____，有入口而无出口者为_____。

  2. 单纯腹壁闭合性损伤的症状和体征一般较轻，常见表现是受伤部位_____、_____和_____，有时可见皮下瘀斑。

  3. 腹内实质性脏器（肝、脾等）破裂或血管损伤以_____为主，腹痛一般不严重，病情进展较快，多有面色苍白、脉搏细速、血压下降、尿量减少等低血容量性休克表现。腹内空腔脏器损伤（肠胃、胆囊、膀胱等）破裂以_____为主，多有腹痛、恶心、呕吐、腹胀等胃肠道症状，体检可发现腹膜刺激征、肝脏浊音界改变、肠鸣音减弱或消失，其中最突出的表现是_____。

  4. 诊断性腹腔穿刺术和腹腔灌洗术是诊断腹部损伤的常用方法，对于判断腹内脏器有无损伤和哪类脏器损伤有很大帮助，阳性率可达_____以上。腹腔穿刺术的穿刺部位多选择在_____处或_____处。

  5. 诊断性腹腔灌洗有符合以下任何一项结果者，即属阳性：_____；_____；_____；_____。

  6. 腹部闭合性损伤若涉及腹内多脏器损伤，原则上先处理_____损伤，后处理____损伤；对于后者，则先处理_____（如下消化道）的损伤，后处理_____的损伤。

  7. 作为胃肠道破裂的证据，立位腹部透视或平片可见_____，若腹内脏器损伤的病人伤情紧急危重，进行 X 线检查时应注意_____。

  8. 穿透性损伤如伴腹内脏器或组织自腹壁伤口脱出，可用清洁敷料覆盖并用碗、盆等加以保护后_____，一般不可随便回纳，以免_____。

四、问答题

  1. 对于暂时不能明确有无腹内脏器损伤而生命体征尚平稳的腹部闭合性损伤病人，临床观察包括哪些内容，观察期间应如何处理？

  2. 腹部闭合性损伤病人出现何种临床表现时，应考虑合并有腹腔内脏器损伤？

  3. 简述腹部闭合性损伤剖腹探查指征。

4. 简述腹部损伤的救治原则。

五、病案分析

病人，男，24 岁。骑自行车被汽车撞伤，伤后感左季肋部持续性疼痛，向左肩部放射，并逐渐扩散至全腹，伴有口渴、头晕、不能行走。站立时头晕加剧，并有心慌、气短，急诊入院。病人受伤后，无恶心、呕吐及血便，未排尿。查体：T 36.8℃，P 110 次 /min，R 20 次 /min，BP 85/60mmHg，急性痛苦面容，表情淡漠，面色苍白，贫血貌，胸部体征（－），腹略胀，腹式呼吸减弱，全腹压痛（＋），以左上腹为明显，轻度肌紧张及反跳痛，肝脾未触及，移动性浊音（＋），腹部听诊肠鸣音减弱，其他查体未见异常。实验室检查：WBC 9.8×10^9/L，Hb 105g/L；$PaCO_2$ 16mmol/L。

问题：

（1）试分析该病人最可能的诊断。

（2）为明确诊断还须进行哪些检查，其中哪项对明确诊断最有意义？

（3）简述本病的治疗原则及术中注意事项。

（4）简述腹部闭合性损伤出现哪些情况时应手术探查。

【答案及评析】

一、选择题

（一）A1 型题

1. 答案：A

评析：腹部空腔脏器破裂，消化液进入腹腔，对腹膜形成化学性刺激，故主要表现为腹膜刺激征。

2. 答案：B

评析：脾脏结构脆弱、位置固定，是腹部最易受损伤的器官，脾损伤发生率占腹部各种损伤的 40%~50%。

3. 答案：B

评析：空腔脏器破裂后胃肠内容物或实质脏器破裂后血液进入腹膜腔刺激腹膜，引起腹膜炎，腹膜刺激征是腹膜炎的标志性体征，尤以原发病灶处为著，有助于定位诊断。

4. 答案：B

评析：腹内脏器损伤体检可发现腹膜刺激征，其程度因进入腹腔的内容物不同而异，通常是胃液、胆汁、胰液刺激性最强，肠液次之，血液最轻。结肠损伤时，其内容物因碱性弱且干结不易流入腹腔，伤后腹痛不及小肠损伤时剧烈、广泛，易延误诊断。

5. 答案：B

评析：诊断性腹腔穿刺术和腹腔灌洗术是诊断腹部损伤的常用方法，对于判断腹内脏器有无损伤和哪类脏器发生损伤有很大帮助，阳性率可达 90% 以上。

6. 答案：A

评析：对于暂时不能明确有无腹内脏器损伤而生命体征尚平稳的病人，严密观察是诊断的一个重要步骤。观察期间要反复检查伤情，并根据变化，不断综合分析，尽早作出诊断而不致贻误治疗。动态监测腹部体征应每 30min 检查一次,注意腹膜刺激征程度和范围的改变。

7. 答案:E

评析:单纯腹壁闭合性损伤因不合并腹内脏器损伤,常见表现为受伤部位疼痛、局限性腹壁肿胀和压痛,有时可见皮下瘀斑,较严重的腹肌挫伤可发生腹壁血肿,其程度和范围往往比较固定,随时间推移逐渐缓解或缩小,多无恶心、呕吐等胃肠道症状,亦不会产生腹膜炎的表现和休克征象等。

8. 答案:C

评析:穿透性损伤如伴腹内脏器或组织自腹壁伤口脱出,有扭转血管受压者,应及时解除,避免发生绞窄,切勿强行将外露肠管回纳腹腔,以免加重污染,可用清洁敷料覆盖并用碗、盆等加以保护后包扎,回纳应在医院手术室经麻醉后进行。

9. 答案:D

评析:腹部闭合性损伤,造成胃、空肠、回肠、结肠多处破裂时,修补顺序应先自下肠道结肠开始,最后修补胃,原因是下肠道内容物多为粪便,沾污严重,首先处理,以避免内容物外溢加重污染腹腔。

10. 答案:E

评析:腹部损伤合并出血性休克,原则上应以积极抗休克治疗为前提;如果休克仍未能纠正,提示腹内可能有进行性大出血,应在抗休克的同时,迅速剖腹探查止血。

11. 答案:C

评析:脾破裂多因钝性外力作用于左下胸或左上腹部引起。当确诊为脾破裂时,应在抗休克的同时行急症手术治疗。目前提倡在抢救生命的前提下,行脾保留手术,若手术如无其他脏器损伤,可收集腹腔内的血进行自体输血。

(二)A2 型题

1. 答案:D

评析:单纯腹壁闭合性损伤不合并腹内脏器损伤,常见表现为受伤部位疼痛、局限性腹壁肿胀和压痛,其程度和范围往往比较固定,随时间推移逐渐缓解或缩小,不会产生腹膜炎的表现;空腔脏器破裂时有强烈的腹膜刺激征,同时伴有恶心、呕吐、便血、呕血等胃肠道症状,可有气腹征;实质脏器破裂主要表现是内出血,除肝内胆管或胰腺损伤外,一般腹痛和腹膜刺激征不严重。该病人腹胀,腹肌紧张,腹部压痛、反跳痛阳性,肠鸣音消失,最有可能发生的是空腔脏器破裂。

2. 答案:B

评析:单纯腹壁闭合性损伤不合并腹内脏器损伤,常见表现为受伤部位疼痛、局限性腹壁肿胀和压痛,其程度和范围往往比较固定,不随时间推移而加重或扩大;空腔脏器破裂时有强烈的腹膜刺激征;实质脏器破裂主要表现是内出血。该病人腹部挤压伤后出现剑突下疼痛,并呕吐血性液体,故应考虑肝脾损伤,主要应注意肝区是否有叩痛。

3. 答案:E

评析:在腹部损伤的治疗原则中,在诊断未明确前不应用镇痛药和镇静药,以免掩盖病情,延误病情。

4. 答案:B

评析:少数右半结肠破裂的病人若伤口小而整齐、腹腔污染轻、全身情况好,可行一期切除吻合或修补术。大部分病人应先采用肠造口术或肠外置术,3~4 周后择期选择闭瘘术。结肠损伤手术务必尽量清除腹腔内粪便污染,腹腔内置管引流。

二、名词解释

1. 闭合性腹部损伤:指腹壁皮肤完整,但皮下组织以内(包括腹腔内组织器官)可有各种损伤。主要由钝性伤所致。此类损伤的特点是可能仅限于腹壁,也可同时兼有内脏损伤。

2. 穿透伤:腹部开放性损伤时,腹壁皮肤有破损且腹膜也有破损者称穿透伤。

3. 脾切除术后凶险感染:脾脏是人体最大的免疫器官,切除脾脏后机体免疫功能下降,尤其是小儿,易引起以肺炎球菌为主要病原菌的严重感染。

三、填空题

1. 穿透伤 贯通伤 盲管伤

2. 疼痛 局限性腹壁肿胀 压痛

3. 内出血 腹膜炎和腹膜后间隙感染 腹膜刺激征

4. 90% 脐与髂前上棘连线中、外 1/3 交界 经脐水平线与腋前线相交

5. 灌洗液中含有肉眼可见的血液、胆汁、胃肠内容物或证明是尿液 显微镜下红细胞计数超过 100×10^9/L 或白细胞计数超过 0.5×10^9/L 淀粉酶超过 100Somogyi 单位 灌洗液中发现细菌

6. 出血性 空腔脏器穿破性 沾染严重 沾染轻

7. 膈下有游离气体 尽量减少搬动,以免加重损伤

8. 包扎 污染腹腔

四、问答题

1. 答案要点

(1)临床观察内容

1)动态监测生命体征:每 15~30min 测定一次血压、脉率和呼吸。

2)动态监测腹部体征:每 30min 检查一次,注意腹膜刺激征程度和范围的改变。

3)动态监测血常规:每 30~60min 测定一次细细胞数、血红蛋白和血细胞比容,了解是否有下降,并复查白细胞计数是否上升。

4)必要时可重复进行诊断性腹腔穿刺和腹腔灌洗术、超声检查等。

(2)观察期间的处理

除了随时掌握伤情变化外,观察期间应做到:①让卧床休息,不宜随便搬动伤者,以免加重伤情。②禁食禁饮,以免万一有胃肠道穿孔而加重腹腔污染;对疑有空腔脏器破裂或有明显腹胀时,应及时进行有效的胃肠减压。③禁用或慎用镇痛药,以免掩盖伤情。

为了给可能需要进行的手术治疗创造条件,观察期间还应进行以下处理:①应积极采取抗休克措施,合理选用广谱抗生素,以预防或治疗可能存在的腹腔内感染。②维持水电解质及酸碱平衡,给予营养支持。

2. 答案要点 ①较早出现休克征象者,尤其是出血性休克;②存在持续性甚至进行性加重的腹部剧痛,伴恶心、呕吐等消化道症状者;③有明显腹膜刺激征者;④腹部有移动性浊音者;⑤有气腹征者;⑥直肠指检时,前壁有压痛或波动感,或指套上粘有血迹者;⑦有便血、呕血或尿血者。凡腹部闭合性损伤病人有以上表现之一,均应考虑合并有腹内脏器损伤的可能。

3. 答案要点　①腹痛或腹膜刺激征有进行性加重或范围有扩大者；②肠鸣音逐渐减弱、消失或腹部逐渐膨隆者；③全身情况有恶化趋势，出现口渴、烦躁、脉率增快或体温及白细胞计数上升或红细胞计数进行性下降者；④积极救治休克而情况不见好转或继续恶化者；⑤腹腔穿刺抽出气体、不凝血、胆汁、胃肠内容物或尿液者；⑥膈下有游离气体，肝浊音界缩小或消失，或者出现移动性浊音者；⑦消化道有出血者；⑧直肠指检时有明显触痛者。

4. 答案要点　对于已确诊或高度怀疑有腹内脏器损伤者应积极做好术前准备，力争早期手术。①对伴有腹部以外的合并伤者，应全面衡量各种损伤的轻重缓急。首先处理对生命威胁最大的损伤，如心跳呼吸骤停应紧急进行心肺复苏、出现窒息应及时解除气道梗阻、大出血者应迅速控制明显的外出血、开放性气胸则应快速封闭患侧胸壁上的伤口，张力性气胸则可利用粗针头穿刺胸膜腔排气以达到暂时减压的目的，颅脑外伤致颅内压急剧增高者则应快速静脉输注高渗降颅内压药物，以缓解病情、争取时间等。对已发生休克者应迅速建立通畅的静脉通路，及时补液，必要时输血，尽快恢复循环血容量、控制休克。②对不伴腹部以外的合并伤者，腹部损伤的救治应当放在优先地位。对于腹内脏器损伤本身，实质性脏器损伤常可发生致死性大出血，故比空腔脏器损伤更为紧急，应优先处理。

五、病案分析

答案要点

（1）该病例有以下特点：

①有左上腹直接暴力受伤史。②伤后感到左季肋部持续性疼痛，并向左肩部放射。③全腹压痛（+），以左上腹为明显，轻度肌紧张及反跳痛，移动性浊音（+），腹部听诊肠鸣音减弱。④全身情况变化明显：低血压（85/60mmHg），脉率增快（110 次 /min），口渴、头晕、心慌、气短，表情淡漠，面色苍白，贫血貌。⑤实验室检查：血红蛋白降低（105g/L），$PaCO_2$ 降低（16mmol/L）。

综合以上情况，病人有明显腹腔内出血征象，本病例最大可能的诊断是脾破裂，同时伴有低血容量性休克和代谢性酸中毒。

（2）为明确诊断，可进行以下检查：

①超声检查和 CT：可见脾脏形态不完整、脾包膜破损、脾影增大或腹腔内积液等。②X 线检查：可排除空腔脏器破裂，如胃肠破裂可出现膈下游离气体。③选择性脾动脉造影：可见脾脏与侧腹壁间距增大，脾动脉支受血凝块挤压而分开和造影剂自血管外溢。④腹腔穿刺或灌洗：于左下腹抽出不凝血有确诊意义，腹腔灌洗液中红细胞计数 $>0.1 \times 10^9/L$，有诊断意义。

以上检查项目以腹腔灌洗最为准确，阳性率最高。

（3）治疗原则：因高度怀疑脾破裂，对病人最大的威胁是内出血。因此，应迅速建立通畅的静脉通路，及时补液，纠正代谢性酸中毒，必要时输血，尽快恢复循环血容量、控制低血容量性休克，力争在收缩压回升至 90mmHg 以上后进行手术。若在积极抗休克治疗的情况下，仍未能纠正，提示腹内有进行性大出血，则应当机立断，在抗休克的同时，迅速剖腹止血。

术中注意事项：进入腹腔后，首先控制活动性出血，继而钳闭胃肠裂口，污染重的下消化道裂口宜先钳闭，待查明伤情后一并处理。一般先检查肝、脾等实质性脏器，同时探查膈肌、胆囊等有无损伤，接着从胃开始，逐段探查十二指肠第一段、空肠、回肠、大肠以及其系膜，然后探查盆腔脏器，之后再切开胃结肠韧带显露网膜囊，检查胃后壁和胰腺。如有必要，最后应切开后腹膜查十二指肠第二、三、四段，防止遗漏。

（4）腹部闭合性损伤病人除根据病史、症状体征及辅助检查外，若出现以下征象时，应及时手术探查：①腹痛或腹膜刺激征有进行性加重或范围有扩大者；②肠鸣音逐渐减弱、消失或腹部逐渐膨隆者；③全身情况有恶化趋势，出现口渴、烦躁、脉率增快或体温及白细胞计数上升或红细胞计数进行性下降者；④积极救治休克而情况不见好转或继续恶化者；⑤腹腔穿刺抽出气体、不凝血、胆汁、胃肠内容物或尿液，或灌洗液中含有肉眼可见的血液、胆汁、胃肠内容物或证明是尿液，或显微镜下红细胞计数超过 $100 \times 10^9/L$，或白细胞计数超过 $0.5 \times 10^9/L$，或淀粉酶超过 100Somogyi 单位，或灌洗液中发现细菌；⑥膈下有游离气体，肝浊音界缩小或消失，或者出现移动性浊音者；⑦消化道有出血者；⑧直肠指检有明显触痛者。

（杨敬博）

第二十九章　急性化脓性腹膜炎

【内容要点】

一、急性化脓性腹膜炎

急性化脓性腹膜炎累及整个腹腔时称为急性弥漫性化脓性腹膜炎。临床上分为原发性腹膜炎和继发性腹膜炎。

（一）病因

1. 继发性腹膜炎　是最常见的化脓性腹膜炎。其原因很多,主要有以下几种:①消化道急性穿孔;②腹腔内急性炎症与感染;③急性肠梗阻;④腹部外伤;⑤医源性。引起腹膜炎的细菌主要是胃肠道内的常驻菌群,其中以大肠埃希氏菌最为多见,其次为厌氧拟杆菌、链球菌、变形杆菌等。一般为混合性感染,故致病力强。

2. 原发性腹膜炎　又称自发性腹膜炎,即腹腔内无原发病灶。原发性腹膜炎多为单一细菌感染,致病菌多为溶血性链球菌、肺炎球菌或大肠埃希氏菌。细菌进入腹腔的途径:①血行播散;②上行性感染;③直接扩散;④肠道细菌移位;⑤淋巴途径。

（二）临床表现

1. 腹痛　是最主要的临床表现。疼痛的程度与发病原因、炎症的轻重、年龄及身体素质等有关。疼痛一般都很剧烈,呈持续性。深呼吸、咳嗽、转动体位时加剧,因此病人多不愿改变体位。疼痛先从原发病变部位开始,随着炎症扩散而波及全腹。

2. 恶心、呕吐　腹膜受到刺激引起的反射性呕吐,多为胃内容物。发生麻痹性肠梗阻时可呕出粪水样肠内容物。

3. 体温、脉搏　开始时正常,以后体温逐渐升高、脉搏逐渐加快。年老体弱的病人体温可不升高,脉搏多加快。若脉搏快体温反而下降,是病情恶化的征象之一。

4. 感染中毒症状　病情进一步发展,可出现面色苍白、虚弱、眼窝凹陷、皮肤干燥、四肢发凉、呼吸急促、口唇发绀、脉细微弱、体温骤升或下降、血压下降、神志恍惚或不清,表明已有重度缺水、代谢性酸中毒及休克。

5. 腹部体征

（1）视诊:明显腹胀,腹式呼吸减弱或消失。腹胀加重是病情恶化的重要标志。

（2）触诊:腹肌紧张、腹部压痛和反跳痛是腹膜炎的标志性体征,尤以原发病灶所在部位最为明显,有助于定位诊断。

（3）叩诊:因胃肠胀气而呈鼓音。胃十二指肠穿孔时,肝浊音界缩小或消失。腹腔内积液较多时可叩出移动性浊音。

（4）听诊：肠鸣音减弱，肠麻痹时肠鸣音可完全消失。

6. **直肠指检** 直肠前窝饱满及触痛，这表示盆腔已有感染或形成盆腔脓肿。

（三）辅助检查

1. **实验室检查** 白细胞计数和中性粒细胞比例增高，病情危重或机体反应能力低下的病人，白细胞计数不增高，仅中性粒细胞比例增高，甚至出现中毒颗粒。

2. **影像学检查**

（1）腹部立位平片：小肠普遍胀气并有多个气液平面是肠麻痹征象。胃肠穿孔时可见膈下游离气体。

（2）超声检查：可显示出腹腔内有不等量的液体。已婚女性病人可选择阴道超声检查，可在超声引导下行腹腔穿刺或阴道后穹穿刺检查。

（3）CT检查：对腹腔内实质性脏器病变（如急性胰腺炎）的诊断帮助较大，对评估腹腔积液的量也有一定帮助。CT可提供腹部平片无法提供的定位及病理信息，如诊断肠梗阻的病因和部位。

3. **诊断性腹腔穿刺术** 根据抽出液的性质来判断病因病情。腹内液体少时腹腔穿刺往往抽不出液体，可注入一定量的生理盐水后再进行抽液检查。

4. **腹腔镜技术** 可应用于弥漫性腹膜炎的诊治，尤其是有手术指征、病因不明的腹膜炎，可提高诊断准确率，避免盲目的剖腹探查。

（四）诊断和鉴别诊断

根据病史、典型体征及辅助检查结果，腹膜炎的诊断一般是比较容易的。但进一步明确原发病是诊断中的重要环节。可采用腹腔穿刺、灌洗或应用腹腔镜检查。细菌培养对鉴别诊断和抗菌药物的选择具有重要价值。对难以确定病因而有肯定手术指征者，应尽早行剖腹探查，以便及时发现和处理原发灶。

（五）治疗

1. **非手术治疗** 对病情较轻，或病程较长超过24h，且腹部体征已减轻或有减轻趋势者，或伴有严重心肺等脏器疾患而禁忌手术者，可行非手术治疗。非手术治疗也可作为手术前的准备工作。

（1）体位：一般取半卧位，以促使腹腔内渗出液流向盆腔，减少吸收和减轻中毒症状，有利于感染局限和引流；经常活动双腿，以防下肢静脉血栓形成；休克病人取头和躯干抬高20°~30°、下肢抬高15°~20°的体位。

（2）禁食、胃肠减压：胃肠穿孔病人必须禁食，并留置胃管持续胃肠减压。

（3）纠正水、电解质紊乱及营养支持：根据病人的出入量及应补充的液体量计算补充的液体总量，以纠正缺水和酸碱失衡；病情严重的应纠正低蛋白血症和贫血；长期不能进食的病人应及早考虑用胃肠外营养。

（4）继发性腹膜炎大多为混合感染，致病菌主要为大肠埃希氏菌、肠球菌和厌氧菌（拟杆菌为主），在选择抗生素时，应考虑致病菌的种类；尚无细菌培养报告时应选用广谱抗生素，第三代头孢菌素足以杀死大肠埃希氏菌而无耐药性；根据细菌培养及药敏结果选用抗生素是合理的，初始剂量不足及剂量调整不当将导致治疗失败。

（5）镇静、镇痛、吸氧：可减轻病人的痛苦与恐惧心理；已经确诊、治疗方案已定及手术后的病人，可用镇痛治疗；但诊断不清或需进行观察的病人，暂不能用镇痛药，以免掩盖病情。

（6）保护重要脏器功能：急性腹膜炎引起脓毒性休克的病人较易发生多脏器功能衰竭，因此要保护重要脏器的血液灌注和组织供氧。

2. 手术治疗

（1）手术适应证：①经上述非手术治疗 6~8h（一般不超过 12h），腹膜炎症状及体征不缓解反而加重者；②腹腔内原发病变严重；③腹腔内炎症较重，尤其是有休克表现者；④腹膜炎病因不明确，无局限趋势者。

（2）手术方法

①麻醉方法：多选用全身麻醉或硬膜外麻醉。②切口选择：根据原发病的器官所在部位而定，若不能确定原发病变位于哪个脏器，则以右旁正中切口为宜。③处理原发病：为手术的主要目的。④彻底清理腹腔：吸净腹腔内脓液和渗出液。⑤充分引流：为减轻腹腔感染，防止术后发生腹腔脓肿。⑥术后处理：继续禁食、胃肠减压、补液、应用抗生素和营养支持治疗，保证引流管通畅。

二、腹腔脓肿

脓液在腹腔内积聚，由肠管、内脏、网膜或肠系膜等粘连包裹，与游离腹腔隔离，形成腹腔脓肿。腹腔脓肿可分为膈下脓肿、盆腔脓肿和肠间脓肿。一般均继发于急性腹膜炎或腹腔内手术，原发性感染少见。

（一）膈下脓肿

脓液积聚在一侧或两侧的膈下、横结肠及其系膜以上的间隙内，称膈下脓肿。膈下脓肿可发生在一个或两个以上的间隙。病人平卧时膈下部位最低，急性腹膜炎时腹腔内的脓液常积聚于此。脓肿位置与原发病有关，临床上右膈下脓肿多见。小的膈下脓肿经非手术治疗一般可被吸收，较大的脓肿通常需要手术引流。

1. 临床表现

（1）全身症状：发热，初为弛张热，后为中等程度以上的持续发热、脉快、乏力、食欲减退、盗汗和消瘦。

（2）局部症状：可有咳嗽、胸痛。患侧季肋部、腹部或胸部有持续性钝痛，深呼吸时加重，并向肩部放射或伴有呃逆。

（3）体征

1）视诊：季肋部略显隆起。

2）触诊：局部有压痛及局部皮肤凹陷性水肿，皮温升高。

3）叩诊：季肋区有叩痛，右膈下脓肿肝浊音界可有扩大。

4）听诊：患侧胸部下方呼吸音减弱或消失。

（4）辅助检查

1）实验室检查：血白细胞计数及中性粒细胞比例增加。

2）X 线透视及平片：患侧膈肌抬高、呼吸活动受限或消失，肋膈角模糊或反应性胸腔积液，可有膈下液平面或占位阴影、肺下叶部分不张等。

3）超声和 CT 检查：可显示液性平面、脓肿部位和大小。

4）诊断性穿刺：不仅可帮助诊断，还可同时抽脓，冲洗脓腔，注入有效的抗生素进行治疗。

2. 诊断 根据腹膜炎或腹腔手术后，全身情况一度好转又出现全身感染症状和上述体征，结合 X 线和超声、CT 检查，诊断一般不困难。膈下诊断性穿刺可确诊。

3. 治疗

（1）全身支持治疗：包括补液、输血、营养支持及抗生素的应用。

（2）经皮穿刺置管引流术：目前已成为临床治疗膈下脓肿的主要方法。

（3）切开引流术：目前已很少应用。

（二）盆腔脓肿

人体直立、坐位时，盆腔处于腹腔的最低位置，腹腔内的炎性渗出物或脓液易积聚于此而形成脓肿。因盆腔腹膜面积小，吸收毒素的能力较低，故发生盆腔脓肿时全身感染中毒症状较轻，但局部症状常较明显。

1. 临床表现　下腹部钝痛、不适，体温持续不退或下降后又升高，一般为低热或中等度发热。典型的表现是直肠或膀胱刺激症状。腹部检查常无明显阳性体征。直肠指检可发现肛管括约肌松弛，在直肠前壁可触及向直肠腔内膨起、有触痛的包块，有时可触及波动感。

2. 诊断　急性腹膜炎治疗过程中出现典型的直肠或膀胱刺激症状，应考虑其诊断。直肠指检或已婚妇女经阴道检查，有助于诊断。下腹部超声及经直肠或阴道超声均有助于明确诊断，必要时可作 CT 检查，有助于确定脓肿位置、大小等。经阴道后穹穿刺抽出脓液可确定诊断。

3. 治疗

（1）非手术治疗：全身应用抗生素，辅以热水坐浴、温盐水保留灌肠及物理透热等疗法。有些病人经过上述治疗，脓液可自行完全吸收。

（2）手术治疗：脓肿较大者，可在骶管或硬膜外麻醉下，经直肠前壁行脓肿切开引流术。已婚女性可经阴道后穹行脓肿切开引流术。

（三）肠间脓肿

急性化脓性腹膜炎发展过程中，脓液不能充分吸收或引流，聚积于肠管、肠系膜与网膜之间，形成大小不等的肠间脓肿。可单发，也可为多发。

1. 临床表现与诊断　发热、腹痛、腹胀、腹部压痛或触及边界不清有压痛的包块。若脓肿周围粘连广泛，可引起不同程度的机械性肠梗阻。脓肿自行破入肠管或膀胱形成内瘘，脓液随大小便排出。X 线检查可发现肠壁间距增宽，局部肠襻积气，有时可见小肠液 – 气平面。超声、CT 检查可显示脓肿的范围和大小。

2. 治疗

（1）非手术治疗：应用抗生素、局部热敷、物理透热及全身支持等治疗。

（2）手术治疗：脓肿较大、非手术治疗无效或发生肠梗阻时，则应考虑剖腹探查解除梗阻，清除脓液并引流。对贴近腹壁的单房脓肿，可在超声或 CT 引导下采用经皮穿刺置管引流术。

三、急性腹痛的鉴别诊断与治疗

（一）急性腹痛的分类与特点

1. 按神经支配、传导途径不同分类

（1）内脏性腹痛：由内脏的传入神经末梢受到消化道平滑肌痉挛、强烈收缩、突然扩张，以及化学物等刺激所引起。疼痛范围广泛而弥散，在腹中线附近、深在的腹部弥散性隐痛，定位不准确；痛阈较高，对针刺、切割、烧灼等不敏感，对内脏的炎症、牵拉、突然膨胀、剧烈收缩，尤其对缺血的疼痛感十分灵敏；疼痛性质和程度与脏器结构有关；疼痛部位与脏器胚胎起源有关；常伴有迷走神经兴奋如恶心、呕吐等消化道症状。体格检查的特点是压痛。

（2）躯体性腹痛：又称体干性腹痛、体位痛，由腹部（腹壁壁腹膜）脊神经受刺激引起。定位明确；疼痛常伴有腹膜刺激征；痛阈较低，痛觉敏感。体格检查的主要特点是肌紧张、反跳痛。

（3）感应性腹痛：又称牵涉痛、放射痛。牵涉痛是由于病变器官与牵涉痛部位（皮肤）具有同一脊髓节段的神经纤维分布，如胆囊急性病变牵涉到同侧肩胛区痛，胸腔内病变牵涉到上腹部痛，输尿管痉挛牵涉到同侧下腹和会阴部痛。

2. 按常见病因分类 有炎症性腹痛、脏器穿孔性腹痛、梗阻性腹痛、出血性腹痛、缺血性腹痛、损伤性腹痛及功能紊乱性或其他疾病所致腹痛等（表29-1）。

表29-1 各类急性腹痛的分类、临床特点和常见病因

分类	临床特点	常见病因
炎症性腹痛	腹痛+发热+压痛或腹肌紧张	急性阑尾炎、急性胆囊炎、急性胰腺炎，急性坏死性肠炎、急性盆腔炎、急性子宫内膜炎、急性附件炎
脏器穿孔性腹痛	突发的持续性腹痛+腹膜刺激征+气腹	胃、十二指肠溃疡穿孔、肠结核穿孔
梗阻性腹痛	阵发性腹痛+呕吐+腹胀+排泄障碍	肠梗阻、肠套叠、小肠扭转、乙状结肠扭转、嵌顿性腹股沟疝、肝内、外胆管结石、胆道蛔虫症、肾、输尿管结石
出血性腹痛	腹痛+隐性出血或显性出血+失血性休克	异位妊娠破裂、腹主动脉瘤破裂、胆道出血，肝癌的自发性破裂出血
缺血性腹痛	持续腹痛+随缺血坏死而出现的腹膜刺激征	肠系膜血管缺血性疾病、卵巢囊肿蒂扭转
损伤性腹痛	外伤+腹痛+腹膜炎或内出血症候群	胃、肠等空腔性脏器破裂、肝、脾等实质性脏器破裂
功能紊乱性或其他疾病所致腹痛	腹痛无明确定位+精神因素+全身性疾病史	肠易激综合征、结肠肝（脾）曲综合征、胆道运行功能障碍、慢性铅中毒、腹型癫痫、急性溶血、糖尿病酮症酸中毒以及腹型紫癜

3. 按学科分类 分为外科急性腹痛、内科急性腹痛、妇科及其他科急性腹痛，不同专科的急性腹痛有各自不同的特点。一般内科急性腹痛的部位多不固定，喜按，无腹膜刺激征，可伴发热、呕吐、腹泻等症状。外科急性腹痛的部位和疼痛性质多明确，腹痛多为最先出现或最主要症状，以病灶区为著，压痛明显而拒按的部位多为病灶之所在，可伴发热，但发热多出现在腹痛之后，部分需手术治疗。妇科或其他科的急性腹痛则有其自身专科疾病的特点。

（二）急性腹痛部位与常见疾病的关系（表29-2）

表29-2 急性腹痛部位与常见疾病的关系

腹痛部位	腹内		腹外	
	病变部位	对应疾病（可能诊断）	病变部位	对应疾病（可能诊断）
右上腹	肝	外伤性肝破裂、肝脓肿、肝癌	右胸腹壁	右胸腹壁带状疱疹
	胆囊与胆管	急性胆囊炎、胆囊结石、胆总管结石、急性梗阻性化脓性胆管炎、胆道蛔虫病、先天性胆管扩张症	心脏	急性心肌梗死
			右肺	右下叶大叶性肺炎

腹痛部位	腹内		腹外	
	病变部位	对应疾病（可能诊断）	病变部位	对应疾病（可能诊断）
左上腹	脾	脾破裂、脾脓肿、急性脾蒂扭转	左胸腹壁	左胸腹壁带状疱疹
	胰	急性胰腺炎	左肺	左下叶大叶性肺炎
右下腹	胃十二指肠	胃十二指肠溃疡穿孔		
	空肠、回肠结肠阑尾	急性肠炎回盲部肠套叠急性阑尾炎		
	肠系膜淋巴结	急性肠系膜淋巴结炎		
	右输尿管	右侧输尿管结石		
	盆腔、右侧附件	急性盆腔炎、右侧卵巢囊肿蒂扭转、右侧卵巢或黄体破裂、宫外孕破裂		
左下腹	结肠	乙状结肠扭转,乙状结肠、直肠癌梗阻		
	左输尿管	左侧输尿管结石		
	盆腔、附件	急性盆腔炎、左侧卵巢囊肿蒂扭转、左侧卵巢或黄体破裂、宫外孕破裂、左侧卵巢囊肿扭转		
弥漫性或部位不定	腹膜	急性原发性或继发性腹膜炎	血液等	重金属中毒、急性血卟啉病、腹型过敏性紫癜、腹型癫痫等
	肠	急性肠穿孔、急性机械性肠梗阻、缺血性肠病		

（三）急性腹痛性质、程度、原因及临床意义（表 29-3）

表 29-3 急性腹痛性质、程度、原因及临床意义

急性腹痛性质及程度	原因	临床意义
突发剑突下中上腹部剧烈刀割样疼痛	由胃十二指肠漏出的酸性或碱性消化道内容物刺激壁腹膜所致	胃十二指肠溃疡穿孔
阵发性剧烈的绞痛	结石进入胆道或输尿管机械刺激引胆道或输尿管,引发平滑肌痉挛;梗阻的肠道内容物压迫刺激引起肠道平滑肌痉挛	机械性肠梗阻、胆总管结石、输尿管结石等
阵发性剑突下钻顶样疼痛	为蛔虫钻入胆道,机械刺激引起 Oddi 括约肌痉挛所致	胆道蛔虫症

急性腹痛性质及程度	原因	临床意义
持续而剧烈的广泛性腹痛伴腹肌紧张或板样强直	为腹腔壁腹膜受到炎症性、化学性或血液性刺激引起	急性弥漫性腹膜炎
持续性伴阵发性加剧腹痛	炎症引起持续性疼痛,梗阻导致平滑肌痉挛	绞窄性肠梗阻、绞窄性疝、急性梗阻性化脓性胆管炎等
腹痛逐渐加重,且呈持续性钝痛或隐痛	为内脏性疼痛,多由胃肠张力变化或轻度炎症引起	多为腹腔或盆腔炎症性疾病
腹部胀痛	多为胃肠扩张或实质脏器包膜牵张所致	麻痹性肠梗阻

（四）急性腹痛诱发因素及临床意义（表29-4）

表29-4　急性腹痛诱发因素及临床意义

急性腹痛诱发因素或病史	临床意义
进食过于油腻食物史	胆囊炎或胆石症发作
暴饮暴食史	急性胰腺炎、急性胃穿孔、急性胃扩张
腹部手术史、腹膜炎史	粘连性机械性肠梗阻
腹部受暴力作用的外伤史	急性弥漫性腹膜炎
饱食后剧烈运动史	急性肠扭转
近期有心肌梗死或心房颤动或周围血管栓塞史	急性肠系膜血管栓塞
排蛔虫、吐蛔虫史	蛔虫性肠梗阻、胆道蛔虫症

（五）急性腹痛发作时间及临床意义（表29-5）

表29-5　急性腹痛发作时间及临床意义

急性腹痛发作时间	临床意义
餐后腹痛	胆胰疾病、胃部肿瘤或消化不良
餐前周期性、节律性上腹痛	胃十二指肠溃疡
腹痛与月经来潮相关	子宫内膜异位症
发作在月经间期	卵泡破裂
月经周期后半期	卵巢黄体破裂
已婚生育期	卵巢囊肿扭转、急性输卵管炎、宫外孕破裂、卵巢滤泡破裂

【练习题】

一、选择题

（一）A1 型题

1. 原发性腹膜炎和继发性腹膜炎的主要区别是
   - A. 病人的年龄和性别
   - B. 腹腔内有无原发灶
   - C. 病人的全身免疫力
   - D. 致病菌的种类
   - E. 发病的次数

2. 引起继发性腹膜炎的病因不包括
   - A. 急性阑尾炎
   - B. 溃疡穿孔
   - C. 胆囊穿孔
   - D. 肝硬化腹水感染
   - E. 手术污染

3. 继发性腹膜炎毒性强的原因主要是因为感染细菌为
   - A. 金黄色葡萄球菌
   - B. 溶血性链球菌
   - C. 大肠埃希氏菌
   - D. 混合细菌
   - E. 肺炎球菌

4. 腹膜刺激征是指
   - A. 腹痛、腹部压痛、反跳痛
   - B. 腹部压痛、反跳痛、腹肌紧张
   - C. 发热、腹痛、黄疸
   - D. 腹痛、腹部压痛、肌紧张
   - E. 发热、寒战、腹痛

5. 急性化脓性腹膜炎最方便、可靠的诊断方法是
   - A. 白细胞计数和中性粒细胞计数增高
   - B. 畏寒、发热和休克
   - C. 腹腔穿刺阳性
   - D. 超声检查
   - E. X 线平片有液平面

6. 急性腹膜炎最主要的早期体征是
   - A. 腹胀
   - B. 腹壁压痛和肌紧张
   - C. 脱水外貌
   - D. 移动性浊音
   - E. 肠鸣音减弱或消失

7. 诊断急性化脓性腹膜炎除典型临床表现和实验室检查外,还应查明
   - A. 原发病灶
   - B. 病前用药情况
   - C. 全身中毒症状
   - D. 腹痛的范围
   - E. 发热程度

8. 诊断消化性溃疡穿孔最有价值的临床表现是
   - A. 突然上腹部剧痛
   - B. 腹式呼吸消失
   - C. 上腹部明显压痛
   - D. 上腹部有反跳痛
   - E. 肝浊音界消失

9. 急性化脓性腹膜炎时,若腹腔穿刺液呈血性臭味液,首先考虑是
   - A. 胃十二指肠溃疡穿孔
   - B. 肝破裂
   - C. 脾破裂
   - D. 结肠破裂
   - E. 绞窄性肠梗阻

10. 急性化脓性腹膜炎,如不能确定原发病灶部位,剖腹探查宜选用的切口为
    - A. 上腹正中切口
    - B. 下腹正中切口
    - C. 右旁正中切口
    - D. 左旁正中切口
    - E. 右肋缘下切口

（二）A2 型题

1. 病人,女,35 岁。有胆囊结石病史 8 年,1d 前出现左上腹剧烈疼痛,向腰背部放射,伴

恶心、呕吐，但无发热，无血尿，无黄疸。为明确诊断，首选的实验室检查是

    A. 大便常规和隐血试验　　B. 血清转氨酶　　　　　C. 尿常规

    D. 血清淀粉酶检查　　　　E. 上消化道钡餐透视检查

  2. 病人，男，50岁。胃溃疡病史25年。饭后突发上腹剧痛1h，为进一步明确诊断，首选的检查方法是

    A. 腹腔诊断性穿刺　　　　B. 立位腹部X线平片　　　C. CT检查

    D. 超声检查　　　　　　　E. X线胃肠钡餐检查

  3. 病人，男，23岁。上腹痛2年，常在空腹时和夜间发生，进食后可缓解。半小时前餐后突感上腹部持续剧痛。查体：腹式呼吸消失，上腹肌紧张，有压痛、反跳痛，肝浊音界消失，肠鸣音消失。考虑最可能的诊断是

    A. 胃溃疡穿孔　　　　　　B. 急性胆囊炎　　　　　　C. 急性胰腺炎

    D. 十二指肠溃疡穿孔　　　E. 急性肠梗阻

  4. 病人，男，42岁。大量饮酒8h后出现上腹疼痛，弯腰体位可减轻，左上腹压痛，最有可能的诊断是

    A. 急性胃炎　　　　　　　B. 急性胆囊炎　　　　　　C. 急性胰腺炎

    D. 急性胃肠炎　　　　　　E. 急性肠梗阻

  5. 病人，男，54岁。胃溃疡史15年，间断反复发作，多为进食后疼痛，饭前缓解。近2个月疼痛规律改变，并消瘦。为明确诊断，应首选的检查方法是

    A. 十二指肠镜检查　　　　B. X线上消化道钡剂造影　C. 胃镜检查

    D. 腹腔镜检查　　　　　　E. 腹部超声检查

  6. 病人，女，46岁。体态肥胖，间断性出现右上腹痛并向右背部放射1年，似与进油腻饮食有关，体格检查无明显异常。常规应首选下列检查中的

    A. 胃镜检查　　　　　　　B. 肝胆超声检查　　　　　C. CT检查

    D. MRI检查　　　　　　　E. 腹腔镜

  7. 病人，女，35岁。右上腹痛2d，伴恶心、呕吐，今起疼痛阵发性加剧，伴畏寒发热。查体：T 38℃，巩膜无黄染，右上腹有压痛。诊断首先考虑

    A. 急性阑尾炎　　　　　　B. 急性胆囊炎　　　　　　C. 急性胰腺炎

    D. 胃十二指肠溃疡　　　　E. 胆总管结石，胆管炎

（三）A3/A4型题

（1~7题共用题干）

病人，男，18岁。因急性腹痛48h急诊入院，诊断为急性弥漫性化脓性腹膜炎，病因不明。查体：BP 100/80mmHg，P 100次/min，神志清，面色苍白，四肢湿冷，心肺听诊未闻及异常，腹平坦，全腹均有压痛，反跳痛（＋），腹肌紧张（＋），肠鸣音弱。

  1. 该病人目前出现的休克属于

    A. 出血性休克　　　　　　B. 感染性休克　　　　　　C. 损伤性休克

    D. 神经性休克　　　　　　E. 心源性休克

  2. 病人休克的原因为

    A. 大量毒素的吸收　　　　　　　　　　B. 大量液体丧失于腹腔

    C. 中毒性心肌炎　　　　　　　　　　　D. 毒素吸收和血容量减少

    E. 急性呼吸衰竭

3. 为明确诊断,最有价值的辅助检查是

    A. 白细胞分类与计数   B. 血尿淀粉酶   C. 直肠指检

    D. 腹部 X 线平片   E. 诊断性腹腔穿刺与灌洗

4. 如腹腔穿刺液呈血性臭味液,最可能的诊断为

    A. 腹腔结核   B. 绞窄性肠梗阻   C. 急性出血坏死性胰腺炎

    D. 十二指肠溃疡穿孔   E. 胆囊穿孔

5. 继发性化脓性腹膜炎的病原菌,最常见的是

    A. 大肠埃希氏菌   B. 厌氧拟杆菌   C. 溶血性链球菌

    D. 肺炎球菌   E. 混合感染

6. 继发性腹膜炎的腹痛特点为

    A. 阵发性全腹绞痛

    B. 逐渐加重的阵发性腹痛

    C. 剧烈、持续性全腹痛,以原发部位最显著

    D. 高热后全腹痛

    E. 疼痛与进食有关

7. 继发性腹膜炎出现休克时,首选的治疗方法是

    A. 积极抗休克,不考虑手术治疗

    B. 积极抗休克,如休克纠正则用非手术治疗

    C. 积极抗休克的同时进行手术

    D. 立即手术

    E. 积极抗休克,如休克不能纠正应延缓手术

(8~11 题共用题干)

病人,男,30 岁。2h 前突然上腹刀割样痛,迅速波及全腹,不敢直腰走路。检查:板状腹,腹肌强直,有腹膜刺激征,肠鸣音消失,肝浊音界缩小。

8. 最应考虑的诊断是

    A. 阑尾穿孔   B. 溃疡病穿孔   C. 胆囊穿孔

    D. 绞窄性肠梗阻   E. 急性出血性胰腺炎

9. 进一步明确检查的简便方法是

    A. 血淀粉酶测定   B. 白细胞计数及分类   C. X 线腹部平片

    D. 尿淀粉酶测定   E. 腹腔穿刺抽液检查淀粉酶量

10. 如以上诊断成立,则初步治疗措施为

    A. 禁食、持续胃肠减压   B. 输液

    C. 静脉滴注抗生素   D. 6~8h 后症状不见好转应考虑手术治疗

    E. 以上都对

11. 下列关于急性化脓性腹膜炎的体征中,错误的是

    A. 腹式呼吸减弱   B. 有腹肌紧张   C. 腹壁肿胀及静脉曲张

    D. 全腹压痛及反跳痛   E. 肠鸣音减弱或消失

(12~14 题共用题干)

病人,男,28 岁。突然发生上腹部剧痛,腹痛持续,但无放射痛,伴有恶心、呕吐。查体:全腹压痛、反跳痛,以上腹部及右上腹为著,叩诊肝浊音界不清,肠鸣音减弱。

12. 为明确诊断,首先应做的检查是
    A. 白细胞计数和分类　　　　　　　　B. 血清淀粉酶或尿淀粉酶测定
    C. 腹部 X 线检查　　　　　　　　　　D. 诊断性腹腔穿刺
    E. 腹部超声检查

13. 若已证实膈下游离气体存在,最可能的原因是
    A. 胆囊穿孔　　　　B. 胃十二指肠穿孔　　　　C. 肝破裂
    D. 膀胱破裂　　　　E. 乙状结肠穿孔

14. 病人疼痛进一步加重,肠鸣音消失,腹部移动性浊音阳性,血白细胞计数 21×10^9/L。此时应采取的措施是
    A. 镇静、镇痛　　　　B. 胃肠减压,应用抗生素　　　C. 补充水、电解质和营养
    D. 穿刺引流　　　　　E. 急症手术

（15~17 题共用题干）

病人,男,28 岁。饱餐后劳动,突然腹部剧痛,恶心、呕吐 6h。查体:痛苦面容,P 122 次 /min,BP 80/60mmHg,腹稍胀,脐左方可见一肿块,腹部压痛、反跳痛、肌紧张,肝浊音界存在。病人喜取胸膝位。

15. 最有可能的诊断是
    A. 急性肠穿孔　　　　　　　　　　　B. 胃十二指肠溃疡急性穿孔
    C. 急性肠扭转　　　　　　　　　　　D. 急性胆囊炎
    E. 急性胰腺炎

16. 首选的诊断方法是
    A. 血生化检查　　　　B. 上消化道钡餐透视　　　C. 腹部 X 线片
    D. 血管造影　　　　　E. 腹部超声检查

17. 应选择的治疗措施是
    A. 胃肠减压　　　　B. 补液　　　　　　　　C. 输血
    D. 抗生素　　　　　E. 急症手术

（四）B1 型题
A. 腹式呼吸基本消失
B. 腹部压痛最显著的部位
C. 腹肌强直呈板状
D. 右下腹柔软无压痛
E. 腹胀、肠鸣音消失

1. 对明确弥漫性腹膜炎的病因最有价值的是
2. 可以初步排除阑尾炎的体征是
3. 青壮年溃疡病急性穿孔的早期体征为

二、名词解释

1. 继发性化脓性腹膜炎
2. 原发性腹膜炎
3. 膈下脓肿
4. 躯体性腹痛

三、填空题

1. 腹膜分为相互连续的_____和_____两部分,两者之间的潜在空隙称_____,在男性是封闭的,女性则经_____、_____、____与外界相通。

2. 壁腹膜主要受_____ 支配,对各种刺激敏感,痛觉定位_____,腹前壁腹膜在炎症时,可引起局部腹膜刺激征,即腹部_____、_____、____,是诊断腹膜炎的主要临床依据。

3. 脏腹膜受_____支配,对牵拉、压迫以及空腔器官腔内压或炎症所致的组织内压增高等刺激较为敏感,其性质常为_____,且定位性差,多感觉局限于_____,受到强刺激时常可引起心率减慢、血压下降和肠麻痹。

4. 继发性腹膜炎为临床最为常见的急性腹膜炎,多继发于_____、_____、_____、_____及医源性因素等。

5. 原发性腹膜炎致病菌多为_____或_____,进入腹腔的途径包括:_____、_____、_____、_____。

6. 继发性腹膜炎最主要的症状为_____,其范围可局限或扩展至全腹,但仍以_____最为明显。

7. 继发性腹膜炎病人腹肌紧张的程度因病因及病人的全身状况各异而有所不同,_____、_____和_____腹肌紧张可不明显,易被忽视。

8. 腹部立位平片显示大、小肠积气扩张或多个气液平面为_____征象;膈下游离气体常提示有_____,这在诊断上具有重要意义。

9. 经前腹壁肋缘下切口适用于_____、_____或_____的脓肿。经皮穿刺置管引流术适用于与体壁贴近的、局限的单房膈下脓肿。

10. 患腹膜炎时行直肠指检发现肛管括约肌松弛,在直肠前壁可触及向直肠腔内膨起、有触痛的包块,提示有_____。

四、问答题

1. 简述继发性腹膜炎非手术疗法、手术疗法各自的适应证。
2. 简述急性腹膜炎术中留置腹腔引流管的指征。

五、病案分析

病人,男,43 岁。10 年前开始出现剑突下反复发作的疼痛伴反酸、嗳气,无明显诱因,常于空腹时发生,进食后疼痛缓解。近 3 年来,上腹剑突下疼痛发作时间延长,间歇时间缩短,发生次数增多。4h 前突发上腹部刀割样剧痛并很快波及全腹,急诊入院。查体:T 38.5℃,P 115 次/min,R 20 次/min,BP 80/60mmHg,急性痛苦病容,平卧受限体位,面色苍白,出冷汗,肢体发凉,皮肤巩膜无黄染,腹式呼吸减弱,全腹压痛,以上腹部最为明显,腹肌明显紧张,呈木板样,反跳痛(+),叩诊肝浊音界缩小,移动性浊音(+),肠鸣音消失。辅助检查:WBC 1.56×10^9/L,N 80%。

问题:

（1）该病人最可能的诊断是什么?

（2）为进一步明确诊断,还应做哪些检查? 可能出现的结果有哪些?

（3）简述该病人的治疗方案。

【答案及评析】

一、选择题

（一）A1 型题

1. 答案：B

评析：原发性腹膜炎，腹腔内无原发灶，多见于肝硬化腹水、肾病、猩红热或营养不良时，致病菌经血流、淋巴、肠内或女性生殖系统进入腹膜腔导致腹腔感染。而继发性腹膜炎则是继发于腹腔内脏器穿孔、破裂、炎症和手术污染或胃肠吻合口漏，故有原发灶。两者的区别与病人年龄、性别、免疫力、发病次数和致病菌种类关系不大，主要在于有无原发灶来定义两者的概念。

2. 答案：D

评析：继发性腹膜炎是由原发的内脏病变进一步恶化所致。选项 A、B、C 均有原发病灶，属于继发性腹膜炎，故错误。E 属于医源性腹膜炎，也属于继发性腹膜炎。肝硬化并发腹水时，机体抵抗力低下，肠腔内细菌可通过肠壁进入腹腔污染腹水，引起腹膜炎，属于原发性腹膜炎。

3. 答案：D

评析：引起继发性腹膜炎的致病菌主要是胃肠道内常驻菌群，其中以大肠埃希氏菌最为多见，其次为厌氧拟杆菌、链球菌、变形杆菌等。一般为混合性感染，故致病力强。

4. 答案：B

评析：急性化脓性腹膜炎时，由于腹腔内炎性、化学性、血性和胃肠内容物刺激壁腹膜上的脊神经，产生定位准确、敏感的病灶区腹壁压痛，当传入冲动强烈时，可在脊髓后角形成兴奋区，使同侧脊髓前角运动细胞受刺激，引起反射性肌紧张和反跳痛，故腹部压痛、肌紧张和反跳痛为壁腹膜刺激征。

5. 答案：C

评析：急性化脓性腹膜炎时，由于腹内原发灶可使腹腔内积聚较多异常渗出液（>100ml），施行腹腔穿刺时可抽出有关渗出液，依据抽出的液体性状，可以较准确地判断腹内原发灶。选项中其他临床表现不具特异性，而超声检查、X 线检查既不如腹腔穿刺方便，也不具有特异性定性作用。

6. 答案：B

评析：急性腹膜炎早期，由于壁腹膜受到炎症渗出液的刺激，最先表现的体征是腹壁压痛和肌紧张；随着炎症加重和时间延长，腹腔内渗出物增多和肠麻痹的出现，才出现移动性浊音、腹胀、肠鸣音减弱和消失，随后出现全身脱水和电解质失衡。

7. 答案：A

评析：依据典型的临床症状、体征和实验室检查，对急性化脓性腹膜炎的诊断并不困难，但为了与原发性腹膜炎鉴别，以决定是否手术治疗及切口部位选择，尚应查明有无原发病灶。

8. 答案：E

评析：消化性溃疡急性穿孔主要为急性腹膜炎表现，即突然出现剧烈上腹痛，呈刀割样；查体可见腹膜刺激征。由于胃肠内气体进入腹腔，导致肝浊音界缩小及膈下游离气体。伴发急性腹膜炎时，肠鸣音减弱或消失；病人由于疼痛，可有腹式呼吸减弱或消失。本题各选项均可见于消化性溃疡穿孔，但只有肝浊音界消失说明腹腔内可能存在游离气体，高度提示穿孔。

9. 答案：E

评析：急性化脓性腹膜炎时腹腔穿刺液性状可反映原发病灶种类。一般肝、脾破裂时穿刺液呈不凝全血状，无明显臭味；胃十二指肠溃疡穿孔时，穿刺液是胃肠内容物；结肠破裂时，穿刺液为棕黄色粪臭液。只有绞窄性肠梗阻时，穿刺液呈血性臭味液。

10. 答案：C

评析：继发性腹膜炎的多数病灶在腹腔右侧，当原发灶不能确定时，腹部探查切口多在脐旁右旁正中，便于探查到病灶后可上下延长切口。正中切口不便延长，腹腔左侧病灶相对右侧少见。

（二）A2 型题

1. 答案：D

评析：病人有 8 年胆囊结石病史，而胆囊结石时由降入胆总管的结石阻塞可引起急性化脓性胆管炎、急性胰腺炎或梗阻性黄疸等急性并发症。病人出现左上腹剧烈疼痛，向腰背部放射，伴恶心、呕吐，首先考虑急性胰腺炎，故选 D。

2. 答案：B

3. 答案：D

4. 答案：C

5. 答案：C

6. 答案：B

7. 答案：B

评析：急性胆囊炎病人右上腹或剑突下发作性疼痛，阵发性加剧，进油腻食物后可伴恶心、呕吐、发热。查体见右上腹压痛，Murphy 征阳性。急性阑尾炎腹痛特点为转移性右下腹痛。急性胰腺炎常突发剧烈腹痛，腹膜炎体征较为明显。胃十二指肠溃疡多有周期性、季节性、节律性上腹部疼痛。胆总管结石、胆管炎则多有巩膜及皮肤黄染。综上所述，该病人应为急性胆囊炎。

（三）A3/A4 型题

1. 答案：B

2. 答案：B

3. 答案：E

4. 答案：E

5. 答案：E

6. 答案：C

评析：腹痛是继发性腹膜炎的主要症状，疼痛程度随炎症程度等而轻重不同，但一般都很剧烈，不能忍受，且持续性全腹痛，以原发部位最显著。

7. 答案：C

8. 答案：B

评析：溃疡病穿孔后，最主要的症状是突然发生腹痛，呈刀割样，很快扩散至全腹。检查腹肌紧张显著，呈舟状腹，膈下可见游离气体，肝浊音界缩小或消失。

9. 答案：C

评析：根据以上提供的症状和体征，为明确诊断，进一步确诊最简便的方法是 X 线腹部平片，了解膈下有无游离气体即可明确诊断。

10. 答案：E

11. 答案：C

12. 答案：C

13. 答案：B

14. 答案：E

15. 答案：C

16. 答案：C

17. 答案：E

（四）B1 型题

1. 答案：B　　　2. 答案：D　　　3. 答案：C

二、名词解释

1. 继发性化脓性腹膜炎：是临床最常见的腹膜炎，为腹腔内原发病变波及腹膜和腹膜腔所引起的急性炎症性病变。

多继发于：①腹内脏器急性炎症扩散；②空腔脏器急性穿孔或破裂；③脏器坏死病变；④实质脏器或大血管损伤；⑤医源性因素。

2. 原发性腹膜炎：又称自发性腹膜炎，即腹腔内无原发病灶的腹膜炎，致病菌多为溶血性链球菌或肺炎球菌。

3. 膈下脓肿：急性腹膜炎时，腹腔内的脓液常积聚在一侧或两侧的膈下、横结肠及其系膜以上的间隙内，称为膈下脓肿。

4. 躯体性腹痛：又称体干性腹痛、体位痛，由腹部（腹壁壁腹膜）脊神经受刺激引起，无内脏传入神经参与。

躯体性腹痛的特点：①定位明确；②疼痛常伴有腹膜刺激征；③痛阈较低，痛觉敏感；④自主神经反射阙如或少见。体格检查的主要特点是腹部肌紧张、反跳痛。

三、填空题

1. 壁腹膜　脏腹膜　腹膜腔　输卵管　子宫　阴道

2. 体神经　准确　压痛　反跳痛　肌紧张

3. 自主神经　钝痛　脐周和中腹部

4. 腹内脏器急性炎症扩散　空腔脏器急性穿孔或破裂　脏器坏死病变　实质脏器或大血管损伤

5. 溶血性链球菌　肺炎球菌　血行播散　上行性感染　直接扩散　透壁性感染

6. 腹痛　原发病灶处

7. 幼儿　老年人　极度衰弱的病人

8. 肠麻痹　胃肠道穿孔

9. 肝右叶上　肝右叶下靠前　膈左下靠前

10. 盆腔脓肿

四、问答题

1. 答案要点

（1）非手术疗法适应证：①继发性腹膜炎早期，病因明确，炎症较轻且病变局限，或发病超过 24h,腹部体征有所减轻,并趋于局限者;②原发性腹膜炎或盆腔感染引起的腹膜炎;③腹膜炎病因未明,但病变局限,全身情况良好;④伴有严重心肺等脏器疾患不能耐受手术者。

（2）手术疗法适应证:①经非手术治疗 6~8h（一般不超过 12h）,腹膜炎症状、体征不见缓解反而加重者;②腹腔内原发病变严重,如胃肠道穿孔或胆囊坏疽、绞窄性肠梗阻、腹腔内脏器损伤破裂、胃肠道术后短期胃肠吻合口漏等所致腹膜炎;③腹腔内炎症较重,有大量积液,出现严重的肠麻痹或中毒症状,尤其是有休克征象者;④腹膜炎病因不明确,无局限趋势者。

2. 答案要点　①坏死病灶已切除或穿孔已修补,预防术后发生渗漏;②坏死灶未能彻底清除或有大量坏死组织无法清除;③手术部位有较多渗液或渗血;④已形成局限性脓肿。

五、病案分析

答案要点

（1）本例特点

①年龄:为中年男性病人。②病史:10 年前开始出现剑突下反复发作的疼痛伴反酸、嗳气,加重 3 年,疼痛常于空腹时发生,进食后疼痛缓解。③症状:4h 前突发上腹部刀割样剧痛并很快波及全腹。④腹膜炎体征:腹式呼吸减弱,腹膜刺激征,叩诊肝浊音界缩小,移动性浊音（+）。⑤休克征象:面色苍白,出冷汗,肢体发凉,P 115 次 /min,BP 80/60mmHg。

故本病最大的可能是溃疡病急性穿孔引起的急性化脓性腹膜炎和感染性休克。

（2）为进一步明确诊断,还可进行下列检查:①腹部立位透视或平片,可能发现膈下有游离气体,对溃疡病急性穿孔的诊断有重要意义;②诊断性腹腔穿刺和灌洗,如抽出胃肠内容物或灌洗液中含有肉眼可见胃肠内容物则可明确诊断。若病人病情危重,处于休克状态,X 线检查时要尽量减少搬动,以免加重病情。辅助检查过程中须注意监护,要保证输液通道正常,准备必要的抢救药品、氧气等,以备病人在检查过程病情加重时,便于抢救。

（3）治疗方案

①禁饮食,胃肠减压。②合理选用广谱抗生素,以预防或治疗可能存在的腹腔内感染。③应积极采取抗休克措施,促进全身情况平稳,尽早紧急手术。④手术治疗:由于发病时间短,如病情危重,全身情况不允许,可行单纯穿孔缝合术,术后继续全身应用抗生素,并加强全身支持治疗,待感染控制后,行二期胃大部切除术。若全身情况较好,全身情况许可,则应首选胃大部切除术,这样可同时解决原发病灶和术后复发问题。⑤术后依具体情况留置腹腔引流管。

（郑春雷）

第三十章　胃十二指肠疾病的外科治疗

【内容要点】

一、胃十二指肠溃疡的外科治疗

（一）概述

1. 胃十二指肠溃疡的发病特点　十二指肠溃疡多见于青壮年,发病年龄常在 20~40 岁;胃溃疡多见于中老年,发病年龄常为 40~60 岁。十二指肠溃疡好发于十二指肠球部,很少恶变。胃溃疡多发生在胃小弯,常见于胃角,也可发生在胃窦和胃体,大弯侧溃疡较为少见。胃溃疡有恶变可能。

2. 胃十二指肠溃疡的手术治疗范围　胃十二指肠溃疡非手术治疗无效,或出现并发症者（胃十二指肠溃疡急性穿孔、胃十二指肠溃疡大出血、胃十二指肠溃疡瘢痕性幽门梗阻、胃溃疡恶变）。

（二）胃十二指肠急性穿孔

1. 病因病理　由胃十二指肠溃疡病变进展而形成。常见于近幽门处的胃小弯侧或十二指肠球部的前壁,绝大多数为单发,直径在 0.5cm 左右。早期为化学性腹膜炎,其后转为化脓性腹膜炎,以大肠埃希氏菌和厌氧菌引起混合性感染多见。

2. 临床表现及诊断　①既往多有溃疡病史;②发病前溃疡病症状加重,或有暴饮暴食、进食刺激性食物、过度劳累、情绪波动等诱因;③主要表现为突发上腹部剧烈疼痛,为刀割样持续疼痛,并很快扩展至全腹,常伴有恶心、呕吐,甚至出现烦躁、面色苍白、出冷汗、呼吸浅快、脉搏细速;④腹膜炎体征,典型时呈板状腹;⑤肝浊音界缩小或消失,肠鸣音减弱或消失;⑥立位 X 线腹部平片示膈下游离气体影;⑦必要时做诊断性腹腔穿刺抽出气体或食物残渣。

3. 治疗　非手术治疗的适应证为症状轻、体征局限,全身状况稳定的单纯空腹穿孔;主要方法是禁食禁饮、持续胃肠减压,维持水电解质和酸碱平衡,应用抑酸剂和有效抗生素。如经 6~8h 治疗,病情无好转或加重,应及早手术。手术适用于饱腹穿孔,病史长,治疗效果差,既往有穿孔史,或伴有幽门梗阻、大出血、恶变高危因素等并发症者;方法有单纯穿孔修补术（首选术式）和彻底性手术（常用胃大部切除术,多用于有顽固溃疡病史和几种并发症者）,可酌情选择腹腔镜方式或开腹手术。

（三）胃十二指肠溃疡大出血

1. 病因病理　溃疡基底部血管受溃疡病变侵蚀发生破裂,出血常位于胃小弯或十二指肠球部后壁。

2. 临床表现及诊断　主要有呕血和黑便,多数为柏油样黑便;呕血前常有恶心,便血前有便意,多伴有不同程度的全身失血表现,严重时(失血量超过800ml)引起休克。动态观察血红蛋白、红细胞计数和血细胞比容有助于评估出血量和速度,出血期胃镜检查、选择性动脉造影可协助诊断和进行止血治疗。

3. 治疗　多数病人可经胃镜或放射介入及药物应用等非手术方法止血。手术适应证:①持续出血,非手术治疗无效;②出血急剧,短期内出现休克;③出血发生在60岁以上或有动脉硬化者;④短期内大出血复发或有复发倾向;⑤大出血发生于药物治疗期间;⑥出血同时存在溃疡病的其他并发症。手术主要方式有胃大部切除术、溃疡贯穿缝扎止血术。

(四)瘢痕性幽门梗阻

1. 病因病理　胃十二指肠溃疡反复发作所形成的瘢痕收缩引起的幽门狭窄,为机械性梗阻,痉挛或水肿因素可同时存在,可导致胃潴留、营养不良及缺水和低钾低氯性代谢性碱中毒。

2. 临床表现及诊断　有长期溃疡病史,渐进性加重的呕吐隔夜宿食、胃潴留征(上腹膨隆,可见胃蠕动波,振水音阳性)和营养不良、消瘦、缺水征。胃造影24h后胃内仍有造影剂存留;内镜检查可见梗阻在幽门处,严重时内镜不能通过。

3. 治疗　非手术治疗症状无缓解,可考虑手术。瘢痕性幽门梗阻是手术的绝对适应证,目的在于消除病因,解除梗阻。主要术式为胃大部切除术,对轻症病例可采用经胃镜放置气囊扩张的方法,全身情况差的老年人也可考虑做胃空肠吻合术。通过充分的术前准备,消除胃潴留,减轻胃壁水肿,纠正体液代谢失调和营养不良,十分重要。

(五)胃十二指肠溃疡的手术治疗

1. 手术适应证

(1)胃溃疡:①胃溃疡经短期(4~6周)内科治疗无效或愈合后复发者;②经X线或胃镜检查证实溃疡直径在2.5cm以上或高位溃疡者;③溃疡恶变或可疑者;④既往有急性穿孔或大出血病史者。

(2)十二指肠溃疡:①病史多年、发作频繁、症状进行性加重,至少经一次严格的内科治疗无效,或短期内复发,严重影响工作和生活者;②经X线或胃镜检查证实溃疡较大、球部严重变形、位于球后,或穿透至十二指肠壁外者;③既往有穿孔或大出血史的活动性溃疡。

2. 主要手术方式、目的与要点

(1)主要术式:穿孔缝合术主要用于治疗胃十二指肠溃疡急性穿孔;胃大部切除术是治疗胃十二指肠溃疡的传统和主要的手术方式。

(2)胃大部切除术治疗胃十二指肠溃疡的理论基础:①切除大部分胃组织,壁细胞和主细胞减少,分泌胃酸和胃蛋白酶可大为减少;②切除胃窦部,减少G细胞分泌促胃液素所引起的胃酸分泌;③切除溃疡好发部位及溃疡本身。

(3)胃大部切除术的主要内容:实现胃组织的切除和胃肠道连续性的重建。胃的切除范围是胃远端大部2/3~3/4,包括胃体的大部、整个胃窦部、幽门和部分十二指肠球部。重建胃肠道的术式有BillrothⅠ式吻合术(残胃与十二指肠吻合)、BillrothⅡ式吻合术(闭合十二指肠残端,残胃与空肠吻合)和胃空肠Roux-en-Y吻合术(闭合十二指肠残端,残胃与远端空肠吻合)。

3. 胃十二指肠溃疡手术后并发症

(1)早期并发症:①术后出血;②术后胃瘫;③术后胃肠吻合口破裂或瘘;④十二指肠残端破裂;⑤术后梗阻(包括吻合口梗阻、空肠输出袢梗阻和空肠输入袢梗阻)。

(2)远期并发症:①倾倒综合征;②碱性反流性胃炎;③溃疡复发;④营养性并发症(营

养不良、体重减轻,贫血,腹泻和脂肪泻,骨病);⑤残胃癌。

二、胃癌

(一)病因病理

病因未明,胃息肉、慢性萎缩性胃炎及胃部分切除后的残胃等更易发生胃癌。胃癌最多见于胃窦,大体类型分为早期胃癌和进展期胃癌,组织学类型绝大部分是腺癌。

1. 早期胃癌 指病变局限于黏膜和黏膜下层的胃癌,无论病灶大小或有无淋巴结转移。经胃镜确定分型为Ⅰ型隆起型、Ⅱ型表浅型(又分为Ⅱa表浅隆起型、Ⅱb表浅平坦型、Ⅱc表浅凹陷型)和Ⅲ型凹陷型。

2. 进展期胃癌 指病变深度已超过黏膜下层的胃癌。按 Borrmann 分型,包括肿块型、溃疡局限型、溃疡浸润型和弥漫浸润型。

3. 胃癌的扩散和转移方式 直接蔓延、淋巴转移(最主要)、血行转移和种植转移。

4. 临床病理分期 应用 TNM 分期法,其中 T 代表癌肿浸润深度,N 代表淋巴结转移(按其距病灶的远近分为 3 站),M 代表远处转移。

(二)临床表现和诊断

1. 主要表现 早期症状不典型,逐渐可出现上腹不适、隐痛、食欲减退、乏力、消瘦和贫血等,病灶在贲门、幽门附近可致梗阻,肿瘤溃破可出现呕血和黑便。晚期有上腹部固定肿块,左锁骨上淋巴结肿大、肝大或直肠前凹触及肿块等远处转移的表现。

2. 辅助检查 纤维胃镜检查(最有效的诊断方法)、X 线钡剂造影检查(较常用)、腹部 B 超检查(观察邻近脏器浸润及转移)及 CT 和 PET 检查(协助确定分期、指导治疗)。

(三)治疗

确诊胃癌后,首先区分是否为转移性胃癌和进行可切除性评估,再根据肿瘤病理学类型及临床分期,结合病人一般状况、重要器官功能状态和基础疾病的情况,以综合性治疗为基本原则,采取多学科综合诊疗(MDT)模式,合理运用手术、化疗、放疗和分子靶向治疗等手段,达到根治或最大限度遏制肿瘤的目的,提高病人生存质量。手术方式主要是根治性切除术,根据清扫淋巴结的范围,依次分为未完全清扫第一站淋巴结的 D_0 术、清扫至全部第一站淋巴结的 D_1 术、清扫至全部第二站淋巴结的 D_2 术和清扫至全部第三站淋巴结的 D_3 术。一般早期胃癌行 D_1 术已足够,进展期胃癌行 D_2、D_3 术。对已有广泛转移的胃癌,原发肿瘤可切除的病例,争取行"去负荷"或合并其他转移脏器的姑息性切除手术。如原发肿瘤已不能切除,但引起梗阻等并发症,则可行姑息性手术,如造口术等。

【练习题】

一、选择题

(一)A1 型题

1. 胃小弯的血液供应主要来自

    A. 黏膜下血管   B. 胃短动脉   C. 胃后动脉

    D. 胃网膜动脉   E. 腹腔动脉干、肝固有动脉

2. 下列对胃壁组织细胞分泌功能的描述中,正确的是
   A. 黏液细胞——促胃液素
   B. 壁细胞——盐酸和内因子
   C. G 细胞——生长抑素
   D. 主细胞——碱性黏液
   E. D 细胞——消化酶原

3. 胃黏膜分泌盐酸的细胞主要分布于
   A. 贲门和胃底
   B. 胃底和胃体
   C. 胃体和胃窦
   D. 胃窦和幽门
   E. 十二指肠

4. 十二指肠与空肠的分界标志为
   A. Brunner 腺
   B. 十二指肠升部
   C. Treitz 韧带
   D. 十二指肠降部
   E. 十二指肠空肠曲

5. 区分胃幽门与十二指肠的标志是
   A. 胃冠状静脉
   B. 胃短静脉
   C. 胃网膜右静脉
   D. 幽门前静脉
   E. 胃十二指肠动脉

6. 十二指肠乳头位于
   A. 水平部前壁
   B. 水平部后壁
   C. 球部
   D. 降部后内侧壁
   E. 降部后外侧壁

7. 与胃十二指肠溃疡发病有关的致病菌是
   A. 伤寒沙门菌
   B. 副溶血性弧菌
   C. 幽门螺杆菌
   D. 空肠弯曲菌
   E. 大肠埃希氏菌

8. 胃溃疡多好发于
   A. 贲门部
   B. 胃底
   C. 胃大弯
   D. 胃小弯
   E. 十二指肠球部

9. 胃癌根治术中 D_2 代表的意义是
   A. 远端胃癌根治术
   B. 近端胃癌根治术
   C. 全部清扫至第 1 站淋巴结
   D. 全部清扫至第 2 站淋巴结
   E. 全部清扫至第 3 站淋巴结

10. 对球后溃疡的描述,正确的是
    A. 指十二指肠球部后壁的溃疡
    B. 位置在距幽门 2~3cm 以内
    C. 临床症状较轻
    D. 易并发出血
    E. 药物治疗效果佳

11. 胃十二指肠溃疡最常见的并发症是
    A. 急性穿孔
    B. 出血
    C. 幽门梗阻
    D. 恶变
    E. 慢性穿孔

12. 胃十二指肠溃疡急性穿孔的主要临床表现是
    A. 全部均有溃疡病史
    B. 反复发作右上腹痛伴畏寒、发热
    C. 转移性右下腹痛
    D. 突发剑突下持续性剧痛,很快波及全腹
    E. 肠鸣音亢进

13. 鉴别溃疡病急性穿孔与急性胰腺炎,最有意义的是
    A. 发病急
    B. 血中白细胞计数升高
    C. 伴有恶心、呕吐
    D. 肠鸣音减弱或消失
    E. 血清淀粉酶超过 500Somogyi 单位

14. 确诊胃十二指肠溃疡大出血的首选检查方法是

    A. 腹部 B 超　　　　　　　　B. 胃镜　　　　　　　　　　C. X 线钡剂造影

    D. CT　　　　　　　　　　　E. MRI

15. 溃疡病瘢痕性幽门梗阻的典型表现是

    A. 渐进加重呕吐隔夜宿食，不含胆汁　　　　B. 呕吐频繁，含胆汁

    C. 进食后症状消失　　　　　　　　　　　　D. 肠鸣音亢进

    E. 板状腹

16. 瘢痕性幽门梗阻病人术前纠正体液代谢紊乱和酸碱失衡，选用的液体是

    A. 1.25% 碳酸氢钠　　　　　　　　　　　　B. 5% 葡萄糖盐水 +1.25% 碳酸氢钠

    C. 5% 葡萄糖盐水 +1/6mmol 乳酸钠　　　　D. 1/6mmol 乳酸钠

    E. 5% 葡萄糖盐水 + 氯化钾

17. 与胃大部切除术 Billroth Ⅱ式比较，Billroth Ⅰ式的主要优点是

    A. Billroth Ⅰ式更适合治疗十二指肠溃疡

    B. Billroth Ⅱ式操作简便

    C. Billroth Ⅰ式较易于切除溃疡

    D. Billroth Ⅰ式无张力

    E. Billroth Ⅰ式更接近正常解剖生理

18. 胃溃疡手术治疗的首选术式是

    A. Billroth Ⅰ式胃大部切除术

    B. Billroth Ⅱ式胃大部切除术（结肠前吻合）

    C. Billroth Ⅱ式胃大部切除术（结肠后吻合）

    D. Billroth Ⅱ式胃大部切除术（顺蠕动吻合）

    E. Billroth Ⅱ式胃大部切除术（逆蠕动吻合）

19. 胃大部切除术后第 3d 发生十二指肠残端破裂，应选择的处理措施是

    A. 立即再手术缝合破裂的残端　　　　　　B. 加大抗生素用量

    C. 十二指肠残端及其周围充分引流　　　　D. 拔除胃管

    E. 改 Billroth Ⅱ式手术为 Billroth Ⅰ式手术

20. 下列属于胃大部切除术后早期并发症的是

    A. 吻合口溃疡　　　　　　　B. 胃排空延迟　　　　　　　C. 贫血

    D. 碱性反流性胃炎　　　　　E. 残胃癌

21. 不属于胃切除术后呕吐的原因是

    A. 倾倒综合征　　　　　　　B. 吻合口梗阻　　　　　　　C. 输入袢梗阻

    D. 输出袢梗阻　　　　　　　E. 碱性反流性胃炎

22. 胃大部切除术后，由于胃酸分泌减少易导致

    A. 脂肪泻　　　　　　　　　B. 缺铁性贫血　　　　　　　C. 巨幼细胞性贫血

    D. 骨病　　　　　　　　　　E. 倾倒综合征

23. 早期胃癌是指病变局限于

    A. 黏膜层　　　　　　　　　B. 黏膜及黏膜下层　　　　　C. 黏膜下层及肌层

    D. 癌灶 <2.0cm　　　　　　　E. 无淋巴结转移

24. 胃癌确诊后,不宜行胃癌根治术的临床情况为
    A. 胃大弯癌肿与横结肠粘连　　　　　B. 便隐血试验强阳性
    C. 幽门完全性梗阻　　　　　　　　　D. 胃癌急性穿孔
    E. 癌性腹水超过 1 000ml

（二）A2 型题

1. 病人,女,39 岁。3 个月来餐后 1h 出现上腹持续隐痛不适,进食后无缓解,呕吐后略减轻。有助于诊断的检查是
    A. CT　　　　　　　　　B. 胃镜　　　　　　　　　C. 腹部超声
    D. 胃酸测定　　　　　　E. 便隐血试验

2. 病人,男,37 岁。阵发性上腹痛 3 年,夜间加重,冬季症状明显,伴反酸。为进一步确诊,首选的检查是
    A. CT　　　　　　　　　　　　B. X 线钡剂造影　　　　　C. MRI
    D. 胃液脱落细胞学检查　　　　E. 腹部 B 超

3. 病人,男,41 岁。间断上腹痛 6 个月,胃镜检查发现十二指肠球部溃疡,突发上腹刀割样剧痛 1h。查体:上腹部腹膜刺激征阳性,肝浊音界缩小。立位腹平片检查最可能发现的是
    A. 腹胀伴肠型　　　　　B. 双侧膈肌抬高　　　　C. 膈下游离气体
    D. 多个气液平面　　　　E. 胃排空延迟

4. 病人,女,44 岁。参加晚宴后,突发上腹刀割样疼痛,迅速波及全腹 4h 就诊。查体:营养中等,痛苦面容,蜷曲卧位,腹式呼吸消失,腹膜刺激征阳性,肝浊音界消失,肠鸣音消失。该病人最可能的诊断是
    A. 急性阑尾炎穿孔　　　　B. 急性肠梗阻穿孔　　　　C. 梅克尔憩室炎穿孔
    D. 急性胆囊炎穿孔　　　　E. 胃十二指肠溃疡急性穿孔

5. 病人,男,43 岁。上腹痛 3d,右下腹痛 9h,体温 38.1℃,既往有溃疡病史,拟诊急性阑尾炎行手术探查。术中发现右髂窝内有较多淡黄色混浊液体,阑尾外观无异常。应考虑的诊断为
    A. 原发性腹膜炎　　　　B. 急性阑尾炎　　　　C. 十二指肠溃疡急性穿孔
    D. 肠系膜淋巴结炎　　　E. 右侧输尿管结石

6. 病人,男,36 岁。间歇性上腹痛 3 年,劳累、受凉后加重,伴嗳气,近 2d 腹痛加重,呕吐咖啡样液体 500ml,排柏油样便 300ml。出血的原因首先考虑
    A. 胃癌　　　　　　　　B. 出血性胃炎　　　　　C. 应激性溃疡
    D. 胃十二指肠溃疡　　　E. 食管胃底静脉曲张破裂

7. 病人,男,46 岁。间断上腹隐痛 5 年,半年来出现呕吐,呕吐物有酸臭味,吐后自觉舒适。查体:上腹饱满,振水音（＋）。可能存在的疾病是
    A. 溃疡病并发幽门梗阻　　　B. 十二指肠淤滞症　　　　C. 胃癌
    D. 急性胃炎　　　　　　　　E. 神经性呕吐

8. 病人,男,56 岁。患胃溃疡 8 年,2 个月前又出现持续上腹痛,服用抑酸剂等药物治疗效果不明显。上消化道造影检查:胃腔轮廓内可见直径约 2.0cm 的龛影,周围黏膜皱襞中断。能确诊的检查是
    A. 气钡双重对比造影　　　B. 癌胚抗原检测　　　　C. 腹部超声检查
    D. 腹腔动脉造影　　　　　E. 胃镜 + 病变活检

9. 病人,女,61 岁。反复上腹痛 10 年余,加重 4 个月,伴乏力,食欲减退。查体:血压 160/100mmHg,消瘦,贫血貌,上腹部轻压痛。诊断为胃癌,拟手术治疗,术前准备的内容不正确的是

　　A. 纠正贫血　　　　　　B. 改善营养状态　　　　　C. 检测肝肾功能

　　D. 血压降至正常　　　　E. 检测癌胚抗原

10. 病人,男,59 岁。上腹部持续隐痛 10 个月,突发剧痛 2h。查体:消瘦,贫血貌。左锁骨上淋巴结肿大,大小为 2.5cm×2cm,质硬,全腹压痛、反跳痛、肌紧张,上腹为重。立位腹平片可见膈下游离气体。最为合理的手术方式是

　　A. 胃癌根治术　　　　　B. 穿孔修补术　　　　　　C. 姑息性胃大部切除术

　　D. 胃空肠吻合术　　　　E. 胃造瘘术

(三) A3/A4 型题

(1~3 题共用题干)

病人,男,33 岁。5h 前过量进食和饮酒后感觉上腹部不适,4h 前剑突下突发剧痛,伴恶心、呕吐胃内容物数次,3h 前腹痛蔓延至右侧中、下腹部。既往间断上腹痛 3 年,饥饿时明显,未进行系统诊治。查体:痛苦病容,腹平坦,广泛腹肌紧张呈板样,剑突下及右中、下腹部压痛明显,剑突下为著,肝脾未及,移动性浊音(+),偶闻及肠鸣音。

1. 该病人的初步诊断为

　　A. 溃疡病急性穿孔　　　B. 急性胆囊炎　　　　　　C. 急性阑尾炎

　　D. 急性胰腺炎　　　　　E. 急性肠梗阻

2. 该病人出现板状腹的直接原因是

　　A. 胃肠蠕动增加　　　　B. 腹腔内出血　　　　　　C. 腹腔神经节反射

　　D. 消化液的化学刺激　　E. 肠内细菌大量繁殖

3. 该病人的外科治疗宜选择

　　A. 非手术治疗下严密观察　　　　　B. 穿孔单纯缝合修补

　　C. 胃大部切除术　　　　　　　　　D. 经内镜穿孔处填塞

　　E. 经放射介入穿孔处填塞

(4~6 题共用题干)

病人,男,35 岁,突感上腹部疼痛 2h 入院,既往有胃病史。查体:BP 135/85mmHg,P 116 次 /min,板状腹,肠鸣音消失。血 Hb 120g/L,WBC 8.6×10^9/L。

4. 首先应采取的检查是

　　A. 腹腔穿刺　　　　　　B. 直肠指检　　　　　　　C. 腹部 B 超

　　D. 腹部 CT　　　　　　E. 立位腹平片

5. 对该病人的观察中,提示病情严重的情况是

　　A. 体温不变　　　　　　B. 恶心、呕吐频繁　　　　C. 腹痛加重,频频出汗

　　D. 脉搏增快,体温降低　E. 脉搏增快,体温增高

6. 若腹腔穿刺抽出较多淡黄色混浊液体,应尽早采取的治疗措施为

　　A. 再次穿刺确诊　　　　　　　　　B. 禁食、胃肠减压

　　C. 手术探查　　　　　　　　　　　D. 补液,纠正水电解质和酸碱失衡

　　E. 应用有效抗生素

(7~8 题共用题干)

病人,女,45 岁。上腹持续隐痛 6 个月,加重 1 周,伴呕血、黑便 1d。神志清,表情淡漠,口

渴感明显。上腹部压痛,肝脾未及,肠鸣音活跃。2 年前曾诊为胃溃疡,经药物治疗 1 个月后症状缓解,未再复诊。

7. 为明确病变位置和性质,应选用的辅助检查方法为

    A. 上消化道钡剂造影　　　　B. 胃镜检查　　　　　　C. 选择性动脉造影

    D. 腹部 CT　　　　　　　　　E. 腹部 MRI

8. 评估病情变化及严重程度,简便而可靠的指标是

    A. 意识状态　　　　　　　　　　　　　　　B. 皮肤、黏膜色泽与温度

    C. 血压、脉搏　　　　　　　　　　　　　　D. 尿量

    E. 呼吸状态

（9~10 题共用题干）

病人,男,49 岁。患十二指肠球部溃疡 3 年,经内科治疗上腹痛明显缓解。近 3 个月来出现上腹胀满不适,餐后明显加重,症状常于呕吐酸腐胃内容物后有所减轻。查体:消瘦,眼窝凹陷,皮肤干燥、弹性差,上腹部可见蠕动波,振水音(＋)。

9. 该病人溃疡病最可能并发

    A. 幽门水肿　　　　　　　B. 幽门痉挛　　　　　　C. 溃疡恶变

    D. 瘢痕性幽门梗阻　　　　E. 十二指肠淤滞症

10. 术前纠正电解质代谢紊乱,不包括

    A. 低钾血症　　　　　　　B. 低氯血症　　　　　　C. 低钠血症

    D. 低钙血症　　　　　　　E. 低磷血症

（四）B1 型题

（1~3 题共用备选答案）

    A. 胃小弯近贲门处

    B. 胃小弯近幽门处

    C. 胃窦

    D. 十二指肠球部前壁

    E. 十二指肠球部后壁

1. 胃溃疡急性穿孔好发于

2. 十二指肠溃疡大出血多数发生在

3. 胃癌最常见的部位是

（4~6 题共用备选答案）

    A. 腹部 X 线平片检查

    B. 胃酸测定

    C. 胃镜检查

    D. 螺旋 CT 检查

    E. CEA 检测

4. 可用于胃十二指肠溃疡大出血治疗的是

5. 诊断胃十二指肠溃疡急性穿孔常用的检查是

6. 术前判断胃癌的临床分期应选择

（五）X 型题

1. 胃大部切除术后如发生倾倒综合征,临床表现有

A. 恶心、呕吐   B. 出汗   C. 腹泻

D. 乏力   E. 腹痛

2. 残胃癌的特征是

A. 发生在因良性病变而行胃大部切除术后

B. 至少于术后 5 年发病

C. 处理应再行根治术

D. 胃切除范围不够

E. 吻合口过小

3. 胃癌扩散和转移方式包括

A. 直接浸润   B. 淋巴结转移   C. 腹腔种植转移

D. 手术污染   E. 血行转移

4. 胃癌化学疗法的 FAM 方案中联用的药物有

A. 氟尿嘧啶   B. 丝裂霉素   C. 多柔比星

D. 顺铂   E. 尿嘧啶替加氟

二、名词解释

1. 十二指肠球后溃疡
2. 复合性溃疡
3. 瘢痕性幽门梗阻
4. 术后胃瘫
5. 倾倒综合征
6. 残胃癌
7. 早期胃癌
8. Krukenberg 瘤

三、问答题

1. 胃十二指肠溃疡急性穿孔时,治疗方法应如何选择,手术治疗有哪些术式?
2. 试述胃十二指肠溃疡大出血的含义和治疗原则。
3. 试述胃大部切除术手术适应证和手术的主要内容。
4. 胃大部切除术的术后并发症是什么?
5. 为早期发现和诊断胃癌,需重视哪些人群和临床情况? 选择什么检查方法进行筛查?

四、病案分析

1. 病人,男,45 岁,列车乘警。6h 前进餐时突发上腹部剧痛,伴恶心,呕吐少量胃内容物。起病后腹痛呈持续性,范围很快扩展到右下腹和全腹。活动时腹痛加剧,大汗淋漓及头晕。自行服用奥美拉唑未见好转。病人 5 年来反复出现上腹不适和反酸,夜间较明显,服胃药或进食后缓解。3d 前饮酒后上腹痛加剧,睡眠欠佳。

查体:急性病容,面色苍白,多汗,消瘦。呼吸急促,腹式呼吸消失,全腹肌紧张,板状腹,压痛及反跳痛明显,以右上腹最为显著,移动性浊音阳性,肝浊音界减小,肠鸣音消失。

问题:病人最可能的诊断和治疗原则是什么?

2. 病人,男,71 岁。间断上腹痛 10 余年,加重 2 周,呕血、黑便 5h。10 余年前无明显诱因出现间断上腹胀痛,餐后半小时明显,约持续 2h 后缓解。近 2 周症状加重,服药无效。5h 前上腹胀满,伴恶心、头晕,排柏油样便 2 次约 700g,呕吐咖啡样液体 1 次,约 200ml,随后出现心悸、头晕、出冷汗。发病以来,无发热和尿色变深,自觉近期体重略下降。既往 30 年前查体时发现肝功能异常,经保肝治疗后恢复正常。

查体:T 36.8℃,P 108 次/min,R 22 次/min,BP 90/70mmHg,神志清楚,面色稍白,四肢湿冷,未见出血点和蜘蛛痣,巩膜无黄染,腹平软,未见腹壁静脉曲张,上腹中部轻压痛,无反跳痛和肌紧张,全腹未及包块,肝脾未及,腹水征(−),肠鸣音 10 次/min。

化验:血常规示 Hb 82g/L,WBC 5.5×10⁹/L,PLT 300×10⁹/L。大便隐血试验(++)。

问题:

(1)最可能的诊断及依据是什么?

(2)试述需要与之鉴别的主要疾病和下一步的诊疗方案。

3. 病人,男,58 岁。16 年前因胃溃疡行胃大部切除术(Billroth Ⅱ式)。近半年来有时感到上腹饱胀、隐痛不适,消瘦。大便隐血(+)。

问题:

(1)该病人的初步诊断是什么?

(2)试述首选检查方法及治疗原则。

【答案及评析】

一、选择题

(一)A1 型题

1. 答案:E

评析:胃小弯由胃左动脉和胃右动脉供血,胃左动脉来自腹腔动脉干,胃右动脉来自肝固有动脉。

2. 答案:B

评析:胃壁组织细胞中,主细胞分泌胃蛋白酶原和凝乳酶原,壁细胞分泌盐酸和内因子,黏液细胞分泌碱性黏液,G 细胞产生促胃液素,D 细胞分泌生长抑素。

3. 答案:B

评析:壁细胞主要分布在胃底和胃体。

4. 答案:C

评析:十二指肠与空肠的分界标志为 Treitz 韧带。

5. 答案:D

评析:区分胃幽门与十二指肠的标志是幽门前静脉。

6. 答案:D

评析:十二指肠乳头位于降部后内侧壁。

7. 答案:C

评析:与胃十二指肠溃疡发病有关的致病菌是幽门螺杆菌。

8. 答案:D

评析:胃溃疡多好发于胃小弯侧。

9. 答案：D

评析：胃癌根治术中，D代表根治术，D右下角的数字代表清扫的淋巴结站数，故D₂代表清扫至第2站淋巴结的胃癌根治术。

10. 答案：D

评析：球后溃疡是指发生在十二指肠球部以远部位的溃疡，因位置较低，胃镜检查易漏诊。球后溃疡具有球部溃疡的症状，但疼痛更为明显，可向右肩部放射，更易并发出血、穿孔。

11. 答案：B

评析：胃十二指肠溃疡的并发症包括出血、穿孔、幽门梗阻和恶变，出血是最常见的并发症。

12. 答案：D

评析：多数胃十二指肠溃疡急性穿孔病人有溃疡病史，但仍有约10%病人可无溃疡病史。反复发作右上腹痛伴畏寒、发热是胆系疾病特征；而溃疡急性穿孔初期是化学性腹膜炎，尚未发展到化脓性腹膜炎，故不伴有高热。急性穿孔时胃内容物可经结肠旁沟流至右下腹，但仍以上腹为甚。当胃内容进入腹腔可引起肠鸣音减弱或消失等肠麻痹表现，而剑突下突发持续剧痛，很快波及全腹，符合急性穿孔的主要临床特征。转移性右下腹痛是急性阑尾炎的临床特征。

13. 答案：E

评析：溃疡病急性穿孔和急性胰腺炎均有发病急，伴有恶心、呕吐，常有肠鸣音减弱甚至消失，且血中白细胞计数多升高，故无法作为鉴别依据。而急性胰腺炎时有血清淀粉酶超过500Somogyi，可作为与溃疡病急性穿孔的鉴别依据。

14. 答案：B

评析：确诊胃十二指肠溃疡大出血的首选检查方法是胃镜检查，既可明确诊断，还可进行内镜下止血。

15. 答案：A

评析：溃疡并发瘢痕性幽门梗阻的临床典型表现是渐进加重的呕吐隔夜宿食，量大、不含胆汁，进食后加重，呕吐后症状减轻。体检时有胃型及蠕动波，无肠鸣音亢进和板状腹。

16. 答案：E

评析：瘢痕性幽门梗阻病人存在的体液代谢紊乱和酸碱失衡为低钾低氯性代谢性碱中毒，术前纠正应选用的液体不应包括碱性药。

17. 答案：E

评析：胃大部切除术主要有两种术式。

①Billroth Ⅰ式：因是胃残端与十二指肠端吻合，故操作简便，更接近正常解剖生理状态，是其最大优点。十二指肠球部溃疡如瘢痕较大时，手术分离较困难，切除范围亦受限，有时会出现有张力的胃十二指肠吻合，此时不适于做Billroth Ⅰ式手术。②Billroth Ⅱ式：是胃残端与空肠吻合，不受溃疡部位和切除范围的限制，故适合胃十二指肠溃疡病手术，但手术操作较Billroth Ⅰ式复杂，对生理干扰较大，因而术后并发症较多。

18. 答案：A

评析：胃溃疡的发病机制与十二指肠溃疡系因高胃酸分泌所致有所不同，主要是胃黏膜屏障作用降低，故应选用胃大部切除术，同时由于胃溃疡的病灶在胃，不会影响十二指肠残端的解剖分离及与胃残端吻合，故应首选操作简单、更接近正常解剖生理的Billroth Ⅰ式手术。

19. 答案：C

评析：胃大部切除术后第 3d 发生十二指肠残端破裂,此时残端及其周围组织炎症、水肿严重,此时再改做 Billroth Ⅰ 式或裂口修补术通常都会导致手术失败和造成严重后果,拔胃管或加大抗生素用量均无有效治疗作用。向破裂口中及其周围放置引流,同时给予胃肠外营养和抗生素才是安全有效的治疗方法。

20. 答案：B

评析：胃大部切除术后早期并发症为术后出血、十二指肠残端破裂、术后梗阻、胃排空延迟（又称为术后胃瘫）。远期并发症是倾倒综合征、碱性反流性胃炎、吻合口溃疡、营养并发症（营养不良和体重减轻、贫血、腹泻与脂肪泻、骨病）及残胃癌。

21. 答案：A

评析：胃切除术后呕吐的原因很多,主要有术后梗阻（包括吻合口梗阻、空肠输入袢梗阻、空肠输出袢梗阻）、碱性反流性胃炎等,倾倒综合征不具备呕吐表现。

22. 答案：B

评析：胃大部切除术后,胃酸分泌减少,导致铁吸收障碍,易导致缺铁性贫血;内因子分泌减少,导致维生素 B_{12} 吸收障碍,造成巨幼细胞性贫血。

23. 答案：B

评析：早期胃癌是指局限于黏膜及黏膜下层的胃癌,不论病灶大小或有无淋巴结转移。

24. 答案：E

评析：确诊胃癌后,如发现癌性腹水超过 1 000ml 属于晚期,不宜行胃癌根治术;而其他情况（如癌肿与横结肠粘连、便隐血试验强阳性、幽门完全性梗阻、胃癌急性穿孔等）不是确定为胃癌临床晚期的依据,不能据此确定手术方式。

（二）A2 型题

1. 答案：B

评析：餐后上腹隐痛不适,呕吐后减轻,首先考虑胃部疾患,胃镜检查可直视下观察病变情况,还可进行活检,应作为诊断首选的检查方法。胃酸测定对诊断意义不大,目前已经较少应用,腹部超声检查主要用于观察腹腔和实质脏器,便隐血试验可发现消化道出血,CT 一般不作为首选的腹部疾病检查方法。

2. 答案：B

评析：初步诊断考虑十二指肠溃疡,首选检查为胃镜检查,X 线钡剂造影为次选的检查。

3. 答案：C

评析：病人患十二指肠球部溃疡 6 个月,突发上腹刀割样剧痛 1h,查体发现伴腹膜刺激征和腹腔积气征,首先考虑溃疡急性穿孔,立位腹平片检查最可能发现膈下游离气体。

4. 答案：E

评析：病人突发上腹刀割样疼痛,迅速波及全腹,腹膜刺激征阳性,肝浊音界消失,肠鸣音消失,符合胃十二指肠溃疡急性穿孔的诊断。

5. 答案：C

评析：该病例临床经过与急性阑尾炎相似,但手术探查阑尾外观无异常,最可能是十二指肠溃疡急性穿孔,胃肠内容物和腹腔渗液沿右侧结肠旁沟流至右髂窝内所致。

6. 答案：D

评析：呕吐咖啡样液体,排柏油样便提示上消化道出血,而胃十二指肠溃疡是首位病因,上腹痛病史也符合溃疡病的特点。

7. 答案：A

评析：上腹隐痛病史，逐渐出现呕吐，呕吐物酸臭，量较多，且吐后病人自感舒适，查体发现胃潴留的体征，说明存在溃疡病并发幽门梗阻。十二指肠淤滞症表现与幽门梗阻类似，但呕吐物含有胆汁。急性胃炎、胃癌病程较短，前者不会呕吐酸臭胃内容物，后者导致幽门梗阻时，常伴有低热、消瘦、乏力、贫血等。神经性呕吐发作频繁，呕吐胃内容物，无胃潴留征象。

8. 答案：E

评析：中年男性，溃疡病史 8 年，腹痛症状再发，服用抑酸剂疗效不明显，上消化道造影检查发现溃疡龛影，且有周围黏膜皱襞中断，溃疡恶变可能性较大，只有胃镜检查，并进行病变活检能够确诊，其他方法仅起辅助诊断的作用。

9. 答案：D

评析：血压在 160/100mmHg 以下不必进行术前特殊准备；对于血压过高者，一般须使血压稳定在略高于正常水平，但不要求降至正常。

10. 答案：C

评析：此病例为胃癌伴有急性穿孔，且有恶病质和左锁骨上淋巴结肿大，极可能为远处转移灶，已失去行胃癌根治术的机会，此种情况下应采取最合理的术式为姑息性胃大部切除术。

（三）A3/A4 型题

1. 答案：A

评析：青年男性，间断上腹痛 3 年，饥饿时疼痛严重，符合十二指肠溃疡特征。在饱餐和饮酒后突发剧烈腹痛，迅速扩展到右侧中下腹，诊断应考虑十二指肠溃疡急性穿孔。

2. 答案：D

评析：溃疡病穿孔早期胃酸等消化液流入腹腔引起化学性腹膜炎，腹膜炎体征明显，后逐渐转为化脓性腹膜炎。

3. 答案：B

评析：饱腹穿孔，有明显的腹膜炎，腹腔渗出液较多，应选择手术治疗。由于十二指肠溃疡一般不发生恶变，且该病人患病后从未进行过严格的药物治疗，术式应首选穿孔修补术。

4. 答案：E

评析：根据病人突然发作急性腹痛和急性腹膜炎表现（板状腹，肠鸣音消失）和早期休克表现（BP 130/80mmHg、P 116 次 /min），应考虑空腔脏器急性穿孔，首选立位腹平片检查。

5. 答案：D

评析：在已存在急性腹膜炎和早期休克的基础上，出现脉搏增快、体温反而降低，常提示毒素吸收，细胞缺氧加重，为感染病情危重的表现。

6. 答案：C

评析：依据腹腔穿刺抽出较多淡黄色混浊液体，急性化脓性腹膜炎诊断确立，加之该病人已出现早期休克，说明原发病严重，应尽早手术探查，明确诊断，去除病因，治疗原发病。

7. 答案：B

评价：根据既往溃疡病史，上腹痛、呕血黑便和上腹压痛，肠鸣音活跃，胃溃疡并发出血可能性大，上消化道出血诊断首选的辅助检查方法为胃镜检查，可明确病变位置和性质。

8. 答案：D

评析：上消化道出血病人出现表情淡漠，明显口渴感，肠鸣音活跃，说明可能存在早期休克,在判断休克程度和病情变化的临床指标中,尿量是简便而可靠的指标。

9. 答案:D

评析:该病人十二指肠球部溃疡经内科治疗腹痛明显缓解,药物治疗有效。餐后上腹胀满不适,伴呕吐宿食已持续 3 个月,出现了消瘦、明显的脱水和胃潴留征象,提示可能并发瘢痕性幽门梗阻,而非水肿、痉挛因素所致,且十二指肠溃疡几乎不恶变,十二指肠淤滞症临床表现相似,一般无溃疡病史,缺乏典型餐前饥饿痛,呕吐物含有胆汁。

10. 答案:E

评析:溃疡病瘢痕性幽门梗阻病人不能进食,摄入不足,大量呕吐丢失酸性胃液等,易引起缺水、低钾血症、低氯血症、低钠血症、低钙血症及代谢性碱中毒。与低钙血症相伴发生的往往是高血磷,因此重点是补液、补钾、补氯和纠正碱中毒等,无低磷血症需要纠正。

（四）B1 型题

1. 答案:B

评析:胃溃疡急性穿孔常见于近幽门处的胃小弯侧,十二指肠溃疡急性穿孔常见于十二指肠球部前壁。

2. 答案:E

评析:易发生大出血的胃十二指肠溃疡通常位于胃小弯或十二指肠球部后壁。

3. 答案:C

评析:胃癌最多见于胃窦,其他依次为贲门胃底部、胃小弯、前壁和胃大弯。

4. 答案:C

评析:对胃十二指肠溃疡大出血病例,胃镜检查不仅用于诊断,还可用于治疗;其他检查不具备治疗功能。

5. 答案:A

评析:胃十二指肠溃疡急性穿孔常造成腹腔少量积气,立位腹平片检查 70%~80% 可见膈下游离气体,据此结合临床表现可进行诊断。

6. 答案:D

评析:螺旋 CT 检查可显示胃癌的病变范围、邻近器官受累、局部淋巴结转移和远处转移情况,是术前判断胃癌临床分期的首选诊断方法,腹部 X 线平片检查常用于急性穿孔的协助诊断,胃酸测定对胃癌诊断意义不大,胃镜可协助胃癌确诊,但借此无法评定其临床分期,检测 CEA 仅用于评估预后、观察疗效和监测复发。

（五）X 型题

1. 答案:ABCDE

评析:典型倾倒综合征的临床表现包括胃肠和心血管系统两方面症状。心血管系统表现包括出汗、头晕、无力、心悸和面色潮红,胃肠症状包括腹痛、胀满、恶心、呕吐和腹泻。

2. 答案:ABC

评析:残胃癌是指因良性病变行胃大部切除术,至少 5 年以后发生在残胃的原发癌。较好的治疗是按胃癌治疗原则,再行根治性切除术。与胃切除范围和吻合口大小无关。

3. 答案:ABCE

评析:胃癌浸润和转移的途径有直接浸润、淋巴结转移、血行转移和腹腔种植转移。其中淋巴结转移是最主要的转移途径。

4. 答案:ABC

评析：胃癌治疗的常用化疗药物中 F 指氟尿嘧啶，A 指多柔比星，M 指丝裂霉素，故 FAM 是指上述三药联合应用方案。

二、名词解释

1. 十二指肠球后溃疡：发生在十二指肠球部以远部位的溃疡。

2. 复合性溃疡：指胃溃疡和十二指肠溃疡同时存在。

3. 瘢痕性幽门梗阻：胃十二指肠溃疡反复发作所形成的瘢痕收缩，引起幽门狭窄，致使胃内容物通过幽门发生障碍，称为瘢痕性幽门梗阻。

4. 术后胃瘫：腹部手术，尤其是胃大部切除术后所出现的以胃排空障碍为主要表现的胃动力紊乱综合征，属于非机械性梗阻，又称术后胃排空障碍。

5. 倾倒综合征：胃大部切除后，由于控制胃排空的幽门和十二指肠球部不复存在，加之胃肠吻合口过大，胃内容物进入小肠速度过快引起的临床综合征，分为早期倾倒综合征（进食后半小时内发生）和晚期倾倒综合征（进食后 2~3h 发作）。

6. 残胃癌：因溃疡病等良性疾病行胃大部切除术后 5 年以上，残余胃所发生的原发癌。

7. 早期胃癌：是病变局限于黏膜及黏膜下层的胃癌，不论病灶大小或有无淋巴结转移。

8. Krukenberg 瘤：胃癌细胞浸润至浆膜后脱落种植于腹腔，在女性卵巢所形成的转移灶。

三、问答题

1. 答案要点　症状轻，体征局限，全身状况稳定的单纯空腹穿孔适于非手术治疗，方法有禁食禁饮、持续胃肠减压、补液、应用抗生素及 H_2 受体拮抗药或质子泵抑制剂等。治疗期间必须严密观察病情，如非手术治疗 6~8h 无效，应中转手术。

存在下列情况时宜采用手术治疗：①饱餐后穿孔；②急性穿孔伴有大出血、瘢痕性幽门梗阻、恶变等并发症；③顽固性溃疡穿孔；④非手术治疗无效，或有严重的腹膜炎等情况。手术方式有单纯穿孔缝合术和胃大部切除术。

2. 答案要点　胃十二指肠溃疡大出血是指溃疡出血量大，呕血和黑便症状明显，并引起血流动力学显著变化，甚至发生失血性休克者。大多数病例经非手术治疗可以止血，因此主要采取非手术治疗，包括纠正失血性休克、应用药物和外科微创治疗技术进行止血。

溃疡大出血的手术指征：①持续出血，非手术治疗无效；②出血急剧，短期内出现休克；③出血发生在 60 岁以上或有动脉硬化者；④短期内大出血复发或有复发倾向；⑤大出血发生于药物治疗期间；⑥出血同时有溃疡病的其他并发症。手术主要采用胃大部切除术，病情危重，不能耐受胃大部切除者，行溃疡贯穿缝扎止血。

3. 答案要点　胃大部切除术手术适应证为胃十二指肠溃疡非手术治疗无效，或并发急性穿孔、大出血、瘢痕性幽门梗阻、胃溃疡恶变。手术的主要内容包括胃组织的切除和胃肠道连续性的重建。

4. 答案要点　胃大部切除术后包括早期并发症和远期并发症。早期并发症包括术后胃出血、术后胃瘫、胃肠吻合口破裂、十二指肠残端破裂、术后梗阻（吻合口梗阻、空肠输出襻和输入襻梗阻）。远期并发症有倾倒综合征（早期倾倒综合征、晚期倾倒综合征）、碱性反流性胃炎、溃疡复发、残胃癌及营养性并发症（营养不良、贫血、腹泻和脂肪泻、骨病）等。

5. 答案要点

为早期发现和诊断胃癌，须重视以下人群和临床情况：①40 岁以上病人，既往无胃病史而出现消化道症状及有长期溃疡病史,近期症状加重或疼痛节律发生改变者;②有胃癌家族病史,或胃大部切除手术史;③有萎缩性胃炎、胃溃疡、胃息肉等癌前病变;④有原因不明的消化道慢性失血或短期内体重明显减轻者。临床常用的筛查方法是胃镜和上消化道造影检查(气钡双重对比造影)。

四、病案分析

1. 答案要点　最可能的诊断是十二指肠溃疡合并急性穿孔。

诊断依据:①突发上腹部剧烈疼痛;②疼痛呈持续性,疼痛范围很快扩展到全腹部;③上腹不适、反酸、易饥饿史 5 年,这些是十二指肠溃疡的常见症状,且这次发病前上述症状加重;④腹式呼吸消失,全腹肌紧张,板状腹,压痛及反跳痛明显;⑤有移动性浊音,肝浊音界减小,肠鸣音消失。治疗原则为尽早行胃大部切除术或穿孔单纯缝合修补术。

2. 答案要点

(1)最可能的诊断为胃溃疡大出血,失血性休克。诊断依据:①周期性、节律性上腹痛;②呕血、黑便,大便隐血阳性;③查体见上腹中压痛,四肢湿冷,脉压变小;④Hb 82g/L。

(2)需要与之鉴别的疾病:①胃癌;②肝硬化、食管胃底静脉曲张破裂出血;③出血性胃炎。下一步应行急诊胃镜检查,并检测肝肾功能,出血停止后也可行 X 线造影检查。治疗包括抗休克治疗、溃疡病的药物治疗、经内镜止血,必要时手术。

3. 答案要点

(1)该病人为胃溃疡胃大部切除 Billroth Ⅱ式手术后 16 年又出现上腹部饱胀不适、消瘦和血便,首先应考虑的诊断为残胃癌。

(2)为明确诊断,应选用胃镜检查或 X 线钡餐检查,前者可在病灶处钳取组织做病理检查,若证实为残胃癌,则按胃癌处理原则,做胃癌根治术。如为晚期病例,原发病灶又能切除,则应力争做"减负"姑息性切除;若原发灶不能切除,则可做胃空肠吻合术或空肠造瘘术,视具体情况辅以化疗、放疗、中医药及免疫治疗。

（赵承梅）

第三十一章 小 肠 疾 病

【内容要点】

一、解剖生理概要

小肠包括十二指肠、空肠和回肠。十二指肠以下小肠的上 2/5 为空肠，下 3/5 为回肠，空肠与回肠之间无明显界限。空肠始于十二指肠悬韧带，回肠末端借回盲瓣与盲肠连接。小肠的生理功能有运动、分泌、消化、吸收和免疫防御。手术切除长度超过小肠总长的 50%，会导致吸收不良。结肠完整、小肠保留少于 75cm，或无回盲瓣、小肠保留少于 100cm，均可引起短肠综合征。

二、肠梗阻

（一）概述

1. 病因与分类 肠梗阻按病因分为机械性（肠腔堵塞、肠管受压、肠壁病变）、动力性（肠麻痹或肠痉挛）和血运性肠梗阻（因血运障碍导致动力异常，有学者认为属于动力性肠梗阻一种）。按肠壁有无血运障碍分为单纯性和绞窄性肠梗阻。按梗阻部位分为高位小肠梗阻、低位小肠梗阻和结肠梗阻。按梗阻程度分为完全性和不完全性肠梗阻。按梗阻发展过程急缓又可分为急性肠梗阻和慢性肠梗阻。病程中，各类型在不断变化，可相互转变。

2. 病理生理

（1）局部变化：梗阻以上肠蠕动增加，肠腔因积气、积液而扩张；梗阻以下肠管则瘪陷，与扩张肠管交界处即为梗阻处。随着梗阻加重，扩张的肠管腔内压不断升高，肠管壁静脉回流开始受阻，肠壁充血、水肿，继而发生动脉血流受阻，血栓形成，肠壁失去活力，发生缺血、坏死、穿孔。一段肠管两端均不通畅所形成的闭袢性肠梗阻，常迅速发展为绞窄性肠梗阻。

（2）全身变化：最早出现水、电解质紊乱及酸碱失衡。梗阻部位以上肠内细菌大量繁殖，产生多种毒素，引起腹腔感染和脓毒症，继而可导致休克、呼吸循环功能障碍而致死。

3. 临床表现 肠梗阻的共有表现是腹痛、腹胀、呕吐和肛门停止排便排气。腹部体征有肠型、蠕动波和腹胀，肠鸣音亢进和气过水声，或肠鸣音减弱甚至消失；绞窄型肠梗阻有腹膜刺激征和触及腹部痛性包块。腹部 X 线立位片可见多个气液平面及胀气肠袢。全身表现有脱水、感染中毒和休克表现。

4. 诊断 包括确定是否存在肠梗阻，是机械性肠梗阻还是动力性肠梗阻，是单纯性肠梗阻还是绞窄性肠梗阻，是高位肠梗阻还是低位肠梗阻，是完全性梗阻还是不完全性梗阻，以及引起梗阻的原因，即需辨明其原因、性质、部位、程度及全身发生的病理生理变化。

5. 治疗　原则是矫正全身性生理紊乱和解除梗阻。

（1）纠正全身生理紊乱：无论手术与否，均需采用。包括禁食禁饮、胃肠减压，纠正水、电解质和酸碱失衡和营养支持，防治感染、中毒及应用解痉剂和镇静药等对症治疗。

（2）解除梗阻：包括去除梗阻的病因、切除梗阻肠段肠吻合术、短路手术和肠造口或肠外置术。

手术适应证：①绞窄性肠梗阻；②先天性肠道畸形或肿瘤引起的肠梗阻；③肠梗阻非手术治疗无效。

非手术治疗适于单纯性粘连性肠梗阻、麻痹性肠梗阻、炎症性不全性肠梗阻、蛔虫或粪块所致的肠梗阻、肠套叠早期。对因选择胃肠灌注生植物油、低压空气灌肠或中医药治疗等。

6. 绞窄性肠梗阻的手术处理原则　首先是解除梗阻，然后正确判断肠管生机，应从肠管色泽、张力和蠕动以及相应系膜终末动脉搏动几方面观察，如肠管瘪陷，呈紫黑色，无光泽和弹性，刺激后无收缩，相应系膜动脉搏动消失，说明肠管已坏死，应予以切除。

（二）粘连性肠梗阻

多有腹腔手术、创伤或感染史，有反复发作的慢性不全性肠梗阻症状，或突然出现急性肠梗阻表现，腹部 X 线平片示多个阶梯状液平面及扩张肠管。多数病人非手术疗法治疗有效，少数需中转手术治疗，可采用粘连松解或束带切除术、小肠折叠排列术或粘连肠管团切除肠吻合术。

（三）肠扭转

1. 小肠扭转　多见于小儿或青壮年饱餐、剧烈运动后，有突发绞窄性肠梗阻的临床表现，应紧急手术复位扭转肠段，若有坏死则行肠切除肠吻合术。

2. 乙状结肠扭转　多见于有慢性便秘、腹痛、腹胀反复发作史的男性老年人，早期可在严密观察下经乙状结肠镜插管复位，一旦疑有肠绞窄应中转手术做坏死肠段切除造口，待二期行肠吻合术。

（四）肠套叠

1. 急性肠套叠　2 岁以下儿童多见，典型临床表现为腹痛、血便和腹部肿块。发作时用低压空气或钡剂灌肠 X 线可见"杯口"状影，亦可同时将套叠肠段复位，若复位失败或疑有肠坏死者，可中转手术做套叠肠复位术或坏死肠段切除肠吻合术。

2. 成人肠套叠　常继发于肠道器质性疾病，多应手术切除病变肠段做肠吻合术。

三、肠炎性疾病

（一）克罗恩病

克罗恩病（Crohn disease）是一种病因不明的肠道慢性炎性肉芽肿性疾病。

1. 病理特征　可累及胃肠道任何部位，最多见于回肠末段和邻近结肠，病变可局限于肠管一处或多处，呈节段性分布。早期为鹅口疮样溃疡，随后纵行溃疡和裂隙溃疡形成，黏膜被分割呈鹅卵石样外观。穿孔形成脓肿或内外瘘；或发生肠梗阻、肠粘连。

2. 临床表现与诊断　起病缓慢、病程长，多数病人有腹痛、腹泻、低热和体重减轻（营养障碍造成贫血、低蛋白血症等）四大症状。此外还可有腹部包块、瘘管形成和肛管直肠周围病变。常因并发肠梗阻（最常见）、腹腔脓肿、便血、穿孔或结直肠病变的癌变而就诊。X 线钡餐和结肠镜检查及活组织病理检查有助于确诊。

WHO 提出的诊断要点：①非连续性或节段性病变；②铺路石样表现或纵行溃疡；③全壁

性炎症改变；④非干酪性肉芽肿；⑤裂沟、瘘管；⑥肛门部病变。具有上述①②③者为怀疑诊断，再加上④⑤⑥三项中的任何一项可确诊。有④项者，再加上①②③三项中任何两项也可确诊。诊断时应注意与肠结核、恶性淋巴瘤、溃疡性结肠炎、急性阑尾炎和其他疾病（慢性感染性肠炎、细菌性痢疾、血吸虫病、阿米巴肠炎）相鉴别。

3. 治疗　克罗恩病具有复发倾向，须严格把握手术适应证。若引发完全性肠梗阻，并发肛周病变，急性穿孔导致弥漫性腹膜炎，慢性穿孔形成腹腔脓肿或肠瘘，以及非手术治疗无效者，可做病变肠段切除肠吻合，或行短路手术及旷置术，再行二期肠切除肠吻合术。

（二）急性出血性肠炎

急性出血性肠炎是一种好发于小肠、以局限性出血坏死为特征的急性炎性肠病。

1. 临床表现　儿童和青少年多见，常有不洁饮食史，中上腹急性腹痛伴发热、恶心、呕吐和腹泻，呈血水样或果酱样腥臭黏液血便。可并发肠穿孔，引起腹膜炎。

2. 治疗　一般以非手术治疗为主。对非手术治疗无效，全身中毒症状加重或有休克的病人，以及有肠梗阻、肠坏死、穿孔引起腹膜炎或大出血的病例，应手术切除病变肠段，做肠吻合术或肠外置。

四、小肠肿瘤

小肠肿瘤临床较少见，分良性和恶性两类。

1. 临床表现　不典型，可有下列一种或几种表现：腹痛、肠道出血、肠梗阻、腹内肿块、肠穿孔或类癌综合征。

2. 诊断　主要依靠临床表现、小肠气钡造影、小肠内镜、胶囊内镜检查和选择性动脉造影。尿中 5– 羟吲哚乙酸每天超过 24mg 有助于类癌诊断。

3. 治疗　良性肿瘤可做局部切除或部分肠切除术。恶性肿瘤则做根治性切除，术后配合化疗和放疗；无法切除者可做短路手术，以缓解梗阻。

五、肠瘘

肠瘘是指消化道与其他空腔脏器、体腔或体腔外形成异常通道，胃肠内容物进入其他脏器、体腔或体外的疾病，包括胃瘘、十二指肠瘘、空肠瘘、回肠瘘和结直肠瘘。根据肠腔是否与外界相通，肠瘘分为肠外瘘和肠内瘘。

（一）肠外瘘

1. 病因　常见有腹部手术后并发症、腹部创伤或放射性损伤、腹内脏器肿瘤或炎性病变等。也可为达到治疗目的，通过肠造口术人为制造的肠外瘘。

2. 分类　①根据瘘管形态分为断端瘘、唇状瘘和管状瘘；②根据瘘口位置分为高位瘘和低位瘘。

3. 临床表现及诊断　有上述原发病史，出现继发局限性或弥漫性腹膜炎和腹腔脓肿征象，有向腹壁穿破形成长期排出肠内容物或脓性分泌物的瘘口。全身表现为体液代谢失调和营养不良及感染中毒等。诊断方法有 X 线胃肠道造影、口服染料或骨炭粉、瘘管造影和瘘管组织活检等。

4. 治疗　治疗原则是疾病早期加强内环境调整、瘘口处理，中期强化营养支持和消化液回输，后期依据病情合理选择手术时机和手术方式。具体措施包括有效腹腔引流，加强全身支持，消化液回输和瘘口的处理（按照病期分别采取"吸、堵、补"等治疗方法）。

（二）肠内瘘

形成原因有损伤、感染和肿瘤浸润等。临床表现可因肠内容物流入的脏器不同而有差别，术前确定内瘘位置极为困难。手术治疗原则是切除瘘管和肠道病变，缝闭肠道与其他脏器相通的瘘孔。

【练习题】

一、选择题

（一）A1 型题

1. 绞窄性肠梗阻是指肠梗阻并伴有
   A. 肠襻的两端均完全阻塞　　　　　　B. 肠壁坏死、穿孔
   C. 肠壁血运障碍　　　　　　　　　　D. 肠腔狭窄
   E. 肠腔高度扩张

2. 下列对肠梗阻的全身变化的描述中，错误的是
   A. 失水与失钠，引起混合性缺水、代谢性酸中毒
   B. 大量呕吐引起胃液丢失，引起代谢性碱中毒
   C. 血液浓缩
   D. 血容量减少
   E. 毒素吸收、全身中毒导致休克

3. 阵发性腹痛，肠鸣音亢进，伴恶心、呕吐，停止排气、排便，应首先考虑诊为
   A. 急性胰腺炎　　　　B. 急性阑尾炎　　　　C. 急性胆囊炎
   D. 急性肠梗阻　　　　E. 胃溃疡急性穿孔

4. 在肠梗阻诊断中，最为重要的是区分
   A. 机械性和动力性　　　B. 急性和慢性　　　　C. 单纯性和绞窄性
   D. 高位和低位　　　　　E. 完全性和不全性

5. 机械性肠梗阻与麻痹性肠梗阻的主要区别在于肠梗阻早期
   A. 呕吐是否频繁且剧烈　　　　　　　B. 有无腹部绞痛、腹胀和肠鸣音变化
   C. 有无腹痛、腹胀及肛门停止排便排气　D. 有无感染迹象
   E. 有无电解质紊乱与酸碱失衡

6. 下列对绞窄性肠梗阻的临床特点的描述，不正确的是
   A. 腹痛由阵发性转为持续性剧痛不缓解　B. 呕吐或肛门排出血性液体
   C. 有明显腹膜刺激征　　　　　　　　　D. 病程早期很快出现休克
   E. X线所见膨胀肠襻的位置随体位改变

7. 机械性肠梗阻的原因不包括
   A. 肿瘤　　　　　　　B. 嵌顿性疝　　　　　C. 粪块阻塞
   D. 粘连带压迫　　　　E. 弥漫性腹膜炎

8. 高位肠梗阻的特点是
   A. 腹胀明显　　　　　　　　　　　　B. 可见肠型
   C. 完全不排气、排便　　　　　　　　D. 呕吐频繁，为胃或十二指肠内容物
   E. 肠鸣音亢进，有气过水声

9. 腹痛持续,伴阵发性加重,且出现发热、休克表现,最可能的疾病为
   A. 早期结肠癌　　　　　B. 单纯性肠梗阻　　　　　C. 急性阑尾炎
   D. 外伤性肝破裂　　　　E. 绞窄性肠梗阻

10. 诊断绞窄性肠梗阻最可靠的依据是
   A. 有腹部压痛、反跳痛和腹肌紧张　　　　B. 有气过水音和金属音
   C. X 线检查小肠有多个阶梯状液平　　　　D. 频繁呕吐,呕吐物为胃肠内容物
   E. 停止排气、排便,伴均匀全腹胀

11. 肠梗阻的手术指征,不包括
   A. 绞窄性肠梗阻　　　　B. 肿瘤性肠梗阻　　　　　C. 麻痹性肠梗阻
   D. 闭祥性肠梗阻　　　　E. 先天性肠道畸形

12. 粘连性肠梗阻最多见的成因是
   A. 腹腔手术　　　　　　B. 腹部外伤　　　　　　　C. 腹腔内脏发育异常
   D. 原发性腹膜炎　　　　E. 胎粪性腹膜炎

13. 肠扭转的病因不包括
   A. 体位突然改变　　　　B. 肠内容重量骤然增加　　C. 肠管动力异常
   D. 肠系膜过短　　　　　E. 肠系膜根部附着过窄

14. 肠套叠典型的三大表现为
   A. 腹痛、发热、黄疸　　　　　　　　　B. 腹痛、发热、脓血便
   C. 腹痛、血便、里急后重　　　　　　　D. 腹痛、血便、腹部肿块
   E. 腹痛、腹部肿块、发热

15. 不属于小儿肠套叠的表现是
   A. 果酱样大便　　　　　　　　　　　B. 阵发性腹痛
   C. 早期出现高热　　　　　　　　　　D. 腹部可触及腊肠样肿块
   E. 恶心呕吐

16. 克罗恩病的病变大多位于
   A. 十二指肠　　　　　　B. 回肠末段　　　　　　　C. 回盲部
   D. 全结肠　　　　　　　E. 乙状结肠、直肠

17. 最有助于诊断克罗恩病的病理改变是
   A. 黏膜弥漫性炎症　　　B. 黏膜下层有淋巴细胞浸润
   C. 不典型增生　　　　　D. 干酪性肉芽肿
   E. 非干酪性肉芽肿

18. 克罗恩病最常见的并发症是
   A. 中毒性休克　　　　　B. 结肠大出血　　　　　　C. 肠梗阻
   D. 急性肠穿孔　　　　　E. 腹泻

19. 若病人反复腹痛、腹泻,间有黏液血便,便培养阴性,为明确诊断,首选的检查是
   A. 腹部平片　　　　　　B. X 线胃肠钡餐检查　　　C. 钡剂灌肠造影
   D. 结肠镜检查　　　　　E. MRI

20. 克罗恩病的手术指征是
   A. 营养不良、体重减轻　B. 严重腹泻　　　　　　　C. 便隐血检查持续阳性
   D. 疑有恶变　　　　　　E. 合并结肠息肉

21. 克罗恩病的手术适应证不包括

    A. 肠内瘘　　　　　　　　B. 慢性肠穿孔　　　　　　C. 发热、腹痛、体重下降

    D. 肠管狭窄　　　　　　　E. 持续性出血

22. 关于急性出血性小肠炎的描述,不正确的是

    A. 儿童、青少年多见　　　　　　　　　B. 夏秋季多发

    C. 以急性腹痛、腹泻和便血为主要症状　　D. 严重时可引起中毒性休克

    E. 确诊后应立即手术

23. 可分泌 5-HT 和缓激肽的小肠肿瘤是

    A. 腺瘤　　　　　　　　　B. 类癌　　　　　　　　　C. 纤维瘤

    D. 平滑肌肉瘤　　　　　　E. 恶性淋巴瘤

24. 属于高位肠瘘的是

    A. 乙状结肠膀胱瘘　　　　B. 胃十二指肠瘘　　　　　C. 直肠阴道瘘

    D. 空肠远端瘘　　　　　　E. 结肠瘘

25. 肠瘘发展的自然进程是

    A. 瘘管形成→腹膜炎→腹腔脓肿→瘘管闭合

    B. 瘘管形成→腹膜炎→瘘管闭合→腹腔脓肿

    C. 腹腔脓肿→腹膜炎→瘘管形成→瘘管闭合

    D. 腹腔脓肿→瘘管形成→腹膜炎→瘘管闭合

    E. 腹膜炎→腹腔脓肿→瘘管形成→瘘管闭合

(二) A2 型题

1. 病人,男,53 岁。既往有胃溃疡急性穿孔手术史。2d 前出现腹痛、腹胀,伴恶心呕吐,停止排气、排便。经检查诊断为肠梗阻,最为重要的是首先确定梗阻的

    A. 发病原因　　　　　　　B. 发生部位　　　　　　　C. 严重程度

    D. 进展速度　　　　　　　E. 是否绞窄

2. 病人,女,66 岁。因阵发性腹痛 5d,伴恶心、腹胀 1d 入院,无发热。查体:腹膨隆,可见肠型,肠鸣音亢进,闻及气过水声。立位腹部 X 线平片可见腹中部小肠扩张,呈阶梯状气液平面,结肠内有少量积气。最可能的诊断是

    A. 麻痹性肠梗阻　　　　　B. 低位小肠梗阻　　　　　C. 高位小肠梗阻

    D. 乙状结肠梗阻　　　　　E. 闭袢性肠梗阻

3. 病人,男,28 岁。腹痛伴频繁呕吐 3d,以肠梗阻入院。HR 116 次 /min,BP 85/65mmHg。查血 Na^+ 132mmol/L,K^+ 3.3mmol/L,HCO_3^- 8mmol/L。应首先采取的治疗措施是

    A. 纠正酸中毒　　　　　　B. 纠正低血钾　　　　　　C. 纠正低血钠

    D. 急症手术,去除梗阻病因　　　　　　E. 纠正低血容量

4. 病人,男,30 岁。10 年前因右绞窄性斜疝行坏死肠段切除、肠吻合术,近期反复出现腹痛、腹胀,无发热。4h 前突然出现右下腹痛持续性痛,伴阵发性加剧,伴恶心呕吐,病人烦躁不安,口渴感明显,血常规 WBC 12×10^9/L。最可能的原因是

    A. 尿路结石刺激输尿管　　B. 粘连引起肠梗阻　　　　C. 胰腺炎性水肿

    D. 蛔虫上扰胆道　　　　　E. 肠痉挛

5. 病人,男,60 岁。间断便秘 6 个月,2d 前出现腹部持续性疼痛,阵发性加剧,呕吐胆汁样液体 2 次约 600ml,既往无类似发作史,近 4d 未排便。查体:T 37.5℃,BP 140/100mmHg,腹胀,腹

软,左下腹压痛,未触及肿块,肠鸣音亢进,可闻及气过水声。WBC 9×10^9/L。初步考虑为

  A. 急性胃肠炎   B. 急性胆囊炎   C. 急性胰腺炎

  D. 急性阑尾炎   E. 急性肠梗阻

  6. 病人,男,24 岁。饱餐后搬运重物,突发脐周剧痛 5h,伴恶心,呕吐胃内容物。查体: T 37.2℃,P 112 次 /min,R 28 次 /min,BP 90/60mmHg,急性病容,大汗,心肺未见异常,腹胀不对称,脐左侧腹部膨隆显著,似可触及肿块,局部压痛明显,腹肌紧张,肝浊音界存在,移动性浊音可疑,肠鸣音弱,直肠指检未见异常。最可能的诊断是

  A. 溃疡病急性穿孔   B. 急性胰腺炎   C. 急性肠扭转

  D. 急性胆囊炎   E. 急性阑尾炎

  7. 病人,男,50 岁。因慢性腹泻 2 年,就诊体检曾发现肛瘘,结肠镜检查显示回盲部有铺路石样改变。近 3d 腹痛加重,高热。查体: T 39.1℃,HR 110 次 /min,贫血貌。腹膨隆,全腹压痛,肠鸣音消失。最可能的诊断是

  A. 肠结核并发穿孔   B. 溃疡性结肠炎   C. 细菌性痢疾

  D. 克罗恩病并发穿孔   E. 急性阑尾炎

  8. 病人,男,39 岁。反复右下腹痛、腹泻、黏液便,伴低热 8 个月。消瘦、贫血貌,右下腹压痛,未及肿块。血沉 34mm/h。X 线钡餐造影检查回肠末段有 3 处肠壁僵硬、肠腔狭窄,黏膜粗乱,可见卵石样充盈缺损及线样征。应诊断为

  A. 十二指肠溃疡   B. 肠结核   C. 克罗恩病

  D. 溃疡性结肠炎   E. 结肠癌

  9. 病人,男,17 岁。腹胀、腹泻 8 个月,加重 2 个月,伴间断脐周痛、发热和体重下降。排便 2~5 次 /d,呈糊状,里急后重感,排便后腹痛减轻,无黏液脓血便。2 个月前因肛瘘手术,切口未愈。进一步检查宜选择

  A. 结肠镜   B. 腹部 CT   C. 钡剂灌肠造影

  D. 腹部 X 线平片   E. 全消化道造影

  10. 病人,男,31 岁。因"慢性阑尾炎急性发作 3d"行阑尾切除术,术后腹腔残余感染持续,并出现末端回肠外瘘。近 2d 来瘘口内负压引流量少,病人再度出现持续性腹痛,伴发热。查血白细胞计数升高,中性粒细胞比例增加,并出现中毒颗粒,血小板计数减少,提示

  A. 瘘管已形成   B. 腹腔脓肿局限   C. 瘘管已愈合

  D. 腹腔感染严重   E. 化脓性门静脉炎

（三）A3/A4 型题

（1~3 题共用题干）

病人,男,49 岁。4d 前因急性阑尾炎手术时阑尾系膜出血,缝扎止血致回肠末段血运障碍,行回肠部分切除吻合、腹腔引流术,术后间断性引出血性液体约 200ml/d。查体:腹胀,右侧腹压痛,无反跳痛和腹肌紧张,未触及肿块,肠鸣音弱。血 WBC 12×10^9/L,中性粒细胞 80%。

  1. 诊断首先应考虑为

  A. 粘连性肠梗阻   B. 绞窄性肠梗阻   C. 麻痹性肠梗阻

  D. 肠吻合口梗阻   E. 慢性不全性肠梗阻

  2. 引起上述情况的原因不包括

  A. 腹部手术   B. 铅中毒   C. 腹膜后血肿

  D. 低钾血症   E. 急性弥漫性腹膜炎

3. 应采取的治疗主要是

    A. 腹腔灌洗   B. 剖腹探查   C. 肠造口术

    D. 粘连松解术   E. 非手术治疗下观察

（4~6 题共用题干）

病人，男，26 岁。阵发性腹部胀痛半年余，时重时轻，常在餐后或因饮食不注意诱发腹痛加重，时有恶心未吐，偶有停止排便排气，经对症治疗好转，无发热及皮肤黄染。1 年前车祸致脾破裂行脾切除、脾片大网膜移植术。查体：腹胀，可见肠型，腹软，脐左上方腹部压痛，肠鸣音亢进。

4. 简便且具有诊断价值的检查是

    A. 纤维结肠镜   B. 腹部 CT   C. 腹部 X 线平片

    D. 全消化道造影   E. 钡剂灌肠造影

5. 最可能的诊断是

    A. 急性胃炎   B. 幽门梗阻   C. 绞窄性肠梗阻

    D. 结肠癌   E. 粘连性肠梗阻

6. 宜采用非手术治疗的是该病发生

    A. 病情加重，非手术治疗无效   B. 肠坏死

    C. 弥漫性腹膜炎   D. 在术后早期

    E. 反复频繁发作

（7~8 题共用题干）

病儿，女，1 岁 9 个月。腹痛、阵发性哭闹伴呕吐 3d，排果酱样大便 2d，发热 1d。查体：面色苍白，出汗，腹部压痛和反跳痛，脐右上方扪及腊肠形肿块，右下腹空虚。

7. 最可能的诊断为

    A. 急性肠套叠   B. 急性阑尾炎   C. 急性小肠扭转

    D. 胆道蛔虫症   E. 肠系膜淋巴结炎

8. 最佳的治疗措施是

    A. 钡剂灌肠   B. 空气灌肠   C. 结肠镜检查

    D. 急症手术探查   E. 非手术治疗观察

（9~10 题共用题干）

病人，女，37 岁。反复右下腹痛 3 年，伴便秘、口腔溃疡，无发热及乏力。无结核病史及结核密切接触史。查体：右下腹可触及边界不清的包块，可移动，局部压痛，无反跳痛。

9. 首先考虑的诊断是

    A. 肠结核   B. 结肠癌   C. 克罗恩病

    D. 阑尾炎   E. 胆囊炎

10. 为明确诊断，最重要的检查是

    A. 大便隐血检查   B. 大便检查找抗酸杆菌   C. 腹部 CT

    D. 结肠镜检查及活检   E. 腹部 MRI

（四）B1 型题

（1~2 题共用备选答案）

    A. 机械性肠梗阻

    B. 痉挛性肠梗阻

    C. 绞窄性肠梗阻

D. 麻痹性肠梗阻

E. 闭袢性肠梗阻

1. 腹股沟斜疝肠管嵌顿早期属于

2. 位于结肠肝曲的结肠癌导致肠腔完全阻塞,可引起

（3~5题共用备选答案）

A. 肠套叠

B. 小肠扭转

C. 乙状结肠扭转

D. 克罗恩病

E. 小肠类癌

3. 钡剂灌肠显示钡剂在病变处受阻,尖端为杯口状,可见于

4. 钡剂灌肠显示钡剂在病变处受阻,尖端呈鸟嘴状,可见于

5. 钡剂灌肠显示肠腔不规则狭窄部位呈线样征改变,可见于

（五）X型题

1. 乙状结肠扭转属于

   A. 完全性肠梗阻　　　B. 动力性肠梗阻　　　C. 高位肠梗阻

   D. 闭袢性肠梗阻　　　E. 低位肠梗阻

2. 手术时判断肠管生机的依据是

   A. 肠管的色泽　　　　B. 肠管壁的弹性　　　C. 肠管蠕动能力

   D. 肠壁是否充血水肿　E. 肠系膜动脉的搏动

3. 克罗恩病的并发症包括

   A. 肠梗阻　　　　　　B. 腹腔脓肿　　　　　C. 肠穿孔

   D. 阑尾炎　　　　　　E. 难治性肛瘘和肛裂

4. 肠外瘘的临床诊断应明确

   A. 瘘发生的原因和类型　　　　　　B. 瘘内口位置、瘘管行走情况

   C. 瘘治疗的有效药物　　　　　　　D. 有无未处理的腹腔脓肿

   E. 瘘口远端肠袢有无梗阻或其他病变

二、名词解释

1. 机械性肠梗阻

2. 血运性肠梗阻

3. 绞窄性肠梗阻

4. 闭袢性肠梗阻

5. 肠扭转

6. 肠套叠

7. 克罗恩病

8. 肠瘘

三、问答题

1. 临床诊断肠梗阻应明确哪些问题?

2. 出现哪些临床征象说明绞窄性肠梗阻？

3. 试述肠梗阻的治疗原则和方法。

4. 如何预防手术导致的肠粘连？

5. 试述克罗恩病手术适应证。

四、病案分析

1. 病人，女，47岁。腹痛、腹胀，停止排气、排便3d。病人3d前无明显诱因出现阵发性腹痛，为绞痛，以右下腹为重，腹胀，排气排便停止，恶心、呕吐，呕吐物初为胃液和部分胆汁，后有粪臭味，每日呕吐数次，呕吐总量约1 500ml，每日尿量约500ml。经输液和对症治疗未见明显好转。病人3年前因右宫外孕破裂行右侧附件切除术。查体：T 37℃，P 104次/min，BP 130/75mmHg，急性病容，神志清，双眼窝凹陷，皮肤黏膜干燥，弹性差。腹膨隆，下腹部手术瘢痕长约5cm，可见肠型和蠕动波，全腹软，轻压痛，无反跳痛，未及明显肿块，肝脾未及，全腹叩诊鼓音，肠鸣音亢进，闻及金属音。直肠指检：腔内空虚，未及明显肿物，指套无血迹。辅助检查：Hb 160g/L，WBC 11.5×10^9/L，血K^+ 3.0mmol/L，Na^+ 135mmol/L，Cl^- 105mmol/L。腹平片可见多个气液平面。

问题：

（1）试述初步诊断。

（2）诊断依据是什么？

（3）请制订诊疗计划。

2. 病人，男，76岁。既往有慢性便秘史。近期反复发作性腹痛、腹胀，突感腹痛、腹胀加重伴恶心4d，少有呕吐。肛门停止排便、排气2d。查体：显著不均匀腹胀，尤以左下腹为甚，并可扪及囊性包块。

问题：

（1）最可能的诊断是什么？

（2）需要进一步做什么检查？

（3）治疗方法是什么？

3. 病儿，男，20月龄。阵发性哭闹6h，伴呕吐，呕吐物为胃内容物，排果酱样大便。查体：腹软，有压痛，右上腹可触及肿块，右髂窝空虚，肠鸣音亢进。粪便检查发现蛔虫卵，立位腹部X线平片可见数个小气液平面。

问题：

（1）该患病儿的初步诊断是什么？

（2）还应进行什么检查？

（3）简述治疗方法和对其家长开展健康教育的内容。

【答案及评析】

一、选择题

（一）A1型题

1. 答案：C

评析：绞窄性肠梗阻是指有肠壁血运障碍的肠梗阻。

2. 答案:B

评析:肠梗阻发生后,机体失水与失钠并存,引起混合性缺水、代谢性酸中毒,造成血容量减少,血液浓缩,后期毒素吸收、全身中毒导致休克。大量呕吐引起胃液丢失,发生代谢性碱中毒主要见于幽门梗阻。

3. 答案:D

评析:急性肠梗阻典型症状为腹痛、恶心呕吐、腹胀、停止排气排便,如腹痛为阵发性,伴肠鸣音亢进,多为机械性肠梗阻。

4. 答案:C

评析:肠梗阻诊断中,最为重要的是区分单纯性肠梗阻与绞窄性肠梗阻,对判断病情严重程度和是否决定手术治疗有重要指导意义。

5. 答案:B

评析:机械性肠梗阻早期表现为阵发性腹部绞痛,腹胀,肠鸣音亢进;麻痹性肠梗阻早期无腹部绞痛,主要是持续性腹痛,全腹均匀性腹胀,肠鸣音减弱甚至完全消失。

6. 答案:E

评析:绞窄性肠梗阻因有血运障碍,可引起绞窄肠管坏死,甚至穿破,形成化脓性腹膜炎,因而临床表现为全身中毒症状严重,腹痛可由阵发性转变为持续性,且不能缓解,有明显腹膜刺激征和消化道出血,病情迅速恶化出现休克,X 线可见孤立胀大的肠袢,不因体位变化而改变位置,故 E 项不是绞窄性肠梗阻的特点。

7. 答案:E

评析:弥漫性腹膜炎导致麻痹性肠梗阻,属于动力性肠梗阻。

8. 答案:D

评析:高位肠梗阻一般梗阻位置高,梗阻近端肠管容积有限,可很快发生频繁呕吐,为胃十二指肠内容物。梗阻以下肠管无肠胀气和积液,故腹胀不明显,肠型不明显,梗阻远端残留的气体和肠内容物尚可经肛门排出。一般无肠鸣音亢进和气过水声。

9. 答案:E

评析:肠绞窄,甚至出现肠坏死、穿孔和感染时,大量毒素被吸收,引起全身中毒反应、感染性休克、急性呼吸窘迫综合征、肾功能障碍,甚至发生多器官功能障碍综合征(MODS)。

10. 答案:A

评析:绞窄性肠梗阻时有腹膜刺激征,其他选项可见于肠梗阻的其他类型,如机械性肠梗阻有气过水音和金属音,X 线检查小肠有多个阶梯状气液平等。呕吐频繁,呕吐物为胃肠内容物,则说明高位小肠梗阻;停止排气、排便,伴均匀全腹胀,常提示麻痹性肠梗阻。

11. 答案:C

评析:绞窄性肠梗阻有肠管血供障碍坏死,肿瘤性肠梗阻有肿瘤病变,先天性肠畸形一般只能依靠手术矫正畸形,闭袢性肠梗阻多迅速发展为绞窄性肠梗阻,导致肠坏死,均应手术治疗,而麻痹性肠梗阻多属于腹内无原发灶的全身性病变引起,不是手术指征。

12. 答案:A

评析:粘连性肠梗阻的病因分为先天性和后天性因素,后天因素较多见,可因腹部手术、炎症、损伤、出血、异物等引起,临床上以腹腔手术后粘连最为多见。腹部外伤、腹腔内脏发育异常、原发性腹膜炎和胎粪性腹膜炎虽然可能是粘连性肠梗阻的病因,但相对于腹腔手术仍属少见。

13. 答案：D

评析：肠系膜过长是肠扭转的病因之一，因此肠系膜过短不正确。其他肠系膜根部附着过窄，肠内容重量骤然增加，体位突然改变和肠管动力异常等均是肠扭转发病的相关因素。

14. 答案：D

评析：肠套叠典型的三大表现为阵发性腹痛、腊肠形腹部肿块和果酱样大便。

15. 答案：C

评析：肠套叠的典型表现为阵发性腹痛，腊肠样腹部肿块，排果酱样大便。肠套叠在肠壁血运障碍引起肠绞窄、坏死，发生腹膜炎时，才出现高热。

16. 答案：B

评析：克罗恩病的病变可遍及全部消化道，但大多位于回肠末段。

17. 答案：E

评析：克罗恩病是胃肠道慢性肉芽肿性炎症性疾病，其组织学特征为非干酪性肉芽肿、裂隙溃疡及肠壁全层炎症。

18. 答案：C

评析：克罗恩病的最常见并发症是肠梗阻。

19. 答案：D

评析：腹痛、腹泻，间有黏液血便，克罗恩病、溃疡性结肠炎、结直肠癌均在鉴别诊断之列，应首选结肠镜检查，以明确诊断。

20. 答案：D

评析：对于非手术治疗无效、合并消化道梗阻、穿孔、消化道瘘、腹腔脓肿、难以控制的消化道出血的克罗恩病，应选用手术治疗，其中手术的主要指征为疑有癌变。

21. 答案：C

评析：克罗恩病是一种病因未明的胃肠道慢性肉芽肿性炎症性疾病，好发于末段回肠和邻近结肠，从口腔至肛门的各段消化道均可受累，其临床特点主要为腹痛、腹泻、腹部肿块。手术适应证为非手术治疗无效的克罗恩病，合并肠梗阻、穿孔、肠瘘、腹腔脓肿，或难以控制的消化道出血者。发热、腹痛、体重下降是克罗恩病的全身表现，不能以此作为手术的指征。

22. 答案：E

评析：急性出血性小肠炎起病急，有时病情较为严重，但以非手术治疗为主，在腹膜炎严重、大出血、肠梗阻非手术治疗无效，或出现肠坏死、穿孔时，应及时手术。

23. 答案：B

评析：小肠类癌细胞分泌大量的 5-HT 和缓激肽等，未被肝脏灭活而进入体循环引起一组特征性的临床表现，称为类癌综合征。其他病理类型的小肠肿瘤不具备此特性。

24. 答案：B

评析：乙状结肠膀胱瘘、直肠阴道瘘、空肠远端瘘、结肠瘘都属于低位肠瘘，胃十二指肠瘘是高位肠瘘。

25. 答案：E

评析：肠瘘发展的自然进程是腹膜炎形成，局限后转为腹腔脓肿，随后瘘管形成，瘘管较小，逐渐自行闭合。

（二）A2 型题

1. 答案：E

评析：由于绞窄性肠梗阻有肠壁血运障碍，不及时手术，可发生肠坏死、穿孔，后果严重，因此在肠梗阻诊断中，最为重要的是明确是否为绞窄性肠梗阻。

2. 答案：B

评析：低位小肠梗阻的表现有多个气液平，呈阶梯状排列，高位小肠梗阻可见扩张的小肠黏膜皱襞呈"鱼骨刺样"，乙状结肠扭转肠腔扩张呈"马蹄状"。

3. 答案：E

评析：病人由于呕吐频繁，有大量胃液丢失；肠梗阻时，肠管扩张，肠壁通透性改变，肠管排空障碍，肠腔内及组织间会积存大量体液，血 Na^+ 132mmol/L，属于轻度缺钠。血 K^+ 3.3mmol/L，为低血钾。血 HCO_3^- 8mmol/L，属正常值，BP 85/65mmHg，HR 116 次/min，为典型休克的表现，说明有明显的血容量不足。休克时组织低灌流，可以合并其他代谢紊乱，但在纠正水喝电解质及酸碱失调之前，必须首先纠正低血容量，其后较轻的水电解质紊乱会随着有效循环血量的恢复而得到纠正。

4. 答案：B

评析：该病人 10 年前因右绞窄性斜疝行坏死肠段切除肠吻合术，近期反复出现腹痛、腹胀，无发热，提示可能存在不全性肠梗阻，4h 前突然出现右下腹痛持续性腹痛，伴阵发性加剧，伴恶心呕吐，考虑出现急性完全性肠梗阻，最可能是粘连引起的肠梗阻。尿路结石引起腹痛为阵发性，常伴血尿。胰腺炎腹痛位于上腹中部，一般无阵发性加重，有血尿淀粉酶升高。胆道蛔虫症好发于儿童，为阵发性钻顶样腹部剧痛，B 超检查有阳性发现。

5. 答案：E

评析：老年男性间断便秘病史较长，腹部持续性疼痛，阵发性加剧 3d，伴呕吐。查体腹胀、腹部压痛，肠鸣音亢进，可闻及气过水声，基本符合肠梗阻的表现，无饮食不洁、进食油腻食物或大量饮酒、暴饮暴食等诱因，腹软，压痛位于左下腹，血压脉搏尚平稳，无白细胞计数增高，根据临床资料，考虑发生急性胃肠炎、胆囊炎、胰腺炎和阑尾炎的可能性小。

6. 答案：C

评析：病人突发腹部剧痛，其他表现符合急性肠梗阻诊断。结合饱餐后搬运重物病史，肠绞窄征象以及早期出现休克，最可能的诊断是急性肠扭转。无溃疡病、胆道疾病和大量饮酒、暴饮暴食史，腹部体征主要位于左侧，且肝浊音界存在，尚缺乏诊断其他急腹症的依据。

7. 答案：D

评析：根据既往病史及结肠镜检查所见，应为克罗恩病。本次发病，腹痛突发，伴高热，全腹压痛，肠鸣音消失。应考虑并发急性穿孔。

8. 答案：C

评析：根据慢性腹痛、腹泻，伴低热、消瘦、贫血，结合血沉和钡剂造影检查典型的影像学特征，应考虑诊断为克罗恩病。

9. 答案：A

评析：年轻男性患病，病程较长，腹胀、腹泻，伴间断脐周痛、发热和体重下降，同时有肛瘘，高度怀疑克罗恩病，肠结核等不能除外，病变多见于末段回肠和邻近结肠，而纤维结肠镜检查可直接观察病变，还可取活组织做病理检查，有助于确诊，宜作为首选。

10. 答案：D

评析：根据肠外瘘形成特点和临床资料,腹腔脓肿局限、瘘管形成或愈合不能解释目前病人再度出现持续性腹痛伴发热的现象,而化脓性门静脉炎常继发于急性阑尾炎,多有寒战、高热和黄疸。病人出现白细胞、中性粒细胞增高,有中毒颗粒,血小板计数降低等严重感染的征象,且瘘口内负压引流量少,可能因引流不畅,肠内容物外溢,使腹腔感染更为严重。

（三）A3/A4 型题

1. 答案：C

评析：病人阑尾切除、回肠部分切除肠吻合、腹腔引流术后 4d,有腹胀、右侧腹压痛,肠鸣音弱,血白细胞计数、中性粒细胞比例增高,每日尚有 200ml 血性液引出,说明腹腔感染和手术创伤的反应依然存在,应考虑麻痹性肠梗阻,而非其他类型。

2. 答案：B

评析：铅中毒常可引起肠痉挛而致痉挛性肠梗阻,而腹部手术、腹膜后血肿、急性弥漫性腹膜炎和低钾血症均可引起肠麻痹,导致麻痹性肠梗阻。

3. 答案：E

评析：病人阑尾切除、回肠部分切除肠吻合、腹腔引流术后 4d,腹腔感染和手术创伤的反应依然存在,考虑麻痹性肠梗阻的诊断,此时不应进行腹腔灌洗,也不具备手术指征,应选择非手术治疗和观察。

4. 答案：C

评析：病人外伤后脾切除、脾片大网膜移植术后 1 年,反复出现阵发性腹部胀痛,时有恶心未吐,偶有停止排便排气,并有腹胀、肠型、脐左上方腹部压痛和肠鸣音亢进等肠梗阻表现,腹部 X 线平片检查简便易行并有诊断意义,其他检查多用于进一步确定诊断。

5. 答案：E

评析：粘连所致可能性大,目前已有描述无肠绞窄征象,也不支持急性胃炎、幽门梗阻和结肠癌的诊断。

6. 答案：D

评析：粘连性肠梗阻一般采用非手术治疗,在术后早期（术后 5~7d）发生者更应如此。非手术治疗无效甚至病情加重,出现绞窄性肠梗阻或可疑者须及早手术,反复频繁发作也需考虑手术治疗。

7. 答案：A

评析：根据阵发性腹痛、腹部肿块和果酱样大便等三大典型表现,诊断为急性肠套叠。

8. 答案：B

评析：可试用低压空气灌肠,将套叠肠段复位。

9. 答案：C

评析：根据反复右下腹痛,伴便秘、口腔溃疡,右下腹可触及边界不清的痛性包块,否认既往结核病和结核病人密切接触史,最可能是克罗恩病。

10. 答案：D

评析：反复右下腹痛、右下腹痛性肿块,选择结肠镜检查及活检不仅可直视下观察病变,明确克罗恩病的诊断,还可与肠结核、结肠癌、阑尾炎进行鉴别,因此是最重要的检查。

（四）B1 型题

1. 答案：A

评析：腹股沟斜疝肠管嵌顿早期,肠管受疝环卡压局部狭小,肠内容物通过障碍,属于机械性肠梗阻。

2. 答案：E

评析：结肠肝曲癌导致肠腔完全阻塞,由于回盲瓣具有阻止结肠内容物逆流至回肠的作用,此时升结肠两端均不通畅,因而所形成的肠梗阻是闭袢性肠梗阻。

3. 答案：A

评析：钡剂灌肠时钡剂在套叠处受阻,尖端为杯口状,甚至有弹簧状阴影,是肠套叠的特征性影像学表现。

4. 答案：C

评析：钡剂灌肠时钡剂在发生扭转部位受阻,尖端呈鸟嘴状,是乙状结肠扭转的特征性影像学表现。

5. 答案：D

评析：钡剂灌肠显示肠腔不规则狭窄部位呈线样征改变,是结肠克罗恩病的特征性影像学表现。

（五）X 型题

1. 答案：ADE

评析：乙状结肠一旦扭转常导致乙状结肠两端因扭转受压,引起完全性肠梗阻、低位肠梗阻或闭袢性肠梗阻,不是动力性肠梗阻和高位肠梗阻。

2. 答案：ABCE

评析：肠管如嵌顿过久引起肠壁血供障碍坏死,则肠壁呈紫黑色、肠管壁弹性消失、肠蠕动力消失和支配该段肠系膜的动脉搏动消失,是判断肠管生机的指标;而肠壁充血、水肿仅为肠梗阻时肠内压升高,肠壁静脉受阻的表现,供应肠壁营养的动脉尚未受阻。

3. 答案：ABCE

评析：克罗恩病起病缓慢,病程长,临床表现多样,既有肠内表现,如慢性溃疡穿透所致肠穿孔、肠内瘘和粘连形成不同程度的肠梗阻和腹内脓肿,部分病人有难治性肛瘘和肛裂;也有肠外表现,如关节病、皮肤湿疹、硬化性胆管炎和慢性活动性肝炎等,但尚无引发急性阑尾炎的报道。

4. 答案：ABDE

评析：肠外瘘形成的原因很多,病情较为复杂,因而为达到有效治疗目的,瘘的临床诊断应包括瘘发生的原因、类型、瘘内口在肠段位置、瘘管行走情况,瘘口远端肠曲有无梗阻或病变、有无残留腹腔脓肿,否则会影响治疗的正确选择和效果。有效药物选择是治疗问题,与临床诊断无关。

二、名词解释

1. 机械性肠梗阻：由于各种原因引起肠腔变狭小,使肠内容物通过障碍。

2. 血运性肠梗阻：由于肠系膜血管栓塞或血栓形成,引起肠壁血运障碍使蠕动功能丧失,致使肠内容物通过发生障碍。

3. 绞窄性肠梗阻：肠壁有血运障碍的肠梗阻。

4. 闭袢性肠梗阻：一段肠管两端均不通畅而形成的肠梗阻,多为急性完全性肠梗阻。

5. 肠扭转：由一段肠袢沿其系膜长轴旋转形成的闭袢性肠梗阻。

6. 肠套叠：一段肠管套入其相连的肠腔内所引起的肠梗阻。

7. 克罗恩病：一种病因未明的胃肠道慢性肉芽肿性炎性疾病,又称为节段性肠炎。

8. 肠瘘：肠壁异常穿破,在肠管之间、肠管与其他脏器、肠管与体表形成通道,致使肠内容物流出体外或穿入腹内其他空腔脏器中。

三、问答题

1. 答案要点

肠梗阻的临床诊断应明确以下问题：①是否肠梗阻；②是机械性肠梗阻还是动力性肠梗阻；③是单纯性肠梗阻还是绞窄性肠梗阻；④是高位肠梗阻还是低位肠梗阻；⑤是完全性肠梗阻还是不完全性肠梗阻；⑥引起梗阻的原因。

2. 答案要点

①腹痛突发、部位固定,为持续性剧烈腹痛；或腹痛由阵发性变为持续性；或在阵发性加重之间仍有持续性腹痛,有时疼痛牵涉腰背部。②病情发展迅速,早期出现休克,抗休克治疗改善不明显。③有腹膜炎表现,以及发热、脉搏增快、白细胞计数增高等感染中毒征象。④腹胀不对称,腹部局限性隆起,或触及痛性肿块(孤立胀大的肠袢)。⑤呕吐出现早而频繁,呕吐物、胃肠抽吸液、肛门排出物为血性,或腹腔穿刺抽出血性液体。⑥X 线检查发现孤立胀大的肠袢位置固定,或有假肿瘤状阴影。⑦经积极非手术治疗,症状体征无显著好转。

3. 答案要点

肠梗阻的治疗原则是纠正全身生理紊乱和解除梗阻,恢复肠道功能。方法如下：

①纠正全身生理紊乱：禁食禁饮,胃肠减压,纠正水、电解质和酸碱失衡,控制感染和对症治疗。②解除梗阻：非手术疗法包括口服或胃肠道灌注生植物油、中药或配合针刺治疗；手术疗法有去除梗阻的原因、梗阻病灶的切除、肠袢短路手术和肠造口肠外置等。

4. 答案要点

控制医源性粘连促发因素是围术期预防的关键。应做到：①手术开始前冲净手套上的滑石粉；②术中彻底止血；③操作轻巧,防止腹膜撕裂和缺损以及大块组织结扎；④避免肠管暴露过久或长时间与敷料接触,以致浆膜受损；⑤合理放置腹腔引流物；⑥鼓励病人术后早期离床活动,促进肠蠕动。

5. 答案要点

克罗恩病引发肠梗阻,并发肛周病变,急性穿孔导致弥漫性腹膜炎,慢性穿孔形成腹腔脓肿或肠瘘,肠道出血严重,不能除外癌变或结核,以及非手术治疗无效者,应进行手术治疗。

四、病案分析

1. 答题要点

(1) 该病人初步诊断：①急性肠梗阻(机械性单纯性完全性低位小肠梗阻,不除外术后肠粘连)；②等渗性缺水(中度)、低钾血症。

(2) 诊断依据

①腹部手术史,手术切口瘢痕 – 粘连因素。②完全性肠梗阻表现：腹痛、恶心呕吐和停止排气、排便。③机械性梗阻特点：腹胀膨隆,全腹轻压痛,肠鸣音亢进。④腹平片有多个气液平

面。⑤水电解质代谢紊乱表现：眼窝凹陷、皮肤黏膜干燥，弹性差，尿量减少；血清钾降低。

（3）诊疗计划：①检查尿常规、大便常规，进行动态影像学检查（平片、超声），观察疾病进展，与尿石症、胃肠炎和肠道肿瘤等相鉴别；通过监测肝肾功能、血清电解质及酸碱平衡指标指导治疗。②治疗应禁食水、持续胃肠减压，适当补液，维持体液平衡，纠正缺水和低钾血症。如非手术治疗无效，或有肠绞窄征象时，应手术治疗。

2. 答案要点

（1）该病人为 76 岁老年男性，有慢性便秘史，依据其临床表现和查体，最有可能的诊断是乙状结肠扭转。

（2）尚需进一步做的检查：X 线腹部平片可见极度扩张的马蹄状双腔充气乙状结肠袢，立位平片可见两个液平面；如做钡剂灌肠，可在左下腹见到鸟嘴形钡影。

（3）由于乙状结肠扭转属闭袢性肠梗阻，可在短时间发生肠绞窄、肠坏死，故应在输液和使用预防性抗生素治疗的同时，在严密观察下，急诊试行乙状结肠镜插管复位减压。一旦疑有肠绞窄或复位不成功，应及时中转手术治疗。如扭转的乙状结肠无坏死，则复位后加乙状结肠系膜折叠缝合术。若有肠坏死则行坏死肠段切除肠造口术，待二期行肠吻合术。

3. 答案要点

（1）该病儿 20 月龄，因阵发性腹痛而哭闹 6h，伴呕吐，腹软，可触及右上腹肿块，压痛，肠鸣音亢进，立位腹部 X 线平片可见数个小气液平面，符合机械性肠梗阻的表现。大便呈果酱样，腹部肿块同时出现右髂窝空虚，为肠套叠的特征，且粪便检查发现蛔虫卵，因此初步诊断为肠套叠、肠蛔虫症。

（2）为进一步确定诊断需要做的检查：①腹部 B 超，可观察实质脏器和查体发现的腹部肿块以及有无腹腔积液，有助于与其他急腹症相鉴别；②空气或钡剂灌肠检查，如发现空气或钡剂在套叠处受阻，其尖端为杯口状，甚至呈弹簧状，即可明确诊断。

（3）由于在肠套叠早期（一般在 24h 以内）治疗应选用低压空气（或氧气）、钡剂灌肠复位，经 X 线检查确定诊断后逐渐加压注气或灌注钡剂，直至套叠复位。健康教育内容主要包括：①科学合理喂养，循序渐进添加辅食；②注意饮食卫生，避免胃肠炎等诱发肠蠕动紊乱因素；③根据气候变化，随时增减衣物，避免受凉；④遵医嘱正确驱蛔虫治疗；⑤仔细观察病儿变化，发现问题及时就医。

（赵承梅）

第三十二章 阑 尾 炎

【内容要点】

一、急性阑尾炎

急性阑尾炎（acute appendicitis）是阑尾的急性化脓性感染，是外科最常见的急腹症。

（一）病因

急性阑尾炎是由多种革兰氏染色阴性需氧菌和厌氧菌所致的混合性化脓感染。其发病除全身抵抗力下降外，主要与下列因素有关：

1. 阑尾管腔阻塞　阑尾管腔阻塞是急性阑尾炎最常见的病因。阑尾管腔阻塞的最常见原因是淋巴滤泡的明显增生，约占60%，多见于年轻人。

2. 细菌入侵　由于阑尾腔阻塞和炎症，细菌繁殖，分泌内毒素和外毒素，损伤黏膜上皮并使黏膜形成溃疡，细菌穿过溃疡的黏膜进入阑尾肌层。致病菌多为肠道内的各种革兰氏阴性杆菌和厌氧菌。

3. 其他　阑尾先天畸形，如阑尾过长、过度扭曲、管腔细小、血运不佳等都是急性炎症的病因。

（二）临床病理类型

1. 急性单纯性阑尾炎　属于轻型阑尾炎或病变早期。

2. 急性化脓性阑尾炎　常由单纯性阑尾炎发展而来。

3. 坏疽性及穿孔性阑尾炎　属于重型阑尾炎，可导致弥漫性腹膜炎。

4. 阑尾周围脓肿　急性阑尾炎的转归有以下几种：

（1）炎症消退：大部分将转为慢性阑尾炎，易复发。

（2）炎症局限化：形成阑尾周围脓肿。

（3）炎症扩散：阑尾炎症重，发展为弥漫性腹膜炎、化脓性门静脉炎、感染性休克等。

（三）临床表现

1. 症状

（1）腹痛：典型的腹痛发作始于脐周或上腹部，数小时（6~8h）后转移并局限在右下腹，呈持续性。这是阑尾炎症侵及浆膜，使局部壁腹膜受刺激引起的体神经定位痛。70%~80%的病人具有这种典型的转移性腹痛。

（2）胃肠道症状：早期可有厌食、恶心、呕吐，程度较轻，有的病人可能发生腹泻，同时伴有食欲缺乏。

（3）全身症状：早期乏力，炎症加重则可出现畏寒、发热等全身感染中毒症状。若发生门静脉炎还可有寒战、高热和轻度黄疸。

2. 体征

（1）腹部体征：右下腹固定的压痛点是诊断阑尾炎的重要体征，压痛点通常位于麦氏点，可随阑尾位置的变异而改变，但压痛点始终在一个固定的位置上。

（2）腹膜刺激征：单纯性阑尾炎可无腹膜刺激征；当阑尾炎发展到化脓、坏疽或穿孔时，由于炎症刺激壁腹膜而出现压痛、反跳痛和腹肌紧张等腹膜刺激征象。

（3）右下腹肿块：如体检发现右下腹饱满，可扪及右下腹边界不清、有压痛的固定性包块，结合阑尾炎病史，应考虑为阑尾周围脓肿。

（4）其他体征

1）结肠充气试验（Rovsing sign）。

2）腰大肌试验。

3）闭孔内肌试验。

4）直肠指检。

3. 实验室检查　多数急性阑尾炎病人的白细胞总数及中性粒细胞比例增高。

4. 影像学检查　B超检查有时可发现阑尾肿大征象和阑尾腔脓肿影像，X线检查多用于与消化道穿孔、胰腺炎、肠梗阻等疾病的鉴别。这些特殊检查在急性阑尾炎的诊断中不是必需的，多用于鉴别诊断，当诊断不肯定时可选择应用。

（四）诊断和鉴别诊断

1. 诊断　根据转移性右下腹痛、右下腹固定的压痛点、体温及白细胞计数升高，多数急性阑尾炎可得到确诊。

2. 鉴别诊断　需要与急性阑尾炎鉴别的疾病较多，其中最常见的有下列几种：

（1）胃十二指肠溃疡急性穿孔。

（2）右侧输尿管结石。

（3）妇产科疾病：在育龄妇女中特别要注意鉴别。①右侧输卵管妊娠破裂；②卵巢囊肿蒂扭转；③卵巢滤泡或黄体囊肿破裂；④急性输卵管炎和急性盆腔炎。

（4）急性肠系膜淋巴结炎。

（5）其他。

上述疾病有其各自特点，应仔细鉴别。基层医院遇到病人诊断难度大时，应及时将其转至上级医院进行进一步诊治。

（五）治疗

阑尾炎一经确诊应尽早行阑尾切除术。

1. 非手术治疗

（1）适应证：①急性单纯性阑尾炎，因伴有其他严重器质性疾病而有手术禁忌证者；②急性阑尾炎早期病人不接受手术或不具备手术条件；③急性阑尾炎发病超过72h，已形成阑尾周围脓肿并有局限趋势者。

（2）治疗措施：禁食或进流质饮食，静脉补液，全身应用抗生素。

（3）如为急性化脓性阑尾炎，经非手术治疗炎症消退，3个月后可择期行阑尾切除，以防复发。

2. 手术治疗　急性阑尾炎诊断明确者，尽早行阑尾切除术。急性单纯性阑尾炎采用麦氏切口，一期缝合。

（六）特殊类型阑尾炎

1. 小儿急性阑尾炎 小儿不能清楚提供病史和体征,大网膜发育不全,对炎症局限能力差,临床症状不典型,一旦发病,进展快而病情重,阑尾穿孔率高、发生早。一旦确诊应尽早行阑尾切除,并予以输液和应用广谱抗生素。

2. 妊娠期急性阑尾炎 妊娠早期伴发急性阑尾炎,为防止流产及妊娠后期阑尾炎复发造成处理棘手,一般尽早手术治疗,为防胎儿畸形,应用抗生素应有所选择。妊娠后期及临产期急性阑尾炎处理时最好与产科医师合作,以保证孕妇和胎儿安全。

3. 老年人急性阑尾炎 老年人反应迟钝,腹肌薄弱,免疫力低,同时阑尾壁薄,血管硬化,常无转移性右下腹痛特点。一旦诊断应及时手术切除阑尾,高龄不是手术禁忌证。围手术期注意处理老年人伴发疾病。

二、慢性阑尾炎

慢性阑尾炎(chronic appendicitis)多由急性阑尾炎转变而来,部分无急性阑尾炎病史。

1. 临床表现和诊断 常有典型的急性阑尾炎发作史,剧烈活动或饮食不节可诱发急性发作,呈现不规则右下腹隐痛或消化不良症状。重要的体征是右下腹固定且局限性压痛,非急性发作时一般无肌紧张和反跳痛。钡剂灌肠检查可较直接观察阑尾。

2. 治疗 诊断明确后须行阑尾切除术,并行病理检查。

【练习题】

一、选择题

（一）A1 型题

1. 急性阑尾炎最重要的病因是
   A. 暴饮暴食　　　　　B. 阑尾腔梗阻　　　　　C. 细菌感染
   D. 精神紧张　　　　　E. 饭后剧烈运动
2. 引起急性阑尾炎的常见致病菌是
   A. 金黄色葡萄球菌　　B. 铜绿假单胞菌　　　　C. 大肠杆菌、厌氧菌
   D. 沙门菌　　　　　　E. 痢疾杆菌
3. 急性阑尾炎的早期症状表现为
   A. 腹泻　　　　　　　B. 腹痛　　　　　　　　C. 发热
   D. 寒战　　　　　　　E. 恶心、呕吐
4. 典型阑尾炎的最主要体征是
   A. 结肠充气试验阳性　　　　　　　B. 腰大肌试验阳性
   C. 右下腹固定而明显的压痛点　　　D. 右下腹触及包块
   E. 直肠右前方触痛
5. 急性阑尾炎非手术治疗的适应证是
   A. 坏疽性阑尾炎　　　B. 阑尾穿孔　　　　　　C. 小儿急性阑尾炎
   D. 阑尾周围脓肿已局限　E. 老年人急性阑尾炎
6. 阑尾切除术后次日仍未排气排便,应该采取的措施是

A. 继续观察   B. 肌内注射新斯的明   C. 肥皂水灌肠

D. 急查白细胞计数   E. 胃肠减压

7. 急性阑尾炎右下腹疼痛是由

A. 内脏神经反射引起   B. 胃肠道痉挛引起

C. 内脏功能紊乱引起   D. 炎症刺激右下腹的壁腹膜引起

E. 便秘引起

8. 阑尾切除术后残端处理的常用药物为

A. 纯苯酚、络合碘、等渗盐水   B. 纯苯酚、酒精、等渗盐水

C. 纯苯酚、碘酊、酒精   D. 酒精、过氧化氢溶液、等渗盐水

E. 酒精、等渗盐水、碘酊

9. 腰大肌试验时,被检查者应

A. 左侧卧位,右腿后伸   B. 左侧卧位,右腿前伸

C. 右侧卧位,左腿后伸   D. 右侧卧位,左腿前伸

E. 平卧,右腿前伸

10. 结肠充气试验时,其气体挤压方向为

A. 右下腹开始→升结肠→横结肠→降结肠→盲肠

B. 右下腹开始→降结肠→升结肠→横结肠→盲肠

C. 左下腹开始→降结肠→横结肠→升结肠→盲肠

D. 左下腹开始→横结肠→降结肠→升结肠→盲肠

E. 右下腹开始→降结肠→横结肠→升结肠→盲肠

11. 下列选项中,不属于阑尾炎辅助检查的是

A. X 线钡剂灌肠   B. 结肠充气试验   C. 腰大肌试验

D. 直肠指检   E. 抬腿试验

12. 急性阑尾炎与下列哪项不需要进行鉴别诊断

A. 胃十二指肠溃疡穿孔   B. 急性胆囊炎   C. 急性肠系膜淋巴结炎

D. 右侧输卵管结石   E. 急性胰腺炎

13. 关于特殊类型阑尾炎,下列叙述不正确的是

A. 幼儿易引起穿孔

B. 老年人病理表现与临床表现不一致

C. 妊娠期急性阑尾炎压痛点可上移

D. 妊娠期急性阑尾炎穿孔并发腹膜炎不易局限

E. 小儿急性阑尾炎宜保守治疗

(二)X 型题

1. 下列关于急性阑尾炎术后的叙述,正确的是

A. 阑尾切除术后可并发内出血、切口感染、腹腔脓肿

B. 重症需禁食、补液,待肠蠕动恢复后再进流质

C. 腹腔肿块常发生于术后 5~7d

D. 轻症病人术后 24h 即可起床活动

E. 阑尾周围脓肿病人需 3 个月后再手术

2. 急性坏疽型阑尾炎的并发症有

A. 阑尾穿孔　　　　　B. 门静脉炎　　　　　C. 胃穿孔

D. 多发性肝脓肿　　　E. 败血症

3. 阑尾炎术后的常见并发症是

A. 切口感染　　　　　B. 粪瘘　　　　　　　C. 肝破裂

D. 肺部感染　　　　　E. 腹腔脓肿

二、名词解释

1. 转移性右下腹痛

2. 麦氏点

3. 结肠充气试验（Rovsing sign）

三、问答题

1. 阑尾炎的病理类型有哪些？各有哪些特点？

2. 阑尾炎的基本症状及体征有哪些？

四、病案分析

病人，女，28 岁，已婚。因"转移性右下腹痛,伴恶心 14h"急诊入院。昨晚 9 时上腹部不适,恶心未呕吐。今日凌晨起右下腹痛,呈持续疼痛阵发性加剧。排稀便 2 次,腹痛未能缓解,自述服用"阿托品"无效。查:T 38℃,P 84 次 /min,BP 120/80mmHg,心肺正常,腹部平坦,腹式呼吸存在,右下腹有明显的固定压痛,轻度反跳痛,无肌紧张,未触及包块,肠鸣音稍亢进。结肠充气试验阴性,腰大肌试验阴性。血白细胞计数 10.2×10^9/L,中性粒细胞占 85%。X 线透视:心肺正常,腹部未见明显异常。

问题：

（1）初步诊断是什么？

（2）请列出诊断时需鉴别的疾病名称。

【答案及评析】

一、选择题

（一）A1 型题

1. 答案：B　　2. 答案：C　　3. 答案：B　　4. 答案：C　　5. 答案：D

6. 答案：A　　7. 答案：D　　8. 答案：B　　9. 答案：A　　10. 答案：C

11. 答案：A　　12. 答案：E　　13. 答案：E

（二）X 型题

1. 答案：ABCD　　2. 答案：ABDE　　3. 答案：ABE

二、名词解释

1. 转移性右下腹痛：多数急性阑尾炎病人发病初腹痛位于上腹部或脐周,数小时后,腹痛转移并固定在右下腹部,这种腹痛称为转移性右下腹痛。

2. 麦氏点：右髂前上棘与脐连线中外 1/3 交界处,称麦氏点。

3. 结肠充气试验：先用一手压迫左下腹结肠区，另一手按压其上方，驱使结肠内气体冲击有炎症的阑尾，如引起右下腹痛，为 Rovsing 征阳性，即结肠充气试验阳性。

三、问答题

1. 答案要点

①急性单纯性阑尾炎，属轻型阑尾炎或病变早期；②急性化脓性阑尾炎，常由单纯性阑尾炎发展而来；③坏疽性及穿孔性阑尾炎，属重型阑尾炎，可导致弥漫性腹膜炎；④阑尾周围脓肿。

2. 答案要点

（1）症状

①腹痛：典型的腹痛发作始于脐周或上腹部，数小时（6~8h）后转移并局限在右下腹，呈持续性。②胃肠道症状：早期可有厌食、恶心、呕吐，程度较轻，有的可能发生腹泻，同时伴有食欲缺乏。③全身症状：早期乏力，炎症加重时可出现畏寒、发热等全身感染中毒症状。

（2）体征

①腹部体征：右下腹固定的压痛点是诊断阑尾炎的重要体征，压痛点通常位于麦氏点，可随阑尾位置的变异而改变，但压痛点始终在一个固定的位置上。②腹膜刺激征：单纯性阑尾炎可无腹膜刺激征；当阑尾炎发展到化脓、坏疽或穿孔时，由于炎症刺激壁腹膜而出现压痛、反跳痛及腹肌紧张等腹膜刺激征象。③右下腹肿块：如体检发现右下腹饱满，可扪及右下腹边界不清、有压痛的固定性包块，结合阑尾炎病史，应考虑为阑尾周围脓肿。

四、病案分析

答案要点

（1）初步诊断：急性化脓性阑尾炎。

（2）需鉴别的疾病：肺炎、胸膜炎、急性胃肠炎、急性输卵管炎、右侧卵巢滤泡破裂、右侧卵巢囊肿扭转、右侧输尿管结石、胃十二指肠溃疡穿孔、急性胆囊炎、右侧输卵管妊娠破裂。

（蔡雅谷）

第三十三章

结肠、直肠与肛管疾病

【内容要点】

一、结肠、直肠及肛管的解剖生理

1. 结肠分为盲肠、升结肠、横结肠、降结肠和乙状结肠,血液由肠系膜动脉供应,淋巴结分为4组。

2. 直肠长 12~15cm,分为上段直肠和下段直肠,两者以腹膜返折为界。直肠下端黏膜形成 8~10 个隆起纵形皱襞,称肛柱。相邻两柱基底间的半月形皱襞称肛瓣。肛瓣与肛柱之间的直肠黏膜形成的袋状小窝,称肛窦。肛管上自齿状线,下至肛门缘,长约 1.5~2cm。其上部为移行上皮,下部为复层扁平上皮。

3. 齿状线在解剖和临床上均有重要意义,其上下的血液供应、淋巴引流、神经支配都不相同。①齿状线以上为直肠黏膜,血液由直肠上、下动脉供应;直肠上静脉丛血液经肠系膜下静脉回流入门静脉;淋巴引流主要入腹主动脉周围或髂内淋巴结;受自主神经支配,无痛觉,有温度觉和触觉。②齿状线以下为肛管皮肤,血液由肛管动脉供应;直肠下静脉丛的血液经髂内静脉流入下腔静脉;淋巴引流主要入腹股沟淋巴结及髂外淋巴结;受脊神经系统的阴部内神经支配,其痛觉异常敏感。

4. 直肠内层环肌延伸至直肠下端增厚,构成肛管内括约肌,为不随意肌。肛管直肠环括约肌分为皮下部、浅部和深部,为随意肌,对控制大便排泄起主要作用,是括约肛管的重要结构,如果被切断,可引起大便失禁。

5. 直肠肛管周围肛提肌以上的间隙有骨盆直肠间隙和直肠后间隙,肛提肌以下的间隙有坐骨肛管间隙和肛门周围间隙。

二、结肠、直肠及肛管检查方法

1. 常见检查体位　选择检查体位的原则是病人易于接受及可耐受检查,检查环境光线充足,视野显露良好。常用体位有膝胸卧位、左侧卧位、截石位、蹲位、弯腰前俯位。

2. 检查方法　①直肠指检是肛管直肠疾病重要的检查方法,对尽早发现直肠癌意义重大;②肛门镜检查用于低位直肠病变和肛门疾病的检查,能了解低位直肠癌、痔、肛瘘等疾病的情况,还可借助肛门镜行活组织检查及部分疾病的手术治疗;③纤维结肠镜检查可以取病理检材,也可用于治疗结、直肠病变,如肠内息肉、下消化道出血的止血和乙状结肠扭转复位。

三、先天性巨结肠

1. 病因　与多基因遗传缺陷有关,系胚胎时外胚层神经嵴细胞移行发育过程停顿,肠壁肌间神经丛中神经节细胞缺如。

2. 分型 长段型和短段型。

3. 临床表现 本病临床特点是顽固性便秘和逐渐加重的腹胀,表现为慢性不完全性结肠梗阻。

4. 诊断 根据病史和临床表现多可作出诊断。

(1)X线检查。

(2)病变肠段黏膜下及肌层组织活检见不到神经节细胞。

(3)病理组织学检查。

5. 治疗 先天性巨结肠症多以手术治疗为主。

四、先天性直肠肛管畸形

1. 分类

(1)按直肠盲端与肛提肌的相对位置分类:高位畸形、中间位畸形、低位畸形。

(2)四型分类法:肛门直肠狭窄、肛门膜样闭锁、肛门闭锁、直肠闭锁。

2. 临床表现

(1)新生儿出生后无肛门。

(2)无瘘的先天性直肠肛管畸形表现为不排胎粪,伴有狭小瘘管的先天性直肠肛管畸形表现为发生急性完全性低位肠梗阻。

(3)继发巨结肠等慢性肠梗阻症状。

3. 诊断 依据体格检查、临床症状和影像学检查明确诊断。

4. 治疗 目的是重建具有正常控制排便功能的肛门,方法和时间的选择根据畸形类型和合并瘘管情况而定。

五、直肠息肉

1. 病理分类 可分为腺瘤性息肉、幼年性息肉、炎性息肉、绒毛状腺瘤和家族性腺瘤性息肉病。

2. 临床表现 小息肉一般无症状,息肉增大表现为间断性便血。低位息肉,排便时可脱出肛门外。并发感染或溃疡时出现直肠刺激症状。

3. 诊断

(1)排便有鲜血、黏液便,或便后有肿物脱出肛门外等临床症状。

(2)直肠指检、肠镜检查,钡剂灌肠或气钡双重对比造影检查及取活组织检查。

4. 治疗

(1)内镜下电灼或冷冻切除。

(2)手术切除:①经肛门切除;②肛门镜下显微手术切除;③开腹手术。

六、肛裂

1. 定义 齿状线以下肛管皮肤表面裂开,形成小溃疡,方向与肛管纵轴平行。

2. 病因 ①排便时肛管后壁承受压力最大,故后正中线容易受损伤;②外伤,如排便用力过猛;③感染。

3. 临床表现 症状有疼痛、便秘和便血。肛裂"三联症":①肛乳头肥大;②肛裂;③前哨痔。

4. 治疗

（1）急性肛裂：主要采用非手术治疗。

（2）慢性肛裂：主要采用手术治疗，行肛裂切除、部分外括约肌切断术。

七、肛管直肠周围脓肿

1. 病因 肛窦感染。

2. 分型 按其部位分为肛门周围脓肿、坐骨肛管间隙脓肿、骨盆直肠间隙脓肿。

3. 临床表现

（1）肛门周围脓肿：以肛周持续性跳痛为主要症状。全身症状不明显。

（2）坐骨肛管间隙脓肿：早期可出现全身感染症状。

（3）骨盆直肠间隙脓肿：全身感染中毒症状更明显而局部症状不明显。诊断主要靠穿刺抽脓。

4. 治疗

（1）非手术治疗：①应用抗生素；②温水坐浴和局部理疗；③口服缓泻剂或液状石蜡。

（2）手术治疗：脓肿形成须尽早手术切开引流。

八、肛瘘

1. 病因 肛瘘起源于肛管直肠周围化脓性感染，可由肛管创伤感染所致。

2. 分类

（1）根据瘘管数目分类：①单纯性肛瘘；②复杂性肛瘘。

（2）根据瘘管位置的高低分类：①低位肛瘘；②高位肛瘘。

（3）根据瘘管与括约肌的关系分类：①括约肌间瘘；②经括约肌瘘；③括约肌上瘘；④括约肌外侧瘘。

3. 临床表现 主要症状是流出少量脓性、血性、黏液性分泌物。

4. 诊断 ①肛门检查在肛周皮肤上可找到外口；②直肠指检可触及较硬的条索状瘘管。

5. 治疗

（1）肛瘘切开或切除术：适用于低位肛瘘。

（2）肛瘘挂线疗法：适用高位单纯性肛瘘或者复杂性肛瘘的辅助治疗。

九、痔

1. 原因 齿状线附近直肠上下静脉丛曲张的静脉团。目前公认的主要因素：①解剖因素；②肛垫增生和下移；③其他诱发因素。

2. 内痔的分度 Ⅰ度：主要表现为便时出血，无痔块脱出。Ⅱ度：出血较少，排便时痔块脱出，可自行还纳。Ⅲ度：便后痔块脱出，不能自行还纳，需要手法协助还纳。Ⅳ度：不能复位、肛门瘙痒明显。

3. 诊断 便血、痔块脱出为主要表现，可有肛门瘙痒、疼痛。痔的检查应按视诊、直肠指检和肛门镜检查等顺序进行。

4. 治疗原则 无症状无须治疗，有症状无需根治，以保守治疗为主。

（1）一般治疗：热水坐浴，保持局部清洁，多吃纤维性食物，应用消炎药物。

（2）注射疗法：注射硬化剂。

（3）胶圈套扎疗法：Ⅱ、Ⅲ度痔最合适，不适用于有并发症者。

（4）红外线照射。

（5）手术：应依据病情酌情选择术式。

十、结肠癌

1. 病因　①膳食和运动；②环境因素；③癌前疾病。

2. 病理与分期

（1）大体形态：①肿块型，肿瘤向肠腔内生长，好发于右侧结肠，特别是盲肠；②浸润型，沿肠壁浸润，容易引起肠腔狭窄和肠梗阻，多发于左侧结肠；③溃疡型，向肠壁深层生长并向周围浸润，是结肠癌的常见类型。

（2）组织学分类：①腺癌；②黏液腺癌；③未分化癌。

（3）Dukes 分期法：①癌仅限于肠壁内为 A 期；②穿透肠壁侵入浆膜或 / 和浆膜外，但无淋巴结转移者为 B 期；③有淋巴结转移者为 C 期，其中淋巴结转移仅限于癌肿附近如结肠壁及结肠旁淋巴结者为 C_1 期，转移至系膜和系膜根部淋巴结者为 C_2 期；④已有远处转移或腹腔转移，或广泛侵及邻近脏器无法切除者为 D 期。

3. 临床表现

（1）排便习惯和粪便性质的改变，多为排便次数增加、腹泻或便秘；粪中带血、脓或黏液。

（2）腹部不适、腹部肿块。

（3）可出现肠梗阻症状。

右半结肠癌以全身症状、贫血和腹部肿块为主要表现；左半结肠癌以肠梗阻、便秘、腹泻和便血为主要表现。

4. 诊断

（1）高危人群和怀疑为结肠癌病人的监测。

（2）辅助检查：①乙状结肠镜或纤维结肠镜检查最可靠；②B 型超声和 CT 扫描或 MRI；③CEA，60% 的病人高于正常，但特异性不高；④大便隐血试验。

5. 治疗

（1）手术治疗：应当在肠道准备后，早期施行手术。切除范围包括肿瘤所在肠袢及其系膜和区域淋巴结。

（2）化学药物治疗：术后辅助化疗，以氟尿嘧啶为基础用药。

十一、直肠癌

1. 病因　①直肠慢性炎症的刺激；②癌前病变，如家族性息肉病和绒毛状腺瘤；③高蛋白、高脂肪、少纤维素膳食；④遗传因素。

2. 病理

（1）大体分型：①溃疡型；②肿块型；③浸润型。

（2）组织学分类：①腺癌；②黏液腺癌；③未分化癌；④其他。

3. 扩散和转移

（1）直接浸润。

（2）淋巴转移（最主要）。

（3）血行转移（肝脏多见）。

4. Dukes 分期　A 期、B 期、C 期和 D 期。

5. 临床表现

（1）直肠刺激症状：排便习惯改变，肛门下坠感，里急后重，排便不尽感，下腹疼痛。

（2）肠梗阻征象：开始时大便变形、变细，后期可有腹胀、腹痛、大便困难。

（3）全身症状：尿频、尿痛、肝大、腹水、黄疸、贫血、消瘦、水肿等恶病质。

6. 诊断　直肠指检是诊断直肠癌最重要的方法，内窥镜取病理可以确诊，CT 检查可以明确癌症分期。

7. 治疗

（1）手术治疗：①经腹会阴直肠切除术（Miles 手术）；②直肠低位前切除术（Dixon 手术）；③经腹直肠癌切除、人工肛门、远端封闭手术（Hartmann 手术）。

（2）局部切除术适用于肿瘤较小，局限于黏膜下层内，组织学分化程度高的早期直肠癌。

（3）癌肿局部浸润严重或转移广泛而无法根治时行姑息性手术。放疗、化疗、生物治疗、免疫治疗、基因治疗和中药治疗可作为辅助治疗措施，提高疗效。

【练习题】

一、选择题

（一）A1 型题

1. 引起肛瘘最常见的原因是
   A. 肛周脓肿　　　　　　　B. 内痔　　　　　　　　　C. 结核
   D. 肛裂　　　　　　　　　E. 炎性肠病

2. 结肠癌最好发的部位是
   A. 回盲部　　　　　　　　B. 升结肠　　　　　　　　C. 横结肠
   D. 降结肠　　　　　　　　E. 乙状结肠

3. 肛裂的主要特点为
   A. 无痛性血便　　　　　　D. 肛门部位下坠感　　　　C. 肛门疼痛伴血便
   D. 肛门口有分泌物　　　　E. 粪便上附有新鲜血液

4. 发现早期直肠癌最简单直观的方法是
   A. 直肠指检　　　　　　　B. 大便隐血　　　　　　　C. 直肠镜
   D. CEA　　　　　　　　　E. 钡剂灌肠

5. 关于结肠癌的描述，正确的是
   A. 绝大多数结肠癌为腺癌
   B. 结肠癌转移方式主要为血行转移
   C. 右半结肠癌的临床表现以慢性中毒、排便紊乱、腹部肿块为主
   D. 左半结肠癌的临床表现以肠梗阻、便血、贫血为主
   E. 结肠癌早期诊断难点是位置较深

6. 最常见的肛管直肠周围脓肿是
   A. 肛门周围脓肿　　　　　B. 坐骨肛管间隙脓肿　　　C. 骨盆直肠间隙脓肿

D. 直肠后间隙脓肿   E. 肛窦脓肿

7. 病人排便时仅有鲜血附于粪便表面,应考虑为

     A. 外痔   B. 内痔Ⅰ度   C. 内痔Ⅱ度

     D. 内痔Ⅲ度   E. 内痔Ⅳ度

8. 痔适合于注射治疗的是

     A. 混合痔   B. 外痔   C. 血栓性外痔

     D. Ⅰ、Ⅱ度内痔   E. Ⅲ度内痔

9. 高位带蒂直肠息肉恰当的治疗方法是

     A. 经肛门用丝线结扎后切除   B. 手指捻挫法切除

     C. 内镜下用圈套器电灼切除   D. 经肛门作银夹钳夹

     E. 开腹切除术

10. 肛裂常发生在肛管的

     A. 前正中位   B. 后正中位   C. 左侧

     D. 右前位   E. 右后位

11. 右半结肠癌最明显的症状是

     A. 腹痛   B. 发热、无力   C. 腹部肿块

     D. 脓血黏液便   E. 肠梗阻

12. 混合痔是指

     A. 痔和瘘同时存在   B. 两个以上内痔

     C. 直肠上下静脉丛彼此相通所形成的痔   D. 内痔和外痔分别在不同位置存在

     E. 内痔多发,遍布一周

13. 骨盆直肠间隙脓肿最主要的特点是

     A. 肛周持续性剧痛   B. 肛管内有胀痛   C. 排便时有沉重坠胀感

     D. 排尿困难   E. 全身中毒症状明显

(二)A2 型题

1. 病儿,5岁。便血,新鲜,量不多,位于大便外面,考虑最可能的疾病是

     A. 痢疾   B. 痔   C. 直肠癌

     D. 直肠息肉   E. 肛周脓肿

2. 病人,男,52岁。近2个月出现排便次数多且腹泻便秘交替,黏液血便,伴里急后重感,消瘦。首先考虑为

     A. 痢疾   B. 溃疡性结肠炎   C. 直肠息肉

     D. 直肠癌   E. 混合痔

3. 病人,女,65岁。腹胀腹痛,腹泻便秘交替1个月余,伴里急后重感,无鲜血便。查体:腹平软,未及包块,左锁骨上、腹股沟淋巴结未触及。进一步检查应首选

     A. 直肠指检、直肠镜检   B. 大便常规加涂片   C. 腹部B超

     D. 腹部X线平片   E. 钡剂灌肠

4. 病人,40岁。排便后肛门外剧烈疼痛,并出现一触痛性明显的紫蓝色肿块,最可能的诊断是

     A. 内痔脱出嵌顿   B. 直肠息肉脱出   C. 肛周脓肿

     D. 血栓性外痔   E. 肛裂并前哨痔

5. 病人,女,50 岁。左侧腹胀、腹痛,大便不成形,每日 3~4 次,有脓血。查体:左下腹似可扪及包块,边界不清。为明确诊断,首选的检查是

A. B 超　　　　　　　　B. CT　　　　　　　　C. CEA

D. 直肠指检、结肠镜　　E. 大便隐血试验

6. 病人,女,40 岁。大便次数增多、带血 2 个月,伴便意频繁,大便变形,变细。大便隐血(++)。直肠指检:距肛门 8cm 触到 1 个肿物,约 3cm×3cm 大小,尚可活动,指套上有血迹。病理诊断为直肠腺癌。对该病人最主要的治疗方法为

A. 放疗　　　　　　　　B. 化疗　　　　　　　　C. 根治性手术

D. 中药治疗　　　　　　E. 激光烧灼

(三) A3/A4 型题

(1~2 题共用题干)

病人,男,30 岁。半年前肛周脓肿自行穿破,局部皮肤反复红肿、破溃、瘙痒。

1. 应考虑为

A. 肛瘘　　　　　　　　B. 肛裂　　　　　　　　C. 混合痔

D. 外痔　　　　　　　　E. 血栓性外痔

2. 在对该病人的手术治疗中,最重要的是

A. 麻醉充分　　　　　　　　　　B. 肛管括约肌松弛

C. 找出外口　　　　　　　　　　D. 明确瘘管与括约肌关系

E. 手术后呈 V 形创面

(3~5 题共用题干)

病人,男,52 岁。近 2 个月来大便次数增多,有肛门坠胀感及里急后重,大便变细,常有黏液血便。经抗生素治疗症状可缓解,但不久又复发,且呈进行性加重。经病理检查证实为直肠腺癌,肿瘤下缘距肛门约 12cm,肿块直径约 4cm。

3. 病理结果提示肿瘤累及肠壁黏膜层,应属 Dukes 分期中的

A. A_1 期　　　　　　　B. A_2 期　　　　　　　C. B 期

D. C_1 期　　　　　　　E. C_2 期

4. 直肠癌切除术中能否保留肛门,主要取决于

A. 肿瘤距肛门的距离　　　　　　B. 肿瘤病理类型

C. 肿瘤是否已侵犯肠管周围　　　D. 肿瘤是否远处转移

E. 左半结肠的长度

5. 最佳手术方式应选择

A. Miles 手术　　　　　　B. 乙状结肠造口术　　　　C. Hartmann 手术

D. Dixon 手术　　　　　　E. 局部切除

(四) X 型题

1. 组成齿状线的结构有

A. 肛柱　　　　　　　　B. 肛瓣　　　　　　　　C. 肛乳头

D. 肛窦　　　　　　　　E. 肛管括约肌

2. 关于直肠息肉手术治疗,正确的是

A. 带蒂良性息肉可电灼切除

B. 幼年型息肉可冷冻、电灼切除或掐断截除

C. 绒毛状腺瘤,切线距腺瘤缘不少于 1cm

D. 炎性息肉以手术切除为主

E. 病理诊断为浸润性癌,应按直肠癌处理

3. 直肠肛管疾病便血的特点是

A. 病因多为痔,其次为肛裂、息肉和恶性肿瘤

B. 便血量小,鲜红血附于粪便表面

C. 排便后有鲜红血液滴下或手纸上有血迹

D. 便血可伴随肛门疼痛、异物感和直肠刺激征

E. 血与粪便相混杂

4. 肛管直肠环的组成有

A. 外括约肌的深部和部分浅部　　　　B. 会阴浅横肌

C. 内括约肌及部分肛提肌　　　　D. 外括约肌的皮下部

E. 以上全正确

5. 位于肛提肌以上的直肠肛管周围间隙有

A. 骨盆直肠间隙　　　B. 直肠后间隙　　　C. 坐骨肛管间隙

D. 肛门周围间隙　　　E. 肛管括约肌间隙

6. 下列关于肛瘘的说法中,正确的是

A. 是肛周脓肿的后遗症　　　　B. 肛周脓肿切开也可以形成肛瘘

C. 以结核性者较多　　　　D. 找到内口是治疗成功的关键

E. 症状反复出现是肛瘘的临床特点

7. 下列关于结肠癌的说法中,正确的是

A. 在右半结肠,肿瘤多形成溃疡　　　　B. 在左半结肠,易引起狭窄

C. 在右半结肠,易发生炎症症状　　　　D. 左半结肠穿孔者,多在病灶的侧端

E. 组织学上,分化型腺癌多

8. 肛裂的典型临床表现是

A. 疼痛　　　　B. 便秘　　　　C. 出血

D. 肛周脓肿　　　　E. 肛周有分泌物

9. 直肠息肉易癌变的是

A. 息肉性腺瘤　　　B. 绒毛状腺瘤　　　C. 家族性结肠腺瘤病

D. 炎性息肉　　　E. 结肠憩室病

10. 直肠癌的早期症状是

A. 间歇性少量便血　　　B. 便意频繁　　　C. 排便不适,便不尽感

D. 排便困难　　　E. 恶心、呕吐、腹胀

二、名词解释

1. 肛周脓肿

2. 肛裂"三联症"

3. 前哨痔

4. 高位复杂肛瘘

三、问答题

1. 简述直肠肛管周围间隙的组成。
2. 简述结肠癌 Dukes 分期法的内容。
3. 简述内痔的分期。
4. 试述齿状线的临床意义。
5. 试述肛窦炎与肛裂、肛管直肠周围脓肿、肛瘘和痔的关系。

四、病案分析

1. 病人，男，24 岁。肛周持续疼痛 3d，有时跳痛，行走坐卧加剧，不发热。局部检查：肛周明显红肿、灼热、触痛明显，左侧有波动感。

问题：

（1）请指出本病人的初步诊断。

（2）根据上题诊断结果，简述该病的治疗方法。

2. 病人，男，45 岁。诉大便次数增多伴黏液 8 个月。在当地就诊，按"慢性肠炎"给予口服药治疗无效。近 3 个月来大便变细，排黏液血便而转院就诊。直肠指检：于直肠左外侧壁距肛门 6cm 处触及质硬菜花样肿物，占肠腔约 1/3 周，指套上沾有黏液和血。

问题：

（1）初步诊断。

（2）病人应进一步选择何种检查以明确诊断？

3. 病人，男，48 岁。肛门外周经常潮湿不洁，分泌物有恶臭，时常出现肛门周围肿痛，查体：距肛门 2.5cm 处有乳头样隆起，触诊有条索样物与肛门相连，轻压痛。

问题：

（1）简述该病人的初步诊断。

（2）根据上题诊断结果，简述该病人应采取何种治疗措施。

【答案及评析】

一、选择题

（一）A1 型题

1. 答案：A

评析：肛周脓肿是肛瘘最常见的原因。脓肿是直肠肛管周围炎症急性期的表现，肛瘘是慢性期的表现。

2. 答案：E

评析：结肠癌的好发部位是乙状结肠、回盲部、升结肠、降结肠、横结肠。

3. 答案：C

评析：肛裂部位位于脊神经支配区域，所以疼痛及少量鲜血便是主要特点。

4. 答案：C

评析：直肠镜可直接观察到肿瘤的大小、部位及取病理。

5. 答案：A

评析：结肠癌主要转移方式是沿淋巴引流方向转移。右半结肠癌以全身症状、贫血和腹部肿块为主要表现；左半结肠癌以肠梗阻、便秘、腹泻和便血为主要表现。结肠癌早期诊断的难点在于早期症状多较轻或不明显。

6. 答案：A

评析：肛管直肠周围脓肿多继发于肛窦炎，因肛窦炎易向肛周皮下蔓延，故肛周脓肿最多见。

7. 答案：B

评析：内痔早期症状是便血，因位置低而血附于粪便表面，无痔块脱出肛门外，故属于内痔Ⅰ度。

8. 答案：D

评析：注射疗法适用于Ⅰ度和Ⅱ度内痔。

9. 答案：C

评析：对带蒂良性息肉，一般采用经内镜放圈套器套住蒂部予以电灼切除。

10. 答案：B

评析：肛裂多在肛管后括约肌下缘呈梭形，只有少量边缘与内括约肌下部重叠；肛门的伸缩容易向左右，向前后部分伸缩幅度较小；大便从直肠的排出时对肛门后方施加的力量最强。

11. 答案：D

评析：右半结肠癌以包块、消瘦和贫血等恶病质表现为主要临床表现。

12. 答案：C

评析：混合痔是指内外痔同时存在，曲张静脉团位于齿状线上下。

13. 答案：E

评析：骨盆直肠窝脓肿最主要的特点是局部症状不明显而全身中毒症状重。

（二）A2 型题

1. 答案：D

评析：5岁小儿间断性便鲜血首先考虑直肠息肉。痢疾、肛周脓肿和直肠癌为脓血便，痔一般是成年人、大量鲜血。

2. 答案：D

评析：早期直肠癌的临床特征主要为排便习惯的改变，出现直肠刺激症状、便血等，当癌肿继发感染时可出现黏液血便，易误诊为肠炎或痢疾。

3. 答案：A

评析：直肠指检简单直观，直肠镜可直接观察到肿瘤的大小、部位及取病理。

4. 答案：D

评析：肛门外剧烈疼痛、紫蓝色肿块为典型的血栓性外痔。

5. 答案：D

评析：大便习惯的改变首先考虑大肠癌，左下腹似可扪及包块，边界不清进一步证实诊断。

6. 答案：C

评析：直肠肿物，病理示腺癌，肿物距肛门8cm，尚可活动，应尽早行根治术，术后辅以放化疗。

（三）A3/A4 型题

1. 答案：A

评析：肛瘘大多是由于肛管直肠周围脓肿引起的。肛周脓肿自行破溃后因引流不畅,在破溃处常造成假性愈合,反复发作,经久不愈,符合肛瘘的临床特点。

2. 答案：D

评析：肛瘘手术治疗中,最重要的是明确瘘管与括约肌关系,采取不同的手术方式防止出现肛门失禁。

3. 答案：A

评析

Dukes 分期法：A 期,癌肿局限于直肠壁,未超出浆肌层；A_1 期,癌肿局限于黏膜层；A_2 期,癌肿侵及黏膜下层；A_3 期,癌肿侵犯肠壁肌层。

4. 答案：A

评析：主要取决于肿瘤距肛门的距离,一般腹膜返折以下距肛门近的行 Miles 术,不能保肛。上段直肠癌距肛门远的切除后保留下段直肠较长,多可行吻合后保肛。

5. 答案：D

评析：直肠癌肿物下缘距肛门约 10cm 以上,可行保肛直肠低位前切除术。

（四）X 型题

1. 答案：ABCD

评析：齿状线由肛柱、肛瓣、肛乳头和肛窦四部分组成。

2. 答案：ABCE

评析：幼年性息肉以错构瘤多见,一般小于 1cm,单个,可用冷冻、电灼切除或掐断截除。绒毛状腺瘤常发生于老年人,广基,易恶变,故应切除周围部分肠黏膜。炎性息肉以治疗原发病为主。

3. 答案：ABCD

评析：直肠肛管疾病多能引起便血,但以痔最为多见,由于位置低,故血鲜红、附于粪便表面,排便后有血液滴下或手纸上有血迹。

4. 答案：AC

评析：肛管直肠环由外括约肌深部、耻骨直肠肌、肛管内括约肌和直肠外层纵肌纤维组成。

5. 答案：AB

评析：坐骨肛管间隙及肛门周围间隙属于肛提肌以下的直肠肛管周围间隙。

6. 答案：ABDE

评析：肛周脓肿是直肠肛管周围炎症急性期的表现,肛瘘是慢性期的表现。肛瘘多继发于肛周脓肿。症状反复出现是肛瘘的临床特点。治疗要点是明确内口位置、切开瘘管。

7. 答案：ABCDE

评析

结肠癌组织学分型以腺癌居多。大体形态分类：①肿块型,好发于右侧结肠,特别是盲肠；②浸润型,易引起肠腔狭窄和肠梗阻,多发生于左侧结肠；③溃疡型：为结肠癌最常见的类型。

8. 答案：ABC

评析：疼痛、便秘、出血为肛裂的典型临床表现,多于排便时出现。

9. 答案：BC

评析：直肠息肉中以绒毛状腺瘤、家族性结肠腺瘤病的癌变率最高。

10. 答案：ABC

评析：排便困难及恶心、呕吐、腹胀等不完全性肠梗阻的表现多见于直肠癌后期。

二、名词解释

1. 肛周脓肿：指直肠肛管周围软组织或周围间隙的急性化脓性感染，并形成脓肿。若处理不当，易转为慢性感染，并发肛瘘。

2. 肛裂"三联症"：肛裂、前哨痔、乳头肥大常同时存在，称为肛裂"三联症"，为慢性肛裂的典型表现。

3. 前哨痔：慢性肛裂时，下端皮肤因炎性水肿及静脉、淋巴回流受阻，形成带状皮垂向下突出于肛门外，称"前哨痔"。

4. 高位复杂瘘：瘘管深入到直肠环和肛提肌以上，有一个内口和多个外口。

三、问答题

1. 答案要点　直肠肛管周围肛提肌以上的间隙有骨盆直肠间隙、直肠后间隙，肛提肌以下的间隙有坐骨肛管间隙、肛门周围间隙。

2. 答案要点　①癌仅限于肠壁内为 A 期；②穿透肠壁侵入浆膜或及浆膜外，但无淋巴结转移者为 B 期；③有淋巴结转移者为 C 期，其中淋巴结转移仅限于癌肿附近如结肠壁及结肠旁淋巴结者为 C_1 期，转移至系膜和系膜根部淋巴结者为 C_2 期；④已有远处转移或腹腔转移，或广泛侵及邻近脏器无法切除者为 D 期。

3. 答案要点　内痔一般分为 4 度。

Ⅰ度：主要表现为便时出血，无痔块脱出。

Ⅱ度：出血较少，排便时痔块脱出，可自行还纳。

Ⅲ度：便后痔块脱出，不能自行还纳，需要手法协助还纳。

Ⅳ度：不能复位、肛门瘙痒明显

4. 答案要点　齿状线在解剖和临床上均有重要意义，其上下的血液供应、淋巴引流、神经支配都不相同。①齿状线以上为直肠黏膜，血液由直肠上、下动脉供应；直肠上静脉丛血液经肠系膜下静脉回流入门静脉；淋巴引流主要入腹主动脉周围或髂内淋巴结；受自主神经支配，无痛觉，而有温度觉和触觉。②齿状线以下为肛管皮肤，血液由肛管动脉供应；直肠下静脉丛的血液经髂内静脉流入下腔静脉；淋巴引流主要入腹股沟淋巴结及髂外淋巴结；受脊神经系统的阴部内神经支配，其痛觉异常敏感。

5. 答案要点　肛窦由于其解剖特点，常易发生损伤和感染。肛窦炎可向肛管下蔓延，使肛管皮肤更易裂伤而形成慢性肛裂。肛窦的底部是肛腺开口，肛窦炎继发肛腺炎，肛腺脓肿形成后可向上、下蔓延至直肠肛管周围间隙而发生化脓性感染，并形成脓肿。若处理不当，易转为慢性感染，形成肛瘘。反复发作的肛窦炎经常刺激肛管直肠壁，造成周围组织薄弱，使血管变性、弹性变低而形成痔。

四、病案分析

1. 答案要点

（1）本病例的临床特点：①肛周持续性疼痛伴跳痛 3d，无全身症状；②局部检查见肛周红肿、灼热、触痛，左侧有波动感。根据以上临床特点，符合浅部软组织急性化脓性感染，本病例的诊断应是肛门周围脓肿。

（2）在治疗上应及早切开引流，在波动最明显处采用放射状切口切开肛管，彻底引流。可选用对革兰氏阴性杆菌有效的抗生素。

2. 答案要点

（1）初步诊断直肠癌。诊断依据：①病史及临床表现，排便次数多，近期大便变细，脓血黏液便；②直肠指检，触及左外侧壁距肛门6cm处质硬、菜花样肿物，指套沾有黏液和血。

（2）为了确定诊断，需要进行以下检查：①直肠镜检查，取病理；②B超或CT检查，了解无转移病变。

3. 答案要点

（1）当前诊断：单纯性肛瘘。

（2）治疗措施：用碘油瘘管造影法寻找肛瘘内口，明确诊断。治疗可选择瘘管切开、挂线疗法和肛瘘切除术。

（芮炳峰）

第三十四章 肝脏疾病

【内容要点】

一、肝脓肿

（一）细菌性肝脓肿

1. 病因与病理　①胆源性；②血源性；③外伤性；④邻近组织、器官感染。

2. 临床表现　高热，伴或不伴有寒战；肝区疼痛，感觉为肝区持续性胀痛或钝痛；消化道症状如恶心、呕吐、食欲缺乏等。

3. 辅助检查　血液常规、B 超、X 线检查、CT 与 MRI 检查。

4. 治疗　原则是早期诊断、积极治疗。目前以保守治疗为主。可采取全身支持治疗、抗生素治疗、引流治疗中医中药治疗。

（二）阿米巴性肝脓肿

以手术治疗为主，分为 B 超引导下穿刺置管引流术和切开引流术。

二、肝棘球蚴病

1. 分类　①单房型，是感染细粒棘球绦虫（犬绦虫）的蚴引起的囊型包虫病；②多房型，是由泡球蚴引起的泡型包虫病。

2. 病因和病理　了解绦虫致病途径和原因。

3. 临床表现　初期为无痛性肿块，随着肿块生长可出现呼吸系统和消化系统症状，肿块破溃后则症状明显加重。

4. 诊断与治疗　是否有畜牧区生活史和 / 或工作史，是否有狗、羊等接触史。B 超检查以明确诊断。对怀疑此病的病人应做包虫皮内试验（Casoni 试验）。X 线检查可见肝影增大。禁用穿刺抽吸囊液作为诊断方法。治疗包括药物治疗、穿刺治疗和刮吸治疗。

三、原发性肝癌

1. 病因病理　原发性肝癌发病与肝炎病毒、黄曲霉素、水土因素等有关。大体病理类型可分为 3 型：①肿块型；②结节型；③弥漫型。肝癌组织细胞学类型分为肝细胞癌、胆管细胞癌和混合型癌。

2. 临床表现　早期缺乏典型症状。

3. 诊断　肝癌血清标志物监测和影像学检查有助于明确诊断。

4. 治疗与预后　早期诊断、早期治疗是提高疗效的关键。外科治疗以手术切除的效果最好,目前仍是治疗肝癌首选和最有效的方法。

【练习题】

一、选择题

(一) A1 型题

1. Couinaud 分段法将肝脏分为 8 段,尾状叶在

    A. Ⅰ段　　　　　　　　B. Ⅱ段　　　　　　　　C. Ⅲ段

    D. Ⅴ段　　　　　　　　E. Ⅷ段

2. 原发性肝癌早期转移途径为

    A. 肺内转移　　　　　　B. 淋巴转移　　　　　　C. 直接浸润转移

    D. 肝内进行转移　　　　E. 骨转移

3. 包在肝脏 Glisson 纤维鞘内的管道有

    A. 门静脉、肝静脉、肝胆管　　　　　　B. 肝动脉、门静脉、胆总管

    C. 肝动脉、门静脉、肝静脉　　　　　　D. 肝动脉、肝胆管、门静脉

    E. 肝动脉、肝胆管、肝静脉

4. 阿米巴原虫是沿何途径进入肝内形成阿米巴肝脓肿的

    A. 肝静脉　　　　　　　B. 肝动脉　　　　　　　C. 胆道

    D. 淋巴道　　　　　　　E. 门静脉属支

5. 肝癌血行肝外转移最多见于

    A. 肾　　　　　　　　　B. 胰　　　　　　　　　C. 脑

    D. 肺　　　　　　　　　E. 胃

6. 左右半肝划分的标志为

    A. 镰状韧带　　　　　　　　　　　　　B. 门静脉

    C. 肝总管　　　　　　　　　　　　　　D. 下腔静脉右缘至胆囊中部

    E. 下腔静脉左缘至胆囊中部

7. 细菌性肝脓肿最常见的原因是

    A. 坏疽性阑尾炎　　　　B. 溃疡性结肠炎　　　　C. 细菌性心内膜炎

    D. 胃十二指肠溃疡穿孔　E. 胆道感染

8. 中等大小的细菌性肝脓肿,主要的治疗措施为

    A. 全身应用抗生素　　　　　　　　　　B. 输血,应用抗生素

    C. 穿刺抽脓,应用抗生素　　　　　　　D. 全身支持疗法,应用抗生素

    E. 手术切开引流

9. 应与原发性肝癌进行鉴别的疾病是

    A. 肝硬化　　　　　　　B. 慢性肝炎　　　　　　C. 肝内胆管结石

    D. 多囊肝　　　　　　　E. 肝肉瘤

10. 目前肝癌早期宜采用的治疗方法为

    A. 放射疗法　　　　　　B. 化学疗法　　　　　　C. 手术切除

    D. 中医中药　　　　　　E. 介入治疗

11. 细菌性肝脓肿最常见的致病菌是

    A. 大肠埃希氏菌、铜绿假单胞菌和厌氧菌

    B. 大肠埃希氏菌和厌氧菌

    C. 大肠埃希氏菌、金黄色葡萄球菌和厌氧菌

    D. 金黄色葡萄球菌和厌氧菌

    E. 溶血性链球菌、金黄色葡萄球菌和厌氧菌

12. 肝包虫病的临床特点有

    A. 50~60 岁多发　　　　　　　　　B. 对蚴虫过敏可出现荨麻疹

    C. 腹部肿物边缘不清、质地硬　　　　D. 虫卵可堵塞门静脉

    E. 以上都是

（二）A2 型题

1. 病人，男，60 岁。右上腹胀痛 4 个月伴黄疸 1 个月余。查体：肝肋下 4cm，剑突下 5cm，质硬，移动性浊音（＋）。与该病最无关的因素是

    A. 病毒　　　　　　　　B. 放射线　　　　　　　　C. 真菌

    D. 亚硝胺　　　　　　　E. 酒精

2. 病人，男，35 岁。突发性中上腹痛，1d 后出现下腹部疼痛，特别是右下腹痛，诊断为急性阑尾炎入院。病人入院后拒绝手术治疗，给予庆大霉素等抗感染治疗，2d 后热不退，突然出现寒战、高热、黄疸等症状，查体发现右上腹压痛明显，伴肝大，白细胞升高。治疗应首先考虑

    A. 加强抗感染并积极处理原发灶　　　B. 即刻行手术引流

    C. 继续补液支持　　　　　　　　　　D. 查各项生化指标并予以纠正

    E. 强心

3. 病人，男，45 岁。近 2 个月出现肝区疼痛，乏力，消瘦明显，消化不良，腹胀，食欲减退，无黄疸。查体：肝于右肋下可触及 3.0cm，移动性浊音（－）。拟诊断为肝癌，对诊断有重要意义的实验室检查是

    A. 血常规　　　　　　　　　　　　　B. 病毒性肝炎实验室检查

    C. 肝功　　　　　　　　　　　　　　D. AFP

    E. 血浆蛋白测定

（三）X 型题

1. 肝细胞癌的临床特点有

    A. 多数有乙型肝炎病史　　B. AFP 均升高　　　　　　C. 亚临床期常无特殊表现

    D. 肝内转移最常见　　　　E. 无破裂不导致腹痛

2. 阿米巴肝脓肿的临床表现有

    A. 继发于阿米巴痢疾　　　　　　　　B. 病情急骤，中毒症状严重

    C. 部分病人大便中可查出阿米巴滋养体　D. 血白细胞计数增高不明显

    E. 脓肿分布于右肝，呈多发性

3. 肝棘球蚴病的临床特点是

    A. 主要发生在我国西北和西南牧区　　B. 女性多于男性

    C. 主要表现是上腹肿物　　　　　　　D. 抽吸囊液检查，明确诊断

    E. 明显黄疸和腹水是手术绝对禁忌证

4. 原发性肝癌常见转移途径为
　　A. 血行转移　　　　　　　B. 淋巴转移　　　　　　　C. 直接浸润转移
　　D. 肝内直接转移　　　　　E. 骨转移
5. 下列情况中不适宜行穿刺检查的有
　　A. 肝管细胞癌　　　　　　B. 继发性肝癌　　　　　　C. 肝包虫病
　　D. 阿米巴肝脓肿　　　　　E. 肝细胞癌

二、名词解释

1. 细菌性肝脓肿
2. 甲胎蛋白（AFP）

三、问答题

1. 肝脏的生理功能有哪些?
2. 原发性肝癌的致病原因。

四、病案分析

病人，男，66 岁。因右上腹隐痛间断发作伴消瘦 3 个月入院。病人近 3 个月来无明显诱因出现右上腹隐痛，呈持续性钝痛，经口服去痛片后好转，但腹痛反复发作，无发热，无腹泻便秘，无恶心呕吐等情况。体重减轻 4kg 左右。既往有 25 年乙肝病史。查体：体型消瘦，轻度贫血貌，全身皮肤巩膜无黄染，腹平软，肝肋缘下 3cm，肝脏质地硬，有触痛，移动性浊音（－）。血常规示血红蛋白 93g/L，白细胞 6.6×10^9/L。肝功检查提示谷丙转氨酶 112U/L，谷草转氨酶 75U/L。乙肝五项：HBsAg（＋），HBeAb（＋），HBcAb（＋）。肝脏 B 彩色超声示肝右后叶可见一处 6cm×7cm 的低回声区，回声不均，边界欠清，内有少量血流。

问题：
（1）请对该病人做出初步诊断。
（2）下一步应如何完善检查?
（3）需要与哪些疾病鉴别?
（4）简述该病的治疗要点。

【答案及评析】

一、单选题

（一）A1 型题
1. 答案：A　　　2. 答案：D　　　3. 答案：D　　　4. 答案：E　　　5. 答案：D
6. 答案：E　　　7. 答案：E　　　8. 答案：E　　　9. 答案：A　　　10. 答案：C
11. 答案：C　　　12. 答案：E
（二）A2 型题
1. 答案：B　　　2. 答案：B　　　3. 答案：D
（三）X 型题
1. 答案：ACD　　2. 答案：ACD　　3. 答案：ACE　　4. 答案：ABD　　5. 答案：ABCE

二、名词解释

1. 细菌性肝脓肿：当病人的抵抗力低下时，细菌循各种途径侵入肝脏，肝脏可发生化脓性感染，形成脓肿，称为细菌性肝脓肿。

2. 甲胎蛋白（AFP）：是诊断肝细胞癌最常用和最有价值的指标。当 AFP≥400μg/L，并能排除妊娠、活动性肝炎、生殖系胚胎性肿瘤，应首先考虑为肝癌。

三、问答题

1. 答案要点　①分泌胆汁；②代谢功能，是合成蛋白质最重要的部位，还参与脂肪、维生素、激素的代谢；③凝血功能，产生凝血因子Ⅴ、Ⅶ、Ⅷ、Ⅸ、Ⅹ、Ⅺ和Ⅻ；④解毒作用；⑤吞噬和免疫作用。

2. 答案要点　①肝炎病毒；②黄曲霉素；③饮水污染；④嗜酒；⑤其他因素：可能与遗传、化学品污染（如亚硝胺、农药等）、某些微量元素（如硒含量低）有关。

四、病案分析

答案要点

（1）根据上述病史、症状、体征和检查，基本上可以考虑为原发性肝细胞癌。

（2）需完善的检查：AFP、肝脏 CT 进一步定性、定位，如诊断困难，必要时可行肝脏 MRI 或肝肿瘤穿刺活检；另外，检测肝功能的各项检查，如肝功能 12 项、葡萄糖耐量试验等，可以了解肝脏情况，判断是否耐受手术。

（3）需要鉴别的疾病：继发性肝癌、肝血管瘤、肝脓肿、肝增生结节、肝良性肿瘤、肝棘球蚴病、右肾上腺肿瘤、结肠肝曲肿瘤、胃肿瘤等。

（4）早期诊断、早期治疗是提高疗效的关键。手术切除的效果最好，以手术为主的综合治疗是肝癌治疗的原则。综合治疗包括术中肝动脉栓塞、微波固化、射频和液氮冷冻；也可选择肝动脉结扎加插管、皮下埋藏药盒，待术后给予栓塞、灌注放射性核素微球或化疗药物治疗，X 线下经导管肝动脉化疗栓塞治疗，B 超导引下的射频、瘤内酒精注射、微波固化，以及免疫治疗、基因治疗、化学治疗、放射治疗、中医中药治疗等。根据不同情况选择不同的治疗方法。

（黄　强）

【内容要点】

一、门静脉高压

（一）病因及病理生理

1. 病因分类

（1）肝外型：肝前门静脉高压的病因包括门静脉血栓形成、先天性病变（闭塞、海绵样变等）；肝后门静脉高压的病因有巴德－吉亚利综合征、缩窄性心包炎。

（2）肝内型：分为肝窦型、窦前型和窦后型。

2. 病理变化

（1）脾大、脾功能亢进。

（2）腹水：①门静脉压增高致门静脉毛细血管滤过压增高；②肝硬化使肝脏制造白蛋白能力下降，可引起低蛋白血症；③血浆胶体渗透压下降和淋巴液生成增加，导致从肝表面、肠浆膜面漏出液体；④继发醛固酮分泌增加。

（3）交通支扩张：包括胃底、食管下段交通支，直肠下段交通支，前腹壁交通支，后腹膜交通支。胃底、食管下段曲张静脉破裂可引起急性大出血。

（二）临床表现及诊断

脾大、脾功能亢进、腹水、上消化道出血为主要临床表现。

1. 实验室检查　血常规呈现血细胞计数和血小板减少。

2. 影像学检

（1）B超检查或加做彩色多普勒超声检查。

（2）食管吞钡X线检查可显示静脉曲张。

（3）CT、MRI检查较清楚地显示门静脉高压的病因、程度和影响范围。

（4）内镜检查。

（三）治疗

外科治疗主要治疗门静脉高压的并发症。

1. 食管胃底静脉曲张破裂出血的治疗

（1）非手术疗法：维持血容量、三腔二囊管压迫止血、止血药物治疗（包括血管加压素或垂体后叶素、生长抑素等）、内镜治疗、经颈静脉肝内门体分流术（TIPS）。

（2）手术疗法：适合无黄疸、明显腹水，肝功能（Child）A级或B级的病人。手术方式包括门－奇断流术和门体分流术。

2. 脾大、脾功能亢进的治疗　可行单纯脾切除手术,效果良好。

3. 治疗顽固性腹水　可行腹水(颈)静脉转流术、TIPS 和肝移植。

二、上消化道大出血

1. 病因　常见病因包括胃十二指肠溃疡、门静脉高压、出血性胃炎、胃癌和胆道出血。

2. 诊断　正确的诊断必须结合病史、体检、实验室检查和辅助检查进行分析,不同部位的出血有不同的特点。

3. 治疗

(1)初步处理:应迅速建立静脉通道,补液、输血。监测血压、脉搏、呼吸、尿量等。

(2)针对病因治疗

1)胃十二指肠溃疡大出血:保守治疗包括静脉注射质子泵抑制剂、生长抑素和内镜治疗。保守治疗无效者可根据具体情况行胃大部切除术;出血点缝扎、迷走神经切断加幽门成形术;溃疡旷置术等。

2)门静脉高压引起的食管胃底曲张的静脉破裂出血:见前所述。

3)出血性胃炎:可采用非手术治疗。如果不能止血,则可采用胃大部切除术,或选择性胃迷走神经切断术加幽门成形术。

4)胃癌引起大出血:根据局部情况行根治性胃大部或全胃切除术。

5)胆道出血:多采用非手术治疗,包括抗感染和止血药物;若无效,可行超选择性肝动脉造影、栓塞;若仍不能止血,则应积极采用手术治疗,结扎病变侧的肝动脉分支或肝固有动脉,或行肝叶切除。

(3)部位不明的上消化道大出血:经过积极的初步处理后,血压、脉率仍不稳定,应考虑早期行剖腹探查,以期找到病因,进行止血。

【练习题】

一、选择题

(一)A1 型题

1. 在我国,引起门静脉高压的主要原因是
   A. 肝硬化　　　　　　B. 门静脉主干畸形　　　C. 门静脉血栓形成
   D. 门静脉炎　　　　　E. 肿瘤压迫门静脉

2. 属于门静脉系的静脉是
   A. 肠系膜上静脉　　　B. 肝静脉　　　　　　　C. 肾静脉
   D. 卵巢静脉　　　　　E. 肛管静脉

3. 门静脉压力的正常范围是
   A. 1.27~2.30kPa　　　B. 2.70~3.20kPa　　　　C. 3.94~4.90kPa
   D. 5.0~7.0kPa　　　　E. 13.0~24.0kPa

4. 脐周围静脉曲张,提示有
   A. 髂血管栓塞　　　　B. 门静脉梗阻　　　　　C. 心功能不全
   D. 肾疾病　　　　　　E. 下肢静脉曲张

5. 门静脉高压的主要外科并发症不包括

A. 消化道出血　　　　　　　B. 腹水　　　　　　　　　C. 肺感染

D. 脾功能亢进　　　　　　　E. 血细胞减少

6. 胃十二指肠溃疡大出血的溃疡一般位于

A. 胃大弯　　　　　　　　　　　　B. 胃底后壁

C. 胃体后壁　　　　　　　　　　　D. 胃小弯或十二指肠后壁

E. 十二指肠球部前壁

（二）A2 型题

病人,男,30 岁。因上消化道大出血入院,经治疗后病情稳定,出血停止。为明确出血原因,首选的检查是

A. 选择性腹腔动脉造影　　　　　　B. B 超检查

C. 纤维胃镜检查　　　　　　　　　D. 肝功能检查

E. 钡餐检查

（三）B1 型题

（1~4 题共用备选答案）

A. 肝前型

B. 肝后型

C. 窦前阻塞

D. 窦后阻塞

E. 肝内型

1. 肝炎后肝硬化引起的门静脉高压征属于

2. 门静脉主干先天性畸形引起的门静脉高压征属于

3. Budd–Chiari 综合征引起的门静脉高压征属于

4. 血吸虫肝硬化引起的门静脉高压征属于

（四）X 型题

1. 门静脉高压合并食管胃底静脉破裂出血,其临床特点有

A. 脾大、脾功能亢进　　　　　　　B. 食管黏膜撕裂引起大出血

C. 球蛋白减少,导致腹水形成　　　D. 凝血酶原时间延长,出血不易停止

E. 严重者可导致肝性脑病

2. 门静脉高压合并食管胃底静脉破裂出血,使用三腔二囊管应注意的事项有

A. 病人平卧,管由口腔插入

B. 详细检查气囊有无漏气,管外涂油以便于插入

C. 考虑食管下段静脉破裂出血时,先将食管气囊充气,后将胃囊充气

D. 拔管时,先排空食管气囊,观察 12~24h,无出血,缓慢拔出

E. 三腔二囊管可放置 1 周

3. 门静脉高压合并食管胃底静脉破裂出血的非手术治疗措施正确的有

A. 补充血容量

B. 去甲肾上腺素 8mg 加入生理盐水 200ml 中静脉滴注

C. 垂体后叶素 20U 加入 5% 葡萄糖溶液中静脉滴注,30min 滴完

D. 三腔二囊管压迫止血会加重出血,不宜采用

E. 纤维内镜直视下硬化治疗

4. 上消化道包括
   A. 食管　　　　　　　　B. 胃和十二指肠　　　　C. 胆道
   D. 空肠上段　　　　　　E. 回肠

5. 肝内胆道反复大量出血的处理方法有
   A. 肝叶切除术　　　　　　　　　　B. 选择性肝动脉栓塞
   C. 结扎出血侧肝动脉分支　　　　　D. 非手术疗法
   E. 胆总管引流

6. 关于应激性溃疡大出血的描述,正确的有
   A. 常发生于严重损伤后　　　　　　B. 出血常伴有剧烈腹痛
   C. 出血多呈间歇性　　　　　　　　D. 首先积极治疗原发疾病
   E. 纤维胃镜是最可靠的检查方法

7. 慢性淋巴细胞白血病病人行脾切除术的指征为
   A. 伴有溶血性贫血者　　B. 伴有血小板减少者　　C. 化疗效果差者
   D. 脾大显著者　　　　　E. 应用肾上腺糖皮质激素疗效欠佳者

二、名词解释

1. 门静脉高压
2. 游走脾

三、问答题

1. 试述门静脉高压主要的临床表现。
2. 试述上消化道出血的常见病因及特点。

四、病案分析

1. 病人,男,46 岁。突然呕血 800ml,2h 后入院。病人无溃疡病史,嗜酒 10 余年。查体:P 110 次 /min,BP 90/60mmHg,贫血貌,肝未触及。血常规检查:Hb 70g/L,WBC 3.1×10^9/L,血小板 56×10^9/L。

问题:
（1）本病人有什么临床特点?
（2）首先应考虑什么诊断?

2. 病人,男,42 岁。反复呕血 1 年,既往无肝病史。检查脾肋下 4 指,肝功能正常,食管下段轻度静脉曲张,术中见肝表面光滑,无结节,测门静脉压力 22cmH_2O。

问题:
（1）本病人有什么临床特点?
（2）该病人最合适的手术方式是什么?

【答案及评析】

一、选择题

（一）A1 型题

1. 答案：A

评析：在我国，90% 以上的门静脉高压是由肝炎后肝硬化引起的。

2. 答案：A

评析：除肝静脉外，腹腔内不成对器官的静脉均属门静脉系。肾脏、卵巢是腹腔内的成对器官，其静脉直接注入腔静脉系。肝静脉直接注入下腔静脉。肛管静脉直接汇入腔静脉系。

3. 答案：A

4. 答案：B

评析：门静脉高压，前腹壁交通支扩张。

5. 答案：C

6. 答案：D

（二）A2 型题

答案：E

评析：病人系青年病人，上消化道出血原因以胃十二指肠最为常见。

（三）B1 型题

1. 答案：D　　　2. 答案：A　　　3. 答案：B　　　4. 答案：C

（四）X 型题

1. 答案：ADE

评析：肝硬化，门静脉高压可导致脾淤血肿大。白蛋白合成减少，球蛋白合成增加。肝脏失去解毒功能以及内脏侧支循环的建立，胃肠道有害物质进入体循环而导致肝性脑病。凝血因子合成减少及脾功能亢进导致血小板减少，故出血不易自止。食管黏膜撕裂大出血是由于剧烈呕吐所致，并非门静脉高压引起。腹水形成是因为白蛋白降低。

2. 答案：BD

评析：应用三腔二囊管应注意使用前检查气囊有无漏气，管外涂油以便于插入。病人平卧，管由鼻插入。先将胃气囊充气，后将食管气囊充气。拔管时，先排空气囊，观察 12~24h，无出血时再拔出。安置压迫时间不宜超过 72h，压迫过久可引起食管黏膜坏死。

3. 答案：ACE

评析：门静脉高压合并食管胃底静脉破裂出血的非手术治疗措施包括积极防治休克、止血和降低门脉压力。具体措施有三腔二囊管压迫止血，纤维内镜直视下硬化治疗，垂体后叶素 20U 加入 5% 葡萄糖溶液中静脉滴注。去甲肾上腺素能使血管收缩，血压增高，不利于止血。

4. 答案：ABCD

5. 答案：ABC

评析：胆道出血，多采用非手术疗法，包括抗感染和止血药物。如果止血不能停止，可行超选择性肝动脉造影、栓塞。如仍不能止血，则应积极采用手术治疗，结扎病变侧的肝动脉分支或肝固有动脉，或行肝叶切除。

6. 答案：ACDE

评析：应激性溃疡无明显腹痛。

7. 答案：ABDE

二、名词解释

1. 门静脉高压：是门静脉血回流受阻导致门静脉压力增高所引起的病症，临床主要表现为脾大、脾功能亢进、腹水、食管胃底静脉曲张及并发的呕血和黑便。

2. 游走脾：脾脱离正常解剖位置游移活动于腹腔其他部位，称为游走脾。

三、问答题

1. 答案要点　主要表现为脾大、脾功能亢进、腹水、呕血或黑便。脾大程度不一，可伴有不同程度的脾功能亢进，白细胞、血小板明显降低。曲张的食管胃底静脉一旦破裂，可发生急性大出血。表现为呕血或黑便，不易自止，与脾功能亢进所致的血小板减少、肝功能不良导致凝血功能障碍有关。出血后肝脏灌注不良、缺氧可发展为肝性脑病。

2. 答案要点　常见病因有胃十二指肠溃疡、门静脉高压、出血性胃炎、胃癌、胆道出血。不同部位出血的特点：①食管或胃底曲张静脉破裂引起的出血，一般很急，来势很猛，一次出血量常达 500~1 000ml，可引起休克，临床上的主要表现是呕血，采用积极的非手术疗法止血后，仍可反复呕血；②溃疡、糜烂性胃炎、胃癌引起胃或十二指肠球部的出血，一次出血量一般不超过 500ml，临床上可以呕血为主，也可以便血为主；③胆道出血，量一般不多，一次为 200~300ml，临床表现以便血为主，临床特征是周期性出血，间隔期一般为 1~2 周，可伴有黄疸、胆绞痛。

四、病案分析

1. 答案要点

（1）该病人有以下临床特点：①中年男性；②突然呕血，量大，合并休克及中度贫血；③既往无溃疡病史，嗜酒 10 余年；④有白细胞及血小板减少。

（2）根据以上特点，诊断首先考虑肝硬化、门静脉高压合并食管胃底静脉破裂出血。肝硬化与长期嗜酒有关。

2. 答案要点

（1）该病人有以下临床特点：①中年男性；②反复呕血；③巨脾，肝功能正常，食管下段静脉曲张；④无肝硬化；⑤门静脉压力在正常范围。

（2）该病人最合适的手术方式是单纯脾切除术。这是因为病人无肝硬化，门静脉压力在正常范围内，故无须断流或分流；而脾脏极度肿大，单纯脾切除术减低门静脉压力效果明显，轻度的食管下段静脉曲张在脾切除术后会消退。

（张松峰　望永鼎）

第三十六章　胆道疾病

【内容要点】

一、胆道的解剖和生理

胆管分为肝内胆管和肝外胆管。肝内胆管起自毛细胆管,汇合形成小叶间胆管,肝段、肝叶胆管,左右肝管。从左右肝管开始为肝外胆管,汇合成肝总管,再与胆囊管汇合成胆总管。胆总管分为四段:十二指肠上段、十二指肠后段、胰腺段、十二指肠壁内段。

胆总管远端为 Oddi 括约肌围绕,以控制胆汁和胰液的排出、防止十二指肠液反流。85%的人胆总管与主胰管汇合形成膨大的壶腹(Vater 壶腹)。肝胆管解剖常有各种变异,临床上应注意和认识。

胆囊分为胆囊颈、胆囊体和胆囊管三部分,但无明显界限。胆囊颈呈囊状突出,称 Hartmann 袋,结石常滞留于此处。胆囊管汇入胆总管。胆囊三角又称 Calot 三角,由胆囊管、肝总管、肝下缘构成,是胆囊动脉通过的部位。

胆管有输送胆汁、分泌黏液的功能。胆囊有浓缩、储存和排出胆汁的作用。当胆囊管梗阻时,胆汁中胆红素吸收,胆囊内仅存胆囊黏膜分泌的无色透明的黏液,故为"白胆汁",又称为胆囊积水。肝脏分泌胆汁的分泌压最大为 3.83kPa(39cmH$_2$O),当胆道梗阻时,胆管内压力如超过胆汁分泌压,即可发生胆血反流,且胆汁停止分泌。

二、胆道疾病的特殊检查

包括超声检查、经皮肝穿刺胆管造影(PTC)、内镜逆行胰胆管造影(ERCP)、电子计算机断层扫描(CT)、磁共振成像(MRI)、磁共振胰胆管造影(MRCP)、术中和术后胆道造影、胆道镜检查以及一些比较少用的腹部平片、口服法胆囊造影、静脉法胆道造影、低张十二指肠造影检查等。其中首选是 B 超检查。

三、胆囊结石和胆囊炎的诊断和治疗

1. 诊断　胆囊炎分为急性与慢性。90% 以上的胆囊炎是由胆囊结石引起的。无论什么原因使胆汁的成分和理化性质发生改变,都可成为形成胆囊结石的主要因素。胆囊结石可引起急性胆囊、慢性胆囊炎、胆总管梗阻、胆管炎、胆源性胰腺炎,以及诱发胆囊癌。

胆囊结石可无症状,如胆囊管阻塞可突发腹痛,向右侧肩胛部和背部放射。合并胆囊炎可有上腹疼痛,畏寒、发热,少数病人可出现黄疸。体格检查可触及肿大的胆囊且有压痛,墨菲(Murphy)征阳性。慢性胆囊炎症状不典型,表现为上腹胀痛、不适,类似胃病表现。B 超对诊

断的准确性高。急性期需要与其他的急腹症鉴别,慢性期则需与溃疡病等鉴别。

2. 治疗

(1)急性期尽可能行非手术治疗。

(2)胆囊切除术:①急性发病在72h内,或者胆囊穿孔;②合并慢性胆囊炎、胆囊增大或萎缩;③结石直径超过2cm;④曾发生过胆源性胰腺炎;⑤胆囊结石并有症状。

(3)胆囊造口术:在术中发现胆囊切除有较大危险、解剖不清时可施行。

(4)溶石、排石治疗。

四、肝外胆管结石与急性胆管炎的诊断和治疗

肝外胆管结石多为胆色素结石或混合性结石,多数会引起胆管炎,极少数单纯结石也可以无症状。

1. 诊断 当胆管结石合并急性胆管炎时,主要表现为Charcot三联征:腹痛、寒战发热、黄疸。腹部体检有胆囊肿大,右上腹压痛、肌紧张和反跳痛等腹膜炎体征。白细胞可增高并核左移,肝功能可有损害。B超是首选的检查,其他可选择CT、ERCP、PTC、MRCP等检查。

2. 治疗 主要治疗方法为手术治疗。

(1)急性胆管炎的治疗

①胆管引流:非手术引流如经皮肝穿刺胆道引流术(PTCD)、内镜下鼻胆管引流术(ENBD),短期引流可作为过渡治疗。②手术引流:胆总管探查、取石、T管引流术。

(2)胆管结石的手术治疗:取尽结石、去除结石和感染的病灶、解除胆道狭窄并保持胆汁通畅引流。

(3)治疗方法

1)胆总管切开探查、取石,T管引流。适应证:证明胆管扩张;过去有黄疸病史或术前有黄疸;过去有过典型胆绞痛、反复发作胆管炎或胆源性胰腺炎;手术中发现胆总管病变,如扪及结石、蛔虫、肿物、胰头肿物,胆总管直径1cm以上,胆汁为脓性、血性或有泥沙样胆汁。T管引流后还可经T管造影,如有结石残留可用胆道镜取石。

2)胆肠吻合术,如胆总管十二指肠吻合,间置空肠胆总管十二指肠吻合,胆总管空肠Roux-en-Y吻合等。

3)Oddi括约肌切开成形术。

4)内镜治疗,可行内镜下Oddi括约肌切开取石,手术中或手术后也可用胆道镜取石。

五、急性梗阻性化脓性胆管炎的临床特点与治疗原则

急性梗阻性化脓性胆管炎是急性胆管炎的严重阶段,又称为急性重症胆管炎。

1. 临床特点典型的Reynolds五联征 腹痛、寒战发热、黄疸、休克、神经中枢受抑制;如实验室检查白细胞明显增高,B超发现胆道有结石、胆管扩张,应能确诊。

2. 治疗

(1)非手术治疗:密切监测病人生命体征及神志、尿量、中心静脉压变化,宜禁食,胃肠减压。

其他措施:①恢复和维持血容量;②纠正水电解质平衡紊乱和酸碱平衡失调;③应用广谱、足量、有效的抗生素;④使用肾上腺皮质激素、血管活性药物、强心药物;⑤吸氧,降温,营养支持;⑥注意保护重要器官功能。

（2）手术治疗：如经短时间治疗病人仍无好转，应边抗休克边作简单的胆管引流手术治疗。

（3）其他方法：非手术胆管引流如 PTCD、ENBD。

六、肝内胆管结石的诊断和治疗

1. 肝内胆管结石病因未明，左外叶结石最常见，右肝以右后叶胆管为多。长期的胆管结石或炎症可诱发胆管癌。

2. 可长期无症状，也可出现腹胀痛、隐痛，并有胆管炎症状，可不出现黄疸。

3. B 超、CT、PTC、MRCP 均能诊断肝内胆管结石，并能准确定位。

4. 手术是最主要的治疗方法，包括胆管切开取石、胆肠吻合、肝切除等。

七、胆道肿瘤的诊断和治疗

1. 胆囊息肉与胆囊腺瘤

（1）均为良性肿瘤，胆囊息肉泛指向胆囊腔内突出或隆起的病变。

（2）胆囊腺瘤是胆囊癌的癌前病变。

（3）治疗方法为手术切除胆囊，但胆囊息肉应严格掌握手术适应证。

2. 胆囊癌

（1）胆囊癌的发生与胆囊结石慢性长期的刺激有密切联系。

（2）胆囊癌的预后与分期有关，Nevin 分期较为易记及常用。

（3）诊断胆囊癌的主要根据：原有胆囊结石或胆囊炎的症状和体征，右上腹肿物，晚期体重减轻或消瘦、黄疸、腹水、全身衰竭。少数病例发生胆囊急性穿孔、腹膜炎，肝脏弥漫转移致肝衰竭等。实验室检查可能发现 CEA、CA19-9 升高。B 超、CT、MRI 检查可诊断。

（4）治疗胆囊癌首选手术切除。手术包括：①行预防性胆囊切除手术；②单纯胆囊切除术，适用于 Nevin Ⅰ 期病变；③根治性切除手术，适用于 Nevin Ⅱ、Ⅲ、Ⅳ 期病变；④胆囊癌扩大根治术，用于 Nevin Ⅲ、Ⅳ 期病变；⑤姑息性手术，如肝管空肠吻合、胆管 U 形管引流等，适用于晚期胆囊癌（Nevin Ⅴ 期）；⑥不能手术的病人可经皮、肝穿刺或经内镜在狭窄部位放置内支撑管引流。

3. 胆管癌

（1）发生在肝外胆管，即左、右肝管至胆总管下端的恶性肿瘤。

（2）黄疸，大便呈灰白色，多数伴瘙痒和体重减轻。

（3）首选 B 超检查，可见肝内胆管扩张，MRCP 将逐渐代替 PTC 及 ERCP 检查。

（4）治疗首选手术切除，不能切除可作减黄治疗，包括胆管空肠吻合、放置内支架、胆管外引流等。

【练习题】

一、选择题

（一）A1 型题

1. 90% 以上的胆囊炎发病是由于

A. 慢性胰腺炎　　　　　　B. 胆总管梗阻　　　　　　C. 胆囊隆起性病变

D. 胆囊结石　　　　　　　E. 胆囊管梗阻

2. 胆道疾病首选的检查方法是

A. PTC　　　　　　　　　B. MRCP　　　　　　　　C. B 型超声

D. CT　　　　　　　　　　E. ERCP

3. Charcot 三联征是

A. 腹痛、胆囊肿大、黄疸　　　　　　　　B. 腹痛、寒战发热、黄疸

C. 腹痛、寒战发热、胆囊肿大　　　　　　D. 腹痛、肌紧张、压痛和反跳痛

E. 寒战发热、黄疸、肌紧张

4. 典型表现为腹痛、寒战发热、黄疸、休克、神经中枢受抑制的疾病是

A. 急性胆管炎　　　　　　　　　　　　　B. 急性胆囊炎

C. 肝脓肿　　　　　　　　　　　　　　　D. 急性梗阻性化脓性胆管炎

E. 急性化脓性腹膜炎

5. 肝内胆管结石最常见的部位是肝的

A. 左外叶　　　　　　　　B. 右后叶　　　　　　　　C. 左内叶

D. 右前叶　　　　　　　　E. 尾状叶

6. 胆囊癌的癌前病变包括

A. 胆囊息肉　　　　　　　B. 胆囊腺瘤　　　　　　　C. 胆囊胆固醇息肉

D. 胆囊炎症息肉　　　　　E. 胆囊慢性炎症

7. 胆囊息肉的治疗方法为胆囊切除，但应

A. 留部分胆囊壁　　　　　B. 腹腔镜手术　　　　　　C. 只切除息肉部位

D. 探查胆总管　　　　　　E. 严格掌握手术适应证

8. 与胆囊癌的发生有密切联系的是

A. 胆囊胆固醇息肉　　　　　　　　　　　B. 长期喝酒

C. 华支睾吸虫感染　　　　　　　　　　　D. 胆囊结石慢性长期刺激

E. 胆道蛔虫

9. 急性梗阻性化脓性胆管炎的急诊治疗应

A. 血压稳定后胆囊切除　　　　　　　　　B. 边抗休克边行胆囊造瘘

C. 即送手术室行胆总管探查　　　　　　　D. 边抗休克边作简单的胆管引流手术

E. 非手术治疗

10. 慢性胆囊炎的临床表现主要有

A. 腹痛放射到右下腹　　　　　　　　　　B. 进食肥腻食物可诱发或加重腹痛

C. 常有寒战发热、黄疸　　　　　　　　　D. Murphy 征阳性

E. 反酸、呕吐

（二）B1 型题

（1~2 题共用备选答案）

A. 胆道蛔虫病

B. 化脓性梗阻性胆管炎

C. 肝脓肿

D. 急性水肿性胰腺炎

　　E. 急性化脓性胆囊炎

1. 胆囊结石最常见的并发症是

2. 最易引起休克的胆道疾病是

（3~5 题共用备选答案）

　　A. 反映胆囊浓缩和收缩功能

　　B. 主要了解肝内毛细胆管病变

　　C. 明确梗阻性黄疸的原因和部位

　　D. 明确肝内病变的范围和性质

　　E. 同时了解胆道和胰管的情况

3. 口服胆囊造影术可

4. 经皮肝穿刺胆道造影术可

5. 内镜胰胆管造影可

（6~7 题共用备选答案）

　　A. 急性化脓性胆管炎

　　B. 急性胆囊炎

　　C. 急性出血坏死性胰腺炎

　　D. 急性化脓性阑尾炎

　　E. 绞窄性小肠梗阻

6. Charcot 三联征多见于

7. Murphy 征多见于

（三）X 型题

1. 下列情况中可进行胆总管探查的有

　　A. 术前检查证明胆管扩张　　　　　　　　B. 胆囊增大

　　C. 胆囊结石直径超过 2cm　　　　　　　　D. 手术前有黄疸

　　E. 胆总管直径 0.9cm

2. Charcot 三联征的典型表现是

　　A. 寒战发热　　　　　　B. 胆囊增大　　　　　　C. 腹痛

　　D. Murphy 征阳性　　　　E. 黄疸

3. 胆囊的功能有

　　A. 分泌胆汁　　　　　　B. 储存胆汁　　　　　　C. 浓缩胆汁

　　D. 分泌黏液　　　　　　E. 稀释胆汁

4. 胆道检查中的侵入性检查方法有

　　A. B 型超声　　　　　　B. PTC　　　　　　　　C. ERCP

　　D. MRCP　　　　　　　E. CT

二、名词解释

1. 胆囊三角（Calot 三角）

2. 内镜逆行胰胆管造影（ERCP）

3. Charcot 三联征

三、问答题

1. 什么情况下胆囊结石应行手术治疗？应如何手术？首选哪种手术方法。
2. 急性梗阻性化脓性胆管炎有哪些主要的临床表现？

四、病案分析

病人，男，40 岁，因上腹疼痛伴寒战、发热、眼巩膜黄染、尿黄 3d 入院。过去曾经做过胆囊切除手术，术后常常有类似腹痛发生。查体：T 39℃，HR 110 次 /min，BP 90/70mmHg，急性重病面容，神志淡漠，巩膜中度黄染，四肢凉，上腹肌紧张，压痛及反跳痛，肝于肋下 2cm 触及，质中度硬、有压痛，未叩出转移性浊音，肠鸣音减弱。血常规提示白细胞计数 2.0×10^9/L，中性粒细胞占 90%。

问题：

（1）简述该病人的初步诊断。
（2）简述诊断依据。
（3）简述该病人的治疗方法。

【答案及评析】

一、选择题

（一）A1 型题

1. 答案：D

评析：胆囊结石是急性或慢性胆囊炎最常见和主要的原因。90% 以上的胆囊炎是由胆囊结石引起。

2. 答案：C

评析：B 型超声已成为胆道疾病的筛选性检查方法，其具备无创、经济、准确的优点，诊断准确率可达 90% 以上，是胆道疾病首选的检查方法。

3. 答案：B

评析：Charcot 三联征是胆管炎特有的临床特征，包括腹痛、寒战发热、黄疸。其他虽然在胆管炎时可能出现，但并非特征性的表现。

4. 答案：D

评析：腹痛、寒战发热、黄疸、休克、神经中枢受抑制的表现称为 Reynolds 五联征，是急性梗阻性化脓性胆管炎的特殊征象。

5. 答案：A

评析：由于肝左外叶胆管汇入左肝管的角度和左肝管汇入肝总管的方向以及右后叶肝管弯曲度大，均不利于胆汁的引流，因此左外叶结石最常见。

6. 答案：B

评析：胆囊息肉包括多种病变，其中胆囊腺瘤的恶变率约为 1.5%，且一直被认为是胆囊癌的癌前病变。其他原因并非胆囊癌的主要原因。

7. 答案：E

评析：胆囊息肉多为良性病变，只有极少数情况与癌变相关，因此，没有明确证据可癌变的胆囊病变,不一定需要切除胆囊,因此,应该严格掌握胆囊息肉作胆囊切除的适应证。

8. 答案:D

评析:70% 的病人同时存在胆结石。胆囊结石存在较长时间才发生胆囊癌;胆囊癌的发生是胆囊结石长期物理刺激,加上黏膜的慢性炎症、感染细菌的产物中有致癌物质等因素综合作用的结果。

9. 答案:D

评析:急性梗阻性化脓性胆管炎是严重的急性疾病,应积极采取手术治疗,如经过短时间的非手术治疗病人仍无好转,应果断地边抗休克边进行手术治疗。

10. 答案:B

评析:慢性胆囊炎的临床表现主要有右上腹或剑突下隐痛或饱胀不适,也可牵涉到肩背部,可有类似胃病的表现,如反酸、嗳气等症状。在进食油腻食物时可诱发或加重症状。极少畏寒、高热和黄疸。体检可无体征,或仅有右上腹压痛。

（二）B1 型题

1. 答案:E　　　2. 答案:B　　　3. 答案:A　　　4. 答案:C　　　5. 答案:E

6. 答案:A　　　7. 答案:B

（三）X 型题

1. 答案:AD

评析:①术前检查证明胆管扩张;②过去有过梗阻性黄疸的病史或手术前有黄疸存在;③过去有过典型胆绞痛、反复发作胆管炎或胆源性胰腺炎;④手术中发现胆总管病变,如扪及结石、蛔虫、肿物、胰头肿物,胆总管直径 1cm 以上,胆汁为脓性、血性或有泥沙样胆汁。以上均为胆总管探查指征。胆囊增大、较大的胆囊结石、胆总管直径小于 1cm 均不是探查胆总管的指征。

2. 答案:ACE

评析:Charcot 三联征是胆道疾病中急性胆管炎的典型表现,包括腹痛、寒战高热、黄疸。其他征象可以在胆管炎中出现,但不是特异性表现。

3. 答案:BCD

评析:胆囊功能有浓缩、储存和排出胆汁的作用,胆囊不分泌胆汁,也不对胆汁稀释,而是肝脏每日分泌的胆汁绝大部分进入胆囊,经浓缩 5~10 倍后储存。根据食物的种类和数量由体液和神经调节排出胆道。胆囊黏膜能分泌少量黏液（每小时约 20ml）以保护和润滑黏膜。

4. 答案:BC

评析:胆道检查方法中,可能对病人造成一定并发症的检查称为有创性检查,B 型超声已经成为胆道疾病的筛选性检查方法,由于其具备无创、经济、准确的优点,是胆道疾病首选的检查方法。同样,CT、磁共振胆胰管成像（MRCP）,也不会引起严重的并发症,也是无创性检查。经皮肝穿刺胆道造影（PTC）和内镜逆行胰胆管造影（ERCP）均为有创性检查,前者可发生胆漏、胆管炎、出血等并发症,后者可诱发胰腺炎等。

二、名词解释

1. 胆囊三角（Calot 三角）:由胆囊管、肝总管、肝下缘构成的三角区域。区域内可能有胆囊动脉、肝右动脉、副右肝管通过。

2. 内镜逆行胰胆管造影（ERCP）:使用纤维十二指肠镜,直视下从十二指肠乳头开口插入导管,注入造影剂照片,从而获得肝内外胆管和胰管的影像,是一种有创性检查。

3. Charcot 三联征:急性胆管炎发作时出现的腹痛、寒战发热、黄疸,称为 Charcot 三联征。

三、问答题

1. 答案要点　下列情况应作手术治疗:①合并胆囊炎,胆囊增大或萎缩;②结石直径超过 2cm;③曾发生过胆源性胰腺炎。手术应选择胆囊切除术,首选腹腔镜胆囊切除术。

2. 答案要点　病人主要表现为腹痛、寒战发热、黄疸的 Charcot 三联征以及出现休克、神经中枢受抑制的表现,称为 Reynolds 五联征。腹部有胆囊肿大,右上腹压痛、肌紧张和反跳痛等腹膜炎体征,尚可触及肿大的肝脏,有压痛或叩痛。神经系统症状主要表现为精神淡漠、嗜睡、神志不清甚至昏迷。全身反应有脉搏快、弱,血压下降,脉压小;发热高达 39℃以上。常合并失水和代谢性酸中毒。实验室检查白细胞升高超过 20×10^9/L,中性粒细胞升高,胞质内可出现中毒颗粒;肝功能受损害,肾功能也可能受损。

四、病案分析

答案要点

(1) 该病人的诊断为急性梗阻性化脓性胆管炎。

(2) 诊断依据:病人过去有过胆道手术病史,经常有腹痛发作。有腹痛、寒战高热、黄疸的 Charcot 三联征,并有血压下降、心跳快等休克症状,神志淡漠。查体有腹膜炎征象。

(3) 治疗:抗休克治疗,静脉用足量的广谱抗生素,纠正水电解质平衡紊乱和失调。

(张松峰　望永鼎)

第三十七章　胰腺疾病

【内容要点】

一、概述

1. 主胰管　主胰管由胰尾行至胰头部,横贯胰腺全长,直径 2~3mm。约 85% 的人主胰管与胆总管在肠壁内汇合形成一个共同通道,末端膨大形成胆胰壶腹,又称为 Vater 壶腹。

2. 胰腺的功能　具有外分泌和内分泌两种功能。

二、急性胰腺炎

1. 病因与发病机制

（1）胆道疾病。

（2）过量饮酒。

（3）十二指肠液反流。

2. 病理

（1）急性水肿性胰腺炎:病变轻,胰腺呈局限性或弥漫性水肿、充血。

（2）急性坏死性胰腺炎:病变重,以胰腺实质广泛的出血、坏死为特征。

3. 临床症状

（1）腹痛。

（2）腹胀。

（3）恶心呕吐。

4. 体格检查

（1）轻型:上腹正中、偏左有压痛,无腹膜炎体征。

（2）重症:有不同程度的休克症状,上腹部或全腹部出现腹膜炎体征,压痛、反跳痛及肌紧张。

5. 实验室检查及临床意义

（1）胰酶测定:血、尿淀粉酶测定是诊断急性胰腺炎的主要手段之一。

（2）血清钙:血钙降低与脂肪组织坏死和组织内钙的形成有关,其下降程度与预后明显相关。

（3）血糖:较长时间禁食后血糖仍超过 11.0mmol/L,同时伴有血钙明显降低,预示预后不佳。

6. 影像学诊断

（1）B 超检查:常可显示胰腺弥漫性肿大和胰周液体积聚。

（2）CT 检查：是诊断胰腺炎及判断其程度的首选检查方法。

（3）MRI 检查：可提供与 CT 相类似的诊断信息。

7. 临床诊断及分型标准

（1）轻型急性胰腺炎

（2）重症急性胰腺炎

8. 局部并发症

（1）胰腺及胰周组织坏死

（2）急性液体积聚

（3）胰腺及胰周脓肿

（4）急性胰腺假性囊肿

9. 治疗

（1）轻型急性胰腺炎：均采用非手术疗法。①禁食和胃肠减压；②补液、维持水电解质酸碱平衡；③镇痛和解痉；④抑制胰腺分泌及胰酶抑制剂；⑤营养支持：早期禁食，完全胃肠外营养；⑥预防和治疗感染。

（2）重症急性胰腺炎：病因不同，病期不同，治疗方法亦不完全相同。

（3）重症急性胰腺炎手术适应证：①对治疗中出现感染者应及时手术；②若病人过去的非手术治疗不够合理和全面，则应加强治疗 24h，病情继续恶化者也应行手术治疗；③胰腺脓肿形成；④急性胰腺假性囊肿形成。当囊肿 >6cm，经 B 超、CT 等检查证实确实无感染坏死组织者，可作经皮穿刺引流术。囊肿经过 3 个月仍不吸收者，行囊肿空肠内引流术。

三、慢性胰腺炎

1. 病因　慢性胰腺炎是一个多因素的疾病，在我国以胆道疾病为主要原因，其次是长期酗酒。

2. 临床表现

（1）腹痛。

（2）消瘦。

（3）脂肪泻。

（4）糖尿病。

（5）恶心呕吐。

3. 诊断

（1）临床表现。

（2）B 超检查。

（3）CT 检查。

（4）ERCP 检查。

4. 治疗

（1）非手术治疗：①病因治疗；②治疗糖尿病；③缓解疼痛；④营养支持。

（2）手术治疗：①手术治疗原则；②手术方式。

四、胰腺假性囊肿

1. 临床表现

（1）假性囊肿本身所引起的症状。

（2）囊肿压迫周围脏器所引起的症状。

（3）消耗性症状。

2. 诊断

（1）有急慢性胰腺炎或上腹部外伤史,上腹部逐渐膨隆腹胀,可触及囊性肿物。

（2）血常规检查往往有白细胞数增高,部分病人血、尿淀粉酶升高。

（3）X线钡剂造影可见胃十二指肠、横结肠受压移位。

（4）B超检查可确定囊肿部位、大小。

（5）CT检查不但可显示囊肿,还能显示囊肿与胰腺的关系以及鉴别是否为肿瘤性囊肿。

3. 治疗

（1）保守治疗:胰腺假性囊肿可无症状,囊肿形成的早期（<6周）,其囊壁较薄,如无严重感染,全身无中毒症状以及囊肿较小,可采取保守治疗。

（2）手术治疗指征:持续腹痛不能忍受;囊肿增大（≥6cm）,出现压迫症状;合并囊内出血、感染等并发症者,应及时手术治疗。

（3）手术治疗的方式:①囊肿切除术;②外引流术;③内引流术。

五、胰腺癌和壶腹癌

1. 病理　胰腺癌包括胰头癌、胰体尾部癌,临床上以胰头部最多见,其次是体尾部,全胰癌较少。组织分类为导管细胞腺癌、腺泡细胞癌、黏液性囊腺癌。

2. 临床表现　最常见的临床表现为腹痛、黄疸和消瘦。

（1）上腹痛和上腹胀满不适:是常见的首发症状。

（2）黄疸是胰头癌的最主要症状和体征。

（3）消瘦乏力。

（4）消化道症状。

（5）其他:胰头癌致胆道梗阻合并胆道感染,可出现寒战、高热。晚期病人可出现腹水和恶病质。少数病人有轻度糖尿病表现。

3. 诊断

（1）实验室检查

①血清生化检查:早期可有血、尿淀粉酶增高,血糖增高,尿糖阳性。黄疸时,血清总胆红素和结合胆红素升高,碱性磷酸酶升高。②肿瘤标志物检查:癌胚抗原（CEA）、胰胚抗原（POA）、糖链抗原（CA19-9）、胰腺癌相关抗原（PCAA）和胰腺癌特异抗原（PaA）可有升高,但缺乏特异性。

（2）B超检查:为诊断胰腺癌的首选方法。

（3）CT检查:诊断准确性高于B超。可显示胰胆管扩张和胰腺病变,还可发现腹膜后淋巴结转移和肝内转移。

（4）MRI和磁共振胰胆管造影（MRCP）:单纯MRI诊断并不优于增强CT,MRCP可显示肝内外胆管扩张,胰管扩张。

（5）经皮肝穿刺胆管造影（PTC）:适用于胰腺癌引起胆管扩张或伴有黄疸者。

（6）内镜逆行胰胆管造影（ERCP）:可直接观察十二指肠乳头区并能进行活检,收集胰液行细胞学、生化和酶学检查。

（7）超声内镜（LEUS）:不受腹壁和胃肠道气体的影响,具有定位准确和充分显示病变的优点。

（8）胃肠钡餐：可显示胰腺癌压迫引起胃和十二指肠形态改变的间接征象，胃十二指肠球部出现阴影缺损，降段有肿瘤压迫。

（9）细针穿刺细胞学：对难以确定诊断，但又高度怀疑的病例，可在B超或CT引导下采用细针穿刺胰腺肿块做细胞学检查。

4. 治疗

（1）根治性手术

①胰十二指肠切除术。②保留幽门的胰十二指肠切除术：适用于幽门上下淋巴结无转移，术中十二指肠切缘肿瘤细胞病理检查阴性者。③胰体尾切除术。

（2）姑息性手术

①解除胆道梗阻：可行胆囊空肠吻合术或胆管空肠吻合术，也可行内镜下放置胆道支架以解除梗阻。②解除或预防十二指肠梗阻：可行胃空肠吻合术。③解除晚期胰腺癌的顽固性疼痛：术中双侧腹膜后内脏神经节周围注射95%酒精行化学性内脏神经切断术或腹腔神经节切除术，以减轻疼痛。④区域性介入治疗：经肝总动脉、脾动脉及肠系膜上动脉等插管局部灌注化疗药物，同时作放射治疗，争取使原不能切除的胰腺癌获得再次手术切除的机会。

六、壶腹癌

1. 病理　壶腹癌的组织类型以腺癌多见，其次为乳头状癌和黏液癌。肿瘤生长阻塞胆管开口，引起黄疸。十二指肠乳头癌可致十二指肠梗阻和上消化道出血。壶腹癌的转移方式以淋巴转移为主，出现比胰头癌晚，多转移到肝脏。

2. 诊断

（1）临床表现：常见的临床症状为黄疸、消瘦和腹痛。

①黄疸：是壶腹癌最主要症状。②腹痛。③其他：可有消化道出血、消瘦、乏力等症状。

（2）实验室检查

1）血清生化检查：黄疸病人，血清总胆红素和结合胆红素升高，血清碱性磷酸酶（ALP）、谷氨酰转肽酶（γ-GT）升高可出现于血清总胆红素升高之前。

2）肿瘤标志物检查：CEA、CA19-9可升高，但缺乏特异性，CA19-9可作为随访观察项目。

（3）影像学检查：同胰腺癌检查，ERCP是确诊壶腹癌的主要手段。

3. 治疗　壶腹癌的根治性术式为胰十二指肠切除。对难以耐受胰十二指肠切除的高危病人、病变仅局限于十二指肠乳头者可行乳头局部切除术。肿瘤不能切除者，可行胆肠吻合术以解除胆道梗阻。

【练习题】

一、选择题

（一）A1型题

1. 在我国，急性胰腺炎发病诱因中最常见的是
    A. 上腹外伤　　　　　　B. 胆道蛔虫症　　　　　C. 胆道结石
    D. 饮酒　　　　　　　　E. 暴饮暴食

2. 胰腺疾病与胆道疾病互相关系的解剖基础是

    A. 胆总管与胰管有共同通道及出口   B. 胆总管与胰腺紧贴,并位于其后方

    C. 胰腺炎胰腺肿大时常能压迫胆总管   D. 均属肝门部器官

    E. 均受肝内胆汁分泌压的影响

3. 胰腺癌最好发的部位是

    A. 胰腺头部   B. 胰腺体部   C. 胰腺尾部

    D. 全胰腺   E. 异位胰腺

4. 急性胰腺炎发病早期 3~4h,最有诊断价值的是

    A. 尿淀粉酶增高   B. 血淀粉酶增高   C. 血尿素氮、肌酐增高

    D. 血白细胞计数增高   E. 血脂肪酶增高

5. 急性胰腺炎出现下列哪种情况时应考虑为出血、坏死

    A. 血淀粉酶明显增高   B. 低血钙   C. 高血糖

    D. 低血磷   E. 血白细胞计数增高

6. 胰腺癌与胆总管结石的主要鉴别点是

    A. 腹痛的性质和程度   B. 肝功能改变   C. 血、尿淀粉酶改变

    D. 胆囊肿大   E. 进行性加重的黄疸

7. 胰腺癌手术切除率低的主要原因是

    A. 并发糖尿病   B. 癌直接浸润和转移早   C. 合并胆道感染

    D. 手术复杂   E. 年老、体弱

8. 慢性胰腺炎最常见的症状是

    A. 腹痛   B. 脂肪泻   C. 腹泻

    D. 饱胀、嗳气   E. 呕吐

9. 早期出现无痛性黄疸的疾病是

    A. 胆总管下端结石   B. 急性胰腺炎   C. 胰腺假性囊肿

    D. 壶腹癌   E. 胆囊癌

10. 对壶腹癌的诊断和鉴别诊断有重要价值的检查是

    A. PTC 检查   B. B 超检查   C. CT 检查

    D. ERCP 检查   E. 肿瘤标志物检查

(二)X 型题

1. 提示重症胰腺炎的体征是

    A. Courvoisier 征阳性   B. 肝浊音界消失   C. Grey-Turner 征阳性

    D. Murphy 征阳性   E. 肝区叩击痛阳性

2. 急性胰腺炎较常见的并发症是

    A. 上消化道大出血   B. 血栓性静脉炎   C. 胰腺假性囊肿

    D. 胰性脑病   E. 急性肾衰竭

3. 急性胰腺炎主要发病机制是

    A. 细菌侵入胰周围和胰腺内

    B. 胰腺供血动脉栓塞引起供血障碍

    C. 穿透性十二指肠溃疡导致胰腺炎性反应

    D. 胆囊炎、胆囊结石堵塞胆囊管,可引起胰管梗阻

E. 胰腺中的消化酶被激活后导致胰腺自身消化

4. 急性出血坏死性胰腺炎的局部并发症是

A. 上消化道出血　　　　　B. 急性肾衰竭　　　　　C. 胰腺脓肿

D. 胰腺假性囊肿　　　　　E. 血栓性静脉炎

5. 诊断急性胰腺炎常用的化验指标是

A. 血清淀粉酶　　　　　　B. 血清淀粉酶的同工酶　　C. 血糖

D. 血清脂肪酶　　　　　　E. 血清钙

二、名词解释

1. 胆胰壶腹

2. Grey-Turner 征

3. 胰腺假性囊肿

三、病案分析

病人,男,65 岁。8 个月前无明显诱因出现反复上腹部疼痛,2 周前出现全身和巩膜黄染、皮肤瘙痒、尿黄、乏力、体重下降。既往无高血压、糖尿病、心脏病、肝炎等病史。查体:全身皮肤、巩膜重度黄染,腹肌软,上腹正中偏右有深压痛,无反跳痛,肝脏胆囊肋下均可触及肿大,腹水征(-)。实验室检查:尿胆红素(+++),尿胆原(-),血红蛋白 92g/L,总胆红素 276μmol/L,结合胆红素 133μmol/L,白蛋白 28g/L,碱性磷酸酶 756U/L,血糖 4.5mmol/L,CEA(+),CA19-9(+)。胸片未见异常。B 超及 CT 检查:肝脏增大,胆囊明显肿大,肝内外胆管扩张,胰头区可见一个 2.0cm×3.0cm 大小的肿物。

问题:

(1)该病人的初步诊断是什么?

(2)简述诊断依据及鉴别诊断。

【答案及评析】

一、选择题

(一)A1 型题

1. 答案:C　　2. 答案:A　　3. 答案:A　　4. 答案:B　　5. 答案:C

6. 答案:E　　7. 答案:B　　8. 答案:A　　9. 答案:D　　10. 答案:D

(二)X 型题

1. 答案:ABCDE　　2. 答案:ABCDE　　3. 答案:ABCDE　　4. 答案:CD

5. 答案:AB

二、名词解释

1. 胆胰壶腹:约 85% 的人主胰管与胆总管在肠壁内汇合形成一条共同通道,末端膨大形成胆胰壶腹,又称为 Vater 壶腹。

2. Grey-Turner 征:急性胰腺炎时,胰液中的各种消化酶被激活后发生自身器官消化,外溢的胰液可经腹膜后途径渗入皮下造成出血,在腰部、季肋部和下腹部皮肤出现大片青紫色瘀斑,称为 Grey-Turner 征。

3. 胰腺假性囊肿:是最常见的胰腺囊肿病变,多继发于急慢性胰腺炎或胰腺损伤后,也可由外伤引起。其形成原因是胰管破裂和损伤,胰液外溢积聚在网膜囊内,刺激周围组织及器官的浆膜形成纤维包膜,但因内壁无上皮细胞覆盖,故称其为假性囊肿。囊肿多位于胰体尾部。

三、病案分析

答案要点

(1)初步诊断:胰头癌。

(2)诊断依据:本病例为老年男性病人,慢性病程,有腹痛、黄疸、皮肤瘙痒等常见症状。体格检查可发现右上腹有压痛,并可触及肿大的肝脏、胆囊。辅助检查:尿胆红素(+++),尿胆原(-),血红蛋白 92g/L,总胆红素 276μmol/L,结合胆红素 133μmol/L,白蛋白 28g/L,碱性磷酸酶 756U/L,血糖 4.5mmol/L,CEA(+),CA19-9(+)。B 超及 CT 检查:肝脏增大,胆囊明显肿大,肝内外胆管扩张,胰头区可见一个 2.0cm×3.0cm 大小的肿物。

鉴别诊断:胰头癌应与胃部疾病、黄疸型肝炎、胆石症、胆囊炎、原发性肝癌、急性胰腺炎、壶腹癌和胆囊癌进行鉴别。

(黄　强)

第三十八章　周围血管疾病

【内容要点】

周围血管疾病种类繁多,主要的病理改变是周围血管的狭窄、闭塞、扩张、破裂及静脉瓣膜关闭不全等。

一、常见症状体征

常见的症状和体征:疼痛(间歇性疼痛和持续性疼痛),肿胀(静脉性和淋巴性),感觉异常,皮肤温度改变,色泽改变,形态改变,肿块,营养性改变。

1. 疼痛　肢体疼痛是常见的症状,通常分为间歇性和持续性两类。间歇性疼痛血管疾病引起的间歇性疼痛有下列 3 种类型:间歇性跛行,体位性疼痛,温度差性疼痛。持续性疼痛严重的血管疾病,静息状态下仍有持续疼痛,又称静息痛。

2. 肿胀　静脉或淋巴回流障碍时,组织液积聚于组织间隙,引起肢体肿胀。

3. 感觉异常　主要有肢体沉重、浅感觉异常或感觉丧失等表现。

4. 皮肤温度改变　皮肤温度与通过肢体的血流量相关。动脉阻塞性疾病时,血流量减少,皮温降低;静脉阻塞性疾病时,由于血液淤积,皮温高于正常;动静脉瘘时,局部血流量增多,皮温明显升高。

5. 营养性改变　主要有皮肤和附件营养障碍性改变、溃疡或坏疽、增生性改变等三类。

二、周围血管损伤

在主干动、静脉行程中任何部位的穿通伤、严重的骨折以及关节脱位等创伤时,均应疑及血管损伤的可能性。如果创伤部位出现伤口大量出血、搏动性血肿、肢体明显肿胀、远端动脉搏动消失等临床表现,更应考虑同时存在动脉和静脉损伤。

血管损伤的处理包括急救止血及手术治疗两个方面。急救止血:创口垫以纱布后加压包扎止血;创伤近端用止血带或空气止血带压迫止血,必须记录时间;损伤血管暴露于创口时可用血管钳或无损伤血管钳钳夹止血。手术治疗基本原则:止血清创,处理损伤血管。

三、动脉疾病

（一）血栓闭塞性脉管炎

血栓闭塞性脉管炎是血管的炎性、节段性和反复发作的慢性闭塞性疾病。首先侵袭四肢中小动静脉,以下肢多见,好发于男性青壮年。

主要临床表现:患肢怕冷,皮肤温度降低,苍白或发绀。患肢感觉异常及疼痛,早期起因于血管壁炎症刺激末梢神经,后因动脉阻塞造成缺血性疼痛,即间歇性跛行或静息痛。长期慢性缺血导致组织营养障碍改变。严重缺血者,患肢末端出现缺血性溃疡或坏疽。患肢的远侧动脉搏动减弱或消失。发病前或发病过程中出现复发性游走性浅静脉炎。

处理原则:应该着重于防止病变进展,改善和增进下肢血液循环。一般疗法:严格戒烟、防止受冷、受潮和外伤,但不应使用热疗,以免组织需氧量增加而加重症状。非手术治疗可选用抗血小板聚集与扩张血管药物、高压氧舱治疗。手术治疗目的是重建动脉血流通道,增加肢体血供,改善缺血引起的后果。

(二)动脉硬化闭塞症

动脉硬化性闭塞症是一种全身性疾患,发生在大、中动脉,涉及腹主动脉及其远侧的主干动脉时,引起下肢慢性缺血的临床表现。

早期症状为患肢冷感、苍白,进而出现间歇性跛行。病变局限在主-髂动脉者,疼痛在臀部、髋部和股部,可伴有阳痿;累及股-腘动脉时,疼痛在小腿肌群。后期患肢皮温明显降低、色泽苍白或发绀,出现静息痛,肢体远端缺血性坏疽或溃疡。

非手术治疗的主要目的是降低血脂,改善血液高凝状态,扩张血管并促进侧支循环。手术治疗的目的在于通过手术或血管腔内治疗的方法,重建动脉通路。

(三)动脉栓塞

动脉栓塞是指动脉腔被进入血管内的栓子(血栓、空气、脂肪、癌栓及其他异物)堵塞,造成血流阻塞,引起急性缺血的临床表现。特点是起病急骤,症状明显,进展迅速,预后严重。

急性动脉栓塞的临床表现:可以概括为5P,即疼痛(pain)、感觉异常(paresthesia)、麻痹(paralysis)、无脉(pulselessness)和苍白(pallor)。

由于病人常伴有严重的心血管疾患,因此,即使要施行急症取栓术,亦应重视手术前后处理,以利改善全身情况,减少手术危险性。凡诊断明确,尤其是大中动脉栓塞,除非肢体已发生坏疽,或有良好的侧支建立可以维持肢体的存活,如果病人全身情况允许,应及时手术取栓。取栓术有两种主要方法:切开动脉直接取栓、利用球囊导管取栓。

(四)多发性大动脉炎

多发性大动脉炎又称无脉症,是主动脉及其分支的慢性、多发性、非特异性炎症,造成动脉狭窄或闭塞,引起病变动脉供血组织的缺血性临床表现。

疾病的早期或活动期,常有低热、乏力、肌肉或关节疼痛、病变血管疼痛以及结节红斑等症状,伴有免疫检测指标异常。当病程进入稳定期,病变动脉形成狭窄或阻塞时,即出现特殊的临床表现。根据动脉病变的部位不同,可分为头臂型、胸、腹主动脉型、肾动脉型、肺动脉型和混合型。

疾病的早期或活动期,服用肾上腺皮质激素类药物及免疫抑制剂,可控制炎症,缓解症状。但在停药后,症状易复发。如病变动脉已有明显狭窄或闭塞,出现典型的脑缺血、肢体血供不足以及重度高血压等症状时,应作手术治疗。手术应选在大动脉炎活动期已被控制,器官功能尚未丧失前施行。手术治疗的主要方法为旁路转流术。

(五)雷诺综合征

雷诺综合征是指小动脉阵发性痉挛,受累部位程序性出现苍白、发冷、青紫、疼痛、潮红后复原的典型症状,常在寒冷刺激或情绪波动时发病。传统上将单纯由血管痉挛引起、无潜在疾病的称为雷诺病,病程往往稳定;血管痉挛伴随其他系统疾病的称为雷诺现象,病程较为严重,可以发生指(趾)端坏疽。两者统称为雷诺综合征。

典型症状是皮肤按顺序出现苍白、青紫和潮红,多见于青壮年女性;好发于手指,常为双侧,偶可累及趾、面颊及外耳。根据发作时的典型症状即可作出诊断。必要时可作冷激发试验:手浸泡于冰水 20s 后测定手指皮温,显示复温时间延长(正常约 15min 左右)。

保暖措施可预防或减少发作;吸烟者应戒烟。病人有自身免疫性疾病或其他系统性疾病时,应同时进行治疗。长期内科治疗无效的病人,可以考虑手术治疗。

四、静脉疾病

主要分为两类:下肢静脉逆流性疾病,如下肢慢性静脉功能不全,包括原发性下肢静脉曲张和原发性下肢深静脉瓣膜功能不全;下肢静脉回流障碍性疾病,如下肢深静脉血栓形成。

(一)单纯性下肢静脉曲张

主要临床表现为下肢浅静脉扩张、迂曲,下肢沉重、乏力感。可出现踝部轻度肿胀和足靴区皮肤营养性变化:皮肤色素沉着、皮炎、湿疹、皮下脂质硬化和溃疡形成。下列传统检查有助于诊断:大隐静脉瓣膜功能试验、深静脉通畅试验、交通静脉瓣膜功能试验。

原发性下肢静脉曲张的治疗可有下列 3 种方法。

1. 非手术疗法　患肢穿医用弹力袜或用弹力绷带,借助远侧高而近侧低的压力差,使曲张静脉处于萎瘪状态。

2. 硬化剂注射和压迫疗法　利用硬化剂注入排空的曲张静脉后引起的炎症反应使之闭塞。也可作为手术的辅助疗法,处理残留的曲张静脉。

3. 手术疗法　诊断明确且无禁忌证者都可施行手术治疗:大隐或小隐静脉高位结扎及主干与曲张静脉剥脱术。已确定交通静脉功能不全的,可选择筋膜外、筋膜下或借助内镜行交通静脉结扎术。

(二)原发性下肢深静脉瓣膜功能不全

原发性下肢深静脉瓣膜功能不全是指深静脉瓣膜不能紧密关闭,引起血液逆流,但无先天性或继发性原因,有别于深静脉血栓形成后瓣膜功能不全及原发性下肢静脉曲张。

除了浅静脉曲张外,根据临床表现的轻重程度进行以下分类:

1. 轻度　久站后下肢沉重不适,踝部轻度水肿。

2. 中度　轻度皮肤色素沉着及皮下组织纤维化,单个小溃疡。下肢沉重感明显,踝部中度肿胀。

3. 重度　短时间活动后即出现小腿胀痛或沉重感,水肿明显并累及小腿,伴有广泛色素沉着、湿疹或多个、复发性溃疡(已愈合或活动期)。

凡诊断明确,瓣膜功能不全 II 级以上者,结合临床表现的严重程度,应考虑施行深静脉瓣膜重建术。主要方法包括股浅静脉腔内瓣膜成形术、股浅静脉腔外瓣膜成形术、股静脉壁环形缩窄术、带瓣膜静脉段移植术、半腱肌 - 股二头肌腱祥腘静脉瓣膜代替术。

(三)深静脉血栓形成

深静脉血栓形成是指血液在深静脉腔内不正常凝结,阻塞静脉腔,导致静脉回流障碍,如未予及时治疗,急性期可并发肺栓塞。

下肢深静脉血栓形成最为常见。根据急性期血栓形成的解剖部位,可分为:

1. 中央型　中央型即髂 - 股静脉血栓形成。起病急骤,全下肢明显肿胀,患侧髂窝、股三角区有疼痛和压痛,浅静脉扩张,患肢皮温及体温均升高。左侧发病多于右侧。

2. 周围型　周围型包括股静脉或小腿深静脉血栓形成。局限于股静脉的血栓形成,主要特征为大腿肿痛,由于髂-股静脉通畅,故下肢肿胀往往并不严重。局限在小腿部的深静脉血栓形成,临床特点为突然出现小腿剧痛,患足不能着地踏平,行走时症状加重;小腿肿胀且有深压痛,作踝关节过度背屈试验可致小腿剧痛(Homans 征阳性)。

3. 混合型　混合型即全下肢深静脉血栓形成。主要临床表现为全下肢明显肿胀、剧痛,股三角区、腘窝、小腿肌层都可有压痛,常伴有体温升高和脉率加速(股白肿)。如病程继续进展,肢体极度肿胀,对下肢动脉造成压迫以及动脉痉挛,导致下肢动脉血供障碍,出现足背动脉和胫后动脉搏动消失,进而小腿和足背可出现水疱,皮肤温度明显降低并呈青紫色(股青肿),若不及时处理,可发生静脉性坏疽。

非手术治疗:①卧床休息、抬高患肢;②适当使用利尿剂,以减轻肢体肿胀;③祛聚药物;④抗凝治疗;⑤溶栓治疗。手术疗法为取栓术。

【练习题】

一、选择题

(一)A1 型题

1. 处理下肢大隐静脉曲张的根本办法是

   A. 穿弹力袜或用弹力绷带

   B. 硬化剂注射和压迫疗法

   C. 高位结扎和抽剥大隐静脉,并结扎功能不全的交通静脉

   D. 内科药物治疗

   E. 仅行静脉瓣膜修复术

2. 关于深静脉血栓形成的叙述正确的是

   A. 硬膜外麻醉后较全麻后更易发生

   B. 直肠癌低位前切除术后较甲状腺癌手术后更易发生

   C. 胆囊切除术后较全髋置换术后更易发生

   D. 术后活动过早

   E. 术后镇痛药物应用过多

3. 正常摸到足背动脉搏动的位置在

   A. 胫骨前肌腱的内侧　　　　　　　　B. 内踝前方

   C. 长伸肌腱的内侧　　　　　　　　　D. 趾长伸肌腱的外侧

   E. 腓长伸肌腱的外侧

4. 下肢静脉曲张行静脉造影显示静脉全程通畅呈直筒状,提示

   A. 单纯性下肢静脉曲张　　　　　　　B. 动静脉瘘

   C. 交通支瓣膜功能不全　　　　　　　D. 下肢深静脉血栓形成后遗症

   E. 原发性下肢深静脉瓣膜功能不全

5. 广泛的下肢深静脉血栓形成最严重的并发症为

   A. 下肢溃疡　　　　　　　　　　　　B. 肺栓塞

   C. 下肢浅静脉曲张　　　　　　　　　D. 伴动脉痉挛、肢体缺血

   E. 腔静脉阻塞

6. 下肢静脉曲张病人手术前应做的深静脉通畅试验，又称

    A. Trendelenburg 试验   B. Perthes 试验   C. Pratt 试验

    D. Buerger 试验   E. Finkelstein 试验

7. 动脉瘤最典型的临床表现是

    A. 压迫症状   B. 搏动性肿块   C. 肢体远端缺血

    D. 破裂出血   E. 体积增大伴疼痛、感染

8. 急性肢体动脉栓塞的临床表现"5P"，不包括

    A. 疼痛   B. 感觉异常   C. 麻痹

    D. 脉快   E. 苍白

（二）A2 型题

1. 病人，男，58 岁。因右下肢剧烈疼痛、麻木、发凉、苍白 6h 就诊。既往有多年房颤病史。最可能的诊断是

    A. 血管闭塞性脉管炎   B. 动脉硬化性闭塞症   C. 动脉栓塞

    D. 雷诺病   E. 深静脉血栓形成

2. 病人，男，42 岁。2 年前出现左下肢行走 10 余分钟后胀痛，休息片刻缓解，再行走后疼痛又出现。无吸烟史，发病前半年左足部外伤，已治愈。查体：左下肢皮色较苍白，左足背动脉未触及。最可能的诊断是

    A. 动脉粥样硬化性闭塞症   B. 血栓闭塞性脉管炎

    C. 雷诺病   D. 多发性大动脉炎

    E. 结节性动脉周围炎

3. 病人，女，45 岁。右足踝区溃疡 1 个月，周围伴有皮肤硬化和炎症，其大隐静脉走行区有静脉曲张，最可能的诊断是

    A. 糖尿病   B. 硬皮病   C. 深静脉血栓

    D. 静脉淤滞性溃疡   E. 血栓闭塞性脉管炎

（三）B1 型题

（1~4 题共用备选答案）

    A. Buerger 试验阳性

    B. Perthes 试验阳性

    C. Rovsing 试验阳性

    D. Trendelenburg 试验（+）

    E. Pratt 试验阳性

1. 下肢大隐静脉瓣膜功能不全时，可见

2. 下肢深静脉血栓阻塞，可见

3. 下肢交通静脉瓣膜功能不全，可见

4. 血栓闭塞性脉管炎，可见

（5~7 题共用备选答案）

    A. 绷带疗法

    B. 硬化剂注射

    C. 大隐静脉高位结扎加剥脱术

    D. 截肢术

E. 血管活性药物治疗

5. 轻度下肢静脉曲张可选用

6. 小范围静脉曲张可选用

7. 大隐静脉曲张明显,深静脉通畅者可用

二、名词解释

1. 静脉性肿胀

2. 坏疽性病灶

3. 深静脉通畅试验

4. 雷诺综合征

三、填空题

1. 血栓闭塞性脉管炎又称 Buerger 病,是血管的_____、_____和_____的慢性闭塞性疾病。

2. 血栓闭塞性脉管炎手术治疗目的是_____,_____,改善缺血引起的后果。

3. 动脉硬化闭塞症非手术治疗主要目的为_____,_____,_____与_____。

4. 造成动脉栓塞的栓子的主要来源如下:_____,_____,_____。其中以_____为最常见。

5. 急性动脉栓塞的临床表现,可以概括为 5P,即_____、_____、_____、_____和_____。

6. 雷诺综合征典型症状是顺序出现_____、_____和_____。

7. 先天性淋巴水肿主要临床表现为_____,_____,_____,_____,_____。

8. 动脉硬化闭塞症早期症状为患肢_____、_____,进而出现_____。

四、问答题

1. 动脉性静息痛和静脉性静息痛的区别。

2. 皮肤温度改变的临床意义。

3. 下肢静脉曲张的临床表现。

4. 雷诺综合征的治疗方法。

五、病案分析

病人,男,68 岁。右下肢出现迂曲血管 6 年余,偶伴胀痛,活动后明显,休息后减轻,未予诊治,1 年来进行性加重。查体:T 36.5℃,P 18 次/min,R 20 次/min,BP 130/80mmHg,神志清楚,浅表淋巴结未及肿大,心、肺、腹未查及明显异常;右下肢小腿内侧见数处迂曲扩张的血管,呈青色,未及硬结,无压痛,见散在色素沉着,无破溃。

问题:

(1)该病人最可能的诊断是什么?

(2)为进一步明确诊断,还应做哪些检查?

(3)为该病人制订治疗方案。

【答案及评析】

一、选择题

（一）A1 型题

1. 答案：C

评析：原发性下肢静脉曲张（包括大隐静脉曲张）的非手术疗法，如穿弹力袜或用弹力绷带，适用于病变局限轻微者；妊娠期发病者；症状虽然明显，但手术耐受极差者。硬化剂注射和压迫疗法适用于少量、局限的病变，或作为手术的辅助疗法，处理残留的曲张静脉。手术才是根本的治疗方法，术式包括高位结扎和抽剥曲张静脉，并结扎功能不全的交通静脉。静脉瓣膜修复术用于原发性下肢深静脉瓣膜功能不全者。

2. 答案：B

评析：深静脉血栓形成的三大因素为静脉损伤、血流缓慢、血液高凝状态。故手术后容易并发深静脉血栓形成的原因，不是麻醉药物的不良反应，也不是麻醉方式的直接后果和特殊手术部位的原因，而是因为术中、术后的制动状态引起血流缓慢。

3. 答案：B

评析：动脉搏动消失或减弱，见于管腔狭窄或闭塞性改变。下肢动脉的血栓闭塞性脉管炎、小腿骨筋膜室综合征发生时，都会出现足背动脉搏动消失或减弱。正常时摸到足背动脉搏动的位置在内踝前方。

4. 答案：E

评析：原发性下肢深静脉瓣膜功能不全时，下肢静脉顺行造影显示如下特点：深静脉全程通畅，明显扩张；静脉瓣模糊或消失，失去正常的竹节状形态而呈直筒状；Valsalva 屏气试验时，可见含有造影剂的静脉血自瓣膜近心端向瓣膜远侧逆流。其他都不会表现直筒状静脉。

5. 答案：B

评析：深静脉血栓如脱落进入肺动脉，可引起肺栓塞，大块肺栓塞可致死，这是广泛的下肢深静脉血栓形成最严重的并发症。下肢深静脉血栓形成的其他并发症包括下肢浅静脉曲张、继发性下肢深静脉瓣膜功能不全、下肢溃疡等。

6. 答案：B

评析：大隐静脉瓣功能试验（Trendelenburg 试验）用来测定大隐静脉瓣膜的功能，单纯性下肢静脉曲张病人的大隐静脉瓣膜功能丧失。深静脉通畅试验（Perthes 试验）用来测定深静脉回流情况，下肢静脉曲张病人的深静脉往往是通畅的。交通静脉瓣膜功能试验（Pratt 试验）用于检测交通静脉是否通畅。肢体抬高试验（Buerger 试验）阳性者，提示患肢有严重供血不足。Finkelstein 试验又称握拳尺偏试验，受试者拇指握于掌心，然后握拳，轻轻尺偏腕关节，桡骨茎突出现剧痛者为阳性。

7. 答案：B

评析：动脉瘤是由于动脉管壁薄弱而发生的一种永久性肿胀疾病。常有动脉硬化、高血压或创伤史。若瘤体较大，压迫附近神经、静脉，可出现肢体疼痛、麻木、静脉曲张、肿胀。颈动脉瘤可引起脑供血不足，压迫邻近组织，可出现声音嘶哑、呛咳、呼吸困难及霍纳综合征。沿动脉行径有圆形或梭形肿块,表面光滑、紧张而有弹性,膨胀性搏动,触及细震颤,闻及收缩期吹风样杂音。压迫动脉近端,肿块缩小,搏动、震颤和杂音消失。其中最具特征的是搏动性肿块。

8. 答案:D

评析:5P,即苍白(pallor)、感觉异常(paresthesia)、无脉(pulselessness)、瘫痪(paralysis)以及疼痛(pain)。

（二）A2 型题

1. 答案:C

评析:动脉硬化性闭塞症多见于 45 岁以上者,常伴高血压、冠心病、高血脂、糖尿病等,受累动脉通常为大、中动脉。雷诺病表现为寒冷刺激、情绪激动时小动脉的阵发性痉挛。深静脉血栓表现为肿胀、剧痛、青紫。血管闭塞性脉管炎表现为间歇性跛行、静息痛等。病人老年男性,多年房颤病史,右下肢剧烈疼痛、麻木、发凉、苍白,首先考虑诊断右下肢动脉栓塞。因为房颤病人附壁血栓脱落后栓塞动脉的可能性相当高,病人表现"5P"征(疼痛、感觉异常、麻痹、无脉、苍白)。

2. 答案:B

评析:病人青壮年男性,2 年前出现左下肢间歇性跛行,查体发现左下肢肤色较苍白,左足背动脉未触及。首先考虑诊断血栓闭塞性脉管炎。动脉硬化性闭塞症多见于 45 岁以上者,常伴高血压、冠心病、高血脂、糖尿病等,受累动脉通常为大、中动脉。雷诺病表现为寒冷刺激、情绪激动时小动脉的阵发性痉挛。多发性大动脉炎和结节性动脉周围炎都是自身免疫性疾病,通常影响的是大动脉。

3. 答案:D

评析:糖尿病会出现糖尿病足,但一般不会有静脉曲张,硬皮病也无静脉曲张,故不选 A、B;深静脉血栓表现为肢体的疼痛、肿胀、发绀、发黑,故不选 C;血栓闭塞性脉管炎是发生于中小动脉(同时累及静脉及神经)的慢性进行性节段性炎症性血管损害,病变累及血管全层,导致管腔狭窄、闭塞,临床表现为间歇性跛行、休息痛及游走性血栓性静脉炎等,故不选 E。静脉淤滞性溃疡由于长期的血流不畅,血液淤积,对血管壁造成损害,且使周围组织(皮肤)供血不足,产生皮肤硬化和炎症、溃疡,与大隐静脉曲张有密切的关系。

（三）B1 型题

1. 答案:D　　2. 答案:B　　3. 答案:E　　4. 答案:A　　5. 答案:A

6. 答案:B　　7. 答案:C

二、名词解释

1. 静脉性肿胀:下肢深静脉回流障碍或有逆流病变时出现,肿胀呈凹陷性,以足、踝部最明显,伴浅静脉曲张、色素沉着或足靴区溃疡等表现。动静脉瘘造成局限性静脉性肿胀,程度较轻,局部温度升高,伴有震颤及血管杂音等症状。

2. 坏疽性病灶:提示动脉供血已不能满足静息时组织代谢的需要,初为干性坏疽,继发感染后转为湿性坏疽。

3. 深静脉通畅试验:站立时在患肢大腿根部扎止血带以阻断大隐静脉回流,然后嘱病人交替伸屈膝关节 10~20 次。若浅静脉曲张明显减轻或消失,提示深静脉通畅;若浅静脉曲张不减轻,甚至加重,说明深静脉阻塞。

4. 雷诺综合征:是指由于寒冷刺激或情绪波动等引起小动脉阵发性痉挛,受累部位序贯出现苍白、发冷、青紫及疼痛、潮红后复原的典型症状。

三、填空题

1. 炎性　节段性　反复发作
2. 重建动脉血流通道　增加肢体血供
3. 降低血脂　改善高凝状态　扩张血管　促进侧支循环
4. 心源性　血管源性　医源性　心源性
5. 疼痛　感觉异常　麻痹　无脉　苍白
6. 苍白及发冷　青紫及疼痛　潮红后复原
7. 水肿　皮肤改变　继发感染　溃疡　恶变
8. 冷感　苍白　间歇性跛行

四、问答题

1. 答案要点

（1）动脉性静息痛：动脉闭塞时，可因组织缺血及缺血性神经炎引起持续性疼痛。急性病变，如动脉栓塞可引起突发而严重的持续性疼痛。由慢性动脉阻塞引起者，症状常在夜间加重，病人常取抱膝端坐体位以求减轻症状而影响睡眠。

（2）静脉性静息痛：急性主干静脉阻塞时，肢体远侧因严重淤血而有持续性胀痛。伴有静脉回流障碍的其他表现，如肢体肿胀及静脉曲张等，抬高患肢可有一定程度减轻。

2. 答案要点　动脉阻塞性病变时血流量减少，皮温降低；静脉阻塞性病变时血液淤积，皮温高于正常；动静脉瘘时，局部血流量增多，皮温升高。皮肤温度的改变除病人能自我察觉外，可作皮肤测温检查。在恒温环境下，比较肢体两侧对称部位或同一肢体的不同部位，可查出皮温的差别或皮温改变的平面，如相差 2℃ 以上有临床意义。

3. 答案要点　早期轻度下肢静脉曲张，可无明显症状。静脉曲张较重时，病人在站立稍久后，患肢有酸胀、麻木、困乏、沉重感，容易疲劳，平卧休息或抬高患肢后，症状可消失。患肢浅静脉在站立位时隆起、扩张、迂曲成团，以小腿和足踝部明显，常无肿胀。若并发血栓性浅静脉炎，局部出现红、肿、痛，局部压痛明显，静脉呈硬条索状。血栓机化及钙化后可形成静脉结石。病程长、静脉曲张较重者，足靴区皮肤可出现萎缩、脱屑、色素沉着、湿疹及慢性溃疡等。静脉曲张因溃疡侵蚀或外伤致破裂可发生急性出血。

4. 答案要点　症状轻而发作不频繁者，采用保暖措施往往就能达到治疗要求。应戒烟，避免寒冷刺激和情绪激动，避免长期应用麦角胺、β 受体阻滞剂和避孕药。药物治疗一般以交感神经阻滞剂和直接扩张血管药物为主。继发于结缔组织疾病者，治疗以类固醇激素和免疫抑制剂为主。长期内科治疗无效的病人，可以考虑行交感神经末梢切除术。

五、病案分析

答案要点

（1）本病例为老年男性病人；右下肢出现迂曲血管 6 年余，偶伴胀痛，活动后明显，休息后减轻；右下肢小腿内侧见数处迂曲扩张的血管，呈青色，未及硬结，无压痛。见散在色素沉着，无破溃。故本病最大可能是右下肢单纯性静脉曲张。

（2）为进一步明确诊断，还可进行下列检查：大隐静脉瓣功能试验、大隐静脉与深静脉之间交通支瓣膜功能试验、深静脉通畅试验、交通静脉瓣膜功能试验、下肢静脉造影和多普勒超声检查。

（3）非手术治疗方法为穿弹力袜套或经常走动,做踝关节的屈伸活动。手术疗法为大隐静脉高位结扎术加大隐静脉剥脱术。

（王贵明　贾文斌）

第三十九章 泌尿、男性生殖系统外科疾病的临床表现及检查

【内容要点】

一、泌尿、男性生殖系统疾病的主要症状与特征

1. 与排尿异常有关的症状

（1）尿频、尿急、尿痛：与膀胱、尿道炎症有关。

（2）排尿困难：常见于良性前列腺增生引起的梗阻。

（3）尿潴留：分为急性、慢性两类。前者常见于良性前列腺增生、急性前列腺炎、脊髓麻醉等，后者由不完全性梗阻或神经源性膀胱引起。

（4）尿失禁：分真性、急迫性、压力性、充盈性四种类型，其病因、症状和治疗各不相同。

2. 与尿液异常有关的症状　血尿、脓尿、晶体尿和乳糜尿。

（1）血尿：可分镜下血尿和肉眼血尿。前者显微镜下每高倍镜视野红细胞 >2 个即有病理意义；后者根据血尿在排尿过程中出现的先后分为初始血尿、终末血尿和全程血尿。

（2）脓尿：是指离心尿每高倍镜视野下白细胞 >3 个，提示泌尿、男性生殖系统感染等。

3. 尿道分泌物　根据尿道分泌物的性状、色泽，常可帮助确立诊断。

4. 疼痛　多与炎症和梗阻有关。肾、输尿管疼痛主要在肋脊角、腰部和上腹部，可向他处放射。肾绞痛的特点为腰部或上腹部突然阵发性剧痛、辗转不安伴恶心呕吐。睾丸剧烈疼痛多见于睾丸扭转和急性附睾炎。前列腺炎可出现会阴部、耻骨上区、腰骶部疼痛。

5. 肿块　多与炎症、梗阻和肿瘤有关。

二、泌尿外科疾病的体检

1. 肾双手触诊。

2. 肋脊角压痛和叩击痛。

3. 腹部、直肠或腹部、阴道双合诊。

4. 阴囊及其内容物触诊与阴囊透光试验。

5. 经直肠前列腺检查及按摩等。

三、实验室检查

1. 尿液检查

（1）尿常规：新鲜离心尿每高倍镜视野下红细胞 >2 个为镜下血尿，每高倍镜视野下白细胞 >3 个为脓尿。

（2）尿三杯试验：第一杯异常提示病变在前尿道；第三杯异常提示病变在后尿道、膀胱颈部或三角区；若三杯均异常，提示病变在膀胱或上尿路。

（3）尿细菌学：中段尿培养，若菌落数 $>10^9/L$，提示为尿路感染。

（4）尿细胞学及尿中膀胱肿瘤抗原测定：阳性者提示尿路可能存在移行上皮细胞肿瘤。

2. 前列腺液检查　正常前列腺液呈乳白色，稀薄；镜检可见多量卵磷脂颗粒，每高倍镜视野白细胞 <10 个；每高倍镜视野白细胞 >10 个时，提示炎症。若前列腺液呈血性，应考虑前列腺精囊炎症、结核和肿瘤的可能。

3. 精液分析　检查前 5d 应无排精，采用手淫或性交体外排精法收集精液标本。常规的精液分析对判断男性生育力有重要意义。

4. 前列腺特异性抗原（PSA）　正常男性血清 PSA<4μg/L，若 >10μg/L 应高度怀疑前列腺癌。

5. 流式细胞仪检查　可定量分析细胞大小、形态、DNA 含量、细胞表面标志、细胞内抗原和酶活性等。

6. 肾功能　尿比重、血尿素氮和血肌酐水平、内生肌酐清除率等检查，可了解肾功能变化。

四、器械检查

1. 导尿检查　了解尿道有无狭窄或梗阻，判断膀胱有无破裂；测定膀胱内压、容量和残余尿；引流尿液。

2. 尿道金属探条　一般以 18~21F 为首选，用于探查有无尿道狭窄并用于尿道狭窄的扩张。

3. 膀胱尿道镜　可发现膀胱、尿道内病变并取活检；行输尿管插管逆行肾盂造影或收集肾盂尿送检；可放置输尿管支架，引流肾盂尿至膀胱。

4. 输尿管镜和肾镜　可直接观察输尿管、肾盂内的病变，在直视下碎石或套石，切除或电灼肿瘤和切取活检等。

5. 尿流动力学检查　通过测定肾盂、膀胱、尿道的压力和流率，以及肌电图、尿路动态放射学检查，为上下尿路的梗阻、排尿功能障碍的诊断、治疗和疗效评定提供依据。

五、影像学诊断

1. X 线检查

（1）尿路平片：能显示肾位置、大小、腰大肌阴影，不透光结石或钙化影。静脉尿路造影、逆行肾盂造影、膀胱尿道造影等，能显示尿路形态是否规则，有无扩张、移位、压迫和充盈缺损等，同时可了解肾功能。

（2）CT：可鉴别肾囊肿和肾实质性病变，确定肾损伤范围、程度以及肾、膀胱、前列腺及肾上腺肿瘤的诊断和分期，并能显示腹腔、盆腔转移的淋巴结。

2. B 超　广泛用于泌尿、男性生殖系统疾病的诊断、治疗与随访，肾移植术后并发症的鉴别。

3. 磁共振成像（MRI）　为泌尿、男性生殖系统肿瘤、肾上腺疾病、肾囊肿和肾移植排斥反应的诊断提供可靠依据。

4. 放射性核素显像　可了解肾形态与功能，用于肾占位性、血管性和尿路梗阻性病变的诊断及肾移植术后监护。

【练习题】

一、选择题

（一）A1 型题

1. 关于血尿的叙述,错误的是
   A. 血尿可分肉眼血尿和镜下血尿　　　　B. 血尿是一个危险信号
   C. 血尿指尿中含有血液　　　　　　　　D. 尿液呈红色即为血尿
   E. 无痛性肉眼血尿常提示泌尿系肿瘤

2. 有关排尿困难的症状,错误的是
   A. 排尿延迟、费力　　　B. 尿频、尿急、尿痛　　　C. 尿线细、射程短
   D. 尿流缓而不畅　　　　E. 尿呈滴沥状

3. 关于尿潴留的叙述,错误的是
   A. 尿潴留分急性和慢性两类　　　　　　B. 急性尿潴留常伴膀胱区胀痛难忍
   C. 慢性尿潴留常由下尿路不全梗阻引起　D. 良性前列腺增生常发生急性尿潴留
   E. 急性尿潴留是尿液积聚在肾盂内

4. 肾绞痛常见于
   A. 肾、输尿管结石所致的上尿路急性梗阻
   B. 膀胱颈部梗阻
   C. 肾肿瘤
   D. 膀胱肿瘤
   E. 急性尿路感染

5. 关于尿液检查,错误的是
   A. 尿比重固定或接近 1.010,提示肾浓缩功能受损
   B. 正常离心尿红细胞 <2 个 / 高倍镜视野
   C. 正常离心尿白细胞 <3 个 / 高倍镜视野
   D. 正常尿液中无晶体、管型
   E. 正常尿液混浊如牛奶,放置后可凝结成块

6. 前列腺液检查时,提示前列腺液正常的结果是
   A. 白细胞 <5 个 / 高倍镜视野,卵磷脂小体少
   B. 白细胞 <10 个 / 高倍镜视野,卵磷脂小体多
   C. 白细胞 >15 个 / 高倍镜视野,卵磷脂小体多
   D. 白细胞 >20 个 / 高倍镜视野,卵磷脂小体多
   E. 白细胞 >30 个 / 高倍镜视野,卵磷脂小体少

7. 有关金属尿道探条的叙述,错误的是
   A. 尿道金属探条可用于尿道扩张　　　　B. 尿道扩张时,以 18~21F 为首选
   C. 急性尿道炎时也可用于尿道的检查　　D. 21F 尿道金属探条的直径是 7mm
   E. 21F 尿道金属探条的周径是 21mm

8. 既可显示肾形态又可显示肾功能的检查方法是

    A. B超   B. 逆行肾盂造影   C. 静脉尿路造影

    D. 经皮肾穿刺造影   E. 输尿管镜检查

（二）A2 型题

1. 病人，女，30岁。腰痛伴尿频、尿急1d。查体：T 38.6℃，BP 120/70mmHg，双肾区无叩击痛，无水肿。应首选的检查是

    A. 尿常规及尿沉渣镜检   B. 泌尿系B超   C. 腹部平片

    D. 中段尿培养   E. CT

2. 病人，男，56岁，体检行B超检查，发现右肾结石2.6cm大小。既往体健。平时无明显症状，偶尔有腰部酸胀不适感。为明确诊断，还应做的检查是

    A. 尿培养

    B. 膀胱镜检查

    C. 尿路平片（KUB）+静脉尿路造影（IVU）

    D. CT

    E. MRI

3. 病人，女，38岁。腹部X线平片见右上腹圆形高密度阴影，为了与胆囊结石鉴别，采用下列哪种检查方法较为准确

    A. 腹部侧位片   B. B超   C. IVU

    D. 逆行肾盂造影   E. CT

4. 病人，女，60岁，3年来每次咳嗽、大笑或提重物时出现尿液不自主流出，应考虑为

    A. 真性尿失禁   B. 压力性尿失禁   C. 急迫性尿失禁

    D. 充盈性尿失禁   E. 混合性尿失禁

（三）A3/A4 型题

（1~2 题共用题干）

病儿，男，5岁，发现右侧阴囊内肿块，大小为4cm×5cm×5cm，平卧后消失。

1. 为明确诊断，首先采取的检查方法是

    A. 透光试验   B. Valsalva 试验   C. 穿刺

    D. B超   E. CT

2. 若上题中检查结果为阳性，该病儿可诊断

    A. 睾丸鞘膜积液   B. 精索鞘膜积液   C. 交通性鞘膜积液

    D. 右腹股沟斜疝   E. 右腹股沟滑动性疝

（四）B1 型题

（1~2 题共用备选答案）

    A. 慢性肾炎

    B. 肾结石

    C. 肾结核

    D. 肾肿瘤

    E. 肾盂肾炎

1. 血尿伴肾绞痛常见于

2. 无痛性肉眼血尿常见于

（五）X 型题

1. 导尿检查可用于
   - A. 了解尿道有无狭窄
   - B. 注入造影剂作膀胱尿道造影
   - C. 测定膀胱残余尿量
   - D. 引流尿液
   - E. 留取肾盂尿标本

2. 关于精液检查,正确的是
   - A. 正常精液精子数应 $>20 \times 10^6/ml$
   - B. 精液检查需检查前 5d 无排精
   - C. 精液应用手淫或性交体外排精法收集
   - D. 精液液化时间是 30min 内
   - E. 正常精液为棕黄色,浓稠或胶冻状

二、名词解释

1. 镜下血尿
2. 脓尿

三、问答题

1. 怎样根据尿三杯试验初步判断病变部位?
2. 试述静脉尿路造影的方法、注意事项和临床意义。

四、病案分析

病人,男,60 岁,平素体健。一周来出现无痛性全程肉眼血尿,见有片状不规则血块,无尿频、尿急和排尿困难。B 超提示膀胱左侧壁有一乳头状团块。

问题:

（1）该病人首先应考虑何种疾病。

（2）采用哪种方法对确诊最有帮助。

【答案及评析】

一、选择题

（一）A1 型题

1. 答案:D

评析:尿中含有较多的红细胞,称为血尿。但红色尿不一定是血尿,如血红蛋白尿、肌红蛋白尿、卟啉及某些食物和药物,可使尿液呈红色。此外,痔出血或妇女月经血污染尿液时,亦可使尿液呈血性,不过这种尿中的红细胞并非来自泌尿系统,所以不能将其视为血尿。

2. 答案:B

评析:排尿困难是指由下尿路梗阻（如良性前列腺增生）所致的排尿延迟、费力、尿线细、射程短、尿流缓而不畅或呈滴沥状排尿。而尿频、尿急、尿痛则是由泌尿、生殖系统炎症所致的膀胱刺激症状。

3. 答案:E

评析:急性尿潴留是指膀胱充满尿液而不能自行排出。而肾盂因某种原因引起的扩张积液称为肾积水。

4. 答案：A

评析：肾绞痛表现为腰部或上腹部突然出现剧烈疼痛，呈阵发性，可向同侧下腹部、睾丸、外阴或大腿内侧放射，常见于肾、输尿管结石所致的上尿路急性梗阻。

5. 答案：E

评析：正常尿液呈淡黄色、透明；比重为 1.010~1.030；镜检时红细胞 <2 个 / 高倍镜视野，白细胞 <3 个 / 高倍镜视野，无结晶和管型。当尿中含有乳糜或淋巴液时，呈乳白色混浊如牛奶，放置后可结成凝块，一般称之为乳糜尿，常与丝虫病、炎症等造成的腹膜后淋巴管或胸导管梗阻后破裂与尿路相通有关。

6. 答案：B

评析：正常前列腺液镜检时，每高倍镜视野下白细胞少于 10 个，含较多的卵磷脂小体。如每高倍镜视野下白细胞多于 10 个以上，而卵磷脂小体减少，则提示前列腺炎。

7. 答案：C

评析：尿道金属探条的粗细编号，按法制（F）作计量单位，以 21F 为例，其直径为 7mm，周径为 21mm，可用于探查尿道有无狭窄和狭窄尿道的扩张，尿道扩张时，以 18~21F 为首选。但急性尿道炎时不宜使用，否则会招致炎症加重和感染扩散。

8. 答案：C

评析：静脉尿路造影时，从静脉注射 20ml 造影剂 5min 后肾脏即可显影，并显示尿路形态，可了解肾功能和尿路有无扩张、狭窄、受压、变形、移位和充盈缺损等。B 超、逆行肾盂造影、经皮肾穿造影等只能了解肾形态，无法了解肾功能。而输尿管镜检查既不能了解肾功能也不能显示尿路形态。

（二）A2 型题

1. 答案：A

评析：病人腰部疼痛伴尿频、尿急应考虑存在肾盂肾炎，查体体温升高提示合并有全身症状，检查应首选尿常规及尿沉渣镜检，了解尿路感染程度。

2. 答案：C

评析：病人右肾结石诊断明确，行 KUB+IVU 可了解结石具体位置及对患肾功能损害程度。

3. 答案：B

评析：肾脏为腹膜后器官，与腹腔内器官胆囊在 B 超下可清晰鉴别，目前 B 超检查广泛应用于腹部疾病筛选、诊断和随诊。

4. 答案：B

评析：尿失禁是指由各种原因引起的膀胱尿液不自主地由尿道流出，可分为真性尿失禁、急迫性尿失禁、压力性尿失禁、充盈性尿失禁四类。由咳嗽、大笑、提重物等腹压增高时出现的尿失禁，尤其是经产妇和老年妇女，多为由盆底肌肉及膀胱支持组织松弛引起的压力性尿失禁。

（三）A3/A4 型题

1. 答案：A

评析：阴囊内肿块多以实质性或囊性多见，小儿阴囊内肿块应与腹股沟斜疝鉴别，而快捷、有效的鉴别方法以透光试验为首选。

2. 答案：C

评析：透光试验是指用手电筒从阴囊的一侧照射，在对侧观看，透光为阳性，提示阴囊内肿块为囊性。病儿在平卧后肿块消失，提示肿块与腹腔相通，应诊断为交通性鞘膜积液。

（四）B1 型题

1. 答案：B

评析：上尿路结石病人因结石活动或结石导致尿路出现急性梗阻，可引起肾绞痛或输尿管绞痛，典型表现为阵发性腰部或上腹部剧烈疼痛，常伴镜下血尿，少数病人可见肉眼血尿。

2. 答案：D

评析：肾肿瘤以间歇性无痛性肉眼血尿为常见症状，表明肿瘤已侵入肾盏、肾盂。

（五）X 型题

1. 答案：ABCD

评析：从尿道插入导尿管，可了解尿道有无狭窄或梗阻，注入造影剂作膀胱尿道造影，测定膀胱内压、容量、残余尿量，还可用于尿液引流或解除尿潴留。但导尿管只插至膀胱内，而不能到达肾盂以留取肾盂尿作标本，故不选 E。

2. 答案：ABCD

评析：正常精液呈乳白色，不透明，量 2~6ml，30min 内液化，精子数 >20 × 10^6/ml，精子活动率 >60%。检查前需 5d 应无排精，用手淫或性交体外排精法收集精液。

二、名称解释

1. 镜下血尿：显微镜下红细胞 >2 个 / 高倍镜视野，有病理意义。
2. 脓尿：是指离心尿的白细胞 >3 个 / 高倍镜视野，提示泌尿、男性生殖系统感染等。

三、问答题

1. 答案要点 用尿三杯试验可初步判断镜下血尿或脓尿的来源。标本应在一次连续排尿过程中收集，分别取初始段、中段和末段尿各 10~20ml。离心后镜检，第一杯异常提示病变在前尿道；第三杯异常提示病变在膀胱三角区、颈部或后尿道；若三杯均异常，提示病变在膀胱或上尿路。

2. 答案要点 静脉尿路造影时，病人平卧在检查床上，在相当于骶髂关节处腹部加压后，从静脉注入 20ml 有机碘造影剂（如泛影葡胺）后第 5、15、30、45min 分别摄片。

注意事项：①肾功能不良者需作延迟摄片；②一般剂量显影不良者可用双倍或大剂量（2ml/kg）造影剂静脉滴注或快速注射后摄片，常可获得满意效果；③碘过敏、妊娠和肾功能严重受损者禁忌作此项检查。通过静脉尿路造影可显示肾功能和尿路形态，了解尿路有无扩张、狭窄、受压、移位和充盈缺损等，亦可用于肾损伤者观察有无造影剂外渗，了解损伤的程度和部位。

四、病案分析

答案要点

（1）本例的特点：①60 岁男性，平素体健；②无痛性肉眼全程血尿，带有不规则片状血块；③无膀胱刺激症状和排尿困难；④B 超提示膀胱左侧壁有乳头状肿物。根据这些特点，诊断应首先考虑膀胱肿瘤。

（2）采取膀胱镜检查和肿物活检，对确诊最有帮助。

（肖名力）

第四十章　泌尿系统损伤

【内容要点】

一、肾损伤

1. 病因与病理类型

（1）病因：多与受到直接或间接暴力打击有关。

（2）分类：分开放性与闭合性。闭合性损伤的病理类型有肾挫伤、肾部分裂伤、肾全层裂伤、肾蒂损伤。

2. 临床表现　休克、血尿、腰部疼痛、腰腹部肿块，合并感染时可出现发热及全身中毒症状。

3. 诊断　根据外伤史、临床表现、血与尿液化验及影像学检查，可予诊断。

4. 治疗

（1）轻微肾挫伤可保守治疗，包括绝对卧床休息 2~4 周；密切观察；补充血容量和热量；使用抗生素；使用镇痛药、镇静药和止血药物。保守治疗期间发生以下情况时需施行手术治疗：①经积极抗休克后，病情仍未见改善；②血尿逐渐加重，血红蛋白和血细胞比容继续降低；③腰、腹部肿块明显增大；④疑有腹腔脏器损伤。

（2）有大出血、休克的病人应及时手术探查。手术适应证包括开放性肾损伤、严重肾裂伤、肾碎裂及肾蒂损伤。手术以清除血肿、修复破裂肾、保留肾组织为原则。方法有肾周围引流、肾修补、肾部分切除、肾血管修补术、肾切除。

二、输尿管损伤

1. 病因与病理　多为医源性损伤，见于盆腔、腹膜后手术或腔内器械检查等，偶见于放射性损伤和外伤。

2. 临床表现　有血尿、尿外渗、尿性囊肿、尿性腹膜炎、尿瘘及梗阻症状等。

3. 诊断　根据手术史、术中所见和术后膀胱镜、影像学检查等可予诊断。

4. 治疗　在积极抗休克与抗感染的同时，先处理其他严重的合并损伤，然后处理输尿管损伤。原则是尽早修复和保护肾功能。

三、膀胱损伤

1. 病因　多由骨盆骨折或下腹部受到暴力打击引起，少部分由医源性或枪弹、锐器损伤引起。

2. 临床表现

（1）休克。

（2）腹痛。

（3）血尿和排尿困难。

（4）尿瘘。

（5）其他。

3. 诊断　根据病史、临床表现、导尿注水实验和膀胱造影检查可作出诊断。

4. 治疗　膀胱破裂的处理原则：紧急处理包括抗休克及尽早使用抗生素预防感染。膀胱挫伤可行保守治疗。手术治疗适用于膀胱破裂伴有出血、尿外渗和合并其他脏器损伤等病情严重者。

四、尿道损伤

1. 病因与病理　多发生于男性。球部损伤多为会阴部骑跨伤所致，后尿道损伤多见于骨盆骨折。

2. 临床表现

（1）尿道出血。

（2）疼痛。

（3）排尿困难。

（4）局部血肿。

（5）尿外渗。

（6）其他。

3. 诊断　根据外伤史、临床表现和影像学检查可予诊断。

4. 治疗

（1）止血和抗休克治疗。

（2）尿道挫伤及轻度裂伤可行保守治疗，必要时留置导尿管。

（3）手术治疗：前尿道重度裂伤或完全断裂应早期清除血肿，施行经会阴尿道修补术或端端吻合术，留置导尿管 2~3 周。

后尿道断裂的手术包括：①膀胱造瘘术；②尿道会师复位术；③后尿道合并直肠损伤应早期修补，并做暂时性结肠造瘘。

五、泌尿系统损伤并发症的处理

处理方法包括：①尿外渗、血肿并发感染，出现脓毒血症者，应充分引流，并做膀胱造瘘，3 个月后再修补尿道；②尿道狭窄，需定期做尿道扩张术，或经尿道切开，或切除狭窄部的瘢痕组织行尿道端端吻合术。

【练习题】

一、选择题

（一）A1 型题

1. 肾损伤时病理类型中病情最严重的是

A. 肾挫伤　　　　　　　　B. 肾实质部分裂伤　　　　　C. 肾实质全层裂伤

D. 肾蒂断裂伤　　　　　　E. 肾动脉内膜损伤

2. 肾损伤时不宜采用的检查方法是

A. CT　　　　　　　　　　B. B超　　　　　　　　　　C. 肾动脉造影

D. 静脉尿路造影　　　　　E. 逆行肾盂造影

3. 输尿管损伤最常见的原因是

A. 枪弹、锐器伤　　　　　B. 放射性损伤　　　　　　　C. 盆腔和腹膜后手术

D. 输尿管逆行造影　　　　E. 外界暴力

4. 诊断膀胱破裂最简便的方法是

A. 膀胱镜检查　　　　　　B. 导尿注水试验　　　　　　C. 膀胱造影

D. B超检查　　　　　　　E. CT检查

5. 闭合性肾损伤,采用保守治疗的措施中错误的是

A. 抗休克和补充血容量

B. 绝对卧床休息,观察生命体征、血尿和腰部肿块变化

C. 鼓励病人尿色转清后立即离床活动

D. 早期应用抗生素预防感染

E. 应用止血、镇静、镇痛药

6. 尿道球部断裂,不正确的处理方法是

A. 应用抗生素预防感染　　　　　　　B. 清除血肿和外渗的尿液

C. 行尿道端端吻合术　　　　　　　　D. 术后留置导尿管2~3周

E. 行尿道会师复位术

7. 一侧肾损伤,对侧肾功能正常。可行肾切除术的是

A. 肾挫伤　　　　　　　　B. 肾皮质部分裂伤　　　　　C. 肾下极碎裂伤

D. 肾上极碎裂伤　　　　　E. 肾严重碎裂伤或肾血管撕裂伤

8. 骨盆骨折引起后尿道损伤合并休克时,不适宜立即做的处理是

A. 输血、输液　　　　　　　　　　　B. 平卧,勿随意搬动

C. 应用抗生素预防感染　　　　　　　D. 立即做尿道会师复位术

E. 耻骨上膀胱穿刺引流尿液

9. 后尿道损伤时,血肿和尿外渗常出现在

A. 会阴部皮下组织　　　　B. 阴茎皮下组织　　　　　　C. 阴囊部皮下组织

D. 下腹部皮下组织　　　　E. 耻骨后间隙和膀胱周围

(二) A2 型题

1. 病人,男,22岁。1h前不慎左腰部被行人手中硬物撞伤,为了解有无肾损伤,最简便的检查是

A. 尿常规　　　　　　　　B. 肾功能测定　　　　　　　C. 静脉尿路造影

D. 血常规　　　　　　　　E. CT检查

2. 病人,男,18岁。会阴部骑跨伤2h,尿道口流血,排尿困难。查体:阴囊明显肿大,导尿管不能插入。最佳的处理方法是

A. 以金属导尿管导尿　　　　　　　　B. 立即施行阴囊血肿清除术

C. 行尿道会师　　　　　　　　　　　D. 耻骨上膀胱造瘘

E. 施行尿道修补

3. 病人,男,53岁。高空坠落2h入院。查体:脉细弱,血压70/50mmHg,面色苍白,左腰腹膨隆,触痛明显。留置导尿管导出150ml淡黄色透明尿液。给予抗休克治疗,输血800ml无好转。诊断较确切的是

A. 脾破裂 B. 肠破裂 C. 肾重度损伤

D. 肾中度损伤 E. 肾蒂损伤

(三)A3/A4型题

(1~2题共用题干)

病人,男,30岁。锻炼时不慎会阴部骑跨伤,立即出现尿道口滴血,之后不能排尿,发生尿潴留,查体见会阴部、阴茎和阴囊明显肿胀。

1. 该病人初步诊断为

A. 前尿道损伤 B. 尿道球部损伤 C. 后尿道损伤

D. 尿道膜部损伤 E. 前列腺部尿道损伤

2. 该病人术后3周,拔导尿管后能自行排尿,但不久出现手术切口处肿痛,未重视,逐渐出现会阴部伤口漏尿。考虑最可能的原因是

A. 吻合口愈合不佳 B. 术后伤口感染致尿瘘 C. 尿道吻合口远端狭窄

D. 尿路感染 E. 合并尿道直肠瘘

(四)B1型题

(1~2题共用备选答案)

A. 肾下极碎裂伤修补困难

B. 肾积水,大剂量静脉肾盂造影不显影,肾图显示无功能

C. 肾蒂血管切割伤

D. 肾被膜裂伤

E. 肾实质深度裂伤,破入肾盏肾盂

1. 肾损伤后见大量肉眼血尿时见于

2. 肾部分切除术的适应证是

二、名词解释

1. 肾全层裂伤

2. 自发性肾破裂

三、问答题

1. 试述闭合性肾损伤保守治疗的主要措施。

2. 试述闭合性尿道球部完全断裂伤的临床表现。

四、病案分析

病人,男,30岁。半小时前下腹部被人踢伤。受伤前已3h未排过尿,伤后即感下腹痛,并逐渐弥漫至全腹,出现排尿困难。查体:面色苍白,皮肤湿冷,P 100次/min,BP 90/60mmHg,下腹部腹肌较紧张,有压痛和反跳痛,叩诊出现移动性浊音。

问题:根据提供的临床资料,应首先考虑的诊断是什么?为什么?

【答案及评析】

一、选择题

（一）A1 型题

1. 答案：D

评析：因为肾蒂断裂伤，可在短时间内发生大量出血和休克，导致病人死亡。

2. 答案：E

评析：肾损伤后，行逆行肾盂造影易引起感染，故不宜应用。

3. 答案：C

评析：输尿管损伤多为医源性。施行盆腔或腹膜后手术，在分离粘连组织和处理术中出血时易误伤输尿管；而枪弹、锐器伤，放射损伤，外界暴力损伤及逆行造影损伤均少见。

4. 答案：B

评析：膀胱破裂时尿液流入腹腔或外渗至耻骨后间隙及膀胱周围，导尿管插入膀胱后仅有少量血尿流出或无尿流出。经导尿管注入灭菌生理盐水 200ml，停留片刻后再回抽，回抽的液体明显增多或减少，均提示膀胱破裂。

5. 答案：C

评析：肾损伤后病人应绝对卧床休息 2~4 周，伤后 2~3 个月内避免剧烈活动以防再度出血。过早离床活动常导致再度出血，故鼓励早期离床活动是错误的。

6. 答案：E

评析：尿道球部断裂伤，应早期行血肿清除、尿道端端吻合术治疗。尿道会师复位术仅适用于后尿道断裂伤，伤情较轻者采用。

7. 答案：E

评析：肾脏严重碎裂伤或肾血管撕裂伤均属重度闭合性肾损伤，常难用手术方法修复，若对侧肾功能正常，可将伤势严重的患肾切除。

8. 答案：D

评析：当骨盆骨折合并尿道损伤时，常因骨折和血管丛损伤发生严重出血而引起休克，此时急需的处理是抗休克，以挽救生命；若病人有尿潴留可做耻骨上膀胱穿刺或造瘘予以解决，故后尿道损伤合并休克时不宜立即行尿道会师复位术。

9. 答案：E

评析：后尿道损伤时，出血和尿液的外渗主要分布在耻骨后间隙和膀胱前列腺周围。

（二）A2 型题

1. 答案：A

评析：腰部损伤者为了解有无肾损伤，通常先给予尿常规检查，若有镜下血尿则应考虑肾损伤的诊断。

2. 答案：E

评析：会阴部骑跨伤时，将尿道挤向耻骨联合下方，引起球部尿道损伤。病人骑跨伤后排尿困难，导尿管不能插入，提示尿道断裂可能，行尿道造影确诊后应立即行尿道修补。

3. 答案：E

评析：病人高空坠落伤后入院，查体脉细弱，血压下降，面色苍白，提示急性失血且量大。

肾损伤后多伴有血尿,该病人导尿管引出尿液清亮,且输血后休克症状无改善,应考虑肾蒂损伤。

（三）A3/A4 型题

1. 答案：B

评析：会阴部骑跨伤以尿道球部损伤多见,查体见会阴部、阴茎和阴囊明显肿胀,考虑尿道断裂可能。

2. 答案：B

评析：病人术后拔除尿管自行排尿后出现切口处肿痛,提示存在感染,未重视导致感染进一步发展引起伤口炎性溃破形成尿瘘。

（四）B1 型题

1. 答案：E

评析：肾损伤部位与集合系统相通,血液及尿液经受损处肾盏肾盂排出,可出现大量肉眼血尿。

2. 答案：A

评析：肾部分切除术的适应证是肾脏一极严重损伤无法修补,或一极严重损伤,其他部位有裂伤但可修补者。

二、名词解释

1. 肾全层裂伤：包括肾盏肾盂黏膜和肾包膜在内的肾实质深度裂伤,可有明显血尿和肾周围血肿与尿外渗；肾碎裂或横断伤常导致肾组织缺血,伤情严重,多需手术治疗。

2. 自发性肾破裂：已有病理改变的肾脏（先天性或后天性器质性疾患）受轻微外力作用亦可造成肾破裂,常被称为自发性肾破裂。

三、问答题

1. 答案要点　①绝对卧床休息 2~4 周,伤后 2~3 个月内避免剧烈活动,以防再度出血；②严密观察生命体征、尿液颜色、腰腹部肿块、血红蛋白及血细胞比容的变化；③补充血容量和热量,纠正水、电解质紊乱；④早期应用抗生素预防感染；⑤使用止血、镇静、镇痛药。

2. 答案要点　闭合性尿道球部完全断裂伤,由于尿道两断端的退缩分离,除了出现局部疼痛、尿道口流血外,还可出现排尿困难和尿潴留。同时由于血液和尿液外渗可引起阴茎、阴囊、会阴部和下腹壁淤血肿胀。若处理不当,继发感染时除发热外,还可形成脓肿和尿瘘。

四、病案分析

答案要点：应先考虑为腹膜内型膀胱破裂合并休克和急性腹膜炎。膀胱充盈时,下腹部受暴力打击易发生膀胱壁破裂。本病例中,病人下腹部被踢伤前已 3h 未排尿,伤后有下腹部疼痛并逐渐弥漫至全腹,出现排尿困难,下腹肌紧张、压痛和反跳痛,腹部叩诊有移动性浊音,故诊断应首先考虑是腹膜内型膀胱破裂。同时病人伤后有面色苍白、皮肤湿冷、脉搏增快、血压降低现象,因此,该病例首先考虑是腹膜内型膀胱破裂,合并急性腹膜炎和休克。

（朱雪峰）

第四十一章　泌尿、男性生殖系统感染与结核

【内容要点】

一、概论

1. 泌尿、男性生殖系统感染是致病菌在泌尿、男性生殖系统生长繁殖引起的炎症。

2. 感染途径　有上行感染、血行感染、淋巴感染和直接感染四种途径。

3. 泌尿、男性生殖系统结核多来自肺或骨关节结核,由血行途径首先侵入肾,再波及整个尿路和生殖系统。

二、急性肾盂肾炎

1. 临床表现　发热、腰痛、膀胱刺激症状。

2. 诊断　结合病史、尿液检查、尿细菌培养、影像学检查有助于明确诊断。

3. 治疗　包括支持治疗、抗菌药物治疗、碱性药物治疗。

三、肾积脓

1. 临床表现及诊断　畏寒,高热,尿频,尿急,腰痛和肾区肿块。脓尿、血白细胞增多。B超、CT或静脉尿路造影对诊断有帮助。

2. 治疗　除全身治疗外,可根据情况做脓肾造瘘术或患肾切除。

四、肾皮质多发性脓肿

1. 病因　多由疖、痈、扁桃体炎病灶内的致病菌,如金黄色葡萄球菌等,经血行感染肾皮质所致。若肾脓肿穿破肾包膜可引起肾周围炎或肾周围脓肿。

2. 临床表现　突发寒战、高热、腰部胀痛、肾区肌紧张、有压痛和叩击痛。血白细胞增多,尿常规检查可有脓细胞或细菌,血培养有致病菌生长。

3. 辅助检查　B超、CT或静脉尿路造影,常可显示脓肿和相应特征。

五、急性细菌性膀胱炎

1. 临床表现　起病突然,尿频、尿急、尿痛伴终末或全程血尿。可有低热或高热。若尿道口有脓性分泌物,应检查淋球菌。尿常规检查时白细胞增多,尿培养有致病菌生长。

2. 治疗　宜多饮水,应用抗生素和解痉剂。

六、泌尿、男性生殖系统结核

（一）泌尿系统结核

1. 病因　为原发病灶的结核分枝杆菌经血行进入肾脏,并在肾皮质内形成多发性微结核灶。输尿管和膀胱结核系继发于肾结核。

2. 病理　结核分枝杆菌进入肾脏后,若机体免疫力强,可自行愈合;当机体抵抗力弱时,可发展至肾盏、肾盂、输尿管和膀胱,成为泌尿系结核而出现临床症状。病理特点包括干酪样坏死、结核性空洞、纤维化和钙化,可出现结核性脓肾、膀胱挛缩、尿道狭窄。若肾广泛钙化,输尿管闭合,临床症状缓解,尿液正常,此种情况称"肾自截"。

3. 临床表现及诊断　进行性加重的尿频、尿急、尿痛;终末血尿;米汤样脓尿;肾绞痛,或肾区肿块;可有消瘦、贫血、低热、盗汗和肾功能不全等症状。尿液呈酸性,含蛋白,镜检有红细胞和脓细胞;尿中可查到结核分枝杆菌。X线、膀胱镜检查、B超、CT、MRI对诊断亦有帮助。

4. 治疗

（1）抗结核药物治疗,疗程半年以上。

（2）手术治疗:病变严重而对侧肾功能良好者可行结核肾切除术;病灶局限,药物治疗无效者,可做病灶清除或肾部分切除术;膀胱挛缩而无尿道狭窄者,病情稳定后可行肠膀胱扩大术。

（二）生殖系统结核

1. 病因　继发于泌尿系结核或经血行感染。

2. 临床表现　早期多无症状,有的出现血精、精液减少和不育。附睾结核表现为有轻压痛或不痛的硬结。若形成脓肿破溃后,可出现久不愈合的窦道;输精管结核则呈串珠样改变。直肠指检时前列腺、精囊可触及硬结。

3. 治疗　抗结核药物治疗,配合手术治疗。

【练习题】

一、选择题

（一）A1 型题

1. 关于肾积脓描述中,不正确的是
    A. 病原菌多为革兰氏阴性球菌和革兰氏阳性杆菌
    B. 多由肾结石、肾积水或肾结核继发化脓性感染所致
    C. 临床表现为畏寒、高热、腰痛和肾区肿块
    D. B超和CT可显示患肾积脓
    E. 静脉尿路造影提示患肾功能减退或无功能

2. 关于肾皮质多发性脓肿的描述中,不正确的是
    A. 多个小脓肿互相融合成为肾脓肿　　B. 肾脓肿穿破肾包膜可形成肾周围炎
    C. 肾脓肿形成可做切开引流术　　　　D. 肾区可有明显压痛、叩击痛和肌紧张
    E. 不会并发肾周围脓肿

3. 女性急性细菌性膀胱炎最重要的感染途径是

    A. 血行感染   B. 淋巴感染   C. 上行感染

    D. 直接感染   E. 间接都不是

4. 关于慢性细菌性前列腺炎的描述中,错误的是

    A. 无反复尿路感染史

    B. 有不同程度的尿路刺激征

    C. 有尿道不适和"滴白"

    D. 前列腺液检查白细胞 >10 个 / 高倍镜视野,卵磷脂小体减少

    E. 前列腺液培养有致病菌生长

5. 关于慢性非细菌性前列腺炎(慢性骨盆疼痛综合征)的描述中,不正确的是

    A. 病因尚未肯定

    B. 慢性非细菌性前列腺炎(慢性骨盆疼痛综合征)仅占少数

    C. 前列腺内尿液反流是发病的重要原因

    D. 酗酒、会阴部受压常为诱因

    E. 膀胱颈部和后尿道神经、肌肉功能失调亦是重要因素

6. 结核分枝杆菌进入肾脏最常见的途径是

    A. 淋巴感染   B. 血行感染   C. 上行感染

    D. 直接感染   E. 接触感染

7. 静脉尿路造影检查早期肾结核的表现是

    A. 肾盏颈狭窄   B. 肾实质内空洞形成   C. 肾盏消失

    D. 肾显影模糊不清   E. 肾盏边缘呈虫蚀样改变

8. 有关男性生殖系统结核的叙述,不正确的是

    A. 多数继发于肾结核

    B. 早期即出现明显的症状

    C. 男性生殖系统结核也可通过血行传播感染

    D. 输精管结核时呈串珠样增粗、变硬

    E. 直肠指检可触及前列腺、精囊、硬结

(二)A2 型题

1. 病人,男,30 岁。2 个月来常感会阴部胀痛并放射到双侧腹股沟部。昨晚遗精,发现精液呈暗红色。直肠指检:前列腺区有触痛,但未触及肿块。最可能的诊断是

    A. 急性前列腺炎   B. 慢性前列腺炎   C. 急性尿道炎

    D. 慢性精囊炎   E. 慢性膀胱炎

2. 病人,男,25 岁。左附睾肿大、硬结与阴囊皮肤粘连,并有久治不愈的窦道,同侧输精管呈串珠样改变,适宜的治疗是

    A. 抗结核药物治疗   B. 一般抗生素治疗

    C. 换药   D. 同侧睾丸、附睾、输精管一并切除

    E. 附睾和窦道切除

3. 病人,男,21 岁。尿频、尿急、尿痛呈进行性加重伴终末血尿半年,一般抗菌药物治疗无效,尿普通培养无细菌生长。怀疑是肾结核,优先选用的检查是

    A. 腹部平片   B. 尿常规   C. 静脉尿路造影

    D. 膀胱镜检查   E. 膀胱 B 超检查

4. 病人,男,26 岁。半年来双侧附睾尾部均发现无痛性、逐渐增大的结节。1 年前因左肾结核、无功能,行左肾切除。应首先考虑

    A. 睾丸肿瘤 　　　　　B. 慢性附睾炎 　　　　　C. 附睾囊肿

    D. 附睾结核 　　　　　E. 附睾淤积症

（三）A3/A4 型题

（1~2 题共用题干）

病人,女,30 岁。反复尿频、尿急 3 个月余,常规抗生素抗感染治疗效果差,目前排尿次数增多,但每次排尿量明显减少。

1. 为早期诊断,应行以下检查,除外

    A. 尿沉渣查抗酸杆菌 　　B. IVU 　　　　　C. 尿常规检查

    D. 膀胱镜检查 　　　　　E. 尿细菌培养

2. 考虑诊断最大可能性是

    A. 慢性膀胱尿道炎 　　　B. 慢性肾盂肾炎 　　　C. 肾结核

    D. 膀胱结石 　　　　　　E. 膀胱肿瘤

（四）B1 型题

（1~2 题共用备选答案）

    A. 膀胱镜检查

    B. 尿细菌学培养加药敏测定

    C. 尿道分泌物涂片检查

    D. 前列腺液常规检查

    E. 前列腺穿刺检查

1. 诊断急性膀胱炎应该做

2. 诊断慢性前列腺炎应该做

二、名词解释

1. 肾自截

2. 挛缩性膀胱

三、问答题

1. 为什么女性更易患急性细菌性膀胱炎?

2. 试述慢性附睾炎与附睾结核的鉴别诊断。

3. 临床上遇到哪些情况时应想到肾结核的可能?

四、病案分析

1. 病人,男,25 岁。突然出现寒战、高热伴尿频、尿急、尿痛、会阴部坠胀痛 2d,排尿困难 1d。尿常规:脓细胞(+++)。查体:双腰部无压痛和叩击痛。直肠指检:前列腺肿胀,局部发热,触痛明显。

问题:

（1）请对该病人作出初步诊断。

（2）治疗原则和注意事项是什么?

2. 病人,女,30岁。有肺结核病史。近半年来出现逐渐加重的尿频、尿急、尿痛伴间歇性终末肉眼血尿。在当地卫生院长期按"慢性肾盂肾炎"予多种抗生素治疗无好转,遂入院就诊。尿常规:尿呈酸性,白细胞(+++),红细胞(+)。中段尿培养无细菌生长。尿沉渣找到抗酸杆菌。

问题:

(1)请对该病人作出初步诊断。

(2)简述诊断依据。

(3)进一步检查主要有哪些项目?

【答案及评析】

一、选择题

(一)A1 型题

1. 答案:A

评析:肾积脓的病原菌多为革兰氏阳性球菌和革兰氏阴性杆菌。

2. 答案:E

评析:肾皮质多发性脓肿时,多个小脓肿互相融合可形成较大的肾脓肿,当肾脓肿穿破肾包膜可引起肾周围炎或肾周围脓肿。

3. 答案:C

评析:女性因尿道短而直,尿道外口常存在处女膜伞等解剖异常,同时会阴部存在大量的致病菌,性交、导尿、个人不卫生或机体抵抗力下降,均可导致上行感染,故本题答案为 C。

4. 答案:A

评析:慢性细菌性前列腺炎多数是由尿路逆行感染或感染尿液逆流入前列腺管所致,常有反复的尿路感染史。

5. 答案:B

评析:前列腺炎可分为急性和慢性。临床上急性细菌性前列腺炎和慢性细菌性前列腺炎仅占少数,而多数属于慢性非细菌性前列腺炎(慢性骨盆疼痛综合征)。

6. 答案:B

评析:肾结核是原发病灶(肺或骨关节结核)的结核分枝杆菌经血行途径首先侵入肾脏,继而波及尿路其他部位。故答案是 B。

7. 答案:E

评析:肾结核做静脉尿路造影时,早期可显示肾盏边缘呈虫蚀样改变。而静脉尿路造影所显示的肾盏颈狭窄、空洞形成、肾盏消失、肾显影模糊不清均不是肾结核的早期表现。

8. 答案:B

评析:男性生殖系统结核多继发于肾结核,病程较长,早期以尿路症状为主;累及前列腺、精囊后,再经输精管蔓延至附睾,故早期常无明显的临床症状。

(二)A2 型题

1. 答案:D

评析:慢性精囊炎病人常出现会阴部胀痛,并可放射至腰部、腹股沟部和下腹部,伴尿频、尿痛、血精、射精疼痛等,直肠指检见前列腺区有压痛。故答案是 D。

2. 答案:E

评析:附睾结核若形成寒性脓肿,可累及阴囊皮肤,脓肿破溃后可出现经久不愈的窦道,这种情况单用抗结核药物治疗难于治愈,应行附睾和窦道切除术。

3. 答案:C

评析:静脉尿路造影不仅可以显示肾结核的病变部位、尿路的形态,了解有无肾盏边缘破坏,肾盏颈狭窄,肾盏消失或空洞形成,肾盂扩张,输尿管僵直或狭窄等,还可显示患肾的功能及对侧肾脏是否正常。而其他检查则不能达到这些目的。

4. 答案:D

评析:附睾结核多数继发于肾结核,该病人有左肾结核史,故双侧附睾尾部出现无痛性、逐渐增大的结节,应首先考虑附睾结核。

（三）A3/A4 型题

1. 答案:D

评析:病人尿路感染症状反复,经治疗后无好转,目前排尿量明显减少,提示膀胱储尿功能受损,忌行膀胱镜检查。

2. 答案:C

评析:该病人常规抗生素抗感染治疗时间长、效果差,提示抗感染治疗无效,诊断上应考虑肾结核。

（四）B1 型题

1. 答案:B

评析:急性膀胱炎病人禁忌行膀胱镜检查,首选尿液细菌学培养加药敏测定指导治疗。

2. 答案:D

评析:前列腺液常规检查是诊断慢性前列腺炎的有效依据。

二、名词解释

1. 肾自截:结核肾的病变若出现广泛钙化,输尿管闭合,无含菌尿进入膀胱,临床症状缓解,尿液正常,此种情况称"肾自截"。

2. 挛缩性膀胱:膀胱结核继发于肾结核,结核结节可相互融合,形成溃疡,溃疡可侵及膀胱肌层,引起严重广泛的纤维组织增生,使膀胱肌肉失去伸缩能力,容量缩小。膀胱容量小于50ml 时,临床上称为挛缩性膀胱。

三、问答题

1. 答案要点 ①女性尿道短而直,且尿道外口常有处女膜伞、尿道口处女膜融合等解剖异常;②女性会阴部存在大量的致病菌,性交、导尿、个人卫生习惯不良或机体抵抗力下降时,可导致细菌沿尿道逆行感染,引起急性细菌性膀胱炎。

2. 答案要点 慢性附睾炎和附睾结核的共同特点是两者均表现为附睾硬结。前者常有急性发作史和阴囊坠胀痛,病变常累及整个附睾,有触痛,但界限较清楚,不与阴囊皮肤粘连,也不会形成慢性窦道,输精管无串珠样改变;后者多数可查到泌尿系结核灶或其他脏器结核史,病变主要在附睾尾部形成结节,触痛不明显,若寒性脓肿形成可与阴囊皮肤发生粘连,破溃后可形成久不愈合的窦道,输精管呈串珠样改变,直肠指检前列腺和精囊常可触及结节。

3. 答案要点 肾结核是慢性膀胱炎的常见原因。

临床上遇到下列情况之一时要考虑肾结核的可能：①慢性膀胱刺激症状,用一般抗感染治疗无好转者；②尿呈酸性,含白细胞,尿普通培养无细菌生长者；③有肺部或骨关节结核的病人,尿检有蛋白、白细胞和红细胞；④男性附睾、输精管触及硬结、阴囊有慢性窦道者。并应作进一步检查以明确诊断。

四、病案分析

1. 答案要点

（1）本例的临床特点：①男性青年；②突然寒战、高热伴尿频、尿急、尿痛、会阴部坠胀痛2d；③排尿困难1d；③尿常规：白细胞（+++）；④双侧腰部无压痛和叩击痛,直肠指检前列腺肿胀、局部发热、压痛明显。

故初步诊断是急性细菌性前列腺炎。

（2）治疗原则：①卧床休息,注意补足营养和水分；②应用抗生素和解痉、镇痛、退热药物；③行耻骨上膀胱穿刺或造瘘引流尿液,以解除排尿困难或尿潴留。

注意事项：急性期禁行前列腺穿刺、按摩、导尿,以防感染扩散。

2. 答案要点

（1）该病人初步诊断为泌尿系统结核。

（2）诊断依据：①有肺结核史；②出现进行性加重的膀胱刺激症状伴间歇性终末血尿；③长期抗感染治疗无效；④尿呈酸性,有白细胞和红细胞,尿普通培养无细菌生长；⑤尿沉渣找到抗酸杆菌。

（3）需进一步检查的项目：①血常规、血沉、肾功能；②胸片；③KUB+IVU；④必要时可行B超、CT、MRI、膀胱镜检查和尿结核菌培养。

（朱雪峰）

第四十二章　尿　石　症

【内容要点】

一、概述

尿路结石可直接导致泌尿道损伤、梗阻、感染或恶性变。肾盏结石可致肾盏积水、肾实质萎缩、感染或恶性变。

二、肾及输尿管结石

1. 临床表现　主要是疼痛和血尿,可伴有恶心、呕吐、膀胱刺激症状。输尿管结石梗阻时出现肾绞痛。

2. 诊断

(1)病史和体征。

(2)实验室检查:尿常规、尿培养、血钙、血磷、尿酸、肾功能、甲状旁腺素等。

(3)影像学检查:B超、泌尿系平片、静脉尿路造影、逆行肾盂造影、CT等。

(4)内镜检查。

3. 治疗

(1)去除病因。

(2)药物治疗。

(3)体外冲击波碎石:对严重心脑血管疾病、安置心脏起搏器及下尿路梗阻、出血性疾病、妊娠等均不适宜。

(4)非开放手术治疗:输尿管肾镜取石或碎石术、经皮肾镜取石或碎石术。

(5)开放性手术治疗:肾盂切开取石术、肾实质切开取石术、输尿管切开取石术、肾切除术等。

三、膀胱及尿道结石

1. 典型症状　膀胱结石的典型表现为排尿突然中断,排尿困难和疼痛;尿道结石的典型表现为排尿困难、尿痛、尿潴留、会阴部疼痛。

2. 诊断　根据病史、体征、B超、X线检查、膀胱镜检查有助于明确诊断。

3. 治疗　经膀胱镜取石或碎石,耻骨上膀胱切开取石。前尿道结石直接取石或腔内碎石。后尿道结石可推入膀胱内,按膀胱结石处理。

【练习题】

一、选择题

（一）A1 型题

1. 可引起肾绞痛的结石为
   - A. 肾盏结石
   - B. 肾盂结石
   - C. 输尿管结石
   - D. 膀胱结石
   - E. 尿道结石

2. 输尿管结石多见的部位是
   - A. 肾盂输尿管连接处
   - B. 输尿管跨过髂血管处
   - C. 输尿管上 1/3 段
   - D. 输尿管中 1/3 段
   - E. 输尿管下 1/3 段

3. 多饮水可以预防结石，其机制是
   - A. 缓解尿路梗阻
   - B. 使结石溶解
   - C. 起冲洗及稀释尿液的作用
   - D. 纠正尿液晶体与胶体的紊乱
   - E. 增加尿中晶体聚合抑制物质

4. 诊断尿石症最主要的方法是
   - A. 超声波检查
   - B. 放射性核素肾图
   - C. 放射性核素肾扫描
   - D. 静脉尿路造影
   - E. X 线腹部平片

5. 我国泌尿系统结石最多见的是
   - A. 黄嘌呤结石
   - B. 胱氨酸结石
   - C. 草酸盐结石
   - D. 碳酸盐结石
   - E. 磷酸盐结石

（二）A2 型题

1. 病人，男，28 岁。左肾绞痛 1d，应用解痉药物后好转。静脉尿路造影：双肾显影好，左输尿管上段结石 1.2cm×0.8cm。该病人目前最佳的治疗是
   - A. 继续非手术治疗
   - B. 肾镜取石
   - C. 体外冲击波碎石
   - D. 输尿管镜取石
   - E. 输尿管切开取石

2. 病人，女，38 岁。右肾绞痛后尿闭 1d，腹部平片可见双侧输尿管中段各有结石一枚，约 1cm 大小，左肾内还有鹿角形结石。急诊处理应先采用
   - A. 服中药排石
   - B. 中西医结合解痉排石
   - C. 输尿管镜碎石取石
   - D. 利尿药物应用
   - E. 体外冲击波碎石

（三）A3/A4 型题

（1~2 题共用题干）

病人，男，68 岁。尿频，进行性排尿困难伴夜尿增多 6 年。下腹平片及 B 超检查示膀胱区 2 枚结石，大小分别是 3.5cm×2.5cm×2.5cm、2.5cm×2.0cm×2.0cm，上尿路未见异常改变。

1. 该病人膀胱结石的原因是
   - A. 膀胱炎
   - B. 前列腺增生
   - C. 膀胱颈硬化
   - D. 神经源性膀胱
   - E. 前列腺癌

2. 查尿常规示白细胞充满高倍镜视野，最佳治疗方法是
   - A. 先留置导尿管，抗感染后再膀胱切开取石 + 前列腺摘除

  B. 立即膀胱切开取石

  C. 膀胱镜碎石

  D. 先留置导尿管抗感染后,再碎石

  E. 消炎等非手术治疗

（四）B1 型题

（1~2 题共用备选答案）

  A. 氧化镁或维生素 B_6

  B. 氯化铵

  C. 碳酸氢钠和别嘌醇

  D. 卡托普利

  E. 碱化枸橼酸盐

1. 预防尿酸盐结石可服用

2. 预防草酸盐结石可服用

二、名词解释

1. 上尿路结石

2. 肾绞痛

三、问答题

1. 简述尿液因素对结石形成的影响。

2. 简述上尿路结石的开放手术治疗与非开放手术治疗。

四、病案分析

病人,男,40 岁。反复肾绞痛近 3 年,经常排出小砂粒样结石。

问题:应如何指导病人预防结石复发?

【答案及评析】

一、选择题

（一）A1 型题

1. 答案:C

评析:肾盂内结石及肾盏结石可无明显临床症状。输尿管结石在输尿管中移动或引起梗阻时可以出现肾绞痛,疼痛剧烈;膀胱结石为排尿突然中断、尿痛;尿道结石为排尿困难、尿痛、尿潴留。

2. 答案:E

评析:结石进入输尿管常停留或嵌顿于生理狭窄处,输尿管内径自上而下由粗变细,结石停留输尿管下 1/3 段的机会最多。

3. 答案:C

评析:大量饮水可以增加尿量,降低尿中形成结石的物质浓度,减少沉积,有预防结石形成和增大的作用,但不能溶解已经形成的结石。

4. 答案:E

评析:X 线检查是诊断泌尿系结石的重要措施,约占 95% 的病人可经 X 线平片显示结石,主要是 90% 的尿路结石含有钙盐成分。

5. 答案:C

评析:我国泌尿系结石中最多见的成分是草酸盐,约占 70%,磷酸盐占 20%,尿酸和尿酸盐不到 10%,黄嘌呤、胱氨酸结石少见。

（二）A2 型题

1. 答案:C

评析:结石小于 2cm 的上尿路结石病人若肾功能正常,在肾绞痛症状减轻、感染控制后,行体外冲击波碎石治疗是最佳的选择。

2. 答案:C

评析:尿路结石治疗以解除尿路梗阻、保护肾功能为原则,再根据双侧上尿路结石治疗原则,若病人全身情况允许,应及时手术治疗,输尿管镜碎石取石技术是现代泌尿外科微创手术较好的选择方式。

（三）A3/A4 型题

1. 答案:B

评析:尿频、进行性排尿困难、夜尿增多是前列腺增生症典型症状,前列腺增生导致下尿路梗阻,膀胱内尿液潴留,易诱发膀胱结石。

2. 答案:A

评析:前列腺增生症合并膀胱结石有明确的手术指征,若病人全身允许,在感染控制后应同时解除梗阻及梗阻的诱因,才能达到满意的疗效。

（四）B1 型题

1. 答案:C

评析:尿酸结石病人可口服别嘌醇和碳酸氢钠,以抑制结石形成。

2. 答案:A

评析:草酸盐结石病人可口服维生素 B_6,以减少草酸盐排出;口服氧化镁可增加尿中草酸溶解度。

二、名词解释

1. 上尿路结石:是指肾及输尿管结石。

2. 肾绞痛:又称肾、输尿管绞痛,是由于某种病因使肾盂、输尿管平滑肌痉挛或管腔的急性部分梗阻所造成的,它的发生与身体是否强壮无关。

三、问答题

1. 答案要点　尿路结石的形成受到多种因素的影响。①尿液中形成结石的物质排出过多会影响结石的形成,如尿液中钙、草酸、尿酸排出量增加等。②尿液 pH 的改变也影响结石的形成。③尿量减少,尿液中抑制晶体形成物质含量减少,尿路感染以及解剖结构异常对于结石的形成也有影响。

2. 答案要点　上尿路结石开放手术治疗方法包括肾盂切开取石术、肾实质切开取石术、肾部分切除术、肾切除术、输尿管切开取石术。非开放手术治疗方法包括经皮肾镜取石或碎石术、肾输尿管镜取石或碎石术,腹腔镜输尿管切开取石术。

四、病案分析

答案要点:合适的预防措施对预防尿路结石的复发是很重要的。①大量饮水,增加尿量,稀释尿中形成结石物质的浓度,也有利于结石排出,每日尿量在 2 000ml 以上;②调节饮食,少食含钙及草酸成分较高食物等,增加含纤维素丰富的食物;③特殊预防,针对结石特殊性和病因采取措施,如草酸钙结石的病人可以口服维生素 B_6,高尿酸病人可以口服别嘌醇;伴甲状旁腺功能亢进,需要先手术治疗;有尿路梗阻、异物、感染者,应及时给予治疗。

（朱雪峰）

第四十三章 尿 路 梗 阻

【内容要点】

一、概述

泌尿系统从肾小管开始,经过肾盏、肾盂、输尿管、膀胱至尿道,终止于尿道口。尿液的正常分泌和排出,是泌尿系统管腔通畅和排尿功能正常的结果。

1. 病因及分类

(1)病因:①机械性;②动力性;③医源性。机械性的占多数。

(2)分类:按梗阻的程度分为完全性梗阻和不完全性梗阻;按发病的缓急分为急性梗阻和慢性梗阻;按梗阻的部位分为上尿路梗阻和下尿路梗阻,单侧梗阻和双侧梗阻。

2. 病理生理

(1)基本病理改变是梗阻以上部位压力增高,尿路扩张积水。

(2)梗阻如长时间不解除,终将导致肾积水和肾功能衰竭。

3. 治疗原则 解除梗阻,预防感染,保护肾功能。

二、肾积水

1. 临床表现 梗阻的病因、部位和程度不同,临床表现亦不相同。

2. 诊断 首先应确定存在肾积水及程度,而后查明引起积水的病因、梗阻部位及梗阻程度、有无感染以及肾功能损害的情况。

(1)影像学检查对肾积水的诊断至关重要,有超声、泌尿系统平片、尿路造影、MRI 和 CT检查。

(2)实验室检查:包括血液检查和尿液检查。

3. 治疗 根据病因、发病缓急、有无感染、肾功能受损程度及全身情况综合分析确定治疗方案。

三、良性前列腺增生

1. 病因 尚不完全清楚,但目前认为老龄和有功能的睾丸是发病的基础。

2. 病理生理 前列腺增生起始于移行区,主要是平滑肌增生或腺体扩大和增生。

3. 临床表现 前列腺增生一般在 50 岁以后出现症状。症状时轻时重,取决于梗阻的程度,与前列腺本身的增生程度不成比例。

(1)尿频。

（2）进行性排尿困难。

（3）尿潴留。

（4）其他症状：合并感染时，出现膀胱炎及血尿。晚期可有肾积水和慢性尿毒症。长期排尿困难可并发腹股沟疝、痔、脱肛等。

4. 诊断

（1）病史。凡 50 岁以上男性有排尿困难，尤其是进行性排尿困难者，应考虑前列腺增生。国际前列腺症状评分（I-PSS）是目前国际公认的判断良性前列腺增生病人症状严重程度的最佳手段。

（2）直肠指检。

（3）尿流动力学检查。

（4）膀胱镜检查。

（5）血清前列腺特异性抗原（PSA）测定。

5. 鉴别诊断

（1）膀胱颈挛缩。

（2）前列腺癌。

（3）膀胱癌。

（4）尿道狭窄。

（5）神经源性膀胱功能障碍。

6. 治疗

（1）等待观察。

（2）药物治疗。

（3）外科治疗：微创手术、开放手术治疗。

四、急性尿潴留

1. 病因　引起尿潴留的原因很多，可归结为机械性和动力性梗阻两类。机械性梗阻病变最多见。

2. 临床表现　发病突然，膀胱内充满尿液不能排出。

3. 诊断　根据病史和典型临床表现较易做出诊断。超声检查可明确诊断。

4. 治疗　解除病因，尽快恢复排尿。导尿是急性尿潴留最常用的方法，在任何情况下引起的尿潴留均应立即导尿。

【练习题】

一、选择题

（一）A1 型题

1. 怀疑肾积水，但静脉尿路造影未能清楚显示。进一步检查时，对诊断帮助不大的是

    A. 大剂量延缓的静脉尿路造影　　　　B. 肾穿刺造影

    C. 逆行肾盂造影　　　　D. MRI

    E. KUB

2. 下列有关良性前列腺增生的描述,错误的是

    A. 良性前列腺增生,一般在 50 岁后出现排尿困难症状

    B. 良性前列腺增生的程度与尿流梗阻的程度成比例

    C. 增生部分的位置与梗阻程度关系密切

    D. 梗阻严重时可发生肾积水和肾功能损害

    E. 残余尿量并不能表示梗阻严重程度

3. 良性前列腺增生最主要的症状是

    A. 尿频　　　　　　　　B. 尿潴留　　　　　　　C. 血尿

    D. 进行性排尿困难　　　E. 尿失禁

4. 前列腺增生所致急性尿潴留时,最常用的方法是

    A. 服利尿药　　　　　　B. 中药、针灸　　　　　C. 导尿

    D. 耻骨上膀胱穿刺　　　E. 耻骨上膀胱造瘘术

5. 下列关于良性前列腺增生的辅助检查,错误的是

    A. B 超可以测定前列腺的大小、形态和是否突入膀胱

    B. B 超还可以测定残余尿量

    C. 良性前列腺增生病人,血清 PSA 升高

    D. 测量最大尿流率 <10ml/s,提示梗阻严重

    E. 评估最大尿流率时,排尿量必须超过 150ml

(二) A2 型题

1. 病人,男,70 岁。进行性排尿困难 7 年。夜尿 3~4 次,尿流变细,排尿费力。经非那雄胺治疗症状改善不明显。B 超检查示前列腺 54mm×45mm×38mm,残余尿 100ml,双肾无积水。最大尿流率 8ml/s。心、肺、肝肾功能正常。下一步首选的治疗方案是

    A. 耻骨上经膀胱前列腺切除术　　　　B. 改用口服雌激素

    C. 经尿道前列腺切除术　　　　　　　D. 加用 α 受体阻滞剂

    E. 膀胱穿刺造瘘

2. 病人,男,25 岁。反复发作的右上腹痛向会阴部放射 3 个月。尿常规:高倍镜红细胞满视野。经检查发现肾盂输尿管连接部有 1.0cm 大小结石,合并右肾积水,左肾功能及形态正常。该病人尿路梗阻最危险的是

    A. 急性尿闭　　　　　　　　　　　　B. 结石逐渐增大,肾积水加重

    C. 肾功能减退　　　　　　　　　　　D. 频繁肾绞痛,影响工作生活

    E. 合并感染,细菌进入血液循环,发展为菌血症

3. 病人,男,70 岁。进行性排尿困难 4 年,多次出现过急性尿潴留,目前排尿呈滴沥状,前列腺明显增大,质中,残余尿 300ml。病人有冠心病已数年,偶尔有心律不齐和心绞痛发作。最佳治疗方法是

    A. 激素治疗　　　　　　B. 长期留置导尿管　　　C. 耻骨上膀胱造瘘

    D. 前列腺切除术　　　　E. 经尿道气囊高压扩张术

(三) A3/A4 型题

(1~3 题共用题干)

病人,男,68 岁,饮酒后不能自行排尿 5 小时急诊住院,查体见耻骨上包块,有轻压痛。

1. 该病人最可能的病因是

   A. 前列腺增生　　　　B. 尿道狭窄　　　　　C. 膀胱肿瘤
   D. 尿道结石　　　　　E. 神经性膀胱

2. 要确诊病因,最简便的影像学检查是
   A. CT　　　　　　　　B. MRI　　　　　　　C. B 超
   D. KUB　　　　　　　E. 膀胱造影检查

3. 此时病人治疗应首选
   A. 留置导尿　　　　　B. 膀胱穿刺造瘘　　　C. 空针穿刺排尿
   D. 高位膀胱造瘘　　　E. 抗生素治疗

二、名词解释

1. 急性尿潴留
2. 巨大肾积水

三、问答题

1. 试述前列腺增生后引起的病理生理变化。
2. 试述良性前列腺增生的临床表现。
3. 良性前列腺增生需要与哪些疾病相鉴别?
4. 试述尿路梗阻的治疗原则。
5. 试述手术治疗前列腺增生的指征。

四、病案分析

病人,男,65 岁。近 2 年无任何原因出现尿频,夜尿达 10 次左右,并伴有排尿费力,尿线无力,淋漓不尽。

问题:请对该病人作出初步诊断,指出与哪些疾病相鉴别,以及应如何治疗。

【答案及评析】

一、选择题

（一）A1 型题

1. 答案:E　　　2. 答案:B　　　3. 答案:D　　　4. 答案:C　　　5. 答案:C

（二）A2 型题

1. 答案:C　　　2. 答案:E　　　3. 答案:C

（三）A3/A4 型题

1. 答案:A　　　2. 答案:C　　　3. 答案:A

二、名词解释

1. 急性尿潴留:是指由于膀胱颈部以下严重梗阻,膀胱内尿液超过正常容量,而突然不能排出尿液,尿液潴留于膀胱内。

2. 巨大肾积水:肾积水容量超过 1 000ml 或小儿肾积水容量超过 24h 尿液总量（500~

800ml）时,称为巨大肾积水。

三、问答题

1. 答案要点 前列腺增生的体积大小与尿路梗阻的程度并不成比例。增大的腺体向膀胱内突入,可造成排尿困难及梗阻,前列腺尿道部延长、弯曲、受压,形成裂隙状,导致尿潴留。长期的排尿困难使膀胱扩张,输尿管末端丧失活瓣作用,引起输尿管反流现象,导致肾积水、肾功能受损及并发感染和泌尿系统结石。

2. 答案要点

（1）尿频:为最初症状,夜间更为显著。

（2）排尿困难:进行性排尿困难是前列腺增生的重要症状。尿线变细,排尿费力,射程缩短,甚至呈点滴排尿。

（3）尿潴留:前列腺增生的任何阶段中都有可能发生急性尿潴留,多数因气候变化、饮酒、劳累等使前列腺突然充血、水肿所致。

（4）其他症状:合并感染或结石时,出现膀胱炎的症状或不同程度的无痛性肉眼血尿。梗阻严重可有肾积水和慢性肾功能不全的症状。长期排尿困难可引发腹股沟疝、痔、脱肛等。

3. 答案要点

（1）膀胱颈纤维化增生（膀胱颈挛缩）症状类似前列腺增生,但前列腺并不增大。

（2）前列腺癌:直肠指检前列腺坚硬如石,呈结节状,血清 PSA 升高,可行 MRI 检查、活组织病理学检查或针吸细胞学检查。

（3）膀胱癌:膀胱颈附近的癌肿临床亦表现为尿道口内梗阻,有血尿,膀胱镜检查易于鉴别。

（4）尿道狭窄:多有尿道损伤或感染等病史,行尿道膀胱造影和尿道镜检查可做出正确的诊断。

（5）神经源性膀胱功能障碍。

4. 答案要点 解除梗阻,预防感染,保护肾功能。如果病人全身状况较差,不能耐受大的手术,先行梗阻近端尿流改道术,将尿液引出,逐渐恢复肾功能;待全身情况及肾功能改善后,再行解除病因,恢复尿路通畅。若梗阻病因不可逆转,可做永久性尿路改道术。

5. 答案要点 ①症状严重影响工作和生活,非手术治疗无效;②反复出现急性尿潴留或肉眼血尿及感染;③继发性膀胱结石;④慢性尿潴留、上尿路积水和肾功能损害;⑤对不能耐受手术治疗者可采用姑息性治疗,先做导尿或膀胱造瘘,待全身状况改善后再行手术。

四、病案分析

答案要点

该病人初步诊断为良性前列腺增生,诊断依据:老年男性,有夜尿频多、排尿困难等症状。治疗原则:先口服药物保守治疗,症状无改善再行手术治疗。

（文兆峰）

第四十四章　泌尿、男性生殖系统肿瘤

【内容要点】

一、肾肿瘤

1. 年龄因素　肾癌、肾盂癌好发于 50 岁以上的老年人,肾母细胞瘤好发于婴幼儿。

2. 病理　肾癌源自肾小管上皮细胞,呈圆形,外有假包膜,切面呈黄色,瘤体大多为类圆形的实性肿瘤,偶有囊性结构。

3. 临床表现

（1）血尿:并非早期症状,表现为无痛性间歇性全程肉眼血尿。

（2）肾区肿块:肿瘤较大时上腹部或腰部可触及质地较硬且无压痛的肿块。

（3）肾区疼痛:初期多为腰部钝痛或隐痛,血块引起输尿管梗阻时可发生肾绞痛。血尿、肾区肿块和肾区疼痛合称"肾癌三联征"。

（4）肾外表现:持续性或间歇性低热、血沉增快、贫血、红细胞增多症、高血钙症等。

4. 诊断　症状、体征及超声、CT 检查有助于明确诊断。

5. 治疗　可行根治性肾切除术,如果一侧肾脏无功能或切除,而另一侧患肾癌者肿瘤直径小于 3cm,可考虑保留肾单位,做肾部分切除术。

二、膀胱肿瘤

1. 病因　化学物质刺激、长期服用镇痛药物、膀胱炎症、膀胱结石等均为诱因。

2. 好发部位　膀胱肿瘤多发生于膀胱侧壁及后壁,其次为膀胱三角区和顶部。可单发或多发。

3. 临床表现　血尿、膀胱刺激征、排尿困难、其他。

4. 并发症　常合并感染、肾积水和肾功能不全。

5. 诊断　病史、查体结果、超声、膀胱镜检查等有助于明确诊断。

6. 治疗　手术治疗为主,有经尿道手术、膀胱切开肿瘤切除术、膀胱部分切除术及全膀胱切除术等,术后辅以化疗。

三、阴茎癌

1. 病理　大多数为鳞状细胞癌,基底细胞癌和腺癌少见。

2. 临床表现　初期表现为红斑、乳头状肿物及溃疡,晚期呈菜花状,表面坏死,并有恶臭的渗出物。

3. 诊断 有包茎或包皮过长病史、阴茎头部出现菜花样肿物,包皮口流出血性分泌物,恶臭,溃疡经久不愈,即可考虑为阴茎癌。

4. 治疗 ①手术治疗;②放射治疗和化学治疗。

5. 预防 有包皮过长或包茎且反复感染者应及早行包皮环切术,注意个体卫生,保持局部清洁。

四、睾丸肿瘤

1. 病因 确切病因不清,但与隐睾高度相关。

2. 病理 睾丸肿瘤的组织学表现最为复杂,可分为原发性和继发性两大类。

3. 临床表现 肿瘤较小时,临床症状常不明显。随着肿瘤的增大,肿瘤多表面光滑,质硬而沉重,常有轻微坠胀或钝痛。

4. 诊断 睾丸肿大迅速、质硬而疼痛轻者应考虑睾丸肿瘤。病侧睾丸用手托起较正常侧有沉重感,透光试验阴性。

5. 治疗 早期根治性睾丸切除术为主。精原细胞瘤对放射治疗敏感。胚胎癌、畸胎癌切除患睾时还应施行淋巴结清除术,并配合化学治疗。

五、前列腺癌

1. 病因 尚未清楚,可能与年龄因素及食物、遗传、环境、职业、性激素及肿瘤基因调控失衡有关。

2. 病理 前列腺癌好发于腺体外周带。多数呈多病灶,分化良好的腺癌。

3. 临床表现 早期前列腺癌常无症状。一般在直肠指检时偶然发现,亦可在前列腺增生手术标本中发现。

4. 诊断 直肠指检可触及前列腺结节,质地坚硬如石。经直肠超声、前列腺特异性抗原检查有助于诊断。前列腺活检可确诊,也可行 CT、MRI 检查。

5. 治疗 前列腺癌治疗可分为根治性手术治疗和姑息性治疗。

【练习题】

一、选择题

(一)A1 型题

1. 有关肾恶性肿瘤,下列描述正确的是
   A. 肾盂鳞状细胞癌常见　　　　　　　B. 肾母细胞瘤主要症状是血尿
   C. 均有发热并扪有肿块　　　　　　　D. 肾癌多引起肺和骨转移
   E. 早期即有放射性疼痛

2. 关于肾癌的临床表现,错误的是
   A. 间歇无痛肉眼血尿不是常见的症状　　B. 可有腰部钝痛,有时亦可出现肾绞痛
   C. 肿块可在腹部或腰部出现　　　　　　D. 肾外表现有高热、低血压、红细胞减少
   E. 血尿、疼痛或肿块都出现时已是晚期

3. 膀胱原位癌的病变范围是
   A. 限于固有层　　　　B. 限于膀胱黏膜层　　　　C. 达膀胱浅肌层

D. 达膀胱深肌层　　　　　E. 侵犯膀胱壁外

4. 泌尿系统肿瘤血尿的特点是

A. 无痛性全程肉眼血尿　　　　　B. 终末血尿伴膀胱刺激征

C. 初始血尿　　　　　D. 疼痛伴血尿

E. 血红蛋白尿

5. 肾肿瘤"三联征"是

A. 疼痛、包块、低热　　　B. 血尿、疼痛、包块　　　C. 血尿、包块、高血压

D. 消瘦、血尿、低热　　　E. 血尿、疼痛、乏力

（二）A2 型题

1. 病人,女,50 岁。间歇性无痛肉眼血尿 2 年余。查体:左腰部触及包块,表面不光滑,质较硬。膀胱镜检查左输尿管口喷血。诊断应考虑

A. 肾癌　　　　　B. 肾母细胞瘤　　　　　C. 肾盂肿瘤

D. 多囊肾　　　　　E. 肾结石伴积水

2. 病儿,男,3 岁。发现右侧腹部进行性增大的包块 1 个月,不规则发热。红细胞生成素增高,静脉尿路造影示右肾不显影。最可能的诊断是

A. 肾癌　　　　　B. 巨大肾积水　　　　　C. 肾母细胞瘤

D. 肾上腺神经母细胞瘤　　　E. 多囊肾

（三）A3/A4 型题

（1~2 题共用题干）

病人,男,40 岁。2 年前因左肾盂癌已行左侧肾、输尿管及部分膀胱壁切除。近 1 个月反复出现无痛性肉眼血尿,排尿不畅及尿频,尿中找到脱落的肿瘤细胞。

1. 最有可能的诊断应考虑

A. 右肾盂癌　　　　　B. 右肾癌　　　　　C. 右输尿管癌

D. 膀胱癌　　　　　E. 膀胱结核

2. 最有诊断价值的检查是

A. B 超　　　　　B. 膀胱尿道造影　　　　　C. 静脉尿路造影

D. 膀胱镜检及活检　　　E. 腹部 X 线摄片

（3~4 题共用题干）

病人,男,50 岁。以突发性肉眼血尿就诊。查体:左腹可触及肿块,有轻压痛。肾脏造影可见左肾盏肾盂拉长,受压变形,右肾未显影。

3. 首先考虑的是

A. 肾癌　　　　　B. 肾囊肿　　　　　C. 肾盂癌

D. 肾积水　　　　　E. 肾结石

4. 如泌尿系磁共振水成像提示左肾盂充盈缺损,最可能的诊断是

A. 肾癌　　　　　B. 肾囊肿　　　　　C. 肾盂癌

D. 肾积水　　　　　E. 肾结石

（四）B1 型题

（1~3 题共用备选答案）

A. 肾母细胞瘤

B. 肾癌

    C. 肾盂癌

    D. 前列腺癌

    E. 睾丸肿瘤

1. 常伴发精索静脉曲张的是

2. 伴红细胞生成素升高的是

3. 伴 AFP 阳性的是

二、名词解释

1. 肾母细胞瘤

2. 副瘤综合征

三、问答题

1. 肾癌的临床表现有哪些?

2. 肾母细胞瘤的临床表现有哪些?

3. 简述膀胱癌根据癌浸润膀胱壁的深度的分期标准。

4. 前列腺癌的治疗原则是什么?

四、病案分析

病人,男,63 岁。反复无痛性肉眼血尿 2 个月余。近 2 个月来给予抗感染治疗,血尿间断好转。3d 前于当地医院行 B 超检查示:膀胱右壁一个 2cm×3cm 软组织肿物,双肾形态正常。IVU 提示双肾形态功能正常。

问题:请对该病人作出初步诊断,并简述诊断依据,以及进一步还需做哪些检查方能确诊。

【答案及评析】

一、选择题

（一）A1 型题

1. 答案:D　　2. 答案:A　　3. 答案:B　　4. 答案:A　　5. 答案:B

（二）A2 型题

1. 答案:A　　2. 答案:C

（三）A3/A4 型题

1. 答案:D　　2. 答案:D　　3. 答案:A　　4. 答案:A

（四）B1 型题

1. 答案:B　　2. 答案:B　　3. 答案:E

二、名词解释

1. 肾母细胞瘤:又称肾胚胎瘤或 Wilms 瘤,是婴幼儿最常见的泌尿系统恶性肿瘤。肿瘤发生于胚胎性肾组织,是由胚芽、上皮和间质组成的恶性混合瘤,间质组织占肿瘤的大部分,可有腺体、神经、平滑肌、横纹肌、分化程度不同的胶原结缔组织、软骨、脂肪等。肿瘤增长极快、质地柔软,有纤维假膜,切面均匀,呈灰黄色,但可有囊性变和块状出血,肿瘤与正常组织界限不清。腹部包块是最常见的症状。

2. 副瘤综合征:是指 10%~40% 的肾癌病人可出现发热、血沉快、高血压的肾外表现,还可有红细胞增多症、高钙血症、肝功能异常、消瘦、贫血、体重减轻及恶病质等表现。

三、问答题

1. 答案要点 早期无明显症状,多在体检或在其他疾病的检查中发现肾癌,多发生于 50~60 岁,男性多于女性。

(1)血尿:并非早期症状,表现为无痛性间歇性全程肉眼血尿,随病变的进展间歇期缩短,表明肿瘤已穿入肾盏或肾盂。

(2)肾区肿块:肿瘤较大时上腹部或腰部可触及质地较硬且无压痛的肿块。

(3)肾区疼痛:初期多为腰部钝痛或隐痛,血块引起输尿管梗阻时可发生肾绞痛。

(4)肾外表现:肿瘤坏死、出血、毒性物质吸收可成为致热原,可引起为持续性或间歇性低热。还可见血沉快、贫血、红细胞增多症、高血钙症等。

(5)转移性肿瘤症状:同侧阴囊内若见精索静脉曲张,平卧不能消失,提示肾静脉或下腔静脉内癌栓形成可能。

2. 答案要点 肾母细胞瘤多在 5 岁以前发病,极少见于成人及新生儿。早期无症状。婴幼儿腹部巨大包块是本病的特点,大多数在小儿洗澡、穿衣时发现腹部包块。肿块增长迅速,多位于上腹部一侧,一般不超过中线。表面光滑,中等硬度,无压痛,有一定活动度,常有发热及高血压。肿瘤很少侵入肾盂肾盏,极少出现肉眼血尿。

3. 答案要点

浸润深度是临床(T)和病理(P)分期的依据:原位癌(Tis);乳头状无浸润(T_a);局限于固有层以内(T_1);浸润浅肌层(T_2);浸润深肌层或穿透膀胱壁(T_3);浸润前列腺或膀胱邻近组织(T_4)。病理分期(P)和临床分期相同。

4. 答案要点 前列腺癌治疗可分为根治性手术治疗和姑息性治疗。前列腺癌 I 期,可严密观察;II 期行根治性前列腺切除术;III、IV 期前列腺癌内分泌治疗为主,可做睾丸切除或经尿道前列腺癌姑息性切除。配合抗雄激素治疗可提高生存率。促黄体素释放激素(LHRH)类似物缓释剂每个月或每 3 个月注射一次可达到药物去势作用。雌二醇激素和抗癌药物合用可控制晚期前列腺癌。放射性核素粒子植入治疗,微创安全,近年已在我国推广使用,放射治疗对局部控制效果良好。前列腺癌系老年疾病,在内分泌治疗和放射治疗的基础上可望发展出有效的肿瘤免疫治疗来延缓肿瘤的进展。

四、病案分析

答案要点:诊断为膀胱肿瘤。

诊断依据:老年男性,反复无痛性肉眼血尿 2 个月余;抗感染治疗效果不佳;B 超检查示膀胱右壁一个 2cm × 3cm 软组织肿物,双肾形态正常;IVU 提示双肾形态功能正常。进一步还需行膀胱镜检查 + 组织活检,以明确诊断。

(文兆峰)

第四十五章　泌尿、男性生殖系统其他常见病

【内容要点】

一、尿道下裂

1. 病因　胚胎发育过程中受到药物、病毒、感染等因素影响,阴茎腹侧尿生殖沟自后向前闭合过程停止所致。

2. 分型

（1）阴茎头型:尿道开口相当于包皮系带处,系带阙如。

（2）阴茎型:尿道外口位于阴茎腹侧冠状沟至阴茎阴囊之间。

（3）阴茎阴囊型:尿道外口位于阴囊处,阴囊自中间分裂为两半,似阴唇。常伴隐睾畸形。

（4）会阴型:尿道在会阴部开口,呈漏斗状,阴茎短小似阴蒂,阴囊分裂,不能站立排尿。

3. 临床表现　以排尿异常、尿道口异位、阴茎下曲畸形、包皮系带阙如和背侧包皮裙样覆盖为主。

4. 治疗　手术矫正治疗。

二、包皮过长和包茎

1. 病因　先天性是包皮和阴茎头之间粘连,后天性是由继发损伤包皮口瘢痕组织萎缩造成。

2. 临床表现　一般不影响健康。包茎可致包皮口极度狭小,影响排尿,排尿时包皮被积聚的尿液冲起如球状。

3. 治疗　包皮环切术是包茎和包皮过长的最佳手术治疗方法。近年采用激光切除包皮。

三、隐睾

1. 病因

（1）胚胎时睾丸引带异常或阙如。

（2）睾丸发育不全,睾丸对性激素不敏感,失去下降的动力。

（3）母体妊娠期缺乏足量的促性腺激素。

（4）精索血管或输精管过短,妨碍睾丸下降。

2. 临床表现　多无自主症状,阴囊一侧或双侧发育不全,阴囊内空虚而无睾丸,有时可在腹股沟管内触及大小正常或小于正常的睾丸,并局部隆起,易并发腹股沟疝。

3. 治疗原则　尽早治疗,用药后若仍未降入阴囊,应在 1 岁内及时手术治疗,否则影响睾

丸发育。

四、鞘膜积液

1. 病因分类　正常鞘膜囊内有少量液体,当分泌与吸收功能失去平衡时,分泌增多,吸收减少而形成鞘膜积液。鞘膜积液的分类:①睾丸鞘膜积液;②睾丸、精索鞘膜积液(婴儿型);③交通性鞘膜积液(先天性);④精索鞘膜积液。

2. 临床表现　一侧多见,主要是阴囊内逐渐增大的囊性肿物。

3. 诊断及鉴别诊断　鞘膜积液诊断较容易。鞘膜积液应与腹股沟斜疝、阴囊血肿、睾丸肿瘤相鉴别。

4. 治疗　婴儿的鞘膜积液和由急性炎症引起的鞘膜积液常能自行吸收。积液量多,体积较大,有明显症状者,应做鞘膜切除翻转术。

五、精索静脉曲张

1. 病因　精索静脉曲张与精索静脉管壁的解剖特点和后天性因素有关。

2. 临床表现　症状不明显;病变严重时可表现为患侧阴囊胀痛和下坠感,腹股沟区隐痛,站立行走过久症状加重,平卧休息后症状可减轻或消失。

3. 诊断　视诊、触诊时睾丸上方曲张的静脉似蚯蚓状团块。

4. 治疗　无症状或症状较轻者不需手术,可穿弹力紧身内裤或用阴囊托带。症状较重,并有精子异常,影响生育功能者应行精索内静脉高位结扎术。

【练习题】

一、选择题

(一) A1 型题

1. 泌尿系统较多见的先天性畸形是
　　A. 多囊肾　　　　　B. 尿道下裂　　　　　C. 包茎与包皮过长
　　D. 隐睾　　　　　　E. 精索静脉曲张

2. 诊断尿道下裂的首选方法为
　　A. 超声　　　　　　B. CT　　　　　　　　C. 视诊
　　D. MRI　　　　　　E. 性染色体检查

3. 睾丸下降异常的发病多见于
　　A. 双侧　　　　　　B. 单侧　　　　　　　C. 左侧
　　D. 右侧　　　　　　E. 成年期

4. 最常见的鞘膜积液为
　　A. 精索鞘膜积液　　B. 睾丸精索鞘膜积液　C. 睾丸鞘膜积液
　　D. 交通性鞘膜积液　E. 乳糜性鞘膜积液

5. 由于精索静脉瓣不健全及解剖特点,周围结缔组织薄弱,使哪一侧静脉曲张更为多见
　　A. 右侧　　　　　　B. 左侧　　　　　　　C. 双侧
　　D. 上侧　　　　　　E. 下侧

（二）X 型题

1. 尿道下裂根据尿道开口位置可分为

   A. 阴茎头型 　　　　　　B. 阴茎型 　　　　　　C. 阴茎阴囊型

   D. 阴囊型 　　　　　　　E. 会阴型

2. 包茎与包皮过长的危害是

   A. 包皮炎 　　　　　　　　　　　B. 包茎嵌顿

   C. 包皮开口狭小,影响排尿 　　　　D. 阴茎癌的诱因

   E. 尿道外口狭窄

3. 青春期后双侧隐睾的后果是

   A. 丧失生育能力

   B. 双侧睾丸萎缩,引起男性内分泌不足

   C. 易恶变为睾丸肿瘤

   D. 睾丸萎缩,经松解固定术后尚能恢复正常生育能力

   E. 无须特殊治疗即能自愈

4. 关于交通性睾丸鞘膜积液的描述,正确的是

   A. 平卧后鞘膜积液会逐渐缩小

   B. 透光试验阳性

   C. 单纯抽液治疗可获得良好疗效

   D. 精索鞘膜积液同时伴有睾丸鞘膜积液称为交通性鞘膜积液

   E. 单纯性鞘膜积液翻转术是治疗的主要方法

5. 精索静脉曲张的治疗原则包括

   A. 症状较轻,并有正常生育能力者,不需要手术

   B. 症状较重,影响精子形成和精液质量者,手术高位结扎

   C. 青少年的重度精索静脉曲张也应尽早手术治疗

   D. 腹腔镜行精索静脉高位结扎术,尤其适用于双侧同时手术的病症

   E. 因腹膜后肿瘤或肾肿瘤引起的症状性精索静脉曲张,应积极寻找原发病,并给予适当治疗

6. 下列疾病中,阴囊内无痛性肿块,透光试验阴性的是

   A. 睾丸鞘膜积液 　　　　B. 精索鞘膜积液 　　　　C. 腹股沟斜疝

   D. 睾丸肿瘤 　　　　　　E. 附睾结核

二、名词解释

1. 隐睾
2. 鞘膜积液

三、问答题

1. 简述尿道下裂的分型。
2. 简述隐睾的治疗方法。
3. 简述鞘膜积液的临床类型。
4. 简述精索静脉曲张的诊断。

四、病案分析

病人，男，21岁。发现右阴囊内鸡蛋大小肿块半年，不痛，平卧不消失，扪之囊性感，透光试验阳性。

问题：

（1）请作出初步诊断。

（2）简述如何治疗。

【答案及评析】

一、选择题

（一）A1型题

1. 答案：B

评析：尿道下裂是较多见的先天畸形。

2. 答案：C

评析：尿道下裂视诊多能确诊。

3. 答案：D

评析：隐睾即睾丸下降异常，多见于右侧，约70%。

4. 答案：C

评析：继发性睾丸鞘膜积液多为损伤性积血或者血丝虫感染引起，阴囊内容物手术后不会引起继发性睾丸鞘膜积液。

5. 答案：B

评析：精索静脉管壁的解剖特点使其容易发生回流障碍，左精索内的静脉更易受压，增加了血流回流的阻力。

（二）X型题

1. 答案：ABCE　　　2. 答案：ABCDE　　　3. 答案：ABC　　　4. 答案：AB

5. 答案：ABCDE　　　6. 答案：CDE

二、名词解释

1. 隐睾：也称睾丸下降不全，凡是一侧或双侧睾丸未降入阴囊，而滞留于下降途中任何部位即称为隐睾。一般停留于腹膜后、腹股沟管或阴囊入口处。

2. 鞘膜积液：是由于鞘膜囊内液体积聚超过正常量而形成的囊肿。分为睾丸鞘膜积液，精索鞘膜积液，睾丸、精索鞘膜积液，交通性鞘膜积液。

三、问答题

1. 答案要点　尿道下裂多根据开口位置分为阴茎头型、阴茎型、阴茎阴囊型、会阴型四型。

2. 答案要点　原则上尽早治疗，必须先排除异位睾丸。如果到1岁时睾丸仍未降入阴囊，采用激素治疗。2岁以内可应用绒毛膜促性腺激素（hCG），用药后若仍未降入阴囊，应在

2 岁内及时手术治疗,否则影响睾丸发育。手术一般采用睾丸牵引固定术。

3. 答案要点

(1)睾丸鞘膜积液:鞘状突闭合的部位正常,最常见的一种,为睾丸鞘膜囊内形成大量积液,呈球形或卵圆形肿物。

(2)睾丸、精索鞘膜积液(婴儿型):鞘状突在内环处闭合而远端其他部分未闭合,精索部分鞘膜与睾丸鞘膜囊相通形成的积液呈梨形,外环口受积液压迫扩大而肿物与腹腔不相通。

(3)交通性鞘膜积液(先天性):鞘状突未完全闭合,鞘膜囊内积液由此与腹腔相通,液体量随体位改变而变化,又称先天性鞘膜积液。可诱发斜疝。

(4)精索鞘膜积液:由于精索部位鞘状突的两端闭合而中间未闭合并有积液,又称精索囊肿。肿物位于阴囊上方或腹股沟管内,呈椭圆形或梭形,也可有多囊形。

4. 答案要点 站立位检查,病人患侧阴囊松弛,睾丸及阴囊下垂,视诊、触诊时睾丸上方曲张的静脉似蚯蚓状团块,平卧位时,曲张静脉团缩小或消失。检查局部体征不明显时用力屏气,可呈现曲张静脉。近年对亚临床型精索静脉曲张采用多普勒超声检查、放射性核素扫描帮助明确诊断。

四、病案分析

答案要点

(1)初步诊断:睾丸鞘膜积液。

(2)治疗:行睾丸鞘膜切除翻转术,术中注意止血,术后引流加压包扎。

(孟凡勇)

第四十六章 男 科 学

【内容要点】

一、男性节育

1. 男性生殖器　可分为内生殖器和外生殖器两部分。内生殖器包括生殖腺、生殖管道和附属性腺。外生殖器包括阴茎和阴囊。

2. 男性节育的环节　包括干扰精子的产生和成熟、阻止精子与卵子相遇、直接杀死精子和抑制射精等。

3. 男性节育常用措施　①避孕套及避孕药膜；②输精管结扎术；③输精管注射绝育法；④其他如体外排精避孕。

二、男性性功能障碍

1. 男性性功能障碍　包括勃起功能障碍、射精功能障碍、早泄、性高潮障碍、性欲减退及阴茎异常勃起等。

2. 勃起功能障碍的病因包括心理性、器质性和药物性因素。治疗措施包括心理治疗、药物治疗、真空负压装置治疗、血管手术和阴茎假体植入术等。

3. 射精功能异常　可分为早泄、不射精、射精迟缓、逆行射精、射精痛等。

三、男性不育症

1. 男性不育症是指婚后夫妇性生活正常,均未采取避孕措施,由于男方因素,1年以上未能怀孕者。

2. 男性不育的原因复杂,常见有生精功能障碍、精液异常、输精管道梗阻、附属性腺功能异常、自身免疫紊乱的因素及射精障碍等。

3. 辅助生殖技术是近年发展的治疗不育的方法,要严格掌握适应证,而且注重有关伦理、法律问题。

【练习题】

一、选择题

(一) A1 型题

1. 关于输精管结扎术的适应证和禁忌证,错误的是

A. 适用于已有子女要求永久性绝育者

B. 有轻度出血倾向并不是禁忌证

C. 严重神经症是禁忌证之一

D. 生殖系统感染是禁忌证

E. 内脏器官严重的急、慢性疾病者暂缓或禁忌手术

2. 男性节育措施中,最不可靠的是

A. 避孕套　　　　　　　　　　　B. 输精管结扎术

C. 输精管注射绝育方法　　　　　D. 男性口服避孕药

E. 体外排精

3. 治疗男性不育的辅助生殖技术,不正确的是

A. 丈夫精液人工授精　　　　　　B. 供者精液人工授精

C. 体外受精胚胎移植　　　　　　D. 卵胞质内精子注射

E. 输精管附睾吻合术

（二）X 型题

1. 勃起功能障碍的药物治疗,正确的是

A. 对于性腺功能低下者,可应用外源性睾酮替代药物

B. 西地那非属于中枢性激动药物

C. 西地那非与硝酸酯类药物合用有协同作用

D. 前列地尔是前列腺素 E_1 人工合成剂

E. 罂粟碱可用于阴茎海绵体局部注射

2. 关于输精管结扎术后并发症,正确的是

A. 出血和血肿多为继发性

B. 感染与无菌操作不严或输精管感染有关

C. 痛性结节一般在术后 3 个月以上出现

D. 附睾淤积一旦发生,要尽早做输精管再通术

E. 少数人术后出现性功能障碍

二、名词解释

1. 勃起功能障碍
2. 男性不育症

三、问答题

1. 我国目前有哪些常用的男性节育措施?
2. 试述输精管结扎术的适应证和禁忌证。

四、病案分析

病人,男,32 岁。结婚 5 年不育。配偶的生育能力正常。诊断为男性不育症。查体发现两侧睾丸体积均为 16ml,左侧中度精索静脉曲张,精液检查量 3ml,精子数 3×10^6/ml,精子活动率为 30%,其他生育能力检查无异常发现。经中西医药物治疗疗效不明显。

问题:试述该病人目前的治疗原则。

【答案及评析】

一、选择题

（一）A1 型题

1. 答案：B

评析：出血倾向是输精管结扎术的禁忌证。

2. 答案：E

评析：男性节育中，体外排精是最不可靠的，因射精前尿道中已有含少量精子的黏液流出，虽然精液排出体外，仍有受孕的可能。另外，很难在即将射精前立即将阴茎抽出阴道，有可能会使部分精液漏在阴道内致女方受孕。

3. 答案：E

评析：人类辅助生殖技术是指不通过性交而采用医疗手段使不孕不育夫妇受孕的方法。输精管附睾吻合术是治疗梗阻性无精子症的手术方法。手术后精液中出现精子，获得自然怀孕。

（二）X 型题

1. 答案：ADE

评析：西地那非是磷酸二酯酶 5（PDE5）抑制剂，与硝酸酯类药物合用会增加后者的副作用，易发生心血管意外。

2. 答案：BCE

评析：输精管结扎术后血肿多发生在术后 24h 内，非继发性；附睾淤积发生后一般采用局部封闭、托起阴囊、局部理疗。症状严重者才考虑做附睾切除术或输精管再通术。故 AD 不正确。

二、名词解释

1. 勃起功能障碍：指阴茎持续不能达到或不能维持勃起以获得满意的性生活。一般来说，这种症状应该持续一段时间（3 个月以上）才可以诊断勃起功能障碍。

2. 男性不育症：婚后夫妇性生活正常，均未采取避孕措施，由于男方因素，1 年以上未能怀孕者，称为男性不育症。

三、问答题

1. 答案要点　我国目前常用的男性节育措施有避孕套、输精管结扎术、输精管注射绝育法。

2. 答案要点　输精管结扎术适用于已有子女而要求永久性绝育者。若有出血性疾病、严重神经症、生殖系统感染或内脏器官急、慢性疾病者暂缓或禁忌手术，可改用其他节育措施。

四、病案分析

答案要点：精索静脉曲张是精液质量异常的常见病因，应对其进行手术治疗，如精索静脉高位结扎术等。术后观察精液质量改善情况，一般 70% 的病人术后精液质量会提高，约 50% 的病人配偶能妊娠。若术后 6 个月至 2 年精液质量仍无改善，并未受孕，则可考虑采用卵子胞质内单精子注射技术。

（孟凡勇）

第四十七章　骨科检查法

【内容要点】

一、骨科理学检查的原则

高度的爱伤观念、系统全面、认真细致、检查有序、充分显露、两侧对比。

二、一般检查内容

视诊、触诊、叩诊、动诊、测量。

测量：①肢体长度；②肢体周径；③肢体轴线：上肢（提携角），肘外翻、肘内翻；下肢，膝内翻、膝外翻。

三、神经系统检查

1. 感觉　检查痛觉和触觉。
2. 运动　检查肌力分级。
3. 反射　检查各种深、浅反射，有无病理反射。
4. 神经营养和括约肌功能　检查有无失神经营养改变；大小便有无失禁。

四、关节检查

1. 四肢主要关节的活动度和肌肉神经支配。
2. 各关节的检查

（1）肩关节

1）视诊：肩部是否浑圆，两肩胛是否等高、对称，有无畸形、肿胀等。

2）触诊：压痛点。肱二头肌腱鞘炎在结节间沟处压痛，肩部骨折处局部压痛。

3）量诊：肩关节主动和被动活动度检查。

4）特殊体征：①杜加斯征；②疼痛弧。

（2）肘关节

1）视诊：两肘是否对称，有无肿胀、畸形。

2）触诊：骨折及脱位时局部有压痛；肱骨外上髁炎时外上髁有压痛。

3）量诊：肘关节活动度检查；提携角的测量，正常提携角为 5°~15°，>15° 为肘外翻，<5° 为肘内翻。

4）特殊检查：肘后三角关系改变，常见于肘关节后脱位；Mills 征常见于肱骨外上髁炎。

（3）腕关节

1）视诊：桡骨远端 Colles 骨折，呈餐叉样畸形或枪刺刀畸形。腕舟骨骨折时，鼻烟窝处变浅或肿胀。

2）触诊：腕舟骨骨折时，鼻烟窝处有压痛；桡骨下端骨折时，骨折端处有压痛；桡骨茎突狭窄性腱鞘炎时，桡骨茎突处明显压痛。

3）量诊：腕关节主、被动活动度的检查。

（4）手部掌指关节和指间关节

1）视诊：手部骨关节有无畸形、肿胀。手的休息位姿势的改变。

2）触诊：局部压痛。

3）量诊：掌指关节和指间关节主动、被动活动度的检查。

（5）髋关节

1）视诊：观察髋关节姿势、步态，有无肿胀及畸形。

2）触诊：髋部有无压痛及叩击痛，轴向叩击痛。

3）量诊：髋关节活动范围的检查。

4）特殊检查：①大转子上移征；②托马斯征；③4字试验；④单腿站立提腿试验；⑤望远镜试验。

（6）膝关节

1）视诊：观察有无跛行，有无膝内翻和膝外翻。

2）触诊：皮肤温度，有无压痛点。

3）量诊：膝关节主、被动活动度的检查。

4）特殊体征：①浮髌试验；②髌骨摩擦试验；③回旋挤压试验；④侧方挤压试验；⑤重力试验；⑥研磨试验；⑦抽屉试验。

（7）踝关节与足部

1）视诊：足部畸形，有无跛行、肿胀等。

2）触诊：压痛点。

3）量诊：足踝部关节主、被动活动度的检查。

4）特殊检查：①前足横向挤压试验；②捏小腿三头肌试验。

（8）脊柱、骨盆的检查法

1）视诊：步态，生理弯曲是否改变。观察有无剃刀背畸形、后凸畸形、侧凸畸形等。

2）触诊：局部有无压痛点，局部压痛部位大多是病变所在。腰椎间盘突出症多有椎旁压痛。

3）量诊：脊柱的活动有前屈、后伸、侧屈及旋转。观察其活动度及有无疼痛。

4）特殊体征：①直腿抬高试验；②颈静脉压迫试验；③拾物试验；④骨盆分离及挤压试验；⑤4字试验；⑥骶髂关节扭转试验；⑦斜板试验。

五、特殊检查

1. X线检查　一般摄正侧位，手足摄正斜位，有的还需拍摄特殊位置。必要时两侧对照。

2. 造影检查　协助诊断。

3. CT检查　对骨骼及软组织疾病具有重要的诊断价值，可重建骨骼的三维图像。

4. 磁共振成像（MRI）　对脊柱脊髓、关节、肢体骨与软组织的疾病具有重要的诊断价值。

5. 放射性核素 检查对骨肿瘤、骨髓炎、骨坏死、骨代谢性疾病、骨移植术后成活情况,具有较重要的诊断价值。

6. 关节穿刺 关节穿刺抽液,作细菌培养及药物敏感试验,协助诊断。

7. 病理检查 确定诊断。有穿刺活体组织检查和手术切取活体检查。

8. 电生理检查 对神经源性疾病以及周围神经损伤及修复后的恢复情况具有重要的诊断价值。

9. 关节镜检查 通过关节镜直观检查或切取组织进行病理检查,有助于诊断及治疗。还可借助关节镜进行手术治疗。

10. 骨密度测定 双能 X 线吸收法是目前较先进的检测骨质疏松的方法。

【练习题】

一、选择题

(一) A1 型题

1. 托马斯征阳性提示存在
   A. 髋内收、内旋　　　　　　　　　　B. 髋外展、外旋
   C. 髋屈曲畸形　　　　　　　　　　　D. 股骨大转子上移
   E. 髋关节脱位

2. 下列膝关节疾病与有关试验的对应关系中,错误的是
   A. 浮髌试验阳性——膝关节内有中等量积液
   B. 髌骨摩擦试验阳性——髌骨软骨软化症
   C. 前抽屉试验阳性——后交叉韧带损伤
   D. 内收试验时,关节外侧疼痛——外侧副韧带损伤
   E. McMurray 试验阳性——半月板损伤

3. 腓骨上端骨折后足不能背伸、外翻,提示存在
   A. 闭孔神经损伤　　　　　　　　　　B. 坐骨神经损伤
   C. 股神经损伤缺损　　　　　　　　　D. 胫神经损伤
   E. 腓总神经损伤

4. 胸段脊髓损伤,双下肢完全性瘫痪,这时的肌力是
   A. 0 级　　　　　　　　B. 1 级　　　　　　　　C. 2 级
   D. 3 级　　　　　　　　E. 4 级

5. 下列情况中,可以排除骨折可能性的是
   A. 无骨擦音及畸形　　　　　　　　　B. 无骨擦音及反常活动
   C. 无畸形及反常活动　　　　　　　　D. 无骨擦音、畸形和反常活动
   E. 以上都不是

6. McMurray 试验用于检查膝关节
   A. 半月板是否损伤　　　　　　　　　B. 前交叉韧带是否损伤
   C. 后交叉韧带是否损伤　　　　　　　D. 外侧副韧带是否损伤
   E. 内侧副韧带是否损伤

7. 臂丛神经牵拉试验主要用于检查

    A. 颈椎结核　　　　　　　B. 寰枢椎半脱位　　　　　　C. 颈椎病

    D. 肩关节脱位　　　　　　E. 颈椎骨折

8. 拾物试验主要用于检查

    A. 髋关节疾病　　　　　　B. 小儿脊柱疾病　　　　　　C. 膝关节疾病

    D. 上肢疾病　　　　　　　E. 小儿发育性髋关节脱位

9. 腕部餐叉样畸形发生于

    A. 前臂双骨折　　　　　　　　　　　B. 尺骨下段骨折

    C. 桡骨远端伸直型骨折　　　　　　　D. 桡骨远端屈曲型骨折

    E. 腕舟骨骨折

10. 抽屉试验阳性说明

    A. 膝关节半月板损伤　　　　　　　　B. 膝关节内侧副韧带损伤

    C. 膝关节外侧副韧带损伤　　　　　　D. 膝关节交叉韧带损伤

    E. 髌韧带损伤

11. 测量两下肢真实长度时，一般误差不应超过

    A. 0.1cm　　　　　　　　　B. 0.2cm　　　　　　　　　C. 0.5cm

    D. 1.0cm　　　　　　　　　E. 2.0cm

12. 腕关节的功能位是背伸

    A. 0°　　　　　　　　　　　B. 5°~15°　　　　　　　　C. 15°~20°

    D. 20°~25°　　　　　　　　E. 25°~30°

13. 单腿站立试验是用来测试

    A. 腰部是否有侧突畸形

    B. 下肢长短是否等长

    C. 髋关节的臀中、小肌功能及股骨头与髋的关系是否正常

    D. 臀大肌是否瘫痪

    E. 髋关节是否强直

14. 了解下肢和足的血液循环，最重要的检查是

    A. 足趾能主动活动　　　　B. 足是否肿胀或发凉　　　　C. 足趾被动活动是否疼痛

    D. 足背动脉触诊　　　　　E. 腹动脉触诊

15. 跟腱反射，是检查

    A. 颈6神经根　　　　　　　B. 腰2神经根　　　　　　　C. 腰4神经根

    D. 腰5神经根　　　　　　　E. 骶1神经根

16. 运动系统检查法，最基本最基础的是

    A. X线检查　　　　　　　　B. 理学检查　　　　　　　C. 化验检查

    D. 肌电图　　　　　　　　　E. 关节镜检查

17. 运动系统理学检查次序是

    A. 触望动量，特殊检查　　B. 动量触望，特殊检查　　C. 望触动量，特殊检查

    D. 量动望触，特殊检查　　E. 特殊检查，望触动量

18. 脊髓型颈椎病或腰椎间盘突出症的诊断中最基本的诊断依据为

    A. CT　　　　　　　　　　　　　　　B. MRI

C. X 线平片   D. 临床表现（病史、症状及体征）

E. 肌电图检查

19. 下列不属于股骨颈骨折体征的是

  A. 外旋畸形   B. 患肢短缩

  C. 大转子突出   D. 患髋轴向叩击痛

  E. Bryant 三角底边延长

20. 诊断颈椎病最可靠的依据是

  A. 颈肩部疼痛   B. X 线照片显示有骨刺

  C. 臂丛神经牵拉试验阳性   D. 手指麻木

  E. 颈部活动受限

21. 腕关节掌侧玻璃切割伤,出现哪项体征说明有正中神经损伤

  A. 伸指受限   B. 外展小指受限   C. 外展拇指受限

  D. 并指功能受限 E. 收拇指受限

22. 大腿下 1/3 被砸伤,局部肿胀、疼痛,按顺序进行检查,首先应该发现

  A. 有无畸形   B. 是否扪及足背动脉搏动

  C. 有无环形压痛   D. 检查有无骨擦音

  E. 检查有无异常活动

（二）A2 型题

1. 病人,男,20 岁。踢球时左膝损伤,关节内侧疼痛、肿胀,活动受限。保守治疗一个月后症状减轻,但时有关节交锁及打软腿现象。四头肌内侧头明显萎缩、内侧关节间隙压痛,McMurray 试验（+）,抽屉试验（-）,侧方应力试验（-）。最有可能的诊断是

  A. 前交叉韧带断裂 B. 内侧半月板损伤 C. 内侧副韧带断裂

  D. 关节内游离体   E. 骨软化症

2. 病人,女,76 岁。摔倒后左髋部疼痛,不能站立 1h 就诊。查体:左髋前方压痛,Bryant 三角底边短缩,患肢短缩 >3cm,左下肢外旋近 90°。可能的诊断是

  A. 股骨颈骨折   B. 转子间骨折   C. 股骨干上段骨折

  D. 髋关节后脱位   E. 髋臼骨折

3. 病人,男,30 岁。直接暴力致左桡骨小头骨折合并该部位桡神经损伤。最可能出现的运动障碍是

  A. 不能伸肘关节、腕关节及掌指关节   B. 不能背伸腕关节

  C. 能背伸腕关节,但不能背伸掌指关节 D. 不能背伸末节指间关节

  E. 外展拇指功能丧失

4. 病人,男,60 岁,查体发现浮髌试验阳性,多表明膝关节

  A. 少量积液   B. 中等量积液   C. 大量积液

  D. 滑膜增生   E. 关节内粘连

5. 病人,男,30 岁。车祸伤,现场发现左股部伤口有大量鲜血涌出,此时最先检查的是

  A. 触诊足背和胫后动脉   B. 检查肢体感觉

  C. 检查膝腱或跟腱反射   D. 足部主动活动有无缺失

  E. 立即做 X 线检查

6. 病人,女,60 岁。摔倒后右髋部疼痛,不能站立 1h 就诊。查体:右髋部明显压痛。经 X

线摄片检查,诊断为右股骨颈骨折,其右下肢畸形的位置是

    A. 屈曲内旋   B. 屈曲外旋   C. 屈曲内收

    D. 延长内旋   E. 内收内旋

7. 病人,女,65 岁。诊断为狭窄性腱鞘炎,最不可能出现的临床表现或特点是

    A. 弹响指

    B. 弹响拇

    C. 远侧掌横纹处可扪及黄豆大小的痛性结节

    D. 握拳尺偏试验阳性

    E. Mills 试验阳性

8. 病人,男,54 岁。因外伤造成右肱骨外科颈骨折,臂不能外展,三角肌表面皮肤麻木,考虑损伤的是

    A. 桡神经   B. 尺神经   C. 腋神经

    D. 正中神经   E. 肌皮神经

(三) A3/A4 型题

(1~2 题共用题干)

病人,男,32 岁。车祸伤及骨盆,伤处疼痛严重,伴血尿。

1. 骨折后最常见的体征是

    A. 畸形   B. 反常活动   C. 骨擦音、骨擦感

    D. 肿胀、瘀斑   E. 压痛、间接挤压痛

2. 对于该病人,最不必要的检查是

    A. X 线检查   B. CT   C. MRI

    D. 尿常规   E. 血常规

(3~5 题共用题干)

病人,女,15 岁,玻璃割伤右前臂。

3. 检查发现病人右腕不能抬起,首先应考虑的是

    A. 正中神经损伤   B. 桡神经损伤   C. 尺神经损伤

    D. 肌皮神经损伤   E. 腋神经损伤

4. 检查发现病人对掌困难,首先应考虑的是

    A. 肌皮神经损伤   B. 腋神经损伤   C. 桡神经损伤

    D. 正中神经损伤   E. 尺神经损伤

5. 检查发现病人尺侧一个半手指出现感觉减退,首先应考虑的是

    A. 桡神经损伤   B. 肌皮神经损伤   C. 正中神经损伤

    D. 尺神经损伤   E. 腋神经损伤

(6~7 题共用题干)

病人,男,30 岁。车祸导致骨盆骨折。查体:BP 80/50mmHg,脸色苍白,右大腿前方感觉减退。

6. 骨盆骨折的特异性诊断试验是

    A. 局部触诊试验   B. 局部右下肢轴向叩击试验

    C. 骨盆分离挤压试验   D. 骶髂关节扭转试验

    E. 4 字试验

7. 该病人右大腿前方感觉减退的原因最可能是

　A. 坐骨神经损伤　　　B. 股神经损伤　　　C. 闭孔神经损伤

　D. 股外侧皮神经损伤　E. 腰椎间盘突出

（四）B1 型题

（1~5 题共用备选答案）

　A. Bryant 三角测量

　B. Dugas 征

　C. Finkelstein 试验

　D. McMurray 试验

　E. Lachman 试验

1. 检查髋关节的特殊试验是

2. 检查半月板的特殊试验是

3. 检查桡骨茎突狭窄性腱鞘炎的特殊试验是

4. 检查肩关节的特殊试验是

5. 检查膝关节韧带损伤的特殊试验是

（6~8 题共用备选答案）

　A. 关节被动活动正常而主动活动不能

　B. 关节主动活动和被动活动均不能

　C. 关节主动活动和被动活动均部分受限

　D. 关节主动活动和被动活动均正常

　E. 关节主动活动部分障碍和被动活动正常

6. 关节纤维粘连的表现是

7. 关节强直的表现是

8. 神经损伤的表现是

（9~11 题共用备选答案）

　A. 下肢腱反射无改变

　B. 膝反射减弱或消失

　C. 跟腱反射减弱或消失

　D. 下肢病理反射征阳性

　E. 下肢腱反射亢进

9. L_3~L_4 椎间盘突出可出现

10. L_4~L_5 椎间盘突出可出现

11. L_5~S_1 椎间盘突出可出现

（五）X 型题

1. 膝关节半月软骨损伤的诊断依据是

　A. 有关节交锁史　　　B. 关节间隙有压痛点　　C. Apley 试验阳性

　D. McMurray 试验阳性　E. 侧方应力试验阴性

2. 伸直型桡骨远端骨折的典型畸形为

　A. 餐叉样畸形　　　　B. 爪形手畸形　　　　C. 枪刺刀畸形

　D. 猿手样畸形　　　　E. 垂腕畸形

3. 某青年男性,不慎摔倒,右髋部先着地,伤后感到右髋部疼痛,行走时加重,被人送到医

院就诊。X 线片检查提示可疑骨折,下列处理正确的是

 A. 病人服用治疗跌打损伤药物

 B. 再拍一次 X 线片

 C. 立即 CT 检查

 D. 立即 MRI 检查

 E. 对症用药,嘱病人卧床休息,两周后复查 X 线片

4. 检查髋关节的特殊方法是

 A. Bryant 三角　　　　　B. Nélaton 线　　　　　C. Shoemaker 线

 D. Thomas 征　　　　　E. McMurray 试验

二、名词解释

1. 托马斯征

2. 肘后三角

3. 杜加斯征

4. 疼痛弧

5. 抽屉试验

6. 单足站立试验

7. 浮髌试验

8. 半月板回旋挤压试验

9. 直腿抬高试验和加强试验

三、问答题

1. 简述神经系统检查时的运动肌力分级。

2. 简述膝关节的一些特殊体征检查法及临床意义。

3. 简述肢体长度的测量方法。

4. 简述下肢轴线的测量方法。

四、病案分析

1. 病人,女,30 岁。自 4 米高处坠落摔伤 1h 就诊。主诉胸背部疼痛,双下肢感觉、运动丧失。
问题:首先应考虑什么诊断? 此时应首先进行什么检查?

2. 病人,男,40 岁,煤矿工人,被煤块砸伤腰背部,感到腰痛,伴两下肢运动障碍及大小便
失禁 24h 入院。查体:腹胀,肠蠕动减慢;胸腰段有后凸畸形,明显按痛和叩痛;耻骨上平面以
下感觉丧失,两下肢运动丧失,但左足趾及踝部尚有主动伸屈活动。X 线片示 T_{12} 压缩粉碎骨
折,$T_{12} \sim L_1$ 间有移位。

问题:为进一步了解损伤的程度、指导治疗,最有意义的辅助检查是什么?

3. 病人,男,45 岁,因跌倒左手掌着地后左肘部疼痛、肿胀、畸形 2h 入院。查体:肘后肿
胀,肘后三角关系存在,上臂明显缩短畸形。因病人不合作,未能进行神经及血管功能检查。

问题:

(1)该病人可能有哪些损伤?

(2)为排除合并损伤,需要着重进行哪些物理检查?

【答案及评析】

一、选择题

（一）A1 型题

1. 答案：C

评析：托马斯征是检查髋屈曲畸形的一种手段。病人仰卧于硬板床上，尽量屈曲健髋、健膝，双手抱膝部、使腰平贴床面，去除腰椎前凸的生理性代偿。托马斯征阳性者，提示有髋屈曲畸形。

2. 答案：C

评析：前抽屉试验阳性是检查前交叉韧带损伤的试验。

3. 答案：E

评析：腓骨上端骨折后可合并腓总神经损伤，导致足不能背伸、外翻。

4. 答案：A

评析：5 级指肌力正常；4 级是指能对抗外来阻力使关节活动，但肌力较弱；3 级是指能对抗重力但不能对抗阻力；2 级指肌肉能收缩，关节稍有在水平面活动但不能对抗肢体重力；1 级指肌肉能收缩，关节不活动；肌力完全消失，无活动，为 0 级。

5. 答案：E

评析：骨折三大体征是畸形、反常活动、骨擦音骨擦感。这三大体征之一可确定有骨折，没有也不能排除骨折。

6. 答案：A

评析：McMurray 试验是用于检查膝关节半月板是否损伤的特殊试验。

7. 答案：C

评析：臂丛神经牵拉试验主要用于检查颈椎病。

8. 答案：B

评析：拾物试验主要用于检查脊柱有无屈曲运动障碍，多见于胸腰椎病变。

9. 答案：C

评析：腕部餐叉样畸形发生于桡骨远端伸直型骨折。

10. 答案：D

评析：抽屉试验是检查膝关节交叉韧带是否有损伤的特殊检查，前抽屉试验阳性说明膝关节前交叉韧带损伤，后抽屉试验阳性说明膝关节后交叉韧带损伤。

11. 答案：C

评析：测量两下肢真实长度时，一般误差不应超过 0.5cm。

12. 答案：D

评析：腕关节的功能位是背伸 20°~25°，轻度尺偏。

13. 答案：C

评析：单腿站立试验，是用来测试髋关节的臀中、小肌功能及股骨头与髋的关系是否正常的特殊试验。

14. 答案：D

评析：了解下肢和足的血液循环，最重要的检查是检查足背动脉是否有搏动。

15. 答案: E

评析: 跟腱反射是由骶 1 神经根支配。

16. 答案: B

评析: 运动系统检查法有理学检查、影像学检查、实验室检查、关节镜检查等, 而最基本最基础的是理学检查。

17. 答案: C

评析: 运动系统理学检查次序是望触动量, 特殊检查。

18. 答案: D

评析: 脊髓型颈椎病或腰椎间盘突出症的诊断中最基本的诊断依据是临床表现(病史、症状及体征), X 线平片、CT、MRI 可作为辅助检查。

19. 答案: E

评析: 股骨颈骨折会有 Bryant 三角底边缩短而不是延长。

20. 答案: C

评析: 诊断颈椎病(神经根型)最重要最可靠的一个依据是臂丛神经牵拉试验阳性。

21. 答案: C

评析: 正中神经在腕部损伤, 表现为鱼际肌和蚓状肌麻痹出现对掌功能障碍, 外展拇指受限。

22. 答案: A

评析: 大腿下 1/3 受伤, 按理学检查的顺序, 首先是视诊观察有无畸形、肿胀等。

（二）A2 型题

1. 答案: B

评析: 踢球时造成膝关节屈曲并扭转, 关节内侧疼痛、肿胀, 活动受限。有典型的关节交锁及打软腿现象, 内侧关节间隙压痛, McMurray 试验(+)。诊断应为内侧半月板损伤。

2. 答案: B

评析: 老年女性, 76 岁, 摔倒后左髋部疼痛, 左下肢出现短缩、外旋畸形, 近 90°畸形, 大转子有上移征, 诊断为转子间骨折。

3. 答案: C

评析: 桡骨小头骨折合并该部位桡神经损伤, 多为桡神经深支损伤, 因桡侧腕长伸肌功能完好, 伸腕功能基本正常, 而仅有伸拇、伸指障碍, 故能背伸腕关节, 但不能背伸掌指关节。

4. 答案: B

评析: 浮髌试验阳性, 多表明膝关节有中等量积液, 过少或过多都会可能是阴性。

5. 答案: A

评析: 左股部伤口有大量鲜血涌出, 此时最先检查的是触诊足背和胫后动脉, 排除股动脉损伤。

6. 答案: B

评析: 股骨颈骨折, 骨折远端大转子受臀中、小肌和臀大肌的牵拉和附着于小转子的髂腰肌和内收肌的牵拉, 其下肢可出现屈曲、短缩、外旋畸形。

7. 答案: E

评析: 弹响指、弹响拇、病人远侧掌横纹处可扪及黄豆大小的痛性结节是指屈肌腱狭窄性腱鞘炎的临床表现。握拳尺偏试验阳性是桡骨茎突狭窄性腱鞘炎的临床表现。Mills 试验阳性是肱骨外上髁炎的临床表现,不是狭窄性腱鞘炎的临床表现。

8. 答案:C

评析:腋神经从臂丛后束发出,伴旋肱后动脉向后外方走行,穿四边孔,绕肱骨外科颈至三角肌深面。肌支支配三角肌和小圆肌,皮支即臂外侧上皮神经,分布于肩部和臂外侧区上 1/3 部的皮肤。当肱骨外科颈骨折时容易损伤腋神经,出现臂不能外展,臂旋外力减弱;肩部及臂外侧区上 1/3 部皮肤感觉障碍。

（三）A3/A4 型题

1. 答案:E

评析:车祸伤及骨盆,骨盆骨折很少出现明显畸形、反常活动、骨擦音及骨擦感,最常见的体征是压痛、间接挤压痛,骨盆分离挤压试验阳性。

2. 答案:C

评析:骨盆骨折时 X 线及 CT 检查可明确诊断及骨折类型,血常规及尿常规对判断有无贫血及尿道受损有帮助,MRI 意义不大。

3. 答案:B

评析:桡神经损伤后的典型表现是出现垂腕。

4. 答案:D

评析:对掌功能障碍是正中神经损伤的表现。

5. 答案:D

评析:手部尺侧半及尺侧一个半手指的感觉由尺神经支配,故尺神经损伤会出现尺侧一个半手指的感觉障碍。

6. 答案:C

评析:骨盆分离挤压试验是诊断骨盆骨折的特异性试验。

7. 答案:D

评析:股外侧皮神经从髂前上棘内侧穿出,骨盆骨折易损伤,损伤后有大腿前外侧皮肤感觉障碍。

（四）B1 型题

1. 答案:A

评析:Bryant 三角是检查髋关节的特殊试验,Bryant 三角底边缩短提示股骨大转子上移,多见于髋关节脱位、股骨颈骨折、股骨转子间骨折等。

2. 答案:D

评析:McMurray 试验是检查半月板的特殊试验,阳性提示半月板损伤。

3. 答案:C

评析:Finkelstein 试验又称握拳尺偏试验,是检查桡骨茎突狭窄性腱鞘炎的特殊试验。

4. 答案:B

评析:Dugas 征阳性提示肩关节脱位,是检查肩关节的特殊试验。

5. 答案:E

评析:病人取仰卧位,膝关节屈曲 30°;检查者用一手固定病人的股骨,另一只手向前牵引病人胫骨,如果胫骨向前移动幅度异常增加,则为 Lachman 试验阳性,提示前交叉韧带损伤。是检查膝关节韧带损伤的特殊试验。

6. 答案:C

评析:关节纤维粘连造成关节的活动度减小,关节主动活动和被动活动均部分受限。

7. 答案:B

评析:关节强直,则关节的主动活动和被动活动均不能。

8. 答案:A

评析:神经损伤导致运动关节的肌肉失神经支配,关节的主动活动不能,但是关节被动活动是正常。

9. 答案:B

评析:L_3~L_4 椎间盘突出压迫 L_4 神经根时,出现膝前及小腿中上段前内侧皮肤麻木、伸膝无力、膝反射减弱或消失。

10. 答案:A

评析:L_4~L_5 椎间盘突出压迫 L_5 神经根时,可出现小腿外侧或足背内侧皮肤麻木,跛趾背伸力降低。下肢腱反射无改变。

11. 答案:C

评析:L_5~S_1 椎间盘突出压迫 S_1 神经根时,可出现小腿及足背外侧、足底皮肤麻木,足趾跖屈力下降,跟腱反射减弱或消失。

（五）X 型题

1. 答案:ABCD

评析:半月软骨损伤的病人,有 1/4 的病人有关节交锁史。待急性期消失后,膝关节间隙处有明显压痛点。半月板研磨试验(Apley 试验),破裂的半月软骨可引起疼痛。半月板回旋挤压试验(McMurray 试验)可确定损伤类型和部位。

2. 答案:AC

评析:伸直型桡骨远端骨折,骨折远端向背侧移位造成餐叉样畸形,向桡侧移位造成枪刺刀畸形。

3. 答案:BCE

评析:股骨颈骨折或股骨转子间骨折有一定的漏诊率,后果严重,对这类髋部外伤的病人应当注意有无股骨颈骨折或股骨转子间骨折,CT 检查较 MRI 检查在诊断骨折方面有优势。

4. 答案:ABCD

评析:Bryant 三角、Nélaton 线、Shoemaker 线、Thomas 征都是检查髋关节的特殊检查,McMurray 试验是检查膝关节的检查。

二、名词解释

1. 托马斯征:病人平卧位,健侧髋膝关节尽量屈曲,双手抱健膝,使腰部贴于床面,如患髋不能伸直,或虽能伸直但腰部出现前突,则为 Thomas 征阳性。见于髋关节病变或髂腰肌痉挛。

2. 肘后三角:正常肘关节伸直时,肱骨内、外上髁和尺骨鹰嘴突三个骨性标志应在一条直线上,肘关节屈曲时呈一等腰三角形称为肘后三角。肘关节后脱位时,肘后三角关系改变。

3. 杜加斯征:正常时屈肘位手能触及对侧肩部,肘部可同时贴胸,为阴性。当肩关节脱位时,手和肘不能同时接触对侧肩部及贴胸,为阳性。

4. 疼痛弧:肩关节运动时,当冈上肌腱有病损时,肩外展在 70° ~120° 之间能引起疼痛,疼痛最常见的部位在肩峰下,在此范围内肌腱与肩峰下面摩擦撞击,在此范围外无疼痛。

5. 抽屉试验:病人仰卧位,屈膝 90°,足平放于床上,检查者握住病人小腿上部做前拉后推动作,正常时前后有少许动度;如前拉活动度加大,表明前交叉韧带断裂;如后推动度加大,表明后交叉韧带损伤。

6. 单足站立试验:病人站立,患侧下肢负重,提起健肢髋膝屈曲,观察健侧臀皱襞,如健侧皱襞下垂,躯干向患侧倾斜为阳性,见于髋关节脱位或臀中肌、臀小肌麻痹。反之则为阴性。

7. 浮髌试验:病人取膝伸直位,检查者一手掌按压病人髌上囊,使关节液集中于髌骨下,另一手示指以垂直方向挤压病人髌骨,如感觉髌骨浮动或有撞击股骨髁之感觉,即为阳性。见于关节积液、积血。

8. 半月板回旋挤压试验:病人仰卧位,检查者一手握住踝部,另一手按住患膝部,使膝关节完全屈曲,当小腿于内收、外旋位,同时伸直膝关节时,如引起疼痛或响声为阳性,说明内侧半月板损伤。反之小腿外展、内旋,同时伸直膝关节,如有弹响或疼痛,表示外侧半月板损伤。

9. 直腿抬高试验和加强试验:病人仰卧,两腿伸直,分别作直腿抬高。正常时两侧抬高幅度相等(>70°)且无疼痛。若一侧抬高幅度明显降低和疼痛,并有向患侧小腿和足放射痛即为阳性。在直腿抬高试验阳性时,缓慢放低患肢高度,待放射痛消失后,再将踝关节被动背屈,如再度出现放射痛,则称为直腿抬高加强试验阳性,为腰椎间盘突出症的主要诊断依据。

三、问答题

1. 答案要点　运动肌力用6级分类法记录。0级,无肌肉收缩;1级,肌肉稍有收缩;2级,不对抗地心引力,能达到关节完全动度;3级,对抗地心引力,能达到关节完全动度,但不能对抗阻力;4级,对抗地心引力并加一定阻力,能达到关节完全动度;5级正常。

2. 答案要点
(1) 浮髌试验:见于关节积液、积血。
(2) 髌骨摩擦试验:见于髌骨软化症、骨关节炎病人。
(3) McMurray 试验:阳性提示外侧或内侧半月板损伤。
(4) 侧方应力试验:此试验既可检查半月板有无损伤,又可检查侧副韧带有无损伤。
(5) 重力试验:检查半月板及侧副韧带有无损伤。
(6) Apley 试验(半月板研磨试验):半月板损伤。
(7) 抽屉试验:前交叉韧带断裂或后交叉韧带损伤检查。

3. 答案要点　上肢全长自肩峰至尺骨茎突或中指尖。上臂长度由肩峰至肱骨外上髁。前臂长度自尺骨鹰嘴至尺骨茎突,或自肱桡关节至桡骨茎突。下肢全长自髂前上棘至内踝下端。大腿长度自髂前上棘至内收肌结节或膝关节间隙。小腿长度自膝关节间隙至外踝下端。

4. 答案要点　病人仰卧或立位,两腿伸直并拢,正常时两膝内侧和两内踝可同时接触。髂前上棘与第1、2趾之间连成一条直线通过髌骨中点。

四、病案分析

1. 答案要点　首先考虑的诊断是胸腰椎骨折脱位并脊髓损伤;此时应首先进行 X 线摄片或 CT 检查。

2. 答案要点　为进一步了解损伤的程度、指导治疗,最有意义的辅助检查是 CT 检查和 MRI 检查。影像学检查有助于明确诊断,确定损伤的部位、类型和移位情况。

3. 答案要点
(1) 病人存在伸直型肱骨髁上骨折。

（2）进一步检查：①前臂桡神经功能检查及正中神经功能检查，需作伸腕检查桡神经是否损伤，对掌检查正中神经是否损伤；②桡动脉和尺动脉检查，了解肱动脉是否发生危象，观察前臂血循环、桡动脉搏动，了解有无桡动脉损伤。

（邓　兵）

第四十八章 骨 折

【内容要点】

一、概述

（一）骨折的定义、病因、分类及移位

1. 定义及病因 骨折即骨或骨小梁的完整性或连续性中断。病因有创伤和骨骼疾病。创伤包括直接暴力、间接暴力、肌肉拉力和积累劳损；骨骼疾病如炎症、骨肿瘤等可导致骨质破坏，引起骨折。由骨骼疾病引起的骨折称病理性骨折。

2. 分类 按骨折处是否与外界相通分为闭合性骨折和开放性骨折。按骨折的程度和形态分为不完全骨折和完全骨折，不完全骨折包括青枝骨折和裂纹骨折，完全骨折按骨折线的方向及形态可分为横形骨折、斜形骨折、螺旋形骨折、粉碎性骨折、嵌插骨折、压缩性骨折和骨骺分离。按骨折端稳定程度分为稳定骨折和不稳定骨折。

3. 骨折的移位 移位方式有成角移位、侧方移位、短缩移位、分离移位和旋转移位，临床上几种移位常同时存在（亦称混合移位）。

（二）骨折的临床表现

1. 全身表现 多为休克和发热。

2. 局部表现 一般表现有局部疼痛、肿胀和功能障碍。骨折的专有体征包括畸形、反常活动、骨擦音或骨擦感，具有以上三项之一时即可诊断为骨折。但有些骨折如裂缝骨折和嵌插骨折，可不出现上述专有体征，应行 X 线摄片以明确诊断及骨折的类型。

（三）骨折的并发症

1. 早期并发症 ①休克；②重要脏器损伤，如肺、肝、脾、膀胱、直肠、尿道损伤等；③血管损伤；④神经损伤；⑤脂肪栓塞；⑥骨筋膜室综合征。

2. 中、晚期并发症 ①感染；②关节僵硬；③损伤性骨化；④创伤性关节炎；⑤缺血性骨坏死；⑥缺血性肌挛缩。

（四）骨折的愈合过程及影响骨折愈合的因素

1. 骨折的愈合过程 骨折愈合过程根据组织学和生物学的变化可分为三个阶段：①血肿机化演进期；②原始骨痂形成期；③骨痂改造塑形期。

2. 影响骨折愈合的因素 ①全身因素：如年龄、营养状态等；②局部因素：骨折的类型、骨折部位的血运、软组织损伤程度及感染等；③医源性因素：反复、粗暴的手法复位，过度牵引，切开复位时广泛剥离骨膜，清创时摘除碎骨片过多，固定不牢固及不恰当的功能锻炼等。

（五）骨折的治疗原则

三项基本原则，即复位、固定和功能锻炼。中西医结合治疗骨折总结出动静结合（固定与活动结合）、筋骨并重（骨与软组织并重）、内外兼治（局部与全身兼治）、医患合作等治疗观点，强调复位不增加软组织损伤，固定不影响肢体活动，使骨折愈合与功能锻炼并进。

1. 复位方法　骨折复位分手法复位和切开复位。多数骨折均可采用手法复位的方法而获得满意效果。切开复位的指征：①骨折端有软组织嵌入，手法复位失败者；②关节内骨折手法复位后未达到解剖复位者；③手法复位与外固定不稳定，未能达到功能复位标准者；④骨折合并主要血管、神经损伤者；⑤多发骨折者。

2. 复位标准　复位标准主要用骨的对位和对线来衡量。解剖复位是指骨折复位后恢复正常的解剖关系；功能复位是指经复位后两骨折端虽未恢复正常的解剖关系，但在骨折愈合后对肢体功能无明显影响。骨折复位的要求：①骨折端的分离移位、旋转移位必须完全矫正；②下肢短缩成人不超过 1cm，儿童不超过 2cm；③与关节方向不一致的侧方成角必须完全矫正，而与关节活动方向一致的前、后方成角，成人小于 10°、儿童小于 15° 可在骨痂塑形改造中自行矫正；④长骨干横折，复位后骨折端对位至少应达 1/3，干骺端骨折，对位至少应达 3/4。

3. 骨折的固定　固定方法有内固定和外固定。骨折内固定种类多，常用的有钢丝内固定、螺丝钉固定、接骨板与螺丝钉固定、髓内钉固定以及脊柱骨折的固定器械。

4. 功能锻炼　是防止并发症发生、恢复功能的重要保证。根据骨折的稳定程度，宜早期活动，强度和范围逐渐增加。

（六）骨折的急救

目的是用简单而有效的方法抢救生命、保护患肢、安全运送、便于后续治疗。

1. 抢救生命　抗休克、保持呼吸道通畅。

2. 包扎伤口　对出血的伤口用无菌敷料或现场最清洁的布类压迫包扎，慎用止血带。使用止血带时应记录时间，时间较长者每小时应松弛 5min。骨折端已戳出伤口者，不宜立即复位，予以包扎固定即可。

3. 妥善固定　固定的目的：①避免继发性损伤；②减轻病人疼痛；③便于搬运。

4. 迅速运送。

（七）开放性骨折的处理

开放性骨折的处理原则：及时、正确地处理创口，防止感染，力争将开放性骨折转化为闭合性骨折。

清创术包括清创、骨折复位和软组织修复以及伤口闭合。一般应尽可能争取在伤后 8h 内清创。清创时一切失去生机的肌肉、肌腱、筋膜必须彻底清除；骨外膜对骨折愈合十分重要，应尽量保留，已污染的可仔细切除表层；粉碎骨折应注意保留碎骨片，与周围组织有联系的骨片应尽量保留，较大的游离骨片清洗后尽可能放回原处；开放性骨折因有感染的危险，原则上慎用内固定或用简单的内固定方法；伤后使用抗生素等。

（八）骨折临床愈合标准

1. 局部无压痛及纵向叩击痛。

2. 局部无反常活动。

3. X 线片显示骨折线模糊，有连续性骨痂通过骨折线。

4. 拆除外固定后患肢能满足以下要求：上肢向前平举 1kg 重物持续 1min，下肢不扶拐能在平地连续步行 3min,并不少于 30 步。

5. 连续观察 2 周不变形。

临床愈合时间为最后一次复位之日至观察达到临床愈合之日所需的时间;第 1 项、第 4 项测定必须慎重,不宜在去除固定后立即进行。

(九)骨折不愈合

骨折经治疗后,超过一般愈合所需时间仍未愈合时,即属骨折延迟愈合或不愈合(骨不连)。骨折延迟愈合如找出原因,牢固固定,仍有愈合可能。而骨折不愈合必须手术植骨、内固定治疗。

二、上肢骨折

(一)锁骨骨折

1. 病因　锁骨骨折多为间接暴力引起,好发于中外 1/3 交界处。成人锁骨骨折多为短斜形,儿童多为青枝骨折。

2. 临床表现及诊断　外伤后局部疼痛,肩关节活动受限。检查发现局部肿胀、压痛,并可触及骨折端。儿童多为青枝骨折,畸形不明显。X 线摄片可明确诊断及骨折移位情况。

3. 治疗　无移位的骨折或儿童青枝骨折用三角巾悬吊 3~4 周。有移位的骨折行手法复位后 8 字绷带固定 4 周。对复位后再移位,开放性骨折,伴血管、神经损伤者,可行切开复位内固定。

(二)肱骨干骨折

1. 病因　多发生在青壮年。由直接暴力所致的骨折,常发生于肱骨中、上段,多为横形或粉碎性骨折;由间接暴力引起的多发生于肱骨干的下 1/3,多为斜形或螺旋形骨折。肱骨干中下 1/3 处,桡神经紧贴骨面通过,此处骨折,易致桡神经损伤。

2. 临床表现及诊断　外伤后上臂疼痛、活动障碍,局部可出现肿胀、畸形、压痛、反常活动及骨擦音等。合并桡神经损伤,可出现垂腕、拇指不能外展及手背桡侧、虎口皮肤感觉减退或消失。X 线摄片可确定骨折的情况、移位方向。

3. 治疗　大多数可手法复位,小夹板或石膏外固定。对反复手法复位失败、多发性骨折以及合并神经血管损伤者可行切开复位内固定。

(三)肱骨髁上骨折

1. 病因　多为间接暴力引起,是小儿常见的骨折,易并发神经损伤。

2. 临床表现及诊断　手或肘部着地后出现肘部疼痛、肿胀、畸形、皮下瘀斑,肘后三角关系正常。应注意有无血管神经损伤。肘部正侧位片不仅能确定骨折及移位情况,还可以为选择治疗方法提供依据。

3. 治疗　对肿胀较轻,无神经血管损伤者,可试行手法复位。复位后,伸直型将肘关节固定于 90°~120° 屈曲位,屈肘角度以扪及桡动脉搏动为准;屈曲型将肘关节固定于屈曲 40°~60°,4~6 周后开始功能锻炼。局部肿胀严重,已形成水疱者,可行尺骨鹰嘴悬吊牵引,待肿胀消退后进行手法复位。对手法复位失败或伴有血管神经损伤者,可采用切开复位内固定。

(四)前臂双骨折

1. 病因　前臂双骨折的分类:①直接暴力致尺、桡骨同一平面横形或粉碎性骨折;②间接暴力致桡骨干中上段横形或短斜形骨折,低位尺骨斜形骨折;③扭转暴力造成尺桡骨螺旋形或斜形骨折,多为高位尺骨骨折和低位桡骨骨折。

2. 临床表现及诊断　外伤后局部疼痛、肿胀、畸形、功能障碍,可有反常活动、骨擦音或骨擦感。X线摄片可明确骨折类型,摄片应包括肘关节和腕关节,以便了解有无旋转移位及上、下尺桡关节脱位。

3. 治疗　前臂双骨折治疗的关键在于恢复前臂的旋转功能,手法复位后小夹板或石膏固定。反复手法复位失败,开放性骨折者可切开复位内固定。

(五)桡骨远端骨折

1. 病因　桡骨远端骨折是指距桡骨远端关节面3cm范围内的骨折,常见于成年及老年人。根据受伤机制和骨折移位特点,分伸直型(Colles骨折)和屈曲型(Smith骨折),临床上伸直型常见。

2. 临床表现及诊断　伤后腕关节明显疼痛、肿胀,功能障碍。伸直型骨折明显移位时,侧面观呈典型餐叉样畸形,正面观呈枪刺刀畸形。X线摄片可明确骨折类型。少年儿童可发生桡骨远端骨骺分离。

3. 治疗　手法复位外固定治疗为主,很少需要手术治疗。复位后可用小夹板或石膏固定2周,再改为腕关节功能位继续固定2~4周后功能锻炼。

三、下肢骨折及关节损伤

(一)股骨颈骨折

1. 病因与分型　股骨颈骨折为老年人常见骨折,多由跌倒时下肢突然扭转,间接暴力作用于股骨颈所致。按骨折线位置可分为头下型、经颈型和基底部骨折。头下型骨折对血液供应影响大,不易愈合。基底部骨折较易愈合。按X线片中Pauwels角度可分为内收型和外展型,前者为不稳定骨折,后者为稳定骨折。

2. 临床表现及诊断　病人有绊倒史,伤后髋部疼痛,患肢不敢活动。患侧肢体呈短缩外旋畸形,患髋压痛,纵向叩击痛。大转子上移(顶端在Nélaton线之上),Bryant三角底边缩短。X线片可明确骨折部位、类型、移位情况。

3. 治疗　无明显移位外展型骨折或一般情况差者,选择非手术治疗;内收型有移位的骨折、65岁以上老年人骨折及青少年股骨颈骨折主张早期手术治疗。

(二)股骨干骨折

1. 病因　是指小转子以下,股骨髁部以上部位的骨折,常见于青壮年,多由强大暴力所致。

2. 临床表现及诊断　伤后局部剧烈疼痛,髋、膝关节不敢活动;大腿明显肿胀,可有短缩、成角、旋转等畸形;有异常活动和骨擦音;常伴有休克;下1/3骨折可能合并血管、神经损伤。X线可明确骨折部位、类型以及移位情况。

3. 治疗　稳定的股骨干骨折及软组织条件差者,可采用非手术疗法。非手术治疗失败,开放性骨折,合并有血管、神经损伤,伴有多发性损伤,老年人不宜长期卧床或有病理性骨折者可采用手术疗法。

(三)膝关节半月板损伤

1. 病因　研磨力是产生半月板破裂的主要原因,膝关节的半屈、内收或外展、挤压和旋转是半月板损伤的4个必需因素。

2. 临床表现及诊断　多见于运动员与体力劳动者,男性居多。受伤后膝关节剧痛、伸不直并迅速出现肿胀。慢性阶段有关节疼痛、不稳,或活动时有弹响,出现关节交锁现象。检查可发现股四头肌萎缩,膝关节间隙处压痛,半月板回旋挤压试验、半月板研磨试验、膝关节过伸过屈试验等有助于诊断。

3. 辅助检查　X线检查主要用于除外膝关节的其他病变与损伤。MRI 可以显示有无半月板变性或损伤,有无合并关节积液和其他韧带损伤。关节镜检查不仅可直接观察半月板损伤的部位、类型,是否合并其他关节内病变,还可进行活组织检查和损伤半月板修复或部分切除术。

4. 治疗　急性半月板损伤时,可用长腿石膏托固定,疼痛减轻后早期行股四头肌锻炼。半月板破裂保守治疗无效时,应尽早手术治疗。

（四）膝关节韧带损伤

1. 膝关节侧副韧带损伤

（1）病因:膝关节外侧直接暴力导致内侧副韧带损伤,外力作用于膝内侧造成外侧副韧带损伤。在侧副韧带中,内侧副韧带损伤较多见。

（2）临床表现和诊断:多有明确外伤史,局部疼痛、肿胀,关节处于强迫屈曲或伸直位,侧副韧带损伤处有明显的压痛点,侧方应力试验有助于诊断。合并半月板、交叉韧带损伤时,常有关节血肿,浮髌试验阳性。膝关节应力位平片对膝关节侧副韧带损伤的诊断有意义。

（3）治疗:部分损伤时,可用长腿石膏托固定 4~6 周,然后离床功能锻炼。完全断裂者,应尽早行韧带修补术。

2. 膝关节交叉韧带损伤

（1）病因:暴力直接撞击胫骨上端后部,可造成前交叉韧带撕裂,并可伴有胫骨隆突骨折、内侧副韧带和内侧半月板损伤。当膝关节半屈位,暴力直接作用于胫骨上端的前面,可致后交叉韧带损伤,并可将该韧带在胫骨和股骨的附着处撕脱。

（2）临床表现与诊断:前交叉韧带损伤常见于运动员,受伤时关节内撕裂感,关节松弛无力、不稳定,关节血肿明显,疼痛,不能伸直。前抽屉试验有助于诊断。后交叉韧带损伤后关节肿胀和疼痛,关节腔内积血,可有腘窝血肿,后抽屉试验阳性。X线和 MRI 检查可确定有无撕脱骨折和显示交叉韧带有否损伤。关节镜检查对诊断交叉韧带损伤十分重要,还可确定有无合并半月板或关节软骨损伤。

（3）治疗:单纯前交叉韧带不全断裂,可用长腿石膏托屈膝 30° 固定。新鲜前交叉韧带断裂早期在关节镜下作韧带修复手术;陈旧性前交叉韧带损伤需行关节功能重建术。单纯的后交叉韧带损伤,血肿抽净后,加压包扎,用长腿管型石膏固定。合并撕脱骨折,应手术探查修复或在关节镜下修复。

（五）胫腓骨骨干骨折

1. 病因　多由强大暴力造成,胫骨的中下 1/3 交界处最易发生骨折,并常引起骨折延迟愈合或不愈合。挤压伤所致胫腓骨骨折易发生骨筋膜室综合征。腓总神经绕过腓骨颈,腓骨上端骨折易伤及腓总神经。

2. 临床表现与诊断　伤后局部疼痛、肿胀、畸形,可有反常活动。开放性骨折可致骨端外露。要注意有无血管、神经损伤,以及并发骨筋膜室综合征。X线检查可明确诊断。

3. 治疗　治疗的目的是恢复小腿长度,矫正畸形,防治并发症。复位应以胫骨为主,兼顾腓骨。稳定骨折可用手法复位,石膏或小夹板固定;不稳定骨折可用跟骨牵引配合小夹板固定;手法复位失败、开放性骨折、多段骨折可采用切开复位内固定。

（六）踝部骨折

1. 病因及分类　踝部骨折是较常见的关节内骨折,多由间接暴力所致。踝部骨折从临床应用角度分为Ⅰ型(内翻内收型)、Ⅱ型(外翻外展型、内翻外旋型)、Ⅲ型(外翻外旋型)三种。

2. 临床表现与诊断　伤后踝部疼痛、肿胀、皮肤瘀斑、局部压痛和活动障碍。重者可有内翻、外翻畸形。踝关节正侧位片可明确骨折的部位、类型、移位情况。

3. 治疗　治疗的关键是争取解剖复位、妥善固定、防止发生创伤性关节炎。无移位、无下胫腓关节分离的单纯内、外踝骨折采用石膏固定;有移位的内、外踝骨折及其他型踝部骨折应切开复位内固定。

四、脊柱骨折

1. 脊柱骨折常见,暴力是引起脊柱骨折的主要原因。最好发的部位是活动度大的胸腰段脊柱及 C_5、C_6 椎体。脊柱骨折常并发脊髓或马尾神经损伤,可导致瘫痪和致残。

2. 三柱理论将脊柱分成前、中、后三柱。中柱和后柱包裹了脊髓和马尾神经,中柱损伤时骨折片或髓核组织可突入椎管导致脊髓损伤。因此对脊柱骨折病人必须了解有无中柱损伤。

3. 根据受伤时暴力作用于脊柱 X、Y、Z 轴上的力量,胸腰椎骨折可分为:①单纯性楔形压缩性骨折;②稳定性爆破型骨折;③不稳定性爆破型骨折;④Chance 骨折;⑤屈曲 - 牵拉型损伤;⑥脊柱骨折 - 脱位。

4. X 线摄片是最基本的检查方法,有助于确定骨折的部位、类型和移位情况。凡有中柱损伤或有神经症状者应做 CT 或 MRI 检查,进一步明确骨折移位、脊髓损伤情况,以指导治疗。

5. 脊柱骨折病人的急救搬运方式至关重要。对疑有脊柱骨折者,搬动时必须保持脊柱伸直位,采用平托或轴向滚动病人,严禁搂抱或一人抬上肢一人抱下肢的方法,以免加重损伤。对颈椎损伤者,应有专人托扶头部,略加牵引,并使头部与躯干伸直,慢慢移动,严禁强行搬头。多发伤病例往往合并有颅脑、胸、腹脏器的损伤,要先处理紧急情况,抢救生命,待病情平稳后再处理骨折。

6. 胸腰椎骨折的治疗　单纯性压缩性骨折椎体压缩不到 1/3 者以非手术治疗为主;有神经症状或有骨折块挤入椎管内的爆破型骨折、Chance 骨折、屈曲 - 牵拉型损伤、脊柱骨折 - 脱位等视情况经前路或后路手术复位、植骨和内固定。

五、骨盆骨折

1. 病因及分类　骨盆骨折多由强大暴力所致,按骨盆环损伤程度可分为:①稳定骨折,如骨盆边缘撕脱性骨折、骨盆环单处骨折;②不稳定骨折,如骨盆环双处骨折。

2. 骨盆骨折常伴有严重并发症,常见的有腹膜后血肿、尿道或膀胱损伤、直肠损伤、神经损伤。

3. 临床表现　局部广泛疼痛,会阴部、腹股沟或腰部可有皮肤瘀斑,翻身困难,下肢不敢活动。骨盆分离试验、挤压试验阳性。X 线检查可显示骨折类型及移位情况。

4. 治疗　根据全身情况决定治疗步骤,各种危及生命的并发症应首先处理。没有移位的骨盆边缘性骨折,骨盆环单处骨折可采用非手术治疗;耻骨联合分离、骨盆环双处骨折伴骨盆环破裂者主张手术治疗。

【练习题】

一、选择题

（一）A1 型题

1. 下列骨折中,属于稳定骨折的是
   A. 横形骨折　　　　　　B. 粉碎性骨折　　　　　C. 斜形骨折
   D. 螺旋形骨折　　　　　E. T 形骨折

2. 骨折的临床专有体征是
   A. 功能障碍　　　　　　B. 局部肿胀　　　　　　C. 畸形
   D. 瘀斑　　　　　　　　E. 疼痛与压痛

3. 股骨下端骨折易造成向后成角畸形,其原因是
   A. 暴力的性质决定　　　B. 肌牵拉力　　　　　　C. 暴力的作用方向
   D. 肢体远侧段的重量　　E. 搬运及治疗不当

4. 疲劳骨折最易发生的部位是
   A. 股骨下端　　　　　　B. 第二、三跖骨　　　　C. 腓骨干上 1/3
   D. 胫骨干下 1/3　　　　E. 尺骨与桡骨

5. 骨折愈合过程中,血肿机化演进初步完成需要的时间是
   A. 1 周　　　　　　　　B. 2 周　　　　　　　　C. 3 周
   D. 4 周　　　　　　　　E. 6 周

6. 在原始骨痂形成期中,发展较易而迅速的是
   A. 软骨内化骨　　　　　B. 膜内成骨　　　　　　C. 周围软组织骨化
   D. 腔内骨痂　　　　　　E. 环状骨痂

7. 肱骨髁上骨折,骨折线是从前下方、斜向后上方,骨折端移位最容易产生的并发症是
   A. 肌皮神经损伤　　　　B. 桡神经损伤　　　　　C. 肱动脉损伤
   D. 尺神经损伤　　　　　E. 骨化性肌炎

8. 10 岁儿童,发生闭合性股骨干骨折,采用骨牵引治疗,以期达到功能复位,其标准之一是
   A. 允许重叠移位 2cm 以内
   B. 允许稍有旋转,分离移位
   C. 允许轻微侧方成角移位
   D. 对位达 1/3 左右,并允许有轻微前后成角移位
   E. 对位要求达 1/2 左右

9. 前臂缺血性肌挛缩好发于
   A. 桡骨下端骨折　　　　B. 肱骨髁上骨折　　　　C. 肱骨干骨折
   D. 尺桡骨双骨折　　　　E. 尺骨中 1/3 骨折

10. 幼儿的锁骨骨折,稍有成角移位,最合适的治疗方法是
    A. 手法复位,横 8 字形绷带固定
    B. 手法复位,横 8 字形绷带粘胶等固定

C. 三角巾悬吊患肢,不作复位

D. 外展支架固定

E. 争取解剖复位,必要时手术治疗

11. 脊柱屈曲型损伤最常发生的部位在

A. 腰椎   B. 颈胸椎交界处   C. 胸腰椎交界处

D. 胸椎   E. 颈椎

12. 下列因素与骨折的移位无关的是

A. 暴力的大小,作用方向及性质   B. 骨折类型

C. 肌牵拉力   D. 搬运及治疗不当

E. 肢体远侧端的重量

13. 有关骨折的临床表现和诊断,错误的是

A. 骨折时软组织亦因受伤而发生水肿,肢体肿胀显著,可产生张力性水疱

B. 表浅部位的骨折,皮下瘀斑明显

C. 嵌插骨折时仍有部分活动功能

D. 骨折诊断主要依靠 X 线检查

E. 反常活动是骨折的专有体征

14. 影响骨折愈合的因素较多,下列各项中影响最小的是

A. 病人的年龄   B. 骨折的类型   C. 骨折部位的血液供应

D. 软组织损伤程度   E. 病人健康情况

15. 关于骨折的功能复位标准,下列错误的是

A. 骨折部位的旋转移位、分离移位必须完全矫正

B. 下肢骨折缩短移位,成人不可超过 1cm,儿童可允许超过 2cm

C. 侧方成角(与关节活动方向垂直)必须完全复位

D. 干骺端骨折侧方移位复位后,至少应对位达 3/4 左右

E. 长骨干横形骨折,对位至少达 1/3 左右

16. 关于桡骨下端骨折,下列错误的是

A. 多见于成年及老年人

B. 多由间接暴力引起

C. 骨折发生在桡骨下端 3cm 范围内

D. 常合并下尺、桡关节脱位及尺骨茎突骨折

E. 正面可见典型的餐叉样畸形

17. 下列试验与检查半月板损伤无关的是

A. 膝关节过屈试验   B. 膝关节过伸试验   C. Apley 试验

D. 旋转试验   E. McMurray 试验

18. 骨盆骨折可造成尿道或膀胱损伤,下列处理错误的是

A. 尿道断裂立即进行修补,防止尿液外渗,不宜先放置导尿管

B. 膀胱破裂可进行修补,同时作耻骨上膀胱造瘘

C. 如用导尿管则待术后 2~3 周尿道断裂修复后再拔除

D. 加强抗生素治疗,预防感染

E. 引起的尿道狭窄,以后须定期行尿道扩张术

（二）A2 型题

病人,男,49 岁,因车祸致左胫、腓骨中 1/3 横形并有蝶形粉碎性骨折,经复位基本达功能复位要求。石膏外固定 3 个月后,X 线复查骨折尚未愈合,其原因最可能是

  A. 年龄偏大   B. 骨折段血液供应差 C. 外固定不够确实

  D. 周围软组织损伤重 E. 骨折复位不理想

（三）A3/A4 型题

（1~3 题共用题干）

青年男性,车祸致右胫腓骨中上 1/3 粉碎性骨折,患肢肿胀明显并加剧,疼痛剧烈,足背感觉异常,足趾活动差,足背动脉搏动存在,但趾端肤色稍紫红。

1. 对该病人需特别注意的并发症是

  A. 血管损伤   B. 腓总神经损伤   C. 易造成开放性骨折

  D. 骨筋膜室综合征 E. 脂肪栓塞

2. 对该病人,最适当的处理是

  A. 闭合复位,石膏外固定

  B. 抬高患肢,外固定支架固定

  C. 抬高患肢,并作跟骨牵引

  D. 手术复位内固定,并骨筋膜室切开减压

  E. 抬高患肢,用石膏托暂时固定,严密观察并行高压氧治疗

3. 对该病人治疗过程中,特别要预防的是

  A. 骨延迟愈合   B. 骨不愈合   C. 感染

  D. 缺血性肌挛缩或坏疽 E. 神经、血管损伤

（4~10 题共用题干）

病人,男,32 岁,因车祸致左腹部及臀部肿痛、活动限制 2h。查体:面容苍白,呻吟,脉速,左下肢稍有短缩,左髋部明显肿胀并微屈曲内收位,骨盆挤压分离试验阳性。

4. 此时,最正确的急救措施是

  A. 观察生命体征,局部固定   B. 快速 X 线摄片检查

  C. 吸氧并注射镇痛药物   D. 即刻输血,补液

  E. 迅速办理入院手续,以便进一步处置

5. 此类病人最易出现的并发症是

  A. 休克   B. 血管损伤   C. 脂肪栓塞

  D. 神经损伤   E. 骨筋膜室综合征

6. 经 X 线片检查,明确为左髋脱位伴骨折,最有助于确定下一步治疗方案的检查是

  A. X 线断层摄片   B. CT   C. MR

  D. 同位素检查   E. 血管造影

7. 中央型的骨折脱位,髋臼后壁和顶部骨折,一般主张的治疗是

  A. 股骨髁上骨牵引   B. 股骨髁上骨牵引加股骨转子处骨牵引

  C. 皮肤牵引和早期康复治疗 D. 切开复位内固定

  E. 经复位后用髋人字形石膏外固定

8. 经治疗 7 个月后,病人左髋有活动障碍,有跛行并酸痛,最可能的原因是

  A. 关节僵硬   B. 软组织损伤严重而挛缩

C. 创伤性关节炎　　　　　　　　　D. 股骨头缺血坏死

E. 内固定物影响关节活动

9. 此时应采取的措施是

A. X 线片检查　　　　　　B. 功能锻炼并理疗　　　　　C. 服用消炎镇痛药

D. 手术取出内固定物　　　E. CT 或 MR 检查

10. 若考虑为股骨头缺血坏死,最合适治疗方法是

A. 加强功能锻炼和理疗

B. 不负重活动,严密观察,定期复查

C. 皮肤牵引

D. 手术治疗,作关节融合术或关节置换术

E. 按摩、推拿、中医中药内服外治

（11~13 题共用题干）

病人,男,42 岁,矿山工人,被石块砸伤腰背部,感到腰痛,伴两下肢运动障碍及大小便失禁 24h 入院。查体:腹胀、肠蠕动减慢,胸腰段有后凸畸形,明显压痛和叩痛,耻骨上平面以下感觉丧失,两下肢运动丧失,但左足趾及踝部尚有主动伸屈活动。X 线片示 T_{12} 椎体粉碎骨折, T_{12}~L_1 间有移位。

11. 为进一步了解损伤的程度、指导治疗,最有意义的辅助检查是

A. 肌电图检查　　　　　　　　　　B. 脊髓造影

C. X 线断层摄片　　　　　　　　　D. CT 和 MR 检查

E. 腰椎穿刺和压颈试验

12. 为及早解除脊髓压迫,促使脊髓功能有可能得到一定恢复,应尽早给予复位,最合适的治疗方法是

A. 双踝悬吊法复位

B. 在镇痛剂或局部麻醉下,可用两桌法过伸复位

C. 局麻下切开复位并后路植骨融合术

D. 手术切开复位,减压并内固定术

E. 卧板床,骨折部垫厚枕,脊柱过伸,并进行腰背肌锻炼

13. 对其并发症的防治,下列不需要考虑是

A. 体温失调　　　　　　B. 便秘　　　　　　　　C. 呼吸道感染

D. 泌尿道感染和结石　　E. 压疮

（四）B1 型题

（1~6 题共用备选答案）

A. 周围神经损伤

B. 动脉损伤

C. 骨化性肌炎

D. 缺血性肌挛缩

E. 缺血性骨坏死

1. 腓骨颈骨折有移位容易出现的并发症是

2. 股骨颈骨折容易出现并发症是

3. 肘关节脱位复位后容易出现的并发症是

4. 肱骨髁上骨折伴明显旋转移位,容易出现的并发症是

5. 肱骨髁上骨折,多次手法复位矫正移位,容易出现的并发症是

6. 前臂双骨折,局部肿胀明显,复位后小夹板外固定,可能产生的并发症是

(五) X 型题

1. 关于儿童下肢骨折的功能复位,正确的是

    A. 骨干骨折对位必须在 1/3 以上   B. 向侧方成角不能超过 15°

    C. 短缩不能超过 2cm   D. 干骺端骨折至少应有 3/4 左右对位

    E. 分离及旋转移位均应完全纠正

2. 下列属于稳定骨折的是

    A. 股骨中段螺旋形骨折

    B. 有移位的完全骨折经手法复位、适当外固定后,不易再发生移位

    C. Pauwels 角 <30° 的股骨颈骨折

    D. 椎体压缩性骨折,压缩程度不及椎体高度 1/3 者

    E. 青枝骨折

3. 因医源性因素影响骨折愈合的因素是

    A. 骨牵引重量过重导致骨折端分离   B. 切开复位时广泛剥离骨膜

    C. 反复多次的手法复位   D. 固定不确实和不恰当的功能锻炼

    E. 开放性骨折彻底清除大小游离骨碎片

4. 前臂双骨折因暴力不同引起不同部位的骨折,下列各项描述正确的是

    A. 直接暴力引起同一平面的骨折

    B. 间接暴力引起低位桡骨、高位尺骨斜形骨折

    C. 间接暴力引起高位桡骨、低位尺骨斜形骨折

    D. 扭转暴力常引起高位尺骨、低位桡骨骨折

    E. 扭转暴力常引起低位尺骨、高位桡骨骨折

5. 肘后三角关系在以下骨关节损伤中诊断和鉴别意义较大的是

    A. 桡骨小头脱位   B. 肱骨髁上骨折   C. 肘关节脱位

    D. 尺骨鹰嘴骨折   E. 肱骨外髁骨折

6. 半月板损伤必须有的因素是

    A. 膝旋转   B. 膝内收或外展   C. 膝受挤压

    D. 膝半屈   E. 膝过伸

7. 脊柱的后柱包括

    A. 椎体的后半部   B. 纤维环的后半部和后纵韧带

    C. 后关节囊、黄韧带   D. 脊椎的附件及关节突

    E. 棘间、棘上韧带

8. 骨盆骨折的主要并发症是

    A. 腹膜后巨大血肿   B. 膀胱、输尿管损伤   C. 直肠损伤

    D. 性功能障碍   E. 腰骶神经丛损伤

二、名词解释

1. 骨折

2. 病理性骨折

3. 闭合性骨折

4. 疲劳性骨折

5. 开放性骨折

6. 骨筋膜室综合征

7. 解剖复位

8. 功能复位

9. 骨折延迟愈合

10. 骨折不愈合

11. Colles 骨折

12. 餐叉样畸形和枪刺刀畸形

13. 颈干角

14. 骨盆分离试验

15. 骨盆挤压试验

三、问答题

1. 简述骨折的急救方法。

2. 简述骨折的并发症。

3. 简述桡骨远端骨折的移位特点。

4. 股骨颈骨折的常用分类有哪些。

5. 简述脊柱骨折的分类方法。

四、病案分析

1. 病人,女,25 岁。因车祸致左侧大、小腿畸形、活动受限 3h 入院。查体:神志清楚,呼吸急促,面色苍白,左侧呈连枷腿,大腿中段、小腿中下段明显肿胀、瘀斑、畸形,左侧足背动脉搏动存在,身体其他部位未见异常。X 线片示左侧股骨中段、胫骨下段粉碎性骨折。

问题:试述该病人的诊疗计划。

2. 病人,男,22 岁。左肱骨术后伴伸腕、伸指不能 3 个月收入院。入院前 3 个月,因车祸致左上臂肱骨中段开放性粉碎性骨折,在当地医院行骨折切开复位、钢板内固定术。术后发现左侧伸腕、伸指不能,予保守治疗,症状改善不明显。查体:左上臂见手术瘢痕,左手伸腕、伸指功能丧失。X 线片示肱骨中段骨折线模糊。

问题:请提出该病人的诊断及治疗原则。

3. 病人,女,68 岁。下公共汽车时摔伤,伤后感右髋部疼痛,不能站立和行走。查体:左下肢短缩 3cm,左足呈外旋状,大转子部叩痛,下肢纵向叩击痛明显,髋部无明显肿胀及瘀斑。

问题:简述该病人最可能的诊断。

4. 病人,男,45 岁。高处坠落伤后腰痛伴双下肢活动障碍、大小便失禁 17h 入院。查体:腹胀,胸腰段后凸畸形,压痛和叩痛明显,耻骨联合平面以下感觉丧失,双下肢运动丧失,但右足趾及踝部尚有主动伸屈活动。X 线片示 T_{12} 压缩粉碎性骨折并移位。

问题:为进一步了解损伤的程度、指导治疗,最有意义的辅助检查是什么?

【答案及评析】

一、选择题

（一）A1 型题

1. 答案：A

评析：各种骨折，复位后经适当外固定不易发生再移位者称稳定骨折。如裂缝骨折、青枝骨折、嵌插骨折、横形骨折等，复位后易发生再移位者称不稳定骨折，如斜形骨折、螺旋形骨折、粉碎性骨折等，T 形骨折也属粉碎性骨折。

2. 答案：C

评析：骨折的局部可存在压痛，由于骨折的骨髓、骨膜及周围软组织的血管破裂出血，局部呈现肿胀和瘀斑，但是软组织损伤也可出现同样症状，甚至因疼痛而功能受限，而畸形是骨折的专有体征，软组织损伤时不可能出现。

3. 答案：B

评析：股骨下端骨折后，由于远折段受腓肠肌的牵引而向后倾斜造成向后成角畸形，与其他引起骨折段移位的因素无关。

4. 答案：B

评析：长期、反复、轻微的直接或间接外伤力集中在骨骼的某点上发生骨折称疲劳骨折。第二、三跖骨容易发生，常见于远距离的行军。故又称"行军骨折"。

5. 答案：B

评析：血肿机化演进期即骨折后断端局部形成血肿，继而形成肉芽组织，再逐渐转化为纤维组织，约 2 周后局部可达到纤维性连接。

6. 答案：B

评析：原始骨痂形成期由骨外膜、骨内膜生成的骨样组织逐渐钙化，形成新骨（膜内成骨），在此期起主导作用。

7. 答案：C

评析：肱动脉、肱静脉及正中神经从上臂的下段内侧逐渐转向肘窝部前侧，在肱二头肌腱膜下通过进入前臂。肱骨髁上骨折时，肘窝前部由于肱二头肌腱膜横行于其上，伸直型骨折，其近折端向前移位，可压迫或损伤肱动脉、正中神经等，引起前臂缺血性挛缩或正中神经损伤。

8. 答案：A

评析：儿童处于生长发育时期，股骨干骨折后，局部血循环增加，可刺激骨骺生长，若无骨骺损伤，可在生长发育过程中自行矫正，但缩短不能超过 2cm；另旋转移位不允许，因不能自行矫正；分离移位将造成延迟愈合，是不允许的。

9. 答案：B

评析：肱骨髁上骨折时，肘窝前部由于肱二头肌腱膜横行于其上，伸直型骨折，其近折端向前移位，可压迫或损伤肱动脉，引起前臂缺血性挛缩。

10. 答案：C

评析：幼儿的锁骨骨折大多无移位，稍有成角畸形当骨愈合后并不影响肢体功能，儿童生长发育旺盛，通过自身的塑形，以后畸形会得到纠正，也不会影响外观。

11. 答案：C

评析：脊柱屈曲型损伤最常发生的部位在胸腰椎交界处。

12. 答案：B

评析：①暴力的性质、大小和作用方向；②肌肉的牵拉；③肢体的重力作用；④搬运及治疗不当。以上均为影响骨折移位的因素。因此选 B。

13. 答案：D

评析：骨折的诊断主要依靠病史及体征，X 线检查对于了解骨折的具体情况有重要参考价值或为临床检查难于发现的损伤和移位。

14. 答案：B

评析：骨折愈合过程受很多因素影响，如年龄、营养状态、骨折的类型、骨折部位的血运、软组织损伤程度、局部感染及治疗方法等。但骨折的类型对骨折愈合影响不明显。

15. 答案：B

评析：①骨折端的分离移位、旋转移位必须完全矫正；②下肢短缩成人不超过 1cm，儿童不超过 2cm；③与关节方向不一致的侧方成角必须完全矫正，而与关节活动方向一致的前、后方成角，成人小于 10°，儿童小于 15°；④长骨干横形骨折复位后骨折端对位至少应达 1/3，干骺端骨折对位至少应达 3/4。

16. 答案：E

评析：桡骨下端伸直型骨折明显移位时，侧面观呈典型餐叉样畸形，正面观呈枪刺刀畸形。

17. 答案：D

评析：有助于诊断半月板损伤的试验包括半月板回旋挤压试验、半月板研磨试验、膝关节过伸试验、膝关节过屈试验。

18. 答案：A

评析：尿道断裂者，应先放置导尿管，防止尿液外渗。导尿管插入困难者，可行耻骨上膀胱造瘘及尿道会师术。

（二）A2 型题

答案：B

评析：胫骨干的血液供应主要靠骨髓腔内的滋养动脉，此动脉在胫骨中、上 1/3 交界处后侧面的血管孔进入髓腔；若在胫骨中、下 1/3 处发生骨折，滋养动脉断裂后，远侧骨折段即丧失其大部分血液供应，仅保留来自外膜下小血管网之血液供应，故骨折愈合缓慢。

（三）A3/A4 型题

1. 答案：D

评析：骨筋膜室综合征最常发生在前臂和小腿。患肢出现持续性剧痛并进行性加重是本综合征最早的症状。足背感觉异常，足趾活动差，是组织缺血的表现，小腿外伤出现上述表现，应警惕骨筋膜室综合征发生。

2. 答案：D

评析：骨筋膜室综合征治疗的关键是早期诊断，一经确诊，立即广泛切开筋膜减压是唯一有效的治疗手段。

3. 答案：D

评析：缺血性肌挛缩是骨筋膜室综合征处理不当的严重后果，应予预防。

4. 答案：A

评析:年轻病人遭受车祸而致骨折为高能高速损伤,骨盆挤压分离试验阳性提示有骨折,脉速是创伤性休克的最早体征,故急诊时首先作肢体局部固定以解除肌痉挛和疼痛,观察生命体征,即予吸氧和补液等。不应注射镇痛药物,以免掩盖病情。

5. 答案:A

评析:骨盆骨折出血多,最易出现的并发症是休克。

6. 答案:B

评析:髋关节的骨折脱位作 CT 检查能明确骨折的部位和移位情况以决定治疗方案,尤其对是否需切开复位内固定有指导意义。

7. 答案:D

评析:髋臼骨折是关节内骨折,要求解剖复位,预防后期发生创伤性关节炎。

8. 答案:D

评析:髋关节脱位造成股骨头的血供破坏,易发生股骨头的缺血性坏死。

9. 答案:E

评析:应行 CT 或 MR 检查明确股骨头有无坏死,比 X 线精确。

10. 答案:B

评析:早期发现股骨头坏死后,为防止关节软骨的塌陷变形,应不负重,休息观察,以期血供通过侧支循环重新恢复。

11. 答案:D

评析:CT 和 MR 检查对脊椎及脊髓的显影较好。

12. 答案:D

评析:解除脊髓受压最有效的方法是手术切开减压并内固定术。

13. 答案:A

评析:颈髓损伤后,自主神经功能紊乱,受伤平面以下皮肤不能出汗,对气温的变化丧失了调节和适应能力,常出现体温失调。胸椎损伤一般不出现体温失调。

（四）B1 型题

1. 答案:A

评析:腓骨颈骨折有移位容易损伤腓总神经。

2. 答案:E

评析:股骨颈骨折容易并发股骨头缺血坏死。

3. 答案:C

评析:骨化性肌炎常发生于关节周围,特别是肘关节。

4. 答案:B

评析:肱骨髁上骨折容易损伤肱动脉和正中神经。

5. 答案:D

评析:肱骨髁上骨折,多次手法复位矫正移位,且屈肘固定容易压迫肱动脉,引起前臂缺血性肌挛缩。

6. 答案:D

评析:前臂双骨折易发生骨筋膜室综合征,进而引起缺血性肌挛缩。

（五）X 型题

1. 答案:ACDE

评析：儿童下肢骨折的功能复位，向侧方的成角移位必须完全纠正。

2. 答案：BCDE

评析：稳定骨折是指骨折端不易移位或复位后不易再发生移位者；Pauwels 角 <30° 的股骨颈骨折不易移位，属稳定骨折；椎体压缩性骨折，压缩程度不及椎体高度 1/3 者为稳定骨折。

3. 答案：ABCDE

评析：影响骨折愈合的医源性因素包括反复多次的手法复位、切开复位时软组织和骨膜剥离过多、开放性骨折清创时过多地摘除碎骨片、持续骨牵引时牵引力过大、骨折固定不牢固、过早和不恰当的功能锻炼等。

4. 答案：ACD

评析：直接暴力作用在尺桡骨的同一平面上，引起同一平面的骨折。由于骨间膜的作用，间接暴力引起尺桡骨双骨折时，发生一侧骨干骨折，传导的力可能会导致另一侧骨干骨折。跌倒对桡骨负重大，先骨折，传导的暴力引起低位尺骨骨折。前臂扭转暴力时，邻近腕关节的桡骨干骨折，传导的力导致高位尺骨骨折。

5. 答案：BC

评析：肘后三角关系是诊断和鉴别肘关节脱位与肱骨髁上骨折的重要体征。

6. 答案：ABCD

评析：研磨力是产生半月板破裂的主要原因。半蹲或蹲位工作最容易发生半月板损伤。当膝关节半屈曲时，股骨髁与半月板的接触面缩小，由于重力的影响，半月板的下面与胫骨平台的接触比较固定，这时膝关节猛烈旋转所产生的研磨力会使半月板发生破裂。因此产生半月板损伤必须有四个因素——膝半屈、内收或外展、重力挤压和旋转力量。

7. 答案：CDE

评析：脊柱的后柱包括后关节囊、黄韧带、脊椎的附件、关节突及棘间、棘上韧带。

8. 答案：ABCD

评析：腹膜后巨大血肿、膀胱尿道损伤、直肠损伤、腰骶神经丛损伤均是骨盆骨折的主要并发症。

二、名词解释

1. 骨折：骨的完整性或连续性中断时称骨折。

2. 病理性骨折：骨骼疾病（如骨髓炎、骨肿瘤等）造成骨质破坏，遭受轻微外力即断裂，称病理性骨折。

3. 闭合性骨折：骨折处皮肤或黏膜完整，不与外界相通。

4. 疲劳性骨折：长期、反复、轻微的直接或间接伤力集中在骨骼的某一点上发生的骨折称疲劳性骨折。

5. 开放性骨折：骨折附近的皮肤或黏膜破裂，骨折处与外界相通。

6. 骨筋膜室综合征：由骨、骨间膜、肌间隔和深筋膜形成的骨筋膜室内肌和神经因急性缺血而产生的一系列早期综合征。

7. 解剖复位：矫正了各种移位，恢复了正常的解剖关系，对位、对线完全良好。

8. 功能复位：复位后未能达到解剖复位，但愈合后对肢体功能无明显影响，称功能复位。

9. 骨折延迟愈合：骨折经治疗，超过一般愈合所需的时间，骨折断端仍未出现骨折连接。X线片显示骨折端骨痂少，轻度脱钙，骨折线仍明显，但无骨硬化表现。

10. 骨折不愈合：骨折经过治疗,超过一般愈合时间,且经过再度延长治疗时间,仍达不到骨性愈合。X线片显示骨折端骨痂少,断端分离,两断端萎缩光滑,骨髓腔被致密硬化骨封闭。骨折处有假关节活动。

11. Colles 骨折：桡骨远端距腕关节 3cm 以内的骨折,伸直型。远端向桡背侧移位。

12. 餐叉样畸形和枪刺刀畸形：Colles 骨折时,骨折远端向桡侧、背侧移位,从侧面看呈餐叉样畸形,从正面看呈枪刺刀畸形。

13. 颈干角：股骨颈的长轴线与股骨干纵轴线之间形成颈干角。

14. 骨盆分离试验：检查者双手交叉撑开病人两髂嵴,此时两侧骶髂关节面凑合得更紧贴,而骨折的骨盆前环产生分离,出现疼痛即为阳性。

15. 骨盆挤压试验：检查者用双手挤压病人两髂嵴,伤处出现疼痛为骨盆挤压试验阳性。

三、问答题

1. 答案要点　骨折的急救目的是用最为简单而有效的方法抢救生命、保护患肢、迅速转运,以便尽快得到妥善处理。①抢救生命:抗休克,注意保持呼吸道通畅。②包扎伤口:伤口出血绝大多数可用加压包扎止血;大血管出血可采用止血带止血,并应记录缚止血带的时间;已戳出伤口的骨折端,不宜马上将其复位,以免将污物带到伤口深处,应送至医院经清创处理后再行复位。③妥善固定:避免骨折端在搬运过程中对周围重要组织如血管、神经、内脏的进一步损伤;减少骨折端的活动,减轻病人疼痛;便于运送。

2. 答案要点　骨折的并发症分早期并发症和中晚期并发症。早期并发症包括休克、重要脏器损伤、血管损伤、神经损伤、脂肪栓塞、骨筋膜室综合征等;中晚期并发症包括感染、关节僵硬、损伤性骨化、创伤性关节炎、缺血性骨坏死、缺血性肌挛缩等。

3. 答案要点　桡骨下端骨折根据受伤机制和移位特点分为伸直型和屈曲型。伸直型发生在跌倒时手掌着地,前臂旋前,腕关节背伸,暴力向上传至桡骨下端发生骨折;远骨折端向背侧、桡侧移位。屈曲型发生在跌倒时腕关节屈曲,手背着地;远骨折端向掌侧移位。

4. 答案要点　①按骨折线的部位,可分为头下型、经颈型和基底型;②按 X 线片骨折线的方向,可分为内收型和外展型;③按移位程度,可分为不完全骨折、无移位的完全骨折、移位骨折。

5. 答案要点　根据受伤时暴力作用于脊柱 X、Y、Z 轴上的力量,胸腰椎骨折可分为 6 类。①单纯性楔形压缩性骨折;②稳定性爆破型骨折;③不稳定性爆破型骨折;④Chance 骨折;⑤屈曲 – 牵拉型损伤;⑥脊柱骨折 – 脱位。

四、病案分析

1. 答案要点　①通过补液、输血等手段积极抗休克治疗,注意生命体征变化;②检查患肢运动、感觉和毛细血管充盈情况,观察有无骨筋膜室综合征发生,因为仅凭足背动脉搏动存在并不能排除早期骨筋膜室综合征;③跟骨持续骨牵引固定患肢;④积极行术前准备、切开复位内固定。

2. 答案要点
诊断:①左肱骨中段骨折术后;②陈旧性桡神经损伤。
治疗:①手术桡神经探查,瘢痕松解;②根据情况可同时去除内固定;③术后配合神经营养药和针灸治疗。

3. 答案要点　该病人最可能的诊断是右侧股骨颈骨折。老年人有摔倒受伤史,伤后感髋部疼痛,不能站立和行走,应怀疑病人有股骨颈骨折。检查时可发现患肢出现外旋畸形,患肢短缩,伤后很少出现髋部肿胀及瘀斑,大转子局部可出现叩痛及轴向叩击痛。

4. 答案要点　为进一步了解损伤的程度、指导治疗,最有意义的辅助检查是 CT 和 MRI 检查。影像学检查有助于明确诊断,确定损伤的部位、类型和移位情况。X 线摄片是首选的检查方法,但它不能显示椎管内受压情况。凡有中柱损伤或有神经症状者均须作 CT 和 MRI 检查,CT 可显示椎体的骨折情况、有无碎骨片突出于椎管内,并可计算出椎管的前后径与横径损失了多少。MRI 可看到椎体骨折出血所致的信号改变和前方的血肿,以及因脊髓损伤所表现出的异常高信号。

（高庆涛）

第四十九章 关节脱位

【内容要点】

一、概述

1. 概念　构成关节的各骨关节面失去正常的对合关系,称为关节脱位。
2. 分类　按脱位原因分为创伤性脱位、反复性脱位、先天性脱位、病理性脱位;按脱位后时间分为新鲜脱位、陈旧性脱位;按关节腔是否与外界相通分为闭合性脱位、开放性脱位。
3. 临床表现
（1）一般表现:局部疼痛、肿胀、淤血、关节功能丧失等。
（2）专有体征:畸形、关节盂空虚、弹性固定。
4. 治疗原则　及时复位、妥善固定、功能锻炼。

二、肩关节脱位

1. 分类　前脱位、后脱位、盂下脱位、盂上脱位。
2. 临床表现　外伤史,患处疼痛、肿胀,方肩畸形,Dugas 征阳性。X 线检查可明确脱位类型及是否合并骨折。
3. 治疗　多采用 Hippocrates 法复位,三角巾悬吊患肢 2~3 周,适当功能锻炼。

三、肘关节脱位

1. 后脱位较常见,前脱位和侧方脱位比较少见。
2. 临床表现
（1）患处肿、痛、不能活动,肘关节弹性固定于半屈曲位。
（2）肘后空虚感,可摸到凹陷处。
（3）肘后三角关系破坏。
（4）X 线检查可明确脱位情况,有无合并骨折。
3. 治疗　手法复位,支具或长臂石膏托将肘关节屈曲 90°位固定 2~3 周,功能锻炼。

四、桡骨头半脱位

1. 临床表现　多见于 5 岁以下的儿童,有上肢被牵拉史,肘部疼痛,不肯用患手取物,拒绝被抚摸。X 线检查阴性。
2. 治疗　手法复位,不必固定。避免再次牵拉患肢。

五、髋关节脱位

（一）髋关节后脱位

1. 临床表现　髋关节屈曲位外伤史；髋关节疼痛，不能活动；患肢缩短，髋关节呈屈曲、内收畸形；大粗隆上移明显；部分病人有坐骨神经损伤；X 线可显示脱位情况及有无骨折。

2. 治疗　全麻或椎管内麻醉下行手法复位（常用 Allis 法复位），皮肤牵引或穿丁字鞋 2~3 周，4 周后扶双拐部分负重行走，3 个月后可完全负重。

（二）髋关节前脱位

1. 临床表现　有强大暴力外伤史，患肢呈外展、屈曲、外旋畸形，腹股沟处肿胀，可摸到股骨头，X 线了解脱位方向。

2. 治疗　Allis 法复位，固定与功能锻炼同髋关节后脱位。

（三）髋关节中心性脱位

1. 临床表现　有强大暴力外伤史，伤处疼痛、肿胀、功能障碍，可出现出血性休克，合并内脏损伤者不少见。X 线了解伤情，CT 可了解髋臼骨折情况。

2. 治疗　骨牵引 8~12 周，不能复位者及髋臼骨折复位不良者，需切开复位内固定。必要时可行关节融合术或全髋关节置换术。

【练习题】

一、选择题

（一）A1 型题

1. 下列哪项表现可确诊关节脱位
   A. 剧烈疼痛　　　　　　　　B. 明显肿胀　　　　　　　　C. 功能障碍
   D. 瘀斑　　　　　　　　　　E. 关节盂空虚

2. 肘关节脱位的正确治疗是
   A. 手法复位后不限制活动　　　　　　B. 手法复位后屈肘 90° 外固定 3 周
   C. 手法复位后屈肘 90° 外固定 6 周　　D. 手法复位后肘伸直位外固定 3 周
   E. 均应手术治疗

3. 肘关节脱位最常见的类型是
   A. 前脱位　　　　　　　　　B. 后脱位　　　　　　　　　C. 半脱位
   D. 骨折合并脱位　　　　　　E. 神经损伤合并脱位

4. 肘关节脱位的特有体征是
   A. 患肘肿痛，不能活动　　B. 以健侧手托患侧前臂　　C. 肘后三角关系正常
   D. 肘后三角关系异常　　　E. 肘关节处于半伸直位

5. 下列关于髋关节后脱位的描述，错误的是
   A. 通常有明显外伤史
   B. 髋关节活动困难
   C. 臀部可触及脱出的股骨头
   D. 患肢呈屈曲、外展、外旋畸形，大转子上移征阳性

E. 部分病人有坐骨神经损伤

6. 最常见的关节脱位是

    A. 肩锁关节脱位　　　　　B. 肩关节脱位　　　　　C. 肘关节脱位

    D. 桡骨头半脱位　　　　　E. 髋关节脱位

7. 肘关节脱位处理不当的严重后果是

    A. 长期关节肿胀　　　　　B. 关节活动受限　　　　　C. 前臂缺血性挛缩

    D. 尺神经损伤　　　　　E. 皮肤挫伤

8. 髋关节后脱位的典型畸形是髋关节

    A. 屈曲、内收、内旋　　　B. 屈曲、内收、外旋　　　C. 屈曲、外展、内旋

    D. 屈曲、外展、外旋　　　E. 屈曲、外旋

9. 髋关节脱位时,极少发生

    A. 股骨头缺血性坏死　　　B. 髋臼缘骨折　　　　　C. 膝关节积血

    D. 坐骨神经损伤　　　　　E. 股骨头骨折

10. 搭肩试验阳性是指

    A. 手搭到对侧肩部,肘部可紧贴胸部　　　B. 手搭到对侧肩部,肘部不可紧贴胸部

    C. 手搭到同侧肩部,肘都可紧贴胸部　　　D. 手搭到同侧肩部,肘部不可紧贴胸部

    E. 以上都不对

11. 髋关节脱位复位后,皮肤牵引至少需要作

    A. 3 周　　　　　　　　　B. 4 周　　　　　　　　　C. 5 周

    D. 6 周　　　　　　　　　E. 8 周

12. 若肘关节脱位处理不当,最严重的后果是

    A. 长期关节肿胀　　　　　B. 关节活动受限　　　　　C. 前臂缺血性肌挛缩

    D. 尺神经损伤　　　　　E. 皮肤挫伤

13. 关于肩关节脱位,下列错误的是

    A. 前脱位多见

    B. 方肩畸形

    C. Dugas 征阳性

    D. 手法复位后还需要固定 3 周

    E. 合并大结节骨折者多需要手术切开复位固定

14. 关于髋关节脱位,错误的是

    A. 通常由较大暴力所致

    B. 临床表现为患肢缩短,髋关节屈曲、内旋、内收

    C. 可合并股骨头骨折

    D. 可合并坐骨神经损伤

    E. 复位后可允许慢步行走

（二）A2 型题

1. 病儿,5 岁,摔倒后出现右肘关节疼痛,肘后三角关系改变,不能屈伸肘关节,最可能的诊断是

    A. 肱骨髁上骨折　　　　　B. 桡骨头半脱位　　　　　C. 孟氏骨折

    D. 肘关节内骨折　　　　　E. 肘关节脱位

2. 病儿,女,4 岁。左手被大人牵拉后肘部痛,不敢活动,拒碰。最可能的诊断是

    A. 肘部软组织损伤　　　　B. 肘关节脱位　　　　C. 桡骨头半脱位

    D. 肱骨骨骺损伤　　　　E. 尺神经牵拉伤

3. 病人,男,34 岁。驾驶汽车时与迎面车相撞,急诊来院。左下肢短缩,髋关节屈曲、内收、内旋畸形,最可能的诊断是

    A. 股骨颈骨折　　　　　B. 髋臼骨折　　　　　C. 粗隆间骨折

    D. 髋关节后脱位　　　　E. 髋关节前脱位

4. 病人,男,23 岁。外伤致左肩关节前脱位,经手法复位后固定,其肩关节固定的位置应为

    A. 肩关节置于内收、内旋,伸肘位　　　　B. 肩关节置于外展、外旋,伸肘位

    C. 肩关节置于外展、外旋位,屈肘 90°　　　D. 肩关节置于外展、内旋位,屈肘 90°

    E. 肩关节置于内收、内旋位,屈肘 90°

5. 病儿,男,5 岁。因右肩部摔伤 2h 就诊。哭闹,查体不配合,肩部无畸形,病儿不愿活动上肢。下列诊断可能性最大的是

    A. 肱骨髁上骨折　　　　B. 肱骨干骨折　　　　C. 臂丛神经损伤

    D. 桡骨小头半脱位　　　E. 锁骨骨折

6. 病儿,男,3 岁。被母亲牵拉右手上台阶时突然哭闹,拒绝使用右上肢。最可能查到的阳性体征是

    A. 肘关节肿胀　　　　　B. 肘后三角关系异常　　C. Dugas 征阳性

    D. 桡骨小头压痛　　　　E. 肘内翻

7. 病人,男,20 岁。摔倒后右肘撑地,查体见 Dugas 征阳性。该病人肩部畸形最可能为

    A. 肩部过度肿胀　　　　B. 内收畸形　　　　　C. 前屈畸形

    D. 方肩畸形　　　　　　E. 屈曲、外展、外旋畸形

(三) A3/A4 型题

(1~4 题共用题干)

病人,男,35 岁,乘车时遇到急刹车,右膝前方受到撞击,出现右髋剧痛,髋关节运动障碍,处于屈曲、内收、内旋畸形状态。

1. 应诊断为

    A. 股骨颈骨折　　　　　B. 股骨粗隆间骨折　　　C. 股骨粗隆下骨折

    D. 髋关节后脱位　　　　E. 髋关节前脱位

2. 可能出现的合并损伤是

    A. 坐骨神经　　　　　　B. 股神经　　　　　　C. 闭孔神经

    D. 胫神经　　　　　　　E. 腓总神经

3. 对该病人,治疗方法应选择

    A. Hippocrates 法　　　B. Kocher 法　　　　C. Bigelow 法

    D. 骨牵引　　　　　　　E. 皮牵引

4. 该病人治疗 4 周后,自行下地负重行走,正常活动,最可能发生的是

    A. 关节强直　　　　　　B. 关节周围组织损伤　　C. 习惯性关节脱位

    D. 股骨头缺血性坏死　　E. 髋关节周围创伤性骨化

（5~6 题共用题干）

病人，女，25 岁。步行中后仰跌倒，右手掌撑地伤后 1h，右肩痛，不敢活动。检查：右肩方肩畸形，Dugas 征阳性。

5. 临床诊断首先考虑的是

　　A. 右肩周软组织损伤　　　B. 右肩关节前脱位　　　　C. 肱骨外科颈骨折

　　D. 肱骨解剖颈骨折　　　　E. 肩锁关节脱位

6. 需要对右肩关节做的辅助检查是

　　A. X 线正位平片　　　　　B. X 线正侧位平片　　　　C. X 线正位及穿胸位平片

　　D. CT　　　　　　　　　　E. 肩关节镜

（四）B1 型题

（1~2 题共用备选答案）

　　A. 前脱位

　　B. 后脱位

　　C. 左脱位

　　D. 右脱位

　　E. 中心脱位

1. 肘关节脱位常见的是

2. 肩关节脱位常见的是

（3~4 题共用备选答案）

　　A. 股骨干骨折

　　B. 股骨颈骨折

　　C. 髋关节前脱位

　　D. 髋关节后脱位

　　E. 髋关节中心性脱位

3. 患肢呈外展、外旋、屈曲畸形，下肢增长，常见于

4. 患肢呈屈曲、内收、内旋、短缩畸形，常见于

（五）X 型题

1. 发生关节脱位的原因有

　　A. 创伤性　　　　　　　　B. 病理性　　　　　　　　C. 先天性

　　D. 反复性　　　　　　　　E. 开放性

2. 关于创伤性肩关节脱位，正确的是

　　A. 前脱位最常见　　　　　B. 轻微外伤可引起　　　　C. 方肩畸形

　　D. Dugas 征阳性　　　　　E. 治疗以手术为主

3. 下列说法正确的是

　　A. 反复性脱位常见于肩关节

　　B. 脱位未满 3 周称为新鲜脱位

　　C. 肩关节脱位可合并肱骨大结节骨折

　　D. 髋关节脱位复位必须在全身麻醉或椎管内麻醉下进行

　　E. 桡骨头半脱位复位后不必固定

4. 关于肩关节前脱位的治疗，错误的是

A. 常在局麻下行手法复位

B. 复位成功后, Dugas 征由阳性转为阴性

C. 复位后即应进行肩关节活动, 以免关节粘连

D. 陈旧性脱位手法复位失败后, 应手术治疗

E. 常采用 Bigelow 法治疗

5. 下肢骨折、脱位易损伤的神经有

A. 髋关节后脱位可伤及坐骨神经　　　　B. 股骨髁上骨折易伤及胫神经

C. 腓骨颈骨折可伤及腓总神经　　　　　D. 股骨干中 1/3 骨折易伤及坐骨神经

E. 股骨颈骨折易伤及股神经

6. 肩关节脱位常可合并

A. 肱骨外科颈骨折　　　B. 臂丛神经损伤　　　C. 腋动静脉损伤

D. 肱骨大结节骨折　　　E. 肱骨干骨折

7. 肘关节后脱位的表现有

A. 肘后空虚, 前臂变短　　　　　　　　B. 可有尺神经和正中神经损伤

C. 肘前可触及肱骨远端　　　　　　　　D. 肘后三角关系正常

E. 前臂半屈位, 弹性固定

8. 肩关节脱位手法复位成功后, 检查应见

A. 搭肩试验阴性　　　B. 方肩畸形消失　　　C. 肩关节活动自如

D. 摸不到脱位的肱骨头　　E. X 线显示肩关节已复位

9. 髋关节后脱位可见的并发症是

A. 髋臼后缘骨折　　　B. 股骨头骨折　　　C. 股神经损伤

D. 坐骨神经损伤　　　E. 股动静脉损伤

二、名词解释

1. 关节脱位

2. 方肩畸形

3. Dugas 征

4. 弹性固定

5. 先天性脱位

6. 创伤性脱位

7. 反复性脱位

8. 病理性脱位

9. 半脱位

10. 陈旧性脱位

三、问答题

1. 关节脱位的分类方法有哪些?

2. 关节脱位的临床表现是什么?

3. 肘关节脱位中最常见的是哪种类型, 其临床特点有哪些?

4. 肩关节脱位临床表现有哪些?

四、病案分析

1. 病人,女,17 岁。滑旱冰时跌倒,右腕掌部着地,伤后右肘肿胀,疼痛,不敢活动,肘关节固定于半伸直位,尺骨鹰嘴突出于肘后,肘后三角改变。

问题:
(1)最可能的诊断是什么?
(2)最应该做的辅助检查是什么?
(3)确诊后应采取哪些治疗措施?

2. 病人,男,43 岁。病人 1h 前不慎向右侧跌倒,右手掌扶地,随即出现右肩部疼痛,右臂不能活动。检查:右肩峰下空虚,右手如搭于左侧肩峰,右肘关节内侧不能紧贴胸壁,右侧喙突下可摸到一硬物。

问题:
(1)该病人首先考虑什么诊断?
(2)最应该做的辅助检查是什么?
(3)目前应采取何种治疗方法?

3. 病人,男,40 岁。4h 前乘公共汽车,左下肢搭于右下肢上,突然急刹车,右膝顶撞于前座椅背上,即感右髋部剧痛,不能活动。检查:全身情况良好,心肺腹未见异常,右下肢短缩,右髋呈屈曲、内收、内旋畸形,各项活动均受限,右大转子上移,右膝踝及足部关节主动被动活动均可,右下肢感觉正常。

问题:
(1)请写出该病人的诊断及诊断依据。
(2)需与哪些疾病相鉴别诊断?
(3)为明确诊断,进一步还需做哪些检查?
(4)如以上诊断成立,应遵循哪些治疗原则?

【答案及评析】

一、选择题

(一)A1 型题

1. 答案:E
评析:损伤及炎症均可引起疼痛、肿胀、瘀斑及功能障碍,只有关节头离开了关节盂才出现关节盂空虚,是关节脱位的专有体征。

2. 答案:B
评析:肘关节脱位手法复位后,应屈肘 90° 外固定 3 周。

3. 答案:B
评析:肘关节脱位常见的是后脱位。

4. 答案:D
评析:肘关节脱位的特有体征是肘后三角关系异常。

5. 答案:D

评析:髋关节后脱位的典型畸形是下肢短缩,髋关节屈曲、内收、内旋畸形。

6. 答案:B

评析:根据肩关节的解剖特点,肩关节脱位最常见。

7. 答案:C

评析:肘关节脱位后需及早复位,延迟的复位会引起长期肘部肿胀和关节活动受限,还会因过度肿胀而减少前臂的血液循环,产生前臂缺血性挛缩。

8. 答案:A

评析:髋关节后脱位的典型畸形是髋关节屈曲、内收、内旋畸形。

9. 答案:C

评析:髋关节后脱位可导致股骨头缺血性坏死、髋臼缘骨折、坐骨神经损伤、股骨头骨折,但很少发生膝关节积血。

10. 答案:B

评析:搭肩试验又称为 Dugas 征,阳性是指手搭到对侧肩部,肘部不可紧贴胸部,提示有肩关节脱位。

11. 答案:A

评析:髋关节脱位复位后至少需作皮肤牵引 3 周,促进关节囊修复,防止再脱位。

12. 答案:C

评析:肘关节脱位处理不当可引起长期关节肿胀、关节活动受限、尺神经损伤、皮肤挫伤等,最严重的是前臂肿胀,导致前臂骨筋膜室综合征,引起前臂缺血性肌挛缩,严重影响患肢功能。

13. 答案:E

评析:肩关节脱位合并大结节骨折,关节脱位经手法复位后,大结节骨折也常常一并复位,大多不需要手术切开复位固定。

14. 答案:E

评析:髋关节脱位通常由较大暴力所致,临床表现为患肢缩短,髋关节屈曲、内旋、内收,可合并股骨头骨折、坐骨神经损伤。复位后必须行皮牵引或石膏固定,4 周后方可下床扶拐行走。

(二)A2 型题

1. 答案:E

评析:最可能的诊断是肘关节后脱位。诊断依据:①肘关节伸直位受伤病史;②肘关节弹性固定于半伸直位;③肘后三角关系改变。

2. 答案:C

评析:4 岁小孩前臂被牵拉后疼痛,不能活动,诊断为桡骨头半脱位。多发生在 5 岁以下的儿童,有前臂牵拉史。

3. 答案:D

评析:髋关节后脱位多发生于交通事故,当髋关节处于屈髋、屈膝、内收位时,膝关节前方暴力作用导致髋关节后脱位,髋关节呈屈曲、内收、内旋畸形。

4. 答案:E

评析:肩关节前脱位,经手法复位后固定,其肩关节固定的位置应为肩关节置于内收、内旋位,屈肘 90°。

5. 答案：D

评析：5岁男童，摔伤右肩部，伤后上肢不愿活动。如果肩部出现骨折或脱位，一般会有畸形，此病儿肩部无畸形，故首先考虑桡骨头半脱位。

6. 答案：D

评析：桡骨头半脱位除了桡骨小头压痛外，不会出现其他阳性体征。

7. 答案：D

评析：肩关节脱位造成的关节畸形为方肩畸形。

（三）A3/A4 型题

1. 答案：D

评析：髋关节后脱位多发生于交通事故，膝关节前方暴力作用导致髋关节后脱位，髋关节呈屈曲、内收、内旋畸形。

2. 答案：A

评析：坐骨神经自髋关节后方通过，其解剖位置决定了容易受损伤。

3. 答案：C

评析：Bigelow 法（旋转问号法）是髋关节脱位复位的方法之一。Hippocrates 法和 Kocher 法是用于肩关节脱位的复位法。骨牵引及皮牵引只适宜用于复位后的牵引固定。

4. 答案：D

评析：髋关节脱位经复位，4 周后方可扶双拐下地活动，3 个月后方可完全负重，过早负重会导致股骨头缺血性坏死。

5. 答案：B

评析：摔伤后右肩痛，不敢活动，右肩方肩畸形，Dugas 征阳性，为肩关节脱位的典型表现。

6. 答案：C

评析：怀疑肩关节脱位，首选检查是 X 线，肩关节正位及穿胸位可以明确诊断及移位情况。

（四）B1 型题

1. 答案：B

评析：肘关节脱位常为后脱位。

2. 答案：A

评析：肩关节脱位常为前脱位。

3. 答案：C

评析：髋关节前脱位，患肢呈外展、外旋和屈曲畸形。

4. 答案：D

评析：髋关节后脱位，患肢呈屈曲、内收、内旋、短缩畸形。

（五）X 型题

1. 答案：ABCD

评析：关节脱位的常见原因是创伤性、先天性、病理性和习惯性。

2. 答案：ACD

评析：肩关节脱位最常见的是前脱位，轻微外伤不会引起肩关节脱位，典型体征为方肩畸形和 Dugas 征阳性，治疗以手法复位为主。

3. 答案：ABCDE

评析：反复性脱位常见于肩关节，脱位未满 3 周称为新鲜脱位，肩关节脱位可合并肱骨大结节骨折,髋关节脱位复位必须在全身麻醉或椎管内麻醉下进行,桡骨头半脱位复位后不必固定。

4. 答案:CE

评析:肩关节前脱位治疗以手法复位为主,常用手牵足蹬法(Hippocrates 法)。复位后将肩关节置于内收、内旋位,屈肘 90°固定 3 周。

5. 答案:ABC

评析:髋关节后脱位易合并坐骨神经损伤,有下肢的感觉和运动功能障碍。

6. 答案:ABCD

评析:肩关节脱位可合并有肱骨外科颈骨折、臂丛神经损伤、腋动静脉损伤、肱骨大结节骨折。很少同时出现肱骨干骨折。

7. 答案:ABCE

评析:肘关节后脱位的临床表现有肘后空虚、前臂变短,可有尺神经和正中神经损伤,肘前可触及肱骨远端,前臂半屈位、弹性固定,肘后三角关系异常。

8. 答案:ABDE

评析:肩关节脱位手法复位后检查搭肩试验应为阴性,方肩畸形消失,摸不到脱位的肱骨头,X 线显示肩关节已复位。不要过度活动肩关节,以免再次出现脱位。

9. 答案:ABD

评析:髋关节后脱位可见的并发症有髋臼后缘骨折、股骨头骨折及坐骨神经损伤,股神经损伤和股动静脉损伤很少见。

二、名词解释

1. 关节脱位:构成关节的各骨关节面失去正常的对合关系,称为关节脱位。

2. 方肩畸形:肩关节脱位时,肱骨头脱出于喙突下,肩部失去浑圆的轮廓,而出现方肩畸形。

3. Dugas 征:患肢贴于胸壁时,手不能同时搭于对侧肩部,为 Dugas 征阳性。又称搭肩试验。

4. 弹性固定:关节脱位后失去正常活动的结构基础,关节不能正常对合,由于肌肉痉挛及关节囊的牵张作用很大,在这种状态下关节被动活动可感到明显的对抗弹性,不能完成关节的运动,称弹性固定。

5. 先天性脱位:胚胎发育异常致关节发育不良而发生的脱位,随着年龄增长而逐渐加重,称为先天性脱位。

6. 创伤性脱位:正常关节受到暴力作用而发生的脱位称为创伤性脱位。

7. 反复性脱位:也称习惯性脱位,创伤性脱位时,骨、关节囊和(或)韧带等结构受损,未得到有效修复,以后遇有轻微外力便可反复脱位,称为反复性脱位。

8. 病理性脱位:关节结构被病变破坏后发生的脱位称为病理性脱位。

9. 半脱位:关节丧失了一部分对合关系称为半脱位。

10. 陈旧性脱位:脱位后超过 3 周称为陈旧性脱位。

三、问答题

1. 答案要点　①按脱位原因分创伤性脱位、反复性脱位、先天性脱位、病理性脱位;②按脱位后时间分新鲜脱位（未满 3 周）、陈旧性脱位（超过 3 周）；③按关节腔是否与外界相通分闭合性脱位、开放性脱位。

2. 答案要点　①一般表现,包括局部疼痛、肿胀、淤血、关节功能丧失等;②专有体征,如畸形、关节盂空虚、弹性固定等。

3. 答案要点　肘关节脱位中最常见的类型是后脱位。

临床特点:①多数有腕掌部着地外伤史;②病人以健手托住患侧前臂,不敢活动肘部;③肘关节弹性固定于半屈曲位;④尺骨鹰嘴异常隆起,其上方可触及空虚感,肘前方可触及肱骨远端;⑤肘后三角关系异常。

4. 答案要点　肩部疼痛、肿胀、功能障碍;患肩失去圆隆外形,肩峰显著突出,肩峰下部空虚,形成平坦成角的方肩畸形;在喙突下、腋窝内或锁骨下可触及肱骨头;搭肩试验阳性,X 线检查可明确诊断。

四、病案分析

1. 答案要点

（1）最可能的诊断是肘关节后脱位。

（2）最应该做的是 X 线检查,可明确脱位情况,有无合并骨折。

（3）治疗可采取手法复位,三角巾悬吊 2~3 周,功能锻炼。

2. 答案要点

（1）首先考虑的诊断是右肩关节喙突下脱位。

（2）最应该做的是 X 线检查,可明确脱位情况,有无合并骨折。

（3）治疗方法:①手法复位,可在局麻下采用手法复位,如手牵足蹬法;②固定,一般可用胸臂绷带胶布固定或肩人字石膏固定 2~3 周;③练功活动,固定期间练习手腕和手指活动,解除固定后,逐步作肩关节各方向主动活动锻炼。

3. 答案要点

（1）诊断为右髋关节后脱位。诊断依据:①坐车时,髋关节屈髋内收位,膝关节遭受前方暴力,伤后右髋部剧痛,不能活动;②右髋关节典型的呈屈曲、内收、内旋畸形,右下肢短缩,右大转子上移,弹性固定。

（2）鉴别诊断:需与股骨颈骨折、股骨转子间骨折相鉴别。股骨颈骨折、股骨转子间骨折多为走路时滑倒,髋部着地,患肢短缩,患髋呈屈曲、内收、外旋畸形,不会呈弹性固定。

（3）进一步检查:右髋正侧位 X 线片可证实脱位,并了解脱位情况及有无合并骨折。CT 检查可更清楚的显示脱位及有无股骨头及髋臼的骨折。

（4）治疗原则:①无骨折或只有小片骨折的单纯性后脱位,应手法复位,皮牵引固定;②如髋臼后缘有大块骨折或粉碎骨折或股骨头骨折,属复杂性后脱位,目前主张早期手术治疗,切开复位与内固定。

（邓　兵）

第五十章　手外伤与断肢(指)再植

【内容要点】

一、手外伤的一般处理原则

（一）手外伤的检查和诊断

1. 皮肤损伤检查　判定伤口部位、大小、深浅、损伤性质、有无皮肤缺损及骨折。

2. 血管损伤检查　根据手指颜色、温度、指腹是否饱满、毛细血管充盈状况、血管搏动等进行判定。

3. 神经损伤检查　根据手部感觉及运动情况进行判定。

4. 肌腱损伤检查

（1）指深屈肌腱断裂时,固定患指中节,远侧指间关节不能主动屈曲。

（2）指浅屈肌腱断裂时,将患指以外的其他三个手指固定于伸直位,患指近侧指间关节不能主动屈曲。

（3）伸肌腱断裂时:①手背部断裂,掌指关节不能主动伸直;②中央腱束断裂,近侧指间关节不能主动伸直,而远侧指间关节主动伸直不受限;③两侧腱束断裂,远侧指间关节不能主动伸直。

5. 有无骨折　骨折专有体征,X 线可明确有无骨折。

（二）手外伤的治疗原则

手外伤的处理原则是早期彻底清创、正确进行深部组织修复、一期闭合伤口、合理的包扎及固定、预防感染。

1. 现场急救　止血、包扎、固定、转运。

2. 急症手术

（1）强调早期彻底清创,力争在 6~8h 内进行,清创越早,感染的机会就越少。

（2）深部组织修复:根据受伤时间和污染程度,决定一期修复或二期修复。骨折和脱位必须解剖复位,可靠固定。

（3）清创后的伤口可一期缝合。有皮肤缺损者,可进行皮肤移植。

（4）术后处理:将手固定于功能位,纱布隔开各指,暴露指尖以观察血运。需二期修复的深部组织,可在伤口愈合后 1~3 个月内进行。

二、常见的手外伤

1. 手部骨折　治疗原则为早期准确复位和牢固的固定,闭合创口,防止感染引起关节功能障碍,早期功能锻炼防止关节僵直。手部骨折可以手法复位,石膏固定,也可以切开复位克氏针或微型接骨板或螺钉固定。但末节指骨骨折不需要固定。

2. 肌腱与神经损伤 肌腱损伤除范围小于肌腱的 50% 或损伤的肌腱功能可能被其他肌腱所替代,均应予以修复。肌腱缝合后一般应固定 3~4 周,待肌腱愈合后,拆除固定,进行活动功能锻炼并辅以理疗。神经断伤,修复越早,效果越好。尽量争取一期修复,如缺乏条件可将神经断端的神经外膜固定于周围组织,伤口愈合 2~3 周后进行二期修复。

3. 手部常见开放伤

(1)刺伤可损伤深部组织并可有异物存留。

(2)切割伤创缘整齐,可伴有肌腱、血管、神经的断裂或指端缺损。可通过游离植皮、转移皮瓣、缩短指骨等修复创面。

(3)撕脱伤比较严重,皮肤的原位缝合极易坏死,往往需要通过植皮覆盖创面。

(4)挤压伤软组织损伤重,必须彻底去除失活组织,切开深筋膜减压,敷料包扎不要过紧,以防感染及肢体坏死。

三、断肢(指)再植

1. 断肢的急救 断肢保存是现场急救的关键步骤,基本原则是干燥冷藏。干燥冷藏法是指将断肢用无菌或无清洁敷料包好,放入密闭的塑料袋中,再将塑料袋置于盛放冰块的容器内,断肢不能与冰块直接接触,不能用任何液体浸泡。

2. 断肢再植的适应证 主要看肢体局部损伤情况。

(1)切割性损伤是再植的主要适应证。

(2)碾压性损伤需将肢体缩短,但对保留肢体功能仍很有意义。

(3)撕脱性损伤选择手术时要慎重。

3. 断肢再植的目的 不应加重病情,不会带来并发症,应有较高的成功率,再植后肢体应有一定的功能。手术时应综合考虑诸多因素,若病人全身情况不好,断肢损伤严重或保存不好,病人不能配合治疗及无再植要求,则不应手术。

4. 再植的手术原则 手术时机越早越好。手术应按照一定的顺序进行,包括彻底清创、固定骨折、缝合肌腱、吻合血管、缝合神经、闭合伤口。

5. 术后处理

(1)观察全身状态,必要时应及时截除再植肢体。

(2)观察及处理血管危象。

(3)防止血管痉挛及血栓形成。

(4)应用抗生素预防感染。

【练习题】

一、选择题

(一)A1 型题

1. 手部伤口的处理原则是清创越早越好,一般认为最好在伤后几小时内进行

  A. 6~8h   B. 8~10h   C. 10~12h

D. 12~14h　　　　　　　E. 14~24h

2. 单纯指深屈肌腱断裂后,可发生
   A. 手指过伸畸形　　　　B. 锤状指畸形　　　　C. 手指的伸屈功能丧失
   D. 手指屈曲功能丧失　　E. 手指末节不能主动屈曲

3. 手外伤处理最基本的要求是
   A. 骨折的解剖复位　　　B. 神经的一期修复　　　C. 肌腱一期缝合
   D. 彻底清创　　　　　　E. 应用抗生素

4. 下列关于断肢再植的说法,错误的是
   A. 病人全身情况必须良好
   B. 血管危象的原因多为血管痉挛或血栓形成
   C. 必要时应及时截除再植肢体
   D. 对精神病病人也要积极进行断肢再植
   E. 再植时限一般在 6~8h

5. 断肢的现场处理和保存,错误的是
   A. 将断肢用清洁布类包好
   B. 为迅速降温,将断肢浸泡于冰水里
   C. 拆开机器取出夹在其中的断肢
   D. 现场无须对断肢进行清洗及消毒
   E. 若能很快到达医院,则断肢无须任何处理

6. 下列对手外伤术后固定各关节的角度的描述,正确的是
   A. 腕关节功能位、掌指关节屈曲位、指间关节微屈曲位
   B. 腕关节功能位、掌指关节微屈曲位、指间关节屈曲位
   C. 腕关节功能位、掌指关节微屈曲位、指间关节微屈曲位
   D. 腕关节休息位、掌指关节屈曲位、指间关节微屈曲位
   E. 腕关节休息位、掌指关节微屈曲位、指间关节微屈曲位

7. 断肢再植术后血管危象最常见于术后的
   A. 24h 内　　　　　　　B. 36h 内　　　　　　　C. 48h 内
   D. 60h 内　　　　　　　E. 72h 内

8. 下列对断指再植术后包扎的描述,正确的是
   A. 使用凉盐水擦洗血迹　　　　　B. 包扎时为保暖应不露手指
   C. 多层松软敷料包扎　　　　　　D. 固定时应用石膏超过肘关节
   E. 包扎时应适当加压

（二）A2 型题

1. 病人,男,28 岁。左手掌部被玻璃割伤就诊。检查示指可主动屈伸,固定示指中节,远侧指间关节不能屈曲。最可能的诊断是
   A. 示指伸指肌腱断裂　　　　　　B. 示指神经损伤
   C. 示指屈指浅肌腱断裂　　　　　D. 示指屈指深肌腱断裂
   E. 示指屈指深浅肌腱均断裂

2. 病人,80 岁,左环指末节离断伤并环指掌侧有纵行长约 6cm 的皮肤裂伤,考虑治疗方法是

    A. 指骨缩短,掌侧面皮肤裂伤直接缝合

    B. 环指残端做邻指皮瓣掌侧面皮肤缝合

    C. 环指残端做中厚植皮,掌侧面皮肤直接缝合

    D. 缩短指骨缝合伤口,掌侧面伤口做 Z 字成形缝合

    E. 换药待其自然愈合

  3. 病人,女,35 岁。右手切割伤后 5h。查体:右手掌 4cm 长裂口,内有肌腱断端外露。X 线检查未见骨折。处理原则不正确的是

    A. 肌内注射破伤风抗毒素   B. 包扎止血,减少污染

    C. 伤后 12h 内行清创缝合术   D. 止血带缚在上臂上 1/3 处止血

    E. 若伤口污染严重,二期修复肌腱

  4. 切纸工人在工厂不慎将右拇指切断,工厂距医院较远,如注意保存,再植时限最长不超过

    A. 6~8h   B. 9~12h   C. 12~14h

    D. 15~17h   E. 18~20h

  5. 病人,男,25 岁,木工。右手拇指指腹被电刨割伤,软组织缺损 1cm×2cm,屈拇肌腱外露。处理的最佳方案是

    A. 游离植皮   B. 缩短指骨缝合   C. 转移皮瓣

    D. 直接缝合   E. Z 字改形术

(三) A3/A4 型题

(1~4 题共用题干)

  青年病人,入院前 6h 左肱骨中段被机器绞伤,致上臂仅后侧有宽 5cm 的皮肤相连,该皮肤有较重的挫伤,其余组织完全离断。

  1. 该病人应诊断为

    A. 左肱骨严重的开放性骨折   B. 左上臂完全离断伤

    C. 左上臂不完全离断伤   D. 左肱骨开放性骨折伴血管损伤

    E. 左肱骨开放性骨折伴神经损伤

  2. 该病人的治疗方案应选择

    A. 清创术,左肱骨内固定术

    B. 清创后,左肱骨内固定术,修复损伤血管

    C. 清创后,左肱骨内固定术,修复损伤神经

    D. 断肢再植术

    E. 清创后,残端缝合

  3. [假设条件]该病人术后 20h 发现患手轻度肿胀,指甲发绀,毛细血管反应存在,针刺指尖部先流出暗紫色血液,随之有鲜红的血液溢出,皮温较健侧高 0.5℃。其原因可能是

    A. 静脉栓塞或痉挛   B. 动脉栓塞或痉挛   C. 动、静脉栓塞或痉挛

    D. 属正常现象   E. 创口部有活动性出血

  4. 此时对该病人应采取的处理是

    A. 解除压迫因素后,采用血管解痉措施,短期观察后不见好转,手术治疗

    B. 选用有效的抗生素

    C. 理疗,抬高患肢

D. 拆除缝线,止血

E. 手术切开,取动静脉血栓

(四)X 型题

1. 下列方法中,能判断手外伤撕脱皮肤活力的是

　　A. 皮肤的颜色和温度　　　　　　　B. 毛细血管回流试验

　　C. 皮瓣的颜色、大小和长宽比例　　D. 皮瓣的方向

　　E. 皮肤边缘出血状况

2. 在手外伤的现场急救中,正确的是

　　A. 立即用清洁水将创面冲洗干净　　B. 创面不用冲洗与涂药

　　C. 用加压包扎的方式止血　　　　　D. 若缚止血带,应缚于上臂上 1/3 处

　　E. 若缚止血带,应缚于上臂下 1/3 处

3. 断肢不宜再植的情况是

　　A. 患严重慢性疾病　　　　　　　　B. 断肢软组织损伤严重

　　C. 断肢主要神经撕脱　　　　　　　D. 断肢的断面有污染

　　E. 断肢伴有烧伤

二、名词解释

1. 不完全性断肢

2. Bennett 骨折

三、问答题

1. 手外伤现场急救的目的是什么?

2. 手部撕脱伤的处理原则是什么?

3. 试述断肢再植的适应证。

四、病案分析

病人,男,30 岁。左手卷入水泥搅拌机内,手背伤口出血 1h 来院。查体:左手背皮肤大部缺失,深筋膜层裸露,手指活动无明显异常。X 线片显示左手未见骨折与脱位。

问题:

(1)如何判断该病人患肢血管损伤情况?

(2)如果其指端血运好,其治疗原则是什么?

【答案及评析】

一、选择题

(一)A1 型题

1. 答案:A

评析:在 6~8h 内伤口只是污染状态,细菌尚未来得及繁殖,此时清创感染机会少,恢复效果好。

2. 答案：E

评析：指深屈肌腱断裂时,固定患指中节,远侧指间关节不能主动屈曲。

3. 答案：D

评析：手外伤骨折应复位及固定,肌腱及神经均应修复,也应预防感染,但彻底清创保证手的存活最为关键。

4. 答案：D

评析：病人精神不正常,不能配合治疗及本人无再植要求者不宜行再植手术。

5. 答案：B

评析：断肢既不能直接与冰块接触,也不能用任何液体浸泡。

6. 答案：A

评析：略。

7. 答案：C

评析：血管危象多发生在术后48h内,将危及再植肢体的成活,需要及时发现和处理。

8. 答案：C

评析：包扎时用多层松软敷料包扎,纱布将手指隔开,露出指端,以便观察血运。

（二）A2 型题

1. 答案：D

评析：屈指浅肌腱的附着点在中节指骨的基底部,可牵动手指的大部分活动。而屈指深肌腱附着于末节指骨的基底部,其断裂将不能使末节指间关节屈曲。

2. 答案：D

评析：80 岁老人,左环指（非重要手指）末节离断,可短缩指骨缝合伤口。环指掌面有6cm 长伤口,肯定越过指间关节,不应直接缝合,应做 Z 字成形缝合,防止愈合后瘢痕挛缩影响手指屈伸功能。另外与皮纹垂直或平行指蹼的伤口也应做 Z 字成形缝合。

3. 答案：C

评析：手外伤的现场急救包括止血、包扎和局部固定。止血包扎可防止创口进一步被污染,对于大血管损伤可采用止血带止血,一般缚于上臂上 1/3 处,注意标明止血带时间,注意按时放松。

治疗原则：首先要尽早清创,一般应争取在伤后 6~8h 内进行,伤后超过 12h,伤口污染严重,组织损伤广泛者,可仅做清创后闭合伤口,待伤口愈合后再进行二期修复,术后应用破伤风抗毒血清及抗生素预防感染。

4. 答案：C

评析：再植时限原则上是越早越好,应分秒必争。一般以 6~8h 为限,如伤后早期开始冷藏保存,可适当延长。断肢再植可延长至 12~14h。上臂和大腿离断,时限宜严格控制。

5. 答案：C

评析：选择转移皮瓣能较好覆盖创面,保留拇指长度。

（三）A3/A4 型题

1. 答案：B

2. 答案：D

3. 答案：A

4. 答案：A

评析:该病人应该诊断为左上臂完全离断伤。凡完全不相连或只有极少组织相连且清创手术时必须切去的为完全离断。如有 2/3 以上软组织相连,主要血管断裂不修复血管肢体不能存活者为不完全断肢。

断肢再植时限一般为 6~8h,该病人已 6h,断肢因有 5cm 相连而未冷藏保存,上臂中段离断软组织较多,离断后产生的有毒物质也多,再植后全身毒性反应可能较严重。切割伤断面整齐、污染轻,再植存活率高;碾压伤切除受伤严重的碾压部分后,肢体虽有短缩,但创口整齐,存活率也高。该病人为机器绞伤,属撕裂伤,损伤广泛,血管神经肌腱在不同平面撕脱断裂,手术复杂,成功率和功能恢复均差。但病人年轻,又是上肢,还应该选择断肢再植术。

该病人术后 20h,出现题中所述表现,应考虑静脉回流受阻,可能是受压痉挛或栓塞。此时应立即解开敷料,解除一切压迫因素,采用血管解痉措施,短期观察后,如不好转,则多为血管栓塞,立即手术治疗。

(四)X 型题

1. 答案:ABCDE

评析:根据手指的颜色、温度、指腹是否饱满、毛细血管充盈状况、血管搏动及有无活动性出血等情况,判定有否血管损伤。

2. 答案:BCD

评析:手外伤现场急救的目的是止血、防止伤口继续污染和加重损伤、迅速转运。不需要冲洗创面,局部加压包扎一般都能达到较好的止血效果,只有合并大血管损伤才需要缚止血带,应缚在上臂上 1/3 处。

3. 答案:ABCE

评析:患较严重的全身慢性疾病,不能耐受长时间手术,或软组织损伤严重、血管床破坏严重,血管、神经、肌腱高位撕脱者及断肢伴有烧伤、冻伤或化学烧伤者不宜进行断肢再植。

二、名词解释

1. 不完全性断肢:肢体骨折或脱位伴 2/3 以上软组织断离,主要血管断裂,不修复血管远端肢体将发生坏死的称为不完全性断肢。

2. Bennett 骨折:第一掌骨基底部骨折,多可手法复位,拇指外展位石膏外固定 4~6 周。也可经皮穿克氏针内固定,加石膏外固定,或用钢板、螺钉内固定,便于早期功能锻炼。

三、问答题

1. 答案要点 手外伤现场急救的目的是止血、减少伤口污染、防止加重损伤、迅速转运,为下一步治疗创造机会。

2. 答案要点 手的撕脱伤比较严重,皮肤的原位缝合极易坏死,往往需要通过植皮覆盖创面。若撕脱的皮肤无明显挫伤,可将其修剪成中厚皮片进行移植,否则需另取中厚皮片游离移植。损伤严重者可用皮瓣修复创面。

3. 答案要点 断肢再植主要看肢体局部损伤情况。①切割性损伤是再植的主要适应证;②碾压性损伤需将肢体缩短,但对保留肢体功能仍很有意义;③撕脱性损伤选择手术时要慎重。

四、病案分析

答案要点

（1）根据手指的颜色、温度、指腹是否饱满、毛细血管充盈状况、血管搏动及有无活动性出血等情况，判定有无血管损伤。

（2）治疗原则：应立即清创，中厚皮片游离植皮覆盖创面，打包加压包扎，左手固定于功能位 3 周，观察血运，预防感染，及时功能锻炼。

（范晓飞）

【内容要点】

一、概述

1. 周围神经损伤的分类

（1）神经传导功能障碍：神经暂时失去传导功能，组织结构无明显改变。多在数日至数周内恢复，不留下后遗症。

（2）神经轴突断裂：轴突断裂，远端发生 Waller 变性，但神经内膜管完整。多能自行恢复功能。

（3）神经断裂：神经完全断裂，需手术修复方能恢复功能。

2. 神经损伤的临床表现及诊断

（1）临床表现：有运动、感觉和自主神经功能障碍。损伤神经所支配的肌肉呈弛缓性瘫痪，自主运动、肌张力及反射消失；皮肤感觉消失或减弱；支配区皮肤早期潮红、皮温增高，后期出现温度降低、苍白、萎缩发亮、变薄、无汗等现象。

（2）神经干叩击试验（Tinel 征）：当再生的神经轴突未形成髓鞘时，外界叩击可产生疼痛或放射痛。Tinel 征既可帮助判断神经损伤的部位，又可作为检查神经修复后再生神经纤维的生长情况。

（3）神经电生理检查：利用电刺激观察受损神经所支配肌肉的电反应情况，帮助判断神经损伤部位及程度。

3. 神经损伤的治疗

（1）非手术治疗：包括针灸、理疗、运动疗法、电刺激及神经营养药物治疗等，主要适用于神经传导功能障碍及神经轴突断裂者。

（2）手术治疗：适用于开放性神经损伤、神经粘连、神经缺损。常用神经修复方法有神经缝合术、神经移植术、神经松解术、神经移位术。

二、上肢神经损伤

1. 臂丛神经损伤　上臂丛神经损伤主要表现为肩外展、屈肘功能障碍，颈 5、颈 6 支配区皮肤感觉减退或消失；下臂丛神经损伤后表现为手指不能伸屈，手内在肌麻痹，而肩、肘、腕关节活动基本正常，颈 8、胸 1 支配区皮肤感觉减退或消失；全臂丛损伤表现为患肢除上臂内侧感觉正常外，其余所有感觉、运动功能完全丧失。腋神经、肌皮神经、桡神经、正中神经、尺神经中任何两根神经的组合损伤，或其中一根神经加前臂内侧皮神经的损伤，用其他部位损伤不能解释者,即可诊断为臂丛神经损伤。

2. 正中神经损伤 正中神经损伤分为高位(肘上)和低位(腕部)损伤。损伤在腕部,则前臂肌运动正常,拇指外展、对掌及桡侧三个半指感觉障碍,特别是示指、中指远节感觉消失。肘上损伤除上述表现外,还可出现拇指、示指、中指不能屈曲。

3. 尺神经损伤 尺神经易在腕部和肘部损伤。腕部损伤表现为环指、小指爪形手畸形,手指外展、内收障碍,夹纸试验阳性,手掌尺侧半及尺侧一个半手指感觉障碍,特别是小指感觉障碍。肘上损伤除上述表现外,另有环指、小指末节屈曲障碍。

4. 桡神经损伤 肘上损伤,主要表现为垂腕、垂拇、垂指畸形,桡侧三个半手指背侧皮肤,特别是手背虎口处感觉障碍。前臂桡神经深支损伤,表现为垂拇、垂指畸形和手部感觉障碍,腕背伸功能正常。

三、下肢神经损伤

1. 坐骨神经损伤 坐骨神经在股后中、下部损伤可出现踝关节和足趾关节运动功能障碍,呈足下垂畸形,小腿外侧及足部感觉消失。坐骨神经髋部损伤除上述症状外,还伴有膝关节屈曲功能障碍。

2. 腓总神经损伤 腓总神经损伤后出现足背屈、外翻及伸趾、伸踇功能障碍,呈足内翻、下垂畸形,小腿前外侧和足背前内侧感觉障碍。

3. 胫神经损伤 胫神经损伤后足跖屈、内收、内翻、足趾跖屈、外展和内收功能障碍,小腿后侧、足底及足背外侧感觉障碍。

【练习题】

一、选择题

(一)A1 型题

1. 桡神经肘下损伤最主要的一个临床表现是

    A. 不能主动伸掌指关节　　B. 不能主动伸指间关节　　　C. 手腕下垂

    D. 手背尺侧感觉消失　　E. 拇指对掌障碍

2. 闭合性神经损伤的处理原则是

    A. 确诊后立即手术探查　　　　　　B. 观察时间一般不超过 3 个月

    C. 只要有恢复,就保守治疗　　　　D. 至少要观察半年

    E. 不需要手术治疗

3. 关于神经轴突断裂,不正确的是

    A. 神经内膜管完整　　　　　　　　B. 一定要手术治疗才能恢复

    C. 该神经支配的运动、感觉功能丧失　　D. 伤后神经远端发生 Waller 变性

    E. 大多数不需要手术治疗可以恢复

(二)A2 型题

1. 病人,男,22 岁,与人打架时棍棒打击左上臂,伤后出现腕下垂,此时最可能发生了

    A. 左锁骨骨折　　　　　　B. 左桡骨骨折　　　　　　C. 左肱骨颈骨折

    D. 左肱骨干骨折　　　　　E. 左肱骨髁上骨折

2. 病人,男,35 岁,农民,在割草时不慎将左手腕部割伤,伤口愈合后渐出现左手指爪形畸形,手内在肌明显萎缩,所有手指感觉消失,对掌功能丧失,最可能的诊断是

    A. 桡神经损伤　　　　　　　　　　　B. 正中神经损伤

    C. 尺神经损伤　　　　　　　　　　　D. 尺神经、正中神经联合伤

    E. 桡神经、正中神经联合伤

（三）A3/A4 型题

（1~2 题共用题干）

病人,男,19 岁。与人打架时,右大腿中段后侧被刀刺伤,跛行 3 个月,考虑为神经损伤。

1. 下列体征中,与该病人情况不相符的是

    A. 右小腿内侧皮肤感觉消失　　　　　B. 右足底感觉消失

    C. 右侧主动伸膝正常　　　　　　　　D. 巴宾斯基征（－）

    E. 右足下垂

2. 该病人最可能的诊断是

    A. 闭孔神经损伤　　　　B. 股神经损伤　　　　C. 坐骨神经损伤

    D. 隐神经损伤　　　　　E. 股外侧皮神经损伤

二、名词解释

1. 神经传导功能障碍

2. 神经轴索中断

3. 神经断裂

4. Tinel 征（神经干叩击试验）

三、问答题

神经损伤常用的修复方法有哪些?

【答案及评析】

一、选择题

（一）A1 型题

1. 答案: A

评析: 肘下桡神经主要支配伸指肌,其功能为伸掌指关节,而伸指间关节主要是手内在肌的功能。只有损伤平面在肘关节以上时才出现腕下垂。手背尺侧感觉消失是尺神经损伤的表现,拇指不能对掌提示正中神经损伤。

2. 答案: B

评析: 对于闭合性神经损伤,可以先观察一段时间,一般不超过 3 个月,如无神经功能恢复表现或主要功能无恢复者,要积极进行手术探查。观察期间需配合药物、物理治疗及功能锻炼。

3. 答案: B

评析: 神经轴突断裂时神经内膜管保持完整,伤后神经远端发生 Waller 变性,该神经支配

的运动、感觉功能丧失,大多数不需要手术治疗能恢复。

（二）A2 型题

1. 答案:D

评析:桡神经从上臂内侧绕过肱骨后方桡神经沟转向臂外侧,肱骨干骨折时易并发桡神经损伤,出现肘上桡神经损伤的症状,即垂腕、垂指畸形。

2. 答案:D

评析:手内在肌分为骨间肌、蚓状肌及大、小鱼际肌,分别由正中神经及尺神经支配。对掌功能障碍,主要是由正中神经支配的拇指对掌肌麻痹所致。而骨间肌由尺神经支配,损伤后出现萎缩。因此该病人存在正中神经与尺神经联合伤。

（三）A3/A4 型题

1. 答案:A

评析:大腿中段后部损伤,不能出现右小腿前内侧皮肤感觉消失,伸膝不受影响,巴宾斯基征阳性反映锥体束有损伤。

2. 答案:C

评析:坐骨神经损伤后出现膝关节屈曲障碍,小腿及足部所有肌瘫痪,足下垂,小腿后外侧和足部感觉消失。

二、名词解释

1. 神经传导功能障碍:神经暂时失去传导功能,神经不发生退行性变。临床表现为运动障碍明显而无肌萎缩,痛觉迟钝而不消失。数日或数周内功能可自行恢复,不留后遗症。

2. 神经轴索中断:神经受钝性损伤或持续性压迫,轴索断裂致远端的轴索和髓鞘发生变性,神经内膜管完整,轴索可沿施万鞘管长入末梢。临床表现为该神经分布区运动功能丧失、肌萎缩和神经营养性改变,但多能自行恢复。严重者,神经内瘢痕形成,需行神经松解术。

3. 神经断裂:神经完全断裂,功能完全丧失,需经手术修复,方能恢复功能。

4. Tinel 征（神经干叩击试验）:Tinel 征是检查神经再生的一种简单方法。当神经轴突再生、尚未形成髓鞘之前,对外界的叩击可能出现疼痛、放射痛和过电感的过敏现象。沿修复的神经干叩击,到达神经轴突再生的前缘为止,病人即有上述感觉。定期重复此检查,可了解神经再生的进度。

三、问答题

答案要点

①神经缝合术:适用于神经断裂伤;切除两断端挫伤段或瘢痕后,精确对合断端,在没有张力的情况下进行缝合,缝合方法有神经外膜缝合和束膜缝合两种。②神经移植术:适用于神经缺损较长无法直接缝合时,常选用自体腓肠神经游离移植;近年来在修复较长神经缺损时采用吻合血管的神经移植,如小隐静脉蒂腓肠神经移植。③神经松解术:适用于神经受挫伤或慢性磨损,使神经与周围组织粘连或神经内瘢痕形成;手术是将神经从瘢痕组织中解放出来,恢复其传导功能。④神经移位术:神经近端毁损性损伤,无法修复者,将另一根不重要的神经切断,其近端移位到近端毁损的神经远端,以恢复较重要的神经功能。如可采用膈神经、副神经、肋间神经移位术治疗臂丛神经根性撕脱伤。

（胡宝友）

第五十二章 骨与关节感染

【内容要点】

一、急性化脓性骨髓炎

1. 病因

（1）病原菌：以金黄色葡萄球菌为最多，偶尔为链球菌和大肠杆菌。

（2）感染途径：血源性、创伤性、蔓延性。

2. 病理　早期以骨质破坏和坏死为主，后期以新生骨形成为主。

（1）脓肿的蔓延途径：①脓肿向骨髓腔蔓延；②骨膜下脓肿形成；③穿入关节引起化脓性关节炎。

（2）急性骨髓炎的转归：①炎症消退，病变吸收而痊愈；②发生严重的败血症或脓毒血症而危及生命；③转为慢性化脓性骨髓炎。

3. 临床表现及诊断

（1）全身毒血症状。

（2）局部剧烈疼痛或搏动性疼痛。

（3）早期血培养阳性率较高。作细菌培养及药物敏感试验，以便及时选用有效药物。血液白细胞总数升高，血沉增高，C 反应蛋白升高。

（4）局部分层穿刺，涂片检查可明确诊断。

（5）X 线检查：发病早期（2 周内）无明显异常。

（6）MRI 检查：具有早期诊断价值，可早期发现骨内病灶。

（7）骨扫描对早期诊断骨髓炎有重要价值。

4. 鉴别诊断及并发症

（1）鉴别诊断：软组织炎症、急性化脓性关节炎、风湿性关节炎、尤因（Ewing）肉瘤。

（2）常见的并发症：化脓性关节炎、病理性骨折、肢体生长障碍、关节挛缩及强直。

5. 治疗

（1）全身支持治疗。

（2）药物治疗。

（3）局部治疗。

（4）手术治疗。

二、慢性化脓性骨髓炎

1. 病因及病理变化

（1）病因：①在急性期未能及时治疗，病情发展的结果；②有大量死骨形成；③有异物和死腔存在；④局部广泛瘢痕组织及窦道形成；⑤血循环不佳。

（2）病理变化：①包壳形成；②慢性局限性骨脓肿形成；③硬化性骨髓炎形成。

2. 临床表现及诊断

（1）全身症状不明显，局部引流不畅，可有全身症状。

（2）局部肿胀、疼痛和压痛。窦道形成。

（3）X线及CT等检查：对本病的病理类型、病变类型及程度的判断均有意义。

3. 治疗

（1）彻底清除病灶，摘除死骨，清除增生的瘢痕和肉芽组织，消灭死腔，改善局部循环。

（2）手术适应证及禁忌证：凡有死骨、死腔、窦道，有足够新骨形成包壳，能支持肢体发挥功能者，均应手术治疗；在急性发作期和大块死骨形成而包壳形成未充分时应行保守治疗。

（3）手术方法

1）病灶清除、滴注引流术。

2）消灭死腔的手术：①碟形手术；②肌瓣填塞；③闭式灌洗；④庆大霉素－骨水泥珠链填塞和二期植骨。

3）伤口的闭合。

三、化脓性关节炎

1. 病因

（1）致病菌：多为金黄色葡萄球菌，其次为溶血性链球菌、肺炎球菌和大肠杆菌等。

（2）感染途径：血源性、外伤性、邻近感染灶蔓延、医源性。

2. 病理 ①浆液性渗出期；②浆液纤维蛋白性渗出期；③脓性渗出期。

3. 临床表现及诊断

（1）菌血症表现。

（2）关节有红、肿、热、痛。可继发关节挛缩、关节半脱位或脱位。

（3）关节穿刺液检查是确诊和选择治疗方法的重要手段。

（4）血常规见白细胞计数增高，中性粒细胞增多；血培养可为阳性。

（5）X线检查：早期关节肿胀、积液，关节间隙增宽，稍晚骨质疏松脱钙，关节间隙变窄；晚期有增生和硬化，关节间隙消失。

4. 治疗

（1）全身支持疗法和药物治疗。

（2）局部治疗

1）急性期治疗：①制动；②关节腔内注射；③关节镜治疗；④关节腔持续性灌洗；⑤关节切开引流术。

2）恢复期治疗：①肌肉收缩及自主关节活动；②关节畸形，应用牵引逐步纠正。

3）后遗症的治疗：行手术治疗。

【练习题】

一、选择题

（一）A1 型题

1. 急性血源性骨髓炎，在 X 线片上最早出现异常的时间为起病后
   A. 1 周 　　　　　　 B. 2 周 　　　　　　 C. 3 周
   D. 1 个月 　　　　　 E. 2 个月

2. 急性骨髓炎，骨膜下穿刺抽出脓液后，最重要的治疗是
   A. 联合应用大剂量有效抗生素 　　　 B. 局部石膏托固定
   C. 骨皮质局部钻孔或 "开窗" 引流 　　 D. 用清热解毒中药
   E. 降温，补液，少量多次输血

3. 下列不属于化脓性关节炎早期表现的是
   A. 关节处疼痛，轻微活动即引起剧痛 　　 B. 畏寒、高热、全身不适等中毒症状
   C. 关节肿胀及关节腔内积液 　　　　　　 D. 患病关节常呈半屈状态
   E. X 线片可见关节间隙变窄，骨面毛糙

4. 对急性骨髓炎早期确诊最有意义的是
   A. 起病急骤，全身中毒症状明显 　　 B. 干骺端持续剧痛及深压痛
   C. 白细胞、中性粒细胞计数增多 　　 D. 局部分层穿刺液检查
   E. X 线检查

5. 膝关节化脓性关节炎时，防止关节内粘连、关节强直最重要的措施是
   A. 早期诊断，早期治疗，急性炎症消退后即做主动运动
   B. 局部治疗结束后早期开始功能锻炼
   C. 局部治疗前避免负重，制动
   D. 早期切开引流
   E. 早期关节内注射抗生素

6. 急性骨髓炎转为慢性骨髓炎的主要原因是
   A. 机体抵抗能力低下 　　 B. 局部血运差 　　　 C. 患肢固定时间短
   D. 细菌毒力强 　　　　　 E. 未能早期诊断、早期治疗

7. 急性化脓性骨髓炎最常见的感染途径是
   A. 血源性感染 　　　　 B. 骨折切开复位、内固定 　 C. 邻近软组织感染蔓延
   D. 开放性骨折 　　　　 E. 淋巴循环播散

8. 急性血源性骨髓炎在出现 X 线改变后全身及局部症状消失，抗生素应继续应用至少
   A. 1~2 周 　　　　　　 B. 1~3 周 　　　　　　 C. 2~3 周
   D. 3~6 周 　　　　　　 E. 6~7 周

9. 下列可诊断为慢性骨髓炎的是
   A. 急性骨髓炎消退后 1 周
   B. 急性骨髓炎消退后 2 周
   C. 急性骨髓炎消退后 3 周

D. 急性骨髓炎消退后 4 周

E. 急性骨髓炎消退后,有死骨、窦道或死腔形成

10. 急性化脓性骨髓炎的病理特点为

  A. 死骨形成为主   B. 骨质增生为主

  C. 大量脓液形成   D. 骨质增生与骨质破坏同时存在

  E. 骨质破坏与坏死为主

11. 慢性骨髓炎的手术指征是

  A. 有死骨形成,有死腔及窦道流脓者   B. 有大量骨膜反应

  C. 反复发热   D. 局部骨质硬化

  E. 局部肿胀明显

12. 小儿急性化脓性骨髓炎,脓液进入关节腔继发化脓性关节炎,最易发生在

  A. 肩关节   B. 肘关节   C. 腕关节

  D. 膝关节   E. 髋关节

13. 急性血源性骨髓炎最常发生于

  A. 颅骨   B. 肱骨远端、尺骨近端   C. 髂骨

  D. 股骨远端、胫骨近端   E. 手部短管骨

14. 化脓性关节炎最常发生于

  A. 肩、肘关节   B. 肘、腕关节   C. 腕、髋关节

  D. 髋、膝关节   E. 肘、踝关节

15. 早期诊断化脓性关节炎最有价值的方法是

  A. 临床体格检查   B. CT   C. 关节穿刺

  D. X 线拍片检查   E. 血液化验检查

（二）A2 型题

1. 病人,女,38 岁。左小腿上段窦道周围红肿流脓、有时排出碎骨块 9 年。近半个月发热,窦道周围红肿、流脓。X 线片示胫骨上段增粗、见死骨块,周围有新生骨。目前最佳治疗是

  A. 穿刺抽脓,药物注入   B. 抗感染治疗

  C. 病灶清除加植骨   D. 抗生素加局部切开引流

  E. 死骨摘除术

2. 病儿,男,8 岁。患急性化脓性骨髓炎已 3 个月,胫骨中上段有 4cm 长整段死骨,周围少许包壳,有瘘道流脓。近 3d 脓少,体温 39.0℃,局部红肿。目前不宜采用的治疗方法是

  A. 大量抗生素静脉滴注   B. 手术取出死骨

  C. 切开引流   D. 少量输血

  E. 局部固定

3. 病儿,10 岁,胫骨中上段慢性骨髓炎。一般情况好,体温不高,局部有流脓窦道。X 线片示 4cm 长整段死骨,周围有不连续包壳。当前应采取的主要治疗是

  A. 手术摘除死骨,肌瓣填塞消灭死腔

  B. 手术摘除死骨,填入庆大霉素珠链,3 周后取出,松质骨植入

  C. 手术摘除死骨,植入细塑料管,每日经管滴入抗生素

  D. 患肢长腿石膏管型固定,开窗换药

  E. 局部换药,保持引流通畅

4. 病儿,男,10 岁。左大腿下段剧痛伴高热 4d。发病前有扁桃腺炎,体温 39~41℃,寒战、头痛,食欲低下。查体:左大腿下段肿胀,皮温高,深压痛,下肢活动时疼痛加剧。血常规检查:白细胞总数 18×10^9/L,中性粒细胞 85%,淋巴细胞 15%。为尽早确诊,进一步检查应选择

    A. 局部 B 超　　　　　　B. X 线摄片　　　　　　C. CT 扫描

    D. 膝关节穿刺　　　　　E. 局部分层穿刺

5. 病人,男,35 岁。左股骨上段骨髓炎 9 年,局部窦道,反复流脓排碎骨片。X 线摄片示左股骨上段增粗,有死骨及死腔。治疗时除应用抗菌药物外,还应考虑

    A. 穿刺抽脓　　　　　　B. 切开引流术　　　　　C. 死骨摘除术

    D. 窦道切除　　　　　　E. 病灶清除术

(三)B1 型题

(1~3 题共用备选答案)

    A. 破坏与坏死为主

    B. 反应性新骨形成

    C. 骨膜反应

    D. 骨膜下脓肿

    E. 死骨、窦道、死腔形成

1. 符合急性血源性骨髓炎早期变化的是

2. 符合急性血源性骨髓炎后期变化的是

3. 符合慢性骨髓炎表现的是

(4~5 题共用备选答案)

    A. 金黄色葡萄球菌

    B. 表皮葡萄球菌

    C. 溶血性链球菌

    D. 大肠杆菌

    E. 铜绿假单胞菌

4. 急性血源性骨髓炎的主要致病菌是

5. 慢性血源性骨髓炎的主要致病菌是

(四)X 型题

1. 小儿化脓性骨髓炎的病变常累及

    A. 骨髓　　　　　　　　B. 骨松质　　　　　　　C. 骨膜

    D. 骨骺板　　　　　　　E. 骨密质

2. 慢性骨髓炎的手术指征是

    A. 窦道流脓者　　　　　　　　　　B. 慢性骨髓炎急性发作

    C. 有死骨形成,有死腔　　　　　　D. X 线示有虫蛀状骨破坏与骨质稀疏

    E. 有层状骨膜反应

3. 关于急性化脓性骨髓炎的发病,不正确的是

    A. 最常见的致病菌是乙型链球菌　　B. 主要的感染途径是淋巴系统

    C. 主要的感染途径是经血液循环　　D. 老年人抵抗力弱,最易发病

    E. 儿童长骨干骺端为好发部位

4. 急性骨髓炎早期诊断依据包括

A. 起病急,高热,有深压痛　　　　　　B. 患部持续性疼痛,不敢活动

C. X线片显示骨膜反应　　　　　　　　D. 局部肿胀不明显,皮温高

E. 血培养阳性

二、名词解释

1. 局限性骨脓肿

2. 硬化性骨髓炎

3. 包壳

三、问答题

1. 简述慢性化脓性骨髓炎的发病原因。

2. 简述慢性骨髓炎的治疗原则。

3. 简述慢性骨髓炎的手术适应证。

4. 简述急性化脓性关节炎的治疗原则。

四、病案分析

1. 病儿,男,5岁,因体温40℃,右膝关节肿痛入院。脉搏130次/min,右膝肿胀半屈曲位,有积液,触痛严重。

问题:对该病儿应如何进行诊断及治疗?

2. 病儿,男,6岁,无明显原因出现右小腿上部疼痛伴高热3d,难以行走。在家中口服消炎药物治疗,疗效不佳。半月前有"急性扁桃体炎"史,口服消炎药后症状缓解。查体:精神萎靡,体温39.2℃,右胫骨上端红、肿、热,局部压痛明显,肿胀不明显,膝关节呈屈曲位,伸直时疼痛加重。X线片未见异常。

问题:

(1)该病儿首先应考虑的诊断是什么?

(2)应与哪些疾病进行鉴别诊断? 为了明确诊断,还应行哪些检查?

(3)对该病儿应如何治疗,治疗关键应注意什么?

【答案及评析】

一、选择题

(一)A1型题

1. 答案:B

评析:急性血源性骨髓炎X线片在起病2周内常无明显异常,2周后,可见骨皮质有虫蛀样散在性破坏,并有骨膜增生。

2. 答案:C

评析:化脓性感染,一旦形成脓肿,无论发生在身体何处,切开引流是最有效、最重要的治疗措施,也是治疗外科感染的一条原则;急性骨髓炎、骨膜下脓肿的治疗,也同样遵守这一原则,只有尽早引流减压,才能减少毒素吸收,防止感染扩大和减少骨坏死。早期通畅引流对避

免急性骨髓炎转变为慢性骨髓炎也有十分重要的作用。

3. 答案: E

评析: 化脓性关节炎的关节疼痛, 全身不适, 关节肿胀, 关节腔内积液及关节呈半屈曲状体位, 均在发病后 1 周内出现。X 线片显示关节间隙变窄与骨面毛糙, 到病变后期才能出现。

4. 答案: D

评析: 除 X 线检查外, A、B、C、D 四项均是急性骨髓炎早期诊断的依据。但全身中毒症状、局部剧痛和深压痛、白细胞增多并非最有意义的改变。局部分层穿刺液作涂片及细菌培养, 如果发现是脓细胞或细菌, 即可明确诊断。

5. 答案: A

评析: 化脓性关节炎的治疗措施包括早期足量全身使用抗生素, 关节腔内注射抗生素, 关节腔灌洗, 关节切开引流。为防止关节内粘连、关节强直, 保留关节功能, 应早诊断、早治疗, 早期炎症期局部治疗的同时行被动运动, 急性炎症消退后即做主动运动, 后期行矫形手术。

6. 答案: E

评析: ①急性期未能及时有效地治疗, 未能彻底控制病情, 致使疾病反复发作演变成慢性骨髓炎; ②急性骨髓炎时系低毒性细菌感染, 在发病初即表现为慢性骨髓炎。因此 A、B、C、D 项均为未能有效治疗的原因, 并非主要原因。

7. 答案: A

评析: 急性化脓性骨髓炎多数为血源性感染, 少数由软组织感染蔓延或开放性骨折所致。

8. 答案: D

评析: 急性血源性骨髓炎在出现 X 线改变后全身及局部症状消失, 说明骨脓肿已被控制, 有被吸收的可能。抗生素仍宜继续应用 3~6 周。

9. 答案: E

评析: 由于死骨、死腔及局部广泛瘢痕组织及窦道形成, 血液循环差, 利于细菌生长, 而抗生素又不能达到, 较大死骨、死腔不能被吸收, 成为异物及细菌的病灶, 引起周围炎性反应, 导致炎症呈慢性改变。

10. 答案: E

评析: 急性化脓性骨髓炎的病理特点是以骨质破坏、坏死和由此诱发的修复反应同时并存。早期以骨质破坏和坏死为主, 后期有新生骨, 成为骨性包壳。

11. 答案: A

评析: 有死骨形成, 有死腔及窦道流脓者均应手术治疗。

12. 答案: E

评析: 小儿股骨头骺板位于髋关节囊内, 感染可直接穿破干骺端骨密质进入关节内引起化脓性髋关节炎。

13. 答案: D

评析: 股骨远端和胫骨近端的干骺部是最多见的发病部位(约占 60%), 其次是股骨近端, 肱骨和桡骨远端。

14. 答案: D

评析: 化脓性关节炎受累的关节多为单一肢体大关节, 最常受累者为膝、髋关节, 其次为肘、肩和踝关节。

15. 答案：C

评析：关节穿刺和关节液检查是确定诊断和选择治疗方法的重要手段。关节液涂片检查可发现大量白细胞、脓细胞和细菌。细菌培养可鉴别菌种并找到敏感的抗生素。

（二）A2 型题

1. 答案：D

评析：慢性血源性骨髓炎的治疗。该病人为慢性血源性骨髓炎，治疗以手术为主，因此本题不应选择 A、B 项。慢性血源性骨髓炎的手术原则是清除死骨、炎性肉芽组织和消灭死腔。但该病人近半个月发热，窦道周围红肿、流脓，属于慢性血源性骨髓炎急性发作期，不宜行病灶清除加植骨术，也不宜行死骨摘除术（易造成骨缺损）。

2. 答案：B

评析：慢性血源性骨髓炎的手术原则是清除死骨、炎性肉芽组织和消灭死腔。但该病人有发热，窦道周围红肿、流脓，属于慢性血源性骨髓炎急性发作期，不宜行病灶清除术，也不宜行死骨摘除术（易造成骨缺损）。

3. 答案：D

评析：大块死骨形成而包壳尚未充分生成者，不宜过早取掉大块死骨须待包壳生成后再手术。一旦过早去掉死骨，会导致病理性骨折。此患肢目前只适宜长腿石膏管型固定，开窗换药。

4. 答案：E

评析：急性血源性骨髓炎早期局部分层穿刺抽出的脓液，涂片检查发现有脓细胞或细菌可明确诊断。

5. 答案：E

评析：慢性血源性骨髓炎有死骨、死腔、窦道，手术原则是清除死骨、炎性肉芽组织和消灭死腔。故宜行病灶清除术，死腔过大还需加植骨术。

（三）B1 型题

1. 答案：A

评析：早期以骨质破坏和坏死为主，后期有新生骨。

2. 答案：B

评析：早期以骨质破坏和坏死为主，后期有新生骨。

3. 答案：E

评析：慢性血源性骨髓炎会有死骨、死腔、窦道形成，偶有小块死骨排出，伤口长期不愈。

4. 答案：A

评析：急性化脓性骨髓炎多数为血源性感染，病原菌以金黄色葡萄球菌为最多（占80%~90%）。

5. 答案：A

评析：慢性化脓性骨髓炎常见的原因是在急性期未能及时和适当治疗，病情发展的结果。病原菌仍以金黄色葡萄球菌为最多。

（四）X 型题

1. 答案：ABCE

评析：化脓性骨髓炎，病变起始于干骺端的松质骨内，病变发展后，骨髓、骨松质、骨膜和骨密质均受累，唯有骨骺板有抗感染能力，不受侵犯。

2. 答案：AC

评析：化脓性感染，一旦形成脓肿，无论发生在身体何处，切开引流是最有效、最重要的治疗措施，也是治疗外科感染的一条原则，骨髓炎窦道流脓或骨膜下脓肿的治疗，也同样遵守这一原则。窦道长期不愈，有死骨、死腔形成，给治疗造成很大困难，亦是慢性骨髓炎的手术指征。

3. 答案：ABD

评析：急性化脓性骨髓炎的临床特点。急性化脓性骨髓炎最常见的致病菌是金黄色葡萄球菌，乙型链球菌占第二位。其主要感染途径是血液循环。根据儿童的生长发育特点，儿童长骨干骺端为好发部位。

4. 答案：ABDE

评析：急性血源性骨髓炎的早期特点。A、B、D、E 四项均为急性血源性骨髓炎的早期特点，但其 X 线检查在起病后 14d 内往往无异常发现，有些经抗生素治疗的病例在 1 个月内都无变化。因此 X 线片显示骨膜反应不是急性血源性骨髓炎早期诊断的依据。

二、名词解释

1. 局限性骨脓肿：系细菌毒力较低，或因病人机体抵抗力较强而使骨髓炎局限于骨髓的一部分，脓肿被包围在骨质内而形成。属于一种特殊类型的慢性骨感染，多见于儿童和青年人，好发部位为胫骨上下端、股骨、肱骨和桡骨下端。

2. 硬化性骨髓炎：是一种由低毒性感染引起的以髓腔消失、骨质增生硬化为特征的一种慢性骨感染。常见于儿童和青年人。好发于股骨和胫骨。

3. 包壳：慢性化脓性骨髓炎由于死骨形成，较大死骨不能被吸收，成为异物及细菌的病灶，引起周围炎性反应，刺激骨膜深层的成骨细胞形成大量新生骨，包裹于死骨外面，形成包壳。

三、问答题

1. 答案要点　在急性期未能及时和适当地治疗，病情发展的结果；有大量死骨形成；有异物和死腔存在；局部广泛瘢痕组织及窦道形成，循环不佳，利于细菌生长，而抗生素药物又不能达到。

2. 答案要点　彻底清除病灶，摘除死骨，清除增生的瘢痕和肉芽组织，消灭死腔，改善局部循环，为愈合创造条件。采用手术和药物综合疗法。

3. 答案要点　有死骨形成、死腔及窦道流脓者均应手术治疗。

4. 答案要点　急性化脓性关节炎的治疗原则是早期诊断，早期处理，保留关节功能，减少残疾。早期积极正确的治疗，是避免肢体功能障碍的关键。

四、病案分析

1. 答案要点　病儿有高热、脉搏快等全身菌血症症状。局部受累关节剧痛，并有肿胀，由于肌肉保护性痉挛，关节处于屈曲位。诊断应考虑化脓性右膝关节炎。

（1）为进一步明确诊断，应行以下检查：

1）关节穿刺检查：关节液涂片检查可发现大量白细胞、脓细胞和细菌。

2）细菌培养：可鉴别菌种并找到敏感的抗生素。

3）抽血化验：白细胞计数增高，中性粒细胞增多，血培养可为阳性。

4）X线检查：可见关节肿胀、积液，关节间隙增宽或变窄等。

（2）治疗

1）全身治疗：全身支持疗法和药物治疗。

2）局部治疗：①制动；②膝关节穿刺冲洗，关节内注入抗生素；③关节切开引流术：经上述方法治疗后，不见好转，应及时切开引流；④恢复期，局部炎症消退后及早开始肌肉收缩及自主关节活动，逐渐增加活动、促进功能恢复。

2. 答案要点

（1）根据病儿突发右小腿上部疼痛伴高热3d，难以行走，半月前有"急性扁桃体炎"史，考虑右胫骨上端血源性骨髓炎可能性较大。

（2）鉴别诊断

1）软组织蜂窝织炎：软组织炎症的全身中毒症状较轻，局部炎症较广泛，压痛范围较大且表浅。

2）化脓性关节炎：关节肿胀明显，压痛在关节间隙而不在干骺端，关节活动度几乎完全消失。行关节穿刺抽液检查可明确诊断。

3）风湿性关节炎：全身症状和局部症状均较轻，常为多关节游走性。

4）尤因肉瘤：常伴有发热、白细胞增多、"葱皮样"骨膜下新骨形成等现象，局部活组织病理检查可确诊。

为了明确诊断需进行相应的临床检查：血常规、血培养、局部分层穿刺及穿刺液细菌培养、CT及MRI等检查。其中局部分层穿刺及穿刺液细菌培养有助于早期明确诊断。

（3）治疗：治疗的关键是早期诊断，早期治疗，及时中断骨髓炎由急性期向慢性期转变。早期联合使用抗生素，待细菌培养结果出来后，可根据情况进行调整。一旦确诊，早期手术开窗减压灌洗引流。加强全身辅助治疗，包括高蛋白高维生素饮食，补充能量。降温、补液，维持水电解质平衡。少量多次输入新鲜血纠正贫血，增强抵抗力。局部行皮牵引或石膏托固定制动保护患肢。

（邓　兵）

第五十三章 骨与关节结核

【内容要点】

一、概述

1. 病因　体内呼吸道和消化道结核病灶的继发病变,是全身性疾病的局部表现。

2. 病理　单纯性骨结核、单纯性滑膜结核、全关节结核。

3. 临床表现及诊断

（1）全身症状:低热、盗汗、消瘦、乏力、食欲缺乏等症状。

（2）局部症状:关节疼痛、畸形、病理脱位或肢体短缩、冷脓肿、窦道形成等。脊柱结核骨质破坏及脓肿、肉芽组织形成压迫脊髓而发生截瘫。

（3）血沉加快。结核菌素试验可阳性。关节积液穿刺化验查结核菌。

（4）X线平片和断层片是诊断骨关节结核的重要手段。CT、MRI检查对脊柱结核的诊断意义更大。

（5）病理检查:活组织病理检查可确诊。

4. 治疗

（1）全身治疗:主要为全身支持疗法及药物治疗。支持疗法包括增进营养、纠正贫血等。抗结核药物治疗原则:早期、联合、适量、规律、全程。

治愈标准:①全身情况良好,体温正常,食欲良好;②局部症状消失,无疼痛,窦道已闭合;③3次血沉都正常;④影像学表现脓肿缩小乃至消失,或已经钙化;无死骨,病灶边缘轮廓清晰;⑤起床活动已1年,仍能保持上述4项指标。符合标准的可以停止抗结核药物治疗,但仍需定期复查。

（2）局部治疗:局部制动、脓肿穿刺、局部注射抗结核药物、手术治疗。

二、脊柱结核

1. 病理　椎体结核可分为中心型和边缘型两种。

2. 临床表现及诊断　有低热、食欲缺乏、消瘦、盗汗、疲乏无力、贫血等全身中毒症状,局部疼痛、畸形、压痛、寒性脓肿和脊髓、神经根受压现象等。影像学检查可显示骨质破坏,椎间隙变窄或消失,椎体塌陷、空洞、死骨和寒性脓肿阴影等。

3. 鉴别诊断　强直性脊柱炎、化脓性脊柱炎、腰椎间盘突出症、脊柱肿瘤、嗜酸性肉芽肿、退行性脊椎骨关节病等。

4. 治疗　治疗目的是彻底清除病灶,解除神经压迫,重建脊柱稳定性,矫正脊柱畸形。

三、髋关节结核

1. 病理　以单纯性滑膜结核多见。

2. 临床表现　有低热、食欲缺乏、消瘦、盗汗、疲乏无力、贫血等全身中毒症状,早期有髋部和膝部疼痛,髋关节有屈曲、内收畸形,髋关节有明显的压痛,晚期常有窦道形成。4字试验阳性,托马斯征阳性。X线检查可见关节间隙变窄,骨质破坏,有死骨或空洞,病理性脱位。CT和MRI检查对诊断和拟定治疗方案均有很大帮助。

3. 治疗　全身抗结核治疗、支持疗法、手术治疗。

四、膝关节结核

1. 病理　滑膜型结核、骨型结核、全关节结核。

2. 临床表现及诊断　早期症状不明显,关节疼痛、轻度肿胀,活动受限,肌肉萎缩。晚期膝关节屈曲挛缩和内翻、外翻畸形。常有窦道形成,合并感染。X线检查显示骨质破坏,进行性关节间隙变窄或消失。CT和MRI检查可以看到普通X线平片不能显示的病灶,MRI具有早期诊断价值。关节镜检查对早期诊断膝关节结核具有确诊价值。

3. 治疗　全身抗结核治疗、支持疗法、手术治疗。

【练习题】

一、选择题

（一）A1 型题

1. 脊柱结核的最好发部位是

　　A. 颈椎　　　　　　　　B. 胸椎　　　　　　　　C. 腰椎

　　D. 骶椎　　　　　　　　E. 胸腰段

2. 关节结核有窦道形成伴化脓感染,与慢性化脓性关节炎窦道经久不愈,临床上的鉴别依据是

　　A. 细菌培养　　　　　　B. X线照片　　　　　　C. 白细胞与血沉

　　D. 询问病史　　　　　　E. 局部体征

3. 骨与关节结核病人出现高热、寒战,通常是提示该病人目前状况为

　　A. 骨结核的早期　　　　B. 滑膜结核　　　　　　C. 混合感染

　　D. 脓肿形成　　　　　　E. 脊柱结核合并截瘫

4. 骨与关节结核为继发性病变,最常继发于

　　A. 肠结核　　　　　　　B. 淋巴结核　　　　　　C. 肾结核

　　D. 胸膜结核　　　　　　E. 肺结核

5. 骨与关节结核最可靠的诊断依据是

　　A. 结核中毒症状　　　　B. 寒性脓肿　　　　　　C. 死骨

　　D. 既往结核病史　　　　E. 细菌学、病理学检查

6. 骨关节结核病灶清除术的适应证不包括

　　A. 有明显死骨或较大脓肿不易自行吸收者

  B. 窦道流脓经久不愈者

  C. 单纯骨结核或滑膜结核即将发展成全关节结核者

  D. 脊柱结核合并截瘫者

  E. 病人全身中毒症状重,抗结核药物效果不佳,产生耐药者

7. 下列描述符合成人椎体边缘型结核 X 线表现的是

  A. 一般只影响单个椎体,椎体疏松、破坏或压缩

  B. 患病椎体之间的椎间隙变窄,骨性融合

  C. 脊柱呈竹节样,骨质疏松,多数伴有骶髂关节炎性病变

  D. 一般先影响椎体边缘,引起边缘破坏、不规则以及关节间隙狭窄,然后死骨

  E. 一般影响多个椎体,椎体压缩,但不影响关节面

8. 在 X 线片上,脊柱结核早期与恶性肿瘤鉴别的主要依据是

  A. 是否有死骨　　　　B. 是否侵犯周围软组织　　　C. 骨破坏的程度

  D. 是否侵犯椎间盘　　　E. 是否有骨修复

9. 化脓性关节炎与关节结核的鉴别要点中不包括

  A. 是否有高热等急性全身表现

  B. 局部是否有红肿、疼痛与皮温明显增高

  C. 血和关节液的白细胞总数和中性粒细胞增多的程度

  D. 浮髌试验阳性

  E. 关节液是否培养出革兰氏阳性球菌

10. 下列对区分脊柱肿瘤与结核最有意义的是

  A. 低热,盗汗,乏力,食欲下降,全身消瘦　　B. 贫血,血沉明显加快

  C. 椎体破坏,椎间隙消失　　　　　　　　　　D. 背部疼痛,活动受限

  E. 病变发生于脊柱的节段水平不同

11. 关于骨与关节结核,描述错误的是

  A. 骨与关节结核中,脊柱结核最多见　　B. 脊柱结核中,腰椎发病占首位

  C. 脊柱结核好发于椎体　　　　　　　　D. 皮质骨结核常见于四肢短管状骨

  E. 滑膜结核最多见于腕关节

12. 诊断成人腰椎结核最可靠的依据是

  A. 低热盗汗、乏力、食欲缺乏　　　　　B. 贫血、血沉增快

  C. 腰痛、活动困难、棘突叩痛　　　　　D. X 线片示椎间隙窄,椎体邻缘模糊

  E. 结核菌素试验阳性

13. 确诊膝关节滑膜结核时,以下哪项最可靠

  A. 低烧、盗汗、食欲差　　　　　　　　B. 膝关节肿胀、疼痛、功能受限

  C. 血沉增快　　　　　　　　　　　　　D. X 线检查膝关节骨质疏松

  E. 滑膜病理检查

14. 骨与关节结核的主要感染途径是

  A. 血源播散　　　　　B. 淋巴系统播散　　　　　C. 邻近结核组织蔓延

  D. 皮肤接触感染　　　E. 经呼吸道传播

15. 脊柱结核最严重的并发症是

  A. 窦道形成,混合感染　　　　　　　　B. 椎体的病理性骨折

C. 脊柱的活动功能障碍　　　　　　　　D. 截瘫

E. 骨骺受累时可影响生长发育

（二）A2 型题

1. 病人,女,35 岁。背痛 1 个月余,劳累后加重伴消瘦、乏力和盗汗。检查 T_7~T_8 有压痛及叩痛。此时不需要做的检查是

A. 血常规　　　　　　　B. 胸椎正侧位 X 线片　　　　C. 血沉

D. 结核菌素试验　　　　E. 同位素骨扫描

2. 病儿,男,10 岁。走路挺腰。查体:腰椎棘突叩击痛(+),拾物试验阳性。X 线片示: $L_{2\sim3}$ 椎间隙窄,相邻椎体边缘模糊,腰大肌影膨隆。应诊断为

A. 腰椎结核　　　　　　B. 腰椎肿瘤　　　　　　　C. 化脓性脊柱炎

D. 髂腰肌炎　　　　　　E. 肾周围脓肿

3. 病人,男,42 岁。腰背酸痛 1 年,2 个月前发现左髂窝肿块,无痛且渐增大。B 超提示巨大液性肿块;X 线平片显示 T_{12} 及 L_1 椎体破坏,椎间隙窄。诊断为胸腰椎结核伴髂窝脓肿。对于该病人,最合适的治疗方案是

A. 正规抗结核药物治疗,石膏背心固定

B. 正规抗结核药物治疗,髂窝脓肿切开引流

C. 立即手术行病灶清除,椎体间植骨融合,术后正规抗结核药物治疗

D. 术前正规抗结核治疗至少 2 周后行病灶清除,椎体间植骨融合,术后继续抗结核治疗

E. 脓肿穿刺吸脓后注入抗结核药物

4. 病人,女,18 岁。左膝肿痛 2 个月,无发热,浮髌试验阳性。实验室检查:末梢血白细胞 10.0×10^9/L,中性粒细胞 56%;血沉 120mm/h。既往 3 年前有肺结核史。局部治疗应选择用

A. 切开引流术　　　　　　　　　B. 滑膜切除术

C. 反复穿刺术及灌注抗结核药物　　D. 人工关节置换术

E. 关节融合术

5. 病儿,男,8 岁。左髋部肿痛,跛行,伴低热、盗汗、食欲缺乏 3 周。查体:T 37.6℃,左髋部活动受限,Thomas 征阳性。髋关节 X 线片见关节间隙略窄,边缘性骨破坏。其诊断首先应考虑为

A. 股骨头坏死　　　　　B. 髋关节结核　　　　　　C. 急性骨髓炎

D. 骨性关节炎　　　　　E. 急性化脓性关节炎

（三）A3/A4 型题

（1~3 题共用题干）

病人,男,50 岁。1 年前无明显诱因出现胸背部疼痛伴左季肋部放射痛,卧床休息后减轻,站立劳累后加重,有午后低热、盗汗,无明显咳嗽、咳痰、咯血、呼吸困难,在当地医院诊断为骨质疏松,给予相应治疗效果欠佳。近 1 个月腰背痛加重。查体:消瘦,慢性病面容。胸椎后凸畸形,T_6、T_7 棘突双侧有深压痛及叩击痛,伴左季肋区放射性疼痛;四肢肌肉无萎缩,神经体征检查(-)。X 线示:左上肺有密度增高影,T_6、T_7 椎体破坏,椎间隙变窄,椎旁可见梭形软组织阴影。

1. 为进一步明确诊断还需做下列检查,除外

A. 血常规　　　　　　　B. 结核菌素试验　　　　　　C. HLA-B27

D. 血沉　　　　　　　　E. CT

2. 该病人最可能的诊断是

    A. 胸椎肿瘤　　　　　　　　　B. 化脓性脊柱炎

    C. 胸椎结核　　　　　　　　　D. 强直性脊柱炎

    E. 退行性脊柱骨关节病

3. 该病人的最佳治疗方案是

    A. 抗结核治疗 + 脊柱支具固定

    B. 抗结核治疗 + 脊椎牵引术

    C. 立即行病灶清除术 + 椎间植骨融合术,术后抗结核治疗

    D. 脓肿穿刺吸脓后注入抗结核药物

    E. 术前抗结核治疗 4~6 周,病灶清除术 + 椎间植骨融合术,术后继续抗结核治疗

（四）B1 型题

（1~2 题共用备选答案）

    A. 颈椎

    B. 腰椎

    C. 胸腰段

    D. 胸椎

    E. 腰骶段

1. 脊柱结核发病率最高的部位是

2. 脊柱结核并发截瘫最多见于

（3~4 题共用备选答案）

    A. 骨质疏松,软组织肿胀

    B. 骨质软组织正常

    C. 关节间隙狭窄,骨质破坏

    D. 关节间隙增宽,骨质正常

    E. 关节间隙正常,轻度骨质增生

3. 单纯滑膜结核 X 线摄片表现为

4. 全关节结核 X 线摄片表现为

二、名词解释

1. 拾物试验阳性
2. 椎旁脓肿
3. 寒性脓肿
4. 病灶清除术

三、问答题

1. 简述脊柱结核的临床表现。
2. 简述骨与关节结核病灶清除术的手术适应证。
3. 骨与关节结核的治愈标准是什么?
4. 简述骨与关节结核病灶清除术的手术禁忌证。

四、病案分析

1. 病儿,男,9岁。右髋关节及右膝关节隐痛,跛行 2 个月余,加剧 1 个月。病儿夜间常因痛醒哭泣。在当地卫生院给予抗生素注射及中药热敷髋部、膝部,效果不佳。检查见右髋关节处稍肿胀,呈屈曲畸形,Thomas 征阳性,髋关节过伸试验阳性。血沉 80mm/h,PPD 试验阳性,白细胞正常。X 线片检查仅见髋关节囊肿胀,关节间隙变宽,骨质疏松,无骨破坏和关节面破坏。

问题:请作出可能的诊断,并提出治疗原则。

2. 病儿,12 岁。食欲减退,乏力,胸背部疼痛伴低热 2 个月余,走路蹒跚 1 周。查体:消瘦,T 37.8℃,脊柱后凸畸形,$T_{8\sim9}$ 椎体棘突间压痛、叩击痛明显。白细胞总数及中性粒细胞数不高,血沉 80mm/h。胸椎 X 线片示 $T_{8\sim9}$ 椎间隙狭窄,可见 T_9 椎体压缩、塌陷,呈尖端向前楔形变形,此处脊柱后凸畸形,无明显骨质硬化,椎体旁有一梭形阴影。

问题:请作出可能的诊断,并简述怎样与相关疾病鉴别。

【答案及评析】

一、选择题

(一) A1 型题

1. 答案:C

评析:腰椎的活动度在整个脊柱中最大,且腰椎负荷大,在日常生活中发生劳损的机会多,因此在骨关节结核中,以腰椎的发病率最高。

2. 答案:D

评析:骨结核与关节结核窦道伴感染,局部骨质硬化,窦道长期不愈,给治疗造成很大困难,它与慢性化脓性关节炎所形成的窦道鉴别相当困难,二者的临床症状和 X 线片也都大同小异。只有询问病史,比如结核接触史以及发病缓急、病程长短可以作为鉴别的主要参考,确诊往往需要病理检查。

3. 答案:C

评析:骨与关节结核起病多缓慢,全身中毒症状轻;在继发混合感染时,可出现化脓性感染的症状,如寒战高热等。

4. 答案:E

评析:骨与关节结核原发病灶绝大多数源于肺结核,是最常见的肺外继发性结核。

5. 答案:E

评析:骨结核、关节结核根据病史、症状、体征、实验室和 X 线检查,一般都能做出正确的诊断。但最可靠、最有价值的诊断是细菌学和病理学检查。

6. 答案:E

评析:病灶内有较大或较多死骨,不易自行吸收;有经久不愈的流脓窦道;单纯骨结核,有向关节内突破、发展成全关节结核可能的;脊椎结核合并有脊髓压迫症状,造成截瘫的情况。以上均为骨关节结核病灶清除术的适应证。

7. 答案:D

评析:椎体边缘型结核多见于成人,早期出现椎体上缘或下缘的骨质破坏,椎间盘遭到破坏后即可出现椎间隙变窄,病变以后也逐渐向椎体内部扩展,可出现死骨,但病变大多限于两个椎体,累及三个以上的少见。

8. 答案:D

评析:一般椎体结核早期常侵犯椎间盘,早期椎间盘破坏为椎体结核的特点,使椎间盘狭窄或消失;椎体肿瘤早期破坏椎体,常导致压缩性骨折,早期侵犯椎间盘的少见。

9. 答案:D

评析:化脓性关节炎与关节结核均可出现关节积液,浮髌试验可阳性,对鉴别无价值。

10. 答案:C

评析:脊柱肿瘤多破坏椎体,很少侵犯椎间盘;脊柱结核常侵犯椎间盘及相邻的椎体,椎间盘破坏为脊柱结核的特点。

11. 答案:E

评析:骨关节结核中以脊柱结核最多见,脊柱结核中腰椎发病占首位,多侵犯椎体。皮质骨结核常见于四肢短管状骨,滑膜结核多发生于滑膜较多的关节如膝、髋、踝关节等,腕关节滑膜组织较少。

12. 答案:D

评析:腰椎结核骨质破坏集中在椎体的上缘或下缘,常侵犯椎间盘导致椎间盘狭窄或消失,并出现椎旁脓肿。X 线表现为骨质破坏和椎间盘狭窄,周围有软组织阴影。

13. 答案:E

评析:确诊膝关节滑膜结核,除了根据结核的中毒症状,还可以结合临床表现、实验室和 X 线检查来协助诊断,但最可靠、最有价值的诊断是滑膜病理学检查。

14. 答案:A

评析:结核分枝杆菌由原发病灶侵入骨与关节,绝大多数是通过血液,少数通过淋巴管或病灶直接蔓延。

15. 答案:D

评析:脊柱结核可产生大量的脓液及坏死组织,压迫脊髓,导致截瘫。脊柱结核引起骨质破坏,导致脊柱不稳定,脊椎出现病理性骨折并移位,也会引起截瘫,严重影响病人的功能,是最严重的并发症。

（二）A2 型题

1. 答案:E

评析:同位素骨扫描对骨结核诊断意义不大,对骨肿瘤的诊断有较大帮助。

2. 答案:A

评析:腰椎病变,腰椎活动障碍,腰椎间隙变窄,相邻椎体边缘模糊有破坏,腰大肌影膨隆。诊断为腰椎结核并腰大肌脓肿。

3. 答案:D

评析:脊柱结核术前必须规范化抗结核治疗至少 2 周,症状控制后再行手术病灶清除和脊柱功能重建,术后继续规范化抗结核治疗。

4. 答案:C

评析:膝关节结核通过穿刺注入抗结核药物,大多可控制病情,不主张早期行滑膜切除及切开引流,关节置换及融合术必须是在后期病变静止、关节失去功能后再实行。

5. 答案:B

评析：本例应诊断为髋关节结核，而且是滑膜结核。诊断依据：8 岁是骨关节结核的好发年龄；有低热、盗汗、食欲缺乏等全身结核中毒症状；左髋痛、跛行、Thomas 征阳性、关节活动受限等关节病变体征；X 线片示边缘性骨破坏、关节间隙略窄等滑膜结核的表现。急性化脓性关节炎、急性骨髓炎应有全身和局部的急性炎症表现，如寒战、高热等，本例无。骨性关节炎不会发生在小儿。小儿股骨头骨骺因慢性损伤而继发缺血坏死是股骨头骨软骨病，发病年龄和髋部表现与本例类似，但不会有全身结核中毒症状，X 线片所见也不同，可见股骨头密度增高、骨骺碎裂变扁、股骨颈增粗等改变。

（三）A3/A4 型题

1. 答案：C

评析：HLA-B27 对强直性脊柱炎有诊断价值，但是对结核诊断无意义。

2. 答案：C

评析：此病人有典型的结核中毒症状，T_6、T_7 棘突双侧有深压痛及叩击痛；X 线示左上肺有密度增高影，T_6、T_7 椎体破坏，椎间隙变窄，椎旁可见梭形软组织阴影。考虑为胸椎结核。

3. 答案：E

评析：脊椎结核治疗包括全身治疗和局部手术治疗。术前抗结核治疗 4~6 周，病灶清除术 + 椎间植骨融合术，术后继续抗结核治疗。可提高手术安全性，防止结核播散。

（四）B1 型题

1. 答案：B

评析：骨关节结核中以脊柱结核最多见，脊柱结核中腰椎发病占首位。

2. 答案：D

评析：脊柱结核中截瘫发生率约 10%，以胸椎结核发生截瘫最多见，其次为颈椎、颈胸段、胸腰段，腰椎最为少见。

3. 答案：A

评析：单纯滑膜结核 X 线表现为关节周围骨质疏松，关节间隙增宽，软组织肿胀影。

4. 答案：C

评析：全关节结核 X 线表现为关节间隙狭窄，骨质破坏。

二、名词解释

1. 拾物试验阳性：腰椎结核病人腰部僵直如板，拾物时不敢弯腰，故采用挺腰、屈髋、屈膝姿势拾物，以免引起腰背活动而疼痛，称为拾物试验阳性。

2. 椎旁脓肿：结核病灶形成的脓液汇集在椎体旁，可分布在椎体的前、后方及两侧，也可沿韧带间隙向附近蔓延，侵蚀相邻的椎体。

3. 寒性脓肿：全关节结核在病灶部位常积聚大量脓液、结核性肉芽组织、死骨和干酪样坏死组织，由于无红、热等急性炎症反应，而称为"冷脓肿"或"寒性脓肿"。

4. 病灶清除术：采用合适的手术切口途径，直接进入骨关节结核病灶部位，将脓液、死骨、结核性肉芽组织与干酪样坏死物质彻底清除掉，并放入抗结核药物，称为病灶清除术。

三、问答题

1. 答案要点 脊柱结核占全身关节结核的首位，其中以椎体结核占大多数。在整个脊柱中，腰椎活动度最大，腰椎结核发生率也最高，胸椎次之。脊柱结核的病人以儿童多见，30 岁以上发病率明显下降。其起病缓慢,有结核中毒症状及局部疼痛、畸形等局部症状,如疼痛、姿势异常、畸形、脊柱活动受限、寒性脓肿及脊髓受压现象。X 线片可显示不规则的骨质破坏,椎间隙变窄或消失,椎体塌陷、空洞、死骨和寒性脓肿阴影等征象。CT、MRI 检查能显示患病椎体的破坏程度以及与周围组织的关系。

2. 答案要点　①经非手术治疗效果不佳,病变仍在进展;②病灶内有较大的死骨或有较大脓肿形成,不易自行吸收;③窦道经久不愈;④脊柱结核合并有脊髓、马尾神经受压表现。

3. 答案要点　①全身情况良好,体温正常,食欲良好;②局部症状消失,无疼痛,窦道已闭合;③X 线表现提示脓肿缩小乃至消失,或已经钙化;无死骨,病灶边缘轮廓清晰;④3 次血沉都正常;⑤起床活动已 1 年,仍能保持上述 4 项指标。符合以上标准的可以停止抗结核药物治疗,但仍需定期复查。

4. 答案要点　①伴有其他脏器活动期结核;②病情危重、全身状态差;③合并有其他重要疾病难以耐受手术者。

四、病案分析

1. 答案要点

该例特点:①儿童;②右髋部、膝部疼痛,膝关节疼痛由髋关节疼痛引起;③夜啼;④抗生素无效;⑤血沉升高,PPD 试验阳性;⑥Thomas 征阳性,髋关节过伸试验阳性;⑦X 线检查见髋关节囊肿胀,关节间隙变宽,骨质疏松,无骨破坏和关节面破坏。据此,可考虑为"右髋关节结核"。

治疗上宜尽早行全身抗结核治疗,右髋关节内注射抗结核药物。如果疗效不佳,则可行右髋关节滑膜切除术,以抢救右髋关节功能,防止发展成为全关节结核。

2. 答案要点

根据该 12 岁病儿典型的病史、临床症状、体征及辅助检查,临床可以明确诊断为 $T_{8\sim9}$ 脊柱结核并椎旁脓肿。

诊断需与化脓性骨髓炎、骨肿瘤相鉴别。不典型的脊柱结核与慢性化脓性骨髓炎鉴别较难,应结合病史、症状与体征以及临床治疗情况加以判断,明确诊断需依靠病理学和细菌学检查。脊柱肿瘤与结核的鉴别可以通过影像学检查初步判断:一般椎体结核常早期侵犯椎间盘,使椎间隙狭窄或消失;而椎体肿瘤早期一般局限于椎体内,不侵犯椎间盘。

(周毕军)

第五十四章　非化脓性关节炎

【内容要点】

一、骨关节炎

1. 定义　骨关节炎是以关节软骨退行性变和继发性骨质增生为特征的慢性关节病变。

2. 病因病理　原发性骨关节炎病因不明。骨关节炎最早、最主要的病理改变是局灶软骨软化、糜烂,软骨下骨外露;继而骨膜、关节囊及关节周围肌肉改变使关节面上生物应力平衡失调,病变加重;最终关节面破坏、畸形。

3. 临床表现及诊断

（1）症状体征:关节疼痛、僵直、活动障碍等。

（2）实验室检查多为阴性。

（3）X线检查:骨性关节面轮廓不规则,非对称性关节间隙变窄,可见软骨下骨硬化和 /或囊性变,边缘性骨赘,关节内游离体、关节畸形等。

4. 治疗　骨关节炎为不可逆病变,治疗目的是缓解或解除疼痛等症状,减缓关节退变,最大限度地保持和恢复病人的日常生活。方法包括非药物治疗、药物治疗和手术治疗三类。

二、类风湿关节炎

1. 定义　类风湿关节炎属全身性自身免疫性疾病,以关节非特异性炎症病变为主,好发于手、腕、足等小关节,呈多发性、对称性的慢性关节炎,反复发作,最终可导致关节破坏、畸形和功能丧失。

2. 病因　病因尚不明。主要与下列因素相关:①自身免疫反应;②感染;③遗传因素。

3. 病理

（1）关节病变:早期滑膜内充血、水肿,继而引起关节相邻骨质破坏和骨质疏松,后期出现纤维性和骨性关节强直,关节功能丧失。

（2）关节外病变:关节附近的皮下组织内可出现皮下结节。

4. 临床表现与诊断标准

（1）症状体征:肿胀与疼痛,多个关节受累,以手足部小关节多见,有晨僵现象。

（2）实验室检查:有贫血,血沉加快,血清类风湿因子的滴度较高。

（3）X线检查:早期关节软组织的梭形肿胀与骨端部位的骨质疏松。晚期关节间隙变窄、关节畸形和关节强直。

（4）诊断标准：依据美国风湿病学会 1987 年颁布的标准,确诊本病需具备下列 4 条或 4 条以上标准:①晨起关节僵硬至少 1h(≥6 周);② 3 个或 3 个以上关节肿胀(≥6 周);③腕、掌指关节或近侧指间关节肿胀(≥6 周);④对称性关节肿胀(≥6 周);⑤皮下结节;⑥手、腕关节 X 线片有明确的骨质疏松或骨侵蚀;⑦类风湿因子阳性(滴度 >1∶32)。

5. 治疗　类风湿关节炎目前无特效治疗,以综合治疗为主,包括非药物治疗、药物治疗 (非甾体抗炎药、免疫抑制剂、激素等)及手术治疗。

三、强直性脊柱炎

1. 定义　强直性脊柱炎是脊柱的慢性进行性炎症,病变主要侵犯骶髂关节、脊柱旁软组织及外周关节,可导致脊柱畸形和强直。

2. 病因病理　病因不明。病变常侵犯双侧骶髂关节,继而累及脊柱,呈竹节状。晚期可出现脊椎的局灶性破坏和骨质疏松。

3. 临床表现

（1）症状体征:早期下腰痛、两侧骶髂关节疼痛和僵硬,活动后缓解,随后向近心端发展,胸腰椎疼痛和活动受限,胸廓扩展受限。晚期脊柱后凸畸形。

（2）实验室检查:多数病人 HLA-B27 含量增高,类风湿因子一般为阴性。

（3）X 线检查:早期双侧骶髂关节的骨性关节面模糊,以后骶髂关节融合,椎间盘的纤维环和脊柱前、后纵韧带发生骨化,典型的脊柱呈竹节样。

4. 治疗　治疗目的是缓解疼痛、防止畸形和改善功能,包括一般治疗、药物治疗和手术治疗。

【练习题】

一、选择题

（一）A1 型题

1. 骨关节炎的主要症状为

   A. 关节肿胀　　　　　　B. 关节疼痛　　　　　　C. 关节活动障碍

   D. 关节积液　　　　　　E. 关节表面皮温增高

2. 类风湿关节炎常累及的关节是

   A. 膝关节　　　　　　　B. 近端指间关节　　　　C. 肩关节

   D. 肘关节　　　　　　　E. 脊柱

3. 类风湿关节炎最合适的治疗方案是

   A. 大量激素的应用

   B. 免疫调节药物应用

   C. 免疫抑制剂的应用

   D. 中医中药

   E. 免疫调节药物加非甾体类抗炎药物的应用

4. 下列各项中,能作为类风湿关节炎主要诊断依据的是

   A. 双手晨僵、小关节肿胀 8 个月,双膝关节肿痛 6 个月

    B. 皮下结节

    C. 类风湿因子阳性

    D. 关节液纤维蛋白凝固力差

    E. 双手 X 线平片见骨质疏松

5. 关于类风湿关节炎,描述错误的是

    A. 病因可能与自身免疫反应有关

    B. 受累关节为不对称性、单发性

    C. 原发性病理变化是一种非特异性滑膜炎

    D. 早期出现乏力,全身肌肉痛,低热和手足麻木、刺痛等全身症状

    E. 病因可能与感染等因素有关

6. 在强直性脊柱炎的治疗方法中,错误的是

    A. 鼓励平卧   B. 非甾体类抗炎药   C. 适当牵引

    D. 腰椎截骨   E. 抗生素

7. 关于强直性脊柱炎,描述正确的是

    A. 只可强直于屈曲位而出现驼背畸形

    B. 常侵及骶髂关节、关节突、附近韧带、髋关节和膝关节

    C. 属结缔组织的血清阴性反应疾病

    D. 是一种脊椎的急性炎症

    E. 无明显的家族史

（二）A2 型题

1. 病人,男,24 岁。腰背痛 1 年。查体:下腰段及骶髂关节压痛,腰椎活动明显受限。X 线片示脊柱呈竹节样改变。诊断为

    A. 腰椎间盘突出症   B. 腰肌劳损   C. 颈椎结核

    D. 脊柱肿瘤   E. 强直性脊柱炎

2. 病人,男,35 岁。双手腕关节及掌指关节肿痛 6 个月,怀疑为类风湿关节炎。最可能出现异常的实验室检查是

    A. 血沉   B. 血细胞计数

    C. 寻找红斑狼疮细胞   D. 类风湿絮状沉淀试验

    E. 抗链球菌溶血素 O 试验

3. 病人,男,22 岁。下腰部疼痛、阴雨天加重近 1 个月,同时伴有腰部活动不便,并逐渐累及胸部。X 线片示两侧骶髂关节密度增高, HLA-B27（+）。最可能的诊断是

    A. 类风湿性脊柱炎   B. 多发性脊柱结核   C. 腰椎管狭窄症

    D. 强直性脊柱炎   E. 椎管内占位性病变

（三）X 型题

1. 下列选项中,符合骨关节炎的表现有

    A. 是多发性和对称性关节炎

    B. 主要症状为关节疼痛

    C. 主要病变是关节软骨的退行性变和继发性骨质增生

    D. 疼痛程度与 X 线表现不一定一致

    E. X 线表现为关节边缘骨赘形成,关节间隙变窄

2. 类风湿关节炎的表现有

    A. 主要为小关节、常为多发性

    B. 病程慢,关节痛和肿胀反复发作,关节畸形逐渐形成

    C. 主要病变是关节软骨的退行性变和继发性骨质增生

    D. X 线表现为关节边缘骨赘形成,关节间隙变窄

    E. 早晨起床关节僵硬

3. 强直性脊柱炎的 X 线表现特征是

    A. 骶骨关节骨性强直　　　　　　　　　B. 椎间隙边缘桥样骨赘

    C. 竹节样脊柱　　　　　　　　　　　　D. 椎间关节周围韧带骨化

    E. 椎体楔形改变,侧弯畸形

4. 对强直性脊柱炎病人,下列措施正确的是

    A. 卧硬板床　　　　　　　　　　　　　B. 软组织松解术

    C. 注意姿势　　　　　　　　　　　　　D. 必要时手术治疗

    E. 可服吲哚美辛等减轻症状

二、问答题

1. 骨关节炎的病理变化特点有哪些?

2. 试述类风湿关节炎的发病机制及病理变化。

3. 类风湿关节炎的诊断标准主要有哪些?

三、病案分析

病人,女,58 岁。10 年前起无明显诱因出现双足趾肿痛,但无全身发热及其他症状,未予重视;后逐渐出现双足、踝关节肿痛,并出现晨僵,在当地经中医中药治疗,症状无明显好转。1 个月前双足关节肿痛加重,关节变形,行走困难,于是来门诊就诊。查体发现双足畸形,多个关节肿胀,压痛,皮温升高,活动受限。实验室检查:类风湿因子滴度增高。X 线片示双足多个关节面破坏、骨密度减低。

问题:

(1)该病人最可能的诊断是什么?

(2)简述诊断依据。

【答案及评析】

一、选择题

(一)A1 型题

1. 答案:B

评析:骨关节炎最主要的症状是关节疼痛。关节肿胀、关节活动障碍、关节积液等虽然也出现于骨关节炎病人,但不是主要症状。

2. 答案:B

评析:类风湿关节炎好发于手、腕、足等小关节。

3. 答案：E

评析：类风湿关节炎目前尚无特效药物。常用的治疗药物有非甾体类抗炎药物、免疫调节药物、中医中药、激素类药物等。同时应积极作关节活动,加强锻炼。早期行滑膜切除术也有一定疗效。不过目前应用免疫调节药物加非甾体类抗炎药物的治疗仍被普遍接受。

4. 答案：A

评析

类风湿关节炎的诊断标准包括：①晨起关节僵硬至少 1h（≥6 周）；②3 个或 3 个以上关节肿胀（≥6 周）；③腕、掌指关节或近侧指间关节肿胀（≥6 周）；④对称性关节肿胀（≥6 周）；⑤皮下结节；⑥手、腕关节 X 线片显示有骨侵蚀或有明确的骨质疏松；⑦类风湿因子阳性（滴度 >1∶32）。由其诊断标准可知选项 A 最具诊断价值。

5. 答案：B

评析：临床上见到的类风湿关节炎病人多为双手多个指关节的肿胀、疼痛,掌指关节偏向尺侧,受累关节呈现出多发性、对称性的特点,因而给病人的日常生活工作带来严重的影响。

6. 答案：E

评析：强直性脊柱炎是一种慢性的进行性炎症,属结缔组织血清阴性反应性疾病,并非是细菌感染所致,抗生素治疗无效。

7. 答案：C

评析：强直性脊柱炎是一种慢性的进行性炎症,属结缔组织的血清阴性反应疾病；常侵及骶髂关节、关节突关节、附近韧带和近躯干的大关节如髋关节,很少会侵及膝关节；有明显的家族史。当身体处于蜷曲体位时,可缓解脊柱及骶髂关节的疼痛,故在晚期常可见到脊柱强直于屈曲位出现驼背畸形,但并不表明它只可以在屈曲位强直。治疗本病时鼓励平卧和适当牵引的方法就是为了防止脊柱强直于屈曲位而提出的。

（二）A2 型题

1. 答案：E

评析：强直性脊柱炎由于椎间关节周围韧带骨化,导致竹节样脊椎,其余几种疾病则无此表现。

2. 答案：A

3. 答案：D

（三）X 型题

1. 答案：BCDE

评析：骨关节炎是一种慢性关节病变,主要病变是关节软骨的退行性变和继发性骨质增生,其主要症状为关节疼痛,X 线表现为关节边缘骨赘形成,关节间隙变窄,其疼痛程度与 X 线表现不一定一致。而多发性和对称性关节炎是类风湿关节炎的表现。

2. 答案：ABE

评析：关节软骨的退行性变和继发性骨质增生,以及 X 线表现为关节边缘骨赘形成、关节间隙变窄,这两项主要是骨关节炎的特点。

3. 答案：ABCD

评析：强直性脊柱炎早期双侧骶髂关节骨质疏松,继而骨性关节面模糊、间隙变窄,以后骶髂关节融合,椎间小关节出现类似的变化,随病变进展椎间盘的纤维环和脊柱前、后纵韧带发生骨化,形成典型的竹节样脊柱。

4. 答案：ACDE

评析：本题考查强直性脊柱炎的治疗。因为本病病因不明，治疗方面无有效方法。主要是缓解疼痛、预防畸形，使脊柱强直于功能位。因此，保暖可以改善局部循环，减轻疼痛；卧硬板床、注意姿势可以延缓病情，预防畸形。软组织松解术不能纠正畸形。

二、问答题

1. 答案要点　骨关节炎病理改变早期主要是局灶软骨软化、糜烂，软骨下骨外露。继而骨膜、关节囊及关节周围肌肉改变使关节面上生物应力平衡失调，病变加重。最终关节面破坏、畸形。

2. 答案要点　类风湿关节炎病因不明。目前认为主要与下列因素相关：

①自身免疫反应：人类白细胞相关抗原 HLA–DR4 与本病有相关性。②感染：部分学者认为甲型链球菌感染可能为本病的诱因。③遗传因素：本病有明显的家族遗传特点。

病理变化：病变关节主要病理变化是滑膜的慢性炎症。最早为滑膜内充血、水肿，毛细血管增生且通透性增高，有较多浆液渗出到关节腔内。滑膜内有大量的淋巴细胞、浆细胞和巨噬细胞浸润，滑膜边缘部分增生形成肉芽组织血管翳，血管翳向软骨内侵入，并引起关节相邻骨质破坏和骨质疏松。后期随着病变进一步发展，逐渐出现纤维性和骨性关节强直，关节功能丧失。关节病变外，在关节附近的皮下组织内可出现皮下结节，尚可累及关节周围的肌腱、韧带等，使周围肌肉发生萎缩，加重对关节功能的影响。

3. 答案要点　依据美国风湿病协会颁布的标准，确诊本病需具备 4 条或 4 条以上标准：①晨起关节僵硬至少 1h（≥6 周）；②3 个或 3 个以上关节肿胀（≥6 周）；③腕、掌指关节或近侧指间关节肿胀（≥6 周）；④对称性关节肿胀（≥6 周）；⑤皮下结节（≥6 周）；⑥手、腕关节 X 线片有明确的骨质疏松或骨侵蚀；⑦类风湿因子阳性（滴度 >1∶32）。

三、病案分析

答案要点

（1）最可能的诊断是类风湿关节炎。

（2）诊断依据：①病人 58 岁，病程约 10 年；②多发性、对称性小关节肿痛、畸形；③晨僵；④类风湿因子阳性；⑤X 线片符合类风湿关节炎的表现。

（范晓飞）

第五十五章　运动系统畸形

【内容要点】

一、先天性畸形

（一）发育性髋关节脱位

发育性髋关节脱位是一种较常见的畸形。女性多于男性,女:男约为6:1。单侧较多,左侧比右侧多。

1. 病因及病理　病因不明,常有家族史。原发性髋臼和股骨头发育不良及关节囊、韧带松弛是其主要原因。

2. 临床表现与诊断

（1）症状:初生婴儿的症状不明显。细心者可发现患肢较短,大腿内侧的皮纹不对称,有时可听到弹响声。多数病儿学会走路时间较晚,有跛行,步态不稳,才引起家长注意而就诊。

（2）临床检查

1）早期检查

①Allis征:病儿仰卧,双髋屈曲90°,双腿并拢,患膝低于健膝。②屈曲外展试验:屈髋屈膝各90°,正常新生儿、婴儿髋关节可外展80°;外展受限70°以内,应疑有髋关节脱位;检查时如听到弹响后即可外展到90°,表示脱位已复位。③Ortolani试验(弹入试验)和Barlow试验(弹出试验):病儿仰卧位,助手固定骨盆,检查者一手拇指置于股骨内侧正对大转子处,其余指置于大转子外侧,另一手将同侧肢体屈髋、屈膝各90°并逐步外展,同时大转子外侧的四指将大转子向前、向内推压,此时听到弹响,即为Ortolani试验阳性,提示脱位的股骨头通过杠杆作用滑入髋臼;如将髋关节逐步内收,用拇指向外、向后推压听到弹响或感到弹跳(股骨头脱出),推压解除后再次出现弹跳(股骨头复位),即为Barlow试验阳性,提示髋关节不稳,有可能脱位。对3个月以上的病儿不宜采用上述检查方法,以免造成损害。

2）站立后儿童的检查

①活塞髋:病儿屈髋、屈膝90°,上下推拉股骨时股骨头上下移动,似活塞状。②内收肌紧张,外展受限。③Trendelenburg试验(单腿站立试验)阳性:正常情况下,用单足站立时,对侧骨盆抬起才能保持身体平衡;髋关节脱位时,患侧站立时对侧骨盆不能抬起,反而下降。

3）X线检查的主要表现:股骨头骨骺小,出现晚,或股骨头向上移位;髋臼角增大,髋臼浅;股骨颈闭孔线(Shenton线)中断;股骨头骨骺向外上移位。

3. 诊断　根据症状、临床检查和X线表现,诊断并不困难。本病的预后关键在于早期诊断、及时治疗。本病应注意与先天性髋内翻、股骨头无菌性坏死、化脓性髋关节炎并发病理脱位及婴儿脑性瘫痪后遗症并发的髋关节瘫痪性脱位等相鉴别。

4. 治疗　原则是早期发现、早期正确治疗。应让股骨头尽早回到髋臼内，使两者能得到正常发育。根据病儿年龄，决定治疗方案。在走路负重前发现，可用非手术治疗，效果大多良好。如发现过晚，多需手术治疗，恢复往往不完全。

（1）非手术疗法：多数可采用手法复位、蛙式石膏固定达到治愈目的。

（2）手术疗法：3岁以上病儿（手法复位多不能成功）及3岁以下手法复位失败者，均应进行手术治疗。术前应先在胫骨上部做牵引3~4周，使股骨头达到髋臼平面后方手术复位。手术包括单纯切开复位、Salter切骨术（髂骨切骨术）、髋臼加盖术（髋臼造顶术、臼盖成形术）、Chiari截骨术（骨盆内移切骨术）、股骨转子下旋转（短缩）切骨术等。

（二）先天性马蹄内翻足

先天性马蹄内翻足是一种常见畸形，男性多于女性，部分病例有家族史。本病包括足内翻、踝跖屈曲、前足内收和胫骨内旋四种畸形因素。

1. 临床表现及诊断　出生后出现一侧或双侧足不同程度的内翻、下垂畸形。轻者前足内收、下垂，背伸外展有弹性阻力。走路后步态不稳，跛行，足外缘着地，畸形逐渐加重。由于足部及小腿肌力平衡失调以及体重影响，足内翻下垂畸形更加明显。足前部向后内翻，足背负重，负重部位产生胼胝及滑囊，胫骨内旋进一步加重。

本病应与下列疾病相鉴别：①脊柱裂；②多关节挛缩症；③小儿麻痹后遗症；④脑性瘫痪，为痉挛性瘫痪。

2. 治疗　先天性马蹄内翻足的治疗越早越好，应在出生后即开始进行。

（1）非手术疗法：应于出生后尽快进行手法矫正、石膏及夹板固定，以纠正畸形。

（2）手术疗法：手术治疗主要用于非手术治疗畸形矫治不满意或复发病例和较大儿童未经矫治的病例。手术宜在出生后4~6个月后尽早进行。手术方式很多，包括软组织手术、骨性手术、软组织与骨性相结合的手术及近年来应用张应力原理的四维相矫治法等。应根据病人的年龄、病变类型和程度选择应用。

（三）先天性肌性斜颈

先天性肌性斜颈由一侧胸锁乳突肌纤维化和短缩而引起，原因不明。一般认为产伤或难产可引起胸锁乳突肌缺血、纤维变性后引起该肌挛缩。基本的病理改变是一侧胸锁乳突肌有不同程度的变性、纤维化挛缩。

1. 临床表现及诊断　部分病儿有难产史。胸锁乳突肌紧张、短缩呈硬条索状。头颈向患侧旋转及向健侧倾斜活动受限。头颈向患侧偏斜，面部及下颌转向健侧。如长期不治，将出现面部不对称的畸形。诊断并不困难，但应拍摄颈椎X线片以排除骨质异常。

2. 治疗　治疗越早，效果越好。在婴儿期如能坚持采用非手术疗法，部分病儿可以治愈；3~4岁以下小儿，即使有明显畸形，手术治疗也可取得满意效果；年龄较大，胸锁乳突肌挛缩严重，颜面不对称很明显，手术治疗亦可明显改善。

（1）非手术疗法：出生后尽早进行。包括局部热敷、按摩、手法纠正、头部固定。

（2）手术疗法：1岁6个月以上病儿，非手术疗法无效，宜手术治疗。在基础加局麻下行胸锁乳突肌切断术。术后用头胸石膏固定头颈于矫枉过正位置3周。

二、脊柱侧弯

正常人脊柱矢状面有四个生理弧度，即颈椎前凸、胸椎后凸、腰椎前凸和骶椎后凸。若脊柱的某一段偏离身体的中线,向侧方弯曲,则称为脊柱侧弯,又称脊柱侧凸。

1. 病因与分类

(1)特发性脊柱侧弯:最为常见,发病原因不明,故称为特发性。

(2)先天性脊柱侧弯:由于胎儿时期骨骼发育不良所致,如半椎体、单侧椎体分节不全并发骨桥等。

(3)肌肉神经性脊柱侧弯:由于肌肉神经疾病引起两侧肌力不平衡造成的脊柱侧弯。常见原因为小儿麻痹后遗症。

(4)神经纤维瘤病合并脊柱侧弯:是一种特殊类型,病人皮肤上常有咖啡斑。

(5)姿势性或代偿性脊柱侧弯:如因姿势不正或两下肢不等长等引起。

2. 病理 脊柱侧弯多发生在脊柱的胸段或胸腰段,且大多凸向右侧。椎骨的病理改变主要为椎体的楔形变、脊椎骨的旋转畸形和凹侧椎弓根变矮。

3. 临床表现及诊断 早期症状不明显,生长发育时期,侧凸畸形发展迅速。站立位检查可发现脊椎向一侧或双侧侧凸,伴发胸廓变形。检查时应做悬吊试验或牵拉试验,观察脊柱畸形有无减轻。X线检查应包括拍摄站立位、卧位或牵引位时脊柱全长的正位、侧位X线片。脊柱侧弯度数的测量常用Cobb角测量法,Cobb角越大,表明其侧弯越严重。MRI检查有利于显示椎管内脊髓病变。

4. 治疗 治疗目的是矫正和预防畸形发展,以及防止心肺功能进一步受损。Cobb角在40°~45°以下,畸形较轻和10岁以下儿童采用非手术疗法。年龄小,侧弯为Cobb角20°~40°者可用支具疗法。经非手术治疗后畸形仍继续发展,其主弯角大于Cobb角40°~45°者,应尽早手术矫正。矫正脊柱侧弯的手术方法和采用的矫正器械种类较多,应根据侧弯部位、性质、程度和术者对该手术的熟悉程度选用。

【练习题】

一、选择题

(一)A1型题

1. 下列关于先天性肌性斜颈的治疗中,正确的是

   A. 不需手术治疗   B. 手法矫正应1次完成

   C. 手术疗法适合1岁以上的病儿   D. 对畸形严重者应放弃治疗

   E. 早期治疗效果不明显

2. 需手术治疗的发育性髋关节脱位病儿的年龄是

   A. 1岁   B. 1~2岁   C. 2~3岁

   D. 3岁以上   E. 1岁以内

3. 婴幼儿先天性肌性斜颈最主要的体征是

   A. 头颈偏向一侧,面部一侧大,一侧小   B. 颈部淋巴结肿大

   C. 患侧胸锁乳突肌内可扪及肿块   D. 颈部活动受限

   E. X线示颈椎畸形

4. 在先天性脊柱侧弯病因中,常见的是

   A. 姿势性脊柱侧弯   B. 神经源性脊柱侧弯   C. 代偿性脊柱侧弯

D. 胸源性脊柱侧弯　　　　E. 楔形椎体

5. 下列与发育性髋关节脱位 X 线表现不相符的是

A. Shenton 线不连续

B. 髋臼角变大

C. 股骨头的骨化中心在 Perkin 内下象限

D. 股骨头骨化中心较健侧小

E. 股骨颈内侧距中线较健侧远

6. 脊柱侧弯,原因不明者约为

A. 10%　　　　　　　B. 30%　　　　　　　C. 50%

D. 60%　　　　　　　E. 80%

(二) A3/A4 型题

(1~3 题共用题干)

病儿,男,5 岁。左侧斜颈,左侧胸锁乳突肌内扪及一肿块,颈椎 X 线未见异常。

1. 该病儿最可能的诊断是

A. 先天性肌性斜颈　　　B. 颈椎半椎体　　　　C. 颈椎半脱位

D. 颈椎结核　　　　　　E. 一侧胸锁乳突肌阙如

2. 对于该疾病治疗的表述,错误的是

A. 治疗越早效果越好

B. 婴儿期如坚持非手术疗法,多数病儿可治愈

C. 3~4 岁以下小儿,即使有明显畸形,手术治疗也可取得满意效果

D. 年龄较大、胸锁乳突肌挛缩严重的病人,手术无明显效果

E. 非手术疗法无效者,宜手术治疗

3. 该病儿最恰当的治疗方法是

A. 肿块切除

B. 石膏矫形

C. 胸锁乳突肌全切除

D. 物理疗法

E. 在锁骨上方切断胸锁乳突肌,并行石膏矫形

(4~6 题共用题干)

病儿,女,4 岁。因"双下肢不对称、走路摇摆 1 年"入院,目前诊断为发育性髋关节脱位。

4. 下列不属于发育性髋关节脱位表现的是

A. 患髋明显疼痛　　　　　　　B. 单足站立试验阳性

C. 部分病儿弹出试验阳性　　　D. 双侧大腿、臀部皮纹不对称

E. 脱位前期或半脱位髋关节不稳定

5. 该病儿不宜采用的检查法为

A. 打气筒征　　　　B. 弹出弹进试验　　　　C. 屈髋屈膝外展试验

D. Allis 征　　　　　E. 单足站立试验

6. 关于该病儿的临床诊疗,不正确的是

A. 应拍摄包括髋关节的骨盆 X 线平片　　　B. X 线检查可确定脱位的性质和程度

C. 应行手法复位,给予石膏固定 3 个月　　　D. 手法整复难以完成

E. 应进行手术治疗

（三）B1 型题

（1~3 题共用备选答案）

A. 肌肉神经疾病

B. 发病原因不明

C. 胎儿时期骨骼发育不良

D. 姿势不正

E. Marfan 综合征

1. 特发性脊柱侧弯的病因多为

2. 先天性脊柱侧弯的病因多为

3. 肌肉神经性脊柱侧弯的病因多为

（四）X 型题

1. 发育性髋关节脱位的临床表现主要有

A. 患侧大腿内侧皮肤皱襞变深、增多，臀皱襞变高

B. 患肢可缩短，轻度外旋

C. Allis 征、Trendelenburg 试验（单腿站立试验）阳性

D. 跛行，单侧脱位呈短腿步态，双侧脱位者走路时左右摇摆，呈鸭式步态

E. 髋臼角减小，髋臼变深

2. 先天性肌性斜颈须与下列哪些疾病鉴别

A. 骨性斜颈　　　　B. 颈部炎症　　　　C. 眼肌异常

D. 脊柱侧弯　　　　E. 锁骨骨折

3. 先天性马蹄内翻足形成的畸形包括

A. 跗骨间关节内收　　B. 踝关节跖屈　　　C. 足前部内收、内翻

D. 跟骨略内翻、下垂　　E. 跖趾关节背伸

4. 关于脊柱侧弯的描述，正确的是

A. 多数为姿势性

B. 好发于 6~7 岁的女孩

C. 功能性脊柱侧弯无脊柱结构破坏

D. 脊髓灰质炎后遗症可形成脊柱侧弯畸形

E. 脊柱侧弯最佳治疗方法是手术治疗

二、名词解释

1. 股骨颈闭孔线（Shenton line）

2. Ortolani 试验

3. Barlow 试验

4. 先天性肌性斜颈

5. 脊柱侧弯

三、问答题

1. 简述脊柱侧弯角及旋转度数的测量方法。

2. 简述脊柱侧弯的病因、分类与病理变化。

【答案及评析】

一、选择题

（一）A1 型题

1. 答案：C

评析：治疗越早效果越好。在婴儿期如能坚持采用非手术疗法，多数病儿可以治愈；3~4 岁以下小儿，即使有明显畸形，手术治疗也可取得满意效果；年龄较大，胸锁乳突肌挛缩严重，颜面不对称很明显，手术治疗亦可明显改善。1 岁以上病儿，非手术疗法无效，宜手术治疗。

2. 答案：D

评析：3 岁以上病儿（手法复位多不能成功）及 3 岁以下手法复位失败者，均应进行手术治疗。

3. 答案：C

评析：先天性肌性斜颈主要临床表现是生后数日或十数日，一侧胸锁乳突肌有包块，局部肿胀和压痛。

4. 答案：E

评析：姿势性脊柱侧凸、神经源性脊柱侧凸、代偿性脊柱侧凸、胸源性脊柱侧凸均为后天性脊柱侧凸。

5. 答案：C

评析：正常股骨头骨骺应在 Perkin 象限的内下象限。

6. 答案：E

评析：特发性脊柱侧弯最为常见，占总数的 75%~85%。发病原因不明，故称为特发性。

（二）A3/A4 型题

1. 答案：A

评析：小儿左侧胸锁乳突肌内扪及一肿块，颈椎 X 线未见异常，先天性肌性斜颈的可能性大。颈椎 X 线未见异常可排除颈椎半椎体及颈椎半脱位；颈椎结核可使胸锁乳突肌痉挛而产生斜颈，但此类病人颈部疼痛明显，颈部活动明显受限，下颌偏向患侧，X 线检查有异常；一侧胸锁乳突肌阙如，体征不支持诊断。

2. 答案：D

评析：先天性肌性斜颈病人，年龄较大，胸锁乳突肌挛缩严重，颜面不对称很明显，手术治疗亦可明显改善。

3. 答案：E

评析：病儿 5 岁，适宜手术。应在基础加局麻下行胸锁乳突肌切断术，术后用头胸石膏固定头颈于矫枉过正位置 3 周。

4. 答案：A

评析：发育性髋关节脱位病儿，患肢较短，大腿内侧的皮纹不对称，患肢活动减少，常处于屈曲位，不能伸直，会阴部增宽，在双侧脱位时尤为明显，有时可听到弹响声。多数病儿学会走路时间较晚，单侧脱位时有跛行，双侧脱位时腰部前凸，步态不稳，呈鸭行步态。随着年龄增长,可出现乏力及腰、髋部疼痛。

5. 答案:B

评析:对 3 个月以上的病儿不宜采用弹出弹进试验,以免造成损害。

6. 答案:C

评析:发育性髋关节脱位的诊断主要根据症状、临床检查和 X 线表现。3 岁以上病儿(手法复位多不能成功)及 3 岁以下手法复位失败者,均应进行手术治疗。

（三）B1 型题

1. 答案:B

评析:特发性脊柱侧凸最为常见,发病原因不明,故称为特发性。以青少年型最为多见。

2. 答案:C

评析:先天性脊柱侧弯是由胎儿时期骨骼发育不良所致,如半椎体、单侧椎体分节不全并发骨桥等。

3. 答案:A

评析:肌肉神经性脊柱侧弯是由于肌肉神经疾病引起两侧肌力不平衡造成的脊柱侧弯。常见原因为小儿麻痹后遗症。

（四）X 型题

1. 答案:ABCD

评析:发育性髋关节脱位时股骨头骨骺小、出现晚或股骨头向上移位,髋臼角(髋臼指数)增大,髋臼变浅。

2. 答案:ABC

评析:骨性斜颈、颈部炎症、眼肌异常均可使头颈向一侧偏斜,故应进行鉴别。脊柱侧弯的畸形主要出现在胸椎;锁骨骨折虽可引起头颈偏斜,但有骨折的体征和特有姿势。

3. 答案:ABCD

评析:先天性马蹄内翻足典型畸形有足内翻、踝跖屈曲、前足内收和胫骨内旋四种畸形因素。先天性马蹄内翻足不会出现跖趾关节背伸。

4. 答案:ABCD

评析:很多脊柱侧弯病人可以用非手术治疗得到矫正。

二、名词解释

1. 股骨颈闭孔线(Shenton line):沿闭孔上缘、股骨颈下缘画线,正常时为一完整弧形。髋脱位者,股骨颈闭孔线断裂。

2. Ortolani 试验:新生儿仰卧位,助手固定骨盆。检查者一手拇指置于股骨内侧上段正对股骨大转子处,其余 4 指置于股骨大转子外侧,另一手将同侧髋、膝关节各屈 90°,并逐步外展,同时置于大转子外侧的 4 指将大转子向前、内侧推压,此时可听到或感到一下弹跳,这是由于脱位的股骨头通过杠杆作用滑入髋臼而产生的,即为阳性,就可诊断为发育性髋关节脱位。

3. Barlow 试验:新生儿仰卧位,助手固定骨盆。检查者一手拇指置于股骨内侧上段正对股骨大转子处,其余 4 指置于股骨大转子外侧,另一手将同侧髋、膝关节各屈 90°,逐步内收髋关节,拇指向外、后推压,若股骨头自髋臼脱出,可听到或感到一下弹跳。解除推压力时,股骨头可滑回髋臼内,亦可出现"弹跳",即为阳性。阳性结果表示有可能脱位,目前还未脱位,应诊断为不稳定髋。

4. 先天性肌性斜颈：一侧胸锁乳突肌纤维性挛缩，颈部向一侧偏斜畸形。

5. 脊柱侧弯：脊柱矢状面有 4 个生理弯曲，额状面不应有任何弧度，一旦向两侧出现弧度，则称为脊柱侧弯。

三、问答题

1. 答案要点　脊柱侧弯度数的测量常用 Cobb 角测量法，该法为上顶椎椎体上缘和下顶椎椎体下缘，各做延长线，再做这两条线的垂直线，两垂直线相交的角即为侧弯角度。Cobb 角越大，表明其侧弯越严重。

脊柱侧弯时，X 线片显示椎弓根向凹侧移位，根据其移位大小，确定其旋转程度。凸侧和凹侧椎弓根均向凹侧移位，但均在椎体轮廓以内者为Ⅰ度；凸侧椎弓根影接近中线，而凹侧椎弓根影已消失为Ⅱ度；凸侧椎弓根影达中线为Ⅲ度；凸侧椎弓根影已超过中线而达凹侧者为Ⅳ度。

2. 答案要点　若脊柱的某一段偏离身体的中线，向侧方弯曲，则称为脊柱侧弯。

病因与分类：①特发性脊柱侧弯；②先天性脊柱侧弯；③肌肉神经性脊柱侧弯；④神经纤维瘤病合并脊柱侧弯；⑤姿势性或代偿性脊柱侧弯；⑥其他：如儿童脓胸或胸廓成形术引起的胸源性脊柱侧弯等。

病理变化：脊柱侧弯多发生在脊柱的胸段或胸腰段，且大多凸向右侧，凸向左侧者较少。椎骨的病理改变主要为椎体的楔形变、脊椎骨的旋转畸形和凹侧椎弓根变矮。椎体左右楔形变形成脊柱侧弯，若合并前后位楔形变，则形成侧后凸畸形。整个脊椎骨有旋转畸形。不同原因引起的脊柱侧弯，其病理变化也有不同之处。如肌肉神经性脊柱侧弯，背部肌力常不平衡。先天性脊柱侧弯有骨骼发育畸形存在。

（肖名力）

第五十六章　运动系统慢性损伤

【内容要点】

一、狭窄性腱鞘炎

发生在手指者为屈指肌腱鞘炎,屈指时有弹响,俗称"弹响指";在拇指者为拇长屈肌腱鞘炎,又称"弹响拇"。在腕部是拇长展肌和拇短伸肌狭窄性腱鞘炎,又称为桡骨茎突狭窄性腱鞘炎。桡骨茎突狭窄性腱鞘炎发病率最高,表现为腕关节桡侧疼痛,有时局部可扪及痛性小结节;握拳尺偏试验阳性。屈指肌腱狭窄性腱鞘炎好发于中指、环指,手指伸屈时有弹响声或弹响感,远侧掌横纹处摸到一痛性结节。治疗为局部制动和腱鞘内注射泼尼松龙。

二、腱鞘囊肿

多见于女性,好发于腕背、足背等处。早期无症状,基底固定、半球形,与皮肤无粘连,不易推动,易被误认为骨块,穿刺可抽出胶冻状物质。可予囊肿抽吸并在囊内注入泼尼松龙或手术完整切除囊肿。

三、肱骨外上髁炎

肱骨外上髁处明显疼痛,可放散到前臂。查体在肱骨外上髁至桡骨小头范围内有局限性压痛点,前臂伸肌腱牵拉试验(Mills 征)阳性。痛点局部注射疗效良好,非手术治疗症状无改善或反复发作者,可考虑手术治疗。

四、粘连性肩关节囊炎

多发生于中老年,女性多见,常发生于左肩,诉肩部痛,伴肩关节活动受限。本病可自愈,自然病程在 1 年左右。注意与颈椎病、肩部肿瘤等相鉴别。治疗方法包括:①功能锻炼;②理疗与推拿;③痛点注射;④药物治疗,疼痛严重者可短期口服非甾体抗炎药,并辅以适量口服肌肉松弛药;⑤肩外因素引起的除局部治疗外,还需对原发病进行处理。

五、骨软骨病

1. 股骨头骨软骨病　股骨头骨软骨病多发生于 3~10 岁儿童,男性多于女性,单侧多于双侧。早期最常见的症状是髋部疼痛,随疼痛加重而出现跛行。查体:跛行步态,患肢短缩,髋关节活动受限。X 线检查:早期关节囊肿胀,关节间隙增宽;骺线加宽,与股骨颈相连区域有不规则骨质疏松;病变愈合后可见股骨头扁平、宽大、半脱位,股骨颈短而粗。治疗的主要目的是避免或减轻对坏死骨骺的压力,使股骨头能包容在髋臼内进行模造,达到头臼相称,避免骨性关节炎的发生。

2. 胫骨结节骨软骨病 胫骨结节骨软骨病又称胫骨结节骨软骨炎,好发于 12~16 岁好动的男孩。以胫骨结节逐渐肿大、疼痛为特点,伴伸膝乏力,疼痛与活动有明显关系。查体:患侧胫骨结节肿大、压痛明显;抗阻力伸膝时,疼痛加重。膝关节侧位片可见胫骨结节骨骺密度增高、碎裂或呈舌状隆起,周围软组织肿胀。本病属于自限性疾病,18 岁后骨骺骨化症状消失,但局部隆起不会改变。

【练习题】

一、选择题

(一) A1 型题

1. 早期狭窄性腱鞘炎最好的治疗方法是
    A. 针灸及理疗   B. 经常制动患处
    C. 切开腱鞘,松解肌腱   D. 鞘内注射醋酸泼尼松龙
    E. 使用抗生素治疗

2. 下列描述不符合肱骨外上髁炎的是
    A. 多发生于长期反复用手、腕劳动
    B. 本病是外上髁的慢性损伤性炎症
    C. 前臂伸肌腱牵拉试验(Mills 征)阳性
    D. 肱骨外上髁附近疼痛、压痛
    E. 激素痛点注射效果不肯定

3. 关于粘连性肩关节囊炎,错误的是
    A. 主要表现为肩痛、关节活动障碍
    B. 是关节周围多种软组织的慢性炎症
    C. 多发生于中老年人
    D. 病理改变为关节外软组织粘连
    E. 本病需与颈椎病、肩部肿瘤等作鉴别

4. 在各个手指中,弹响指发生频率最多的是
    A. 中指、环指   B. 拇指、示指   C. 环指、小指
    D. 拇指   E. 示指

(二) A2 型题

1. 病人,女,60 岁。左肩部疼痛 6 个月,梳头、洗面困难,肩袖间隙区明显压痛,部位局限,肩关节活动受限。X 线未见明显异常。对该病人,错误的治疗措施是
    A. 手术治疗   B. 保持肩关节主动活动
    C. 使用激素类药物局部注射   D. 使用非甾体抗炎药
    E. 早期给予治疗、按摩

2. 病人,女,65 岁。近半年来反复出现头痛、头晕。今晨在突然转头时感眩晕耳鸣,恶心呕吐,摔倒在地,2min 后缓解。既往曾类似发作 2 次。X 线片示 C_{5-6} 椎体后缘骨质增生,椎间隙明显变窄。最可能的诊断是

  A. 神经根型颈椎病   B. 脊髓型颈椎病

  C. 交感神经型颈椎病   D. 椎动脉型颈椎病

  E. 癫痫发作

 3. 病人,女,55 岁。患髋关节骨关节炎,有明显疼痛和运动障碍,严重影响生活质量。治疗应首选

  A. 髋关节融合术   B. 截骨术   C. 人工关节置换术

  D. 关节清理术   E. 钻孔减压术

 4. 病人,女,51 岁,右中指、环指掌指关节疼痛、伸屈弹响 3 个月。检查:右中指、环指掌指关节掌侧各可扪及一处痛性小结节,活动时有弹响。最可能的诊断是

  A. 狭窄性腱鞘炎   B. 腱鞘囊肿   C. 滑囊炎

  D. 陈旧性掌指关节脱位   E. 神经瘤

(三) A3/A4 型题

(1~3 题共用题干)

 病人,男,重体力劳动工人。腰腿痛,并向左下肢放射,咳嗽喷嚏时加重。检查腰部活动明显受限,并向左倾斜,直腿抬高试验阳性。病程中无低热、盗汗、消瘦症状。

 1. 首先考虑的诊断是

  A. 腰肌劳损   B. 腰椎管狭窄症   C. 腰椎间盘突出症

  D. 强直性脊柱炎   E. 腰椎结核

 2. 为明确诊断,最有意义的诊断是

  A. 骨核素扫描   B. CT   C. 超声

  D. 腰椎穿刺   E. 肌电图

 3. 病人患病 2 年,病情逐年加重,已严重影响生活及工作,且出现尿便障碍。其治疗方法是

  A. 理疗   B. 按摩   C. 牵引

  D. 用药   E. 手术

二、名词解释

1. 握拳尺偏试验

2. 网球肘

3. 伸肌腱牵拉试验(Mills 征)

三、问答题

试述运动系统慢性损伤的治疗原则。

【答案及评析】

一、选择题

(一) A1 型题

1. 答案:D

评析:早期狭窄性腱鞘炎最好的治疗方法是局部制动和注射醋酸泼尼松龙;上述治疗无

效可考虑腱鞘切开、松解肌腱。针灸、理疗对本病疗效欠佳,无抗生素治疗指征。

2. 答案:E

评析:肱骨外上髁炎多发生于长期反复用手、腕劳动者,病理上是肱骨外上髁伸肌总腱的慢性损伤性炎症。临床表现为肱骨外上髁疼痛、肱骨外上髁附近局限性压痛、前臂伸肌牵拉试验(Mills 征)阳性。痛点注射醋酸泼尼松龙效果好。

3. 答案:D

评析:粘连性肩关节囊炎是肩周肌、肌腱、韧带、滑囊、关节囊等软组织发生的慢性损伤性炎症。多发生于中老年,肩部疼痛,伴肩关节活动受限。本病可自愈,自然病程在 1 年左右,临床上应与颈椎病、肩部肿瘤等相鉴别。病理上为关节内外均有粘连。

4. 答案:A

评析:弹响指好发于中指、环指。

（二）A2 型题

1. 答案:A

评析:根据病人表现可诊断为粘连性肩关节囊炎。

治疗原则:①早期给予理疗、针灸、轻度的推拿按摩,可改善症状;②痛点局限时,可局部注射醋酸泼尼松龙,能明显缓解疼痛;③疼痛持续、夜间难以入睡时,可短期服用非甾体抗炎药,并加以适量口服肌肉松弛药;④无论病程长短,症状轻重,均应每日进行肩关节的主动活动,活动以不引起剧痛为限;⑤对症状持续且严重者,以上治疗无效时,在麻醉下采用手法或关节镜松解粘连,然后注入类固醇或透明质酸钠,可取得满意疗效;⑥肩外因素所致粘连性肩关节囊炎除局部治疗外,还需对原发病进行治疗。故本题选 A。注意粘连性肩关节囊炎的自限时间是 1 年左右。

2. 答案:D

评析:本例特点为老年、反复出现与突然转头有关的眩晕、有猝倒发作,X 线片显示有节段性不稳定(椎间隙窄),符合椎动脉型颈椎病的诊断依据。

3. 答案:C

评析:骨关节炎的病理学改变是不可逆转的,随年龄增长而有加重,因此用非手术治疗,缓解或解除症状,增加活动范围,增强关节稳定性,延缓病情发展。对 50 岁以上的老年人,有明显疼痛和运动障碍,严重影响生活质量者,如没有全身的手术禁忌证,行人工关节置换术为首选,能有效缓解疼痛,维持和增加关节的稳定性和活动度,提高生活质量。

4. 答案:A

评析:腱鞘囊肿、神经瘤及滑囊炎无关节弹响。陈旧性掌指关节脱位应有外伤史。中指、环指是狭窄性腱鞘炎好发部位,随病程延长可逐渐出现弹响,检查在掌指关节掌侧可扪及痛性小结节。

（三）A3/A4 型题

1. 答案:C

2. 答案:B

3. 答案:E

评析:本例的特点是腰痛,向左下肢放射,咳嗽等使腹压增加时疼痛加重,腰活动有受限并左弯,直腿抬高试验阳性,因此初步诊断是腰椎间盘突出症。为明确诊断,最有意义的检查是CT,CT 可显示突出的椎间盘,确定诊断,还可显示突出椎间盘的大小、方向、与硬膜囊和神经根的关系、骨性椎管形态、黄韧带是否肥厚等,另外也可作 MRI 检查。如病史 2 年以上,治疗无效且逐年加重,严重影响生活工作,又出现二便障碍的马尾神经受损症状,有手术指征,应手术治疗,行髓核摘除术。

二、名词解释

1. 握拳尺偏试验:拇指屈于掌心,然后握拳,轻轻将腕尺偏,桡骨茎突部剧痛者为阳性,为桡骨茎突狭窄性腱鞘炎的典型体征。

2. 网球肘:是肱骨外上髁伸肌总腱起点处的慢性损伤性炎症。因以前发现网球运动员易发生此种损伤,故俗称"网球肘"。

3. 伸肌腱牵拉试验(Mills 征):嘱被检查者伸肘握拳,屈腕,然后前臂旋前,此时肘外侧出现疼痛为阳性,为肱骨外上髁炎(网球肘)的体征。

三、问答题

答案要点:①限制致伤活动,纠正不良姿势,使应力分散,是治疗运动系统慢性损伤的首要环节;②辅以理疗、推拿按摩等物理疗法,是治疗运动系统慢性损伤的重要措施;③局部正确、合理地使用肾上腺皮质激素;④非甾体抗炎药的合理使用;⑤保守治疗无效可考虑手术治疗;⑥也可应用小针刀,取得良好的效果。

(周毕军)

第五十七章 颈肩痛和腰腿痛

【内容要点】

一、颈肩痛

（一）颈肩部软组织急性损伤

1. 概念 颈肩部软组织急性损伤可有外伤史或没有外伤史,后者俗称"落枕"。

2. 临床表现 主要表现为外伤后或醒后起床时出现颈部疼痛,可放射至枕顶部或肩部,头颈活动明显受限,可触及压痛点。X 线片上可见颈椎僵直样改变。

3. 治疗 通过颈部制动、推拿及按摩、痛点注射糖皮质激素类药物、理疗及针灸等可缓解急性疼痛。

（二）颈肩部软组织慢性损伤

1. 概念 颈部肌肉慢性劳损、急性软组织损伤转变为慢性等为常见发病原因,风寒侵袭可促发或加重病情。

2. 临床表现 主要表现为颈肩部肌肉酸痛不适,反复发作,可自行缓解。

3. 治疗 治疗的重点在于预防,纠正不良姿势,避免颈部长时间固定不动。理疗及按摩疗效较好,也可口服或外用非甾体抗炎药及活血化瘀的中药。

（三）颈椎病

1. 概念 颈椎病的概念目前较为混乱,一般认为颈椎病是指颈椎间盘退行性变及其继发性椎间关节退行性变,引起脊髓、神经和血管损害而表现出的相应表现。

2. 病因 颈椎病病因包括颈椎间盘退行性变、损伤、颈椎先天性椎管狭窄。

3. 临床表现及诊断 有四种类型。

（1）神经根型:病变组织压迫或刺激神经根所致,临床最多见。颈部活动时可出现上肢放电样剧痛。查体可见颈椎活动受限,可有感觉异常、肌力减退及腱反射改变。臂丛神经牵拉试验阳性,压头试验阳性。X 线平片可见颈椎不稳、钩椎关节增生、椎间隙及椎间孔狭窄、椎体后缘骨质增生等。CT 及 MRI 可见椎间盘突出、椎管狭窄等。

（2）脊髓型:病变组织从前方压迫脊髓,多起病缓慢,以四肢无力、手足或肢体麻木、握物不牢或步态不稳、足下踩棉花样感等为常见主诉,可有排尿障碍及胸腹部束带感,逐渐出现自下而上的痉挛性瘫痪。大多有腱反射亢进或出现 Hoffman 征阳性等病理反射。X 线片表现与神经根型相似,脊髓造影、CT、MRI 显示脊髓受压情况。

（3）椎动脉型:病变组织引起椎动脉供血不足的表现。头部旋转引起眩晕是本病的主要特点,严重者可猝倒,但意识清醒。可有枕后痛、视觉障碍、耳鸣、恶心、呕吐等。MRI 及椎动脉造影可见椎动脉迂曲、变细、压迫等。

（4）交感神经型：临床表现复杂，为交感神经兴奋或抑制症状，主观症状多，客观体征少。

诊断颈椎病必须具备典型的临床表现，同时具备明确的影像学表现。仅有影像学改变而无临床表现者，不能诊断为颈椎病。同样也不能仅仅依靠临床表现作出诊断。

4. 颈椎病的治疗　大部分颈椎病以非手术治疗为主，包括颌枕带牵引、颈围制动、卧床休息、推拿按摩、理疗、药物治疗等，但脊髓型颈椎病不适宜做牵引及按摩。对于脊髓型颈椎病症状进行性加重者，或其他型颈椎病经非手术治疗无效、症状严重者可行手术。

二、腰腿痛

（一）概述

1. 腰腿痛是一组临床常见症状，其病因复杂，临床表现多样化，表现为下腰、腰骶、骶髂、臀部等处的疼痛，可伴有一侧或两侧下肢痛及马尾神经症状。

2. 病因　①损伤：脊柱骨折和脱位、脊椎滑脱、椎间盘突出、腰部软组织急性损伤等。②长期积累性劳损。③退行性改变：骨质疏松症、腰椎骨关节炎等。④炎症：脊柱结核、化脓性脊柱炎、强直性脊柱炎等。⑤畸形：脊柱侧凸、脊柱裂等。⑥脊柱肿瘤。

3. 临床表现　可表现为局部痛、牵涉痛、放射痛。局部痛常有压痛点。牵涉痛部位较模糊，常无客观体征。放射痛是神经根受损的表现，疼痛沿受损神经根向末梢放射。

4. 治疗　腰腿痛多可经非手术治疗得到缓解或治愈，个别病例需要手术治疗。

（二）急性腰扭伤

急性腰扭伤一般是由腰部活动时因用力过大或姿势不协调造成。常突感腰部剧痛，不敢活动，甚者可有局部撕裂感或响声。也有的病人在诸如弯腰系鞋带、扫地、打喷嚏等非暴力动作时发病。查体可见腰肌紧张，腰椎活动明显受限，有压痛点。无下肢痛。经非手术治疗可缓解。

（三）腰部软组织慢性损伤

1. 腰部软组织慢性损伤是积累性损伤，并没有明确的暴力外伤史。最常见的是腰肌劳损和棘上韧带、棘间韧带损伤。

2. 腰肌劳损多系长期弯腰动作或姿势异常所致，急性腰扭伤治疗不当也可迁延而成慢性腰肌劳损。无明显诱因的慢性腰痛为本病的主要症状，可有或无压痛点，X 线所见多无异常。

3. 棘上韧带、棘间韧带损伤一般无明确外伤史，但多有长时间弯腰动作而未定时改变姿势的病史。主要症状为腰痛，在棘突上或棘突间可触及明显压痛点，X 线所见多无异常。

4. 压痛点局限时，糖皮质激素类药物痛点注射可明显缓解疼痛。理疗对大部分病人有一定疗效。

（四）腰椎间盘突出症

1. 概念　腰椎间盘突出症是因椎间盘变性，纤维环破裂，髓核突出刺激或压迫神经根、马尾神经所表现的一种综合征，是腰腿痛最常见的原因之一。

2. 病因和病理　椎间盘退行性变是基本因素，积累损伤是椎间盘变性的主要原因。根据病理学、影像学将椎间盘退变分为膨出、突出、脱出、游离、Schmorl 结节及经骨突出五型，但临床诊断应该统一为腰椎间盘突出症。

3. 好发年龄及间隙　常见于 20~50 岁男性病人，多发生在 $L_{4\sim5}$、$L_5\sim S_1$ 间隙。

4. 临床表现　主要表现为腰痛伴坐骨神经痛和马尾神经受压（可出现大、小便功能障碍，鞍区感觉异常等)症状。体征可见腰椎侧凸、腰部活动受限、病变间隙棘突间或棘突旁压痛并可沿坐骨神经放射、直腿抬高试验及加强试验阳性以及感觉、肌力、腱反射改变等。

5. 辅助检查

(1) X 线平片：可见腰椎生理前凸改变，出现侧凸，椎间隙狭窄，椎体边缘骨质增生等。虽不能直接反映是否存在椎间盘突出，但在鉴别诊断上具有意义。

(2) CT 及 MRI 检查：可显示骨性椎管形态、椎间盘突出的部位及大小、对神经根或硬膜囊压迫的程度等，有较大的诊断意义。

重点在临床诊断，CT 及 MRI 显示不同程度的椎间盘病变，若无临床症状及体征，不应诊断本病。

6. 治疗　绝大多数腰椎间盘突出症的病人经非手术治疗可缓解或治愈，包括卧床、牵引、理疗、按摩、糖皮质激素类药物硬膜外注射、微创治疗等方法；但对有马尾神经受损者、有严重的神经根压迫症状者以及经严格非手术治疗无效者可进行手术治疗。

(五) 腰椎管狭窄症

1. 腰椎管狭窄症是指腰椎管骨性或纤维结构异常，导致管腔狭窄，压迫硬膜囊或神经根而出现相应的临床症状。腰椎管狭窄症是腰腿痛的常见原因之一。

2. 主要病因、病理　在先天性椎管矢状径狭小的基础上，后天性退行性改变是腰椎管狭窄症的诱发因素。

3. 本病的特点是症状较重，但体征较轻，有间歇性跛行。

4. 诊断及鉴别诊断　临床表现是诊断本病的基本依据，影像学检查具有重要意义。在 CT 片上测量椎管矢状径可反映椎管狭窄程度。临床上需与腰椎间盘突出症、腰椎滑脱症、脊柱肿瘤、结核、神经根炎等相鉴别。

5. 治疗　非手术治疗能取得不同程度的疗效。手术指征：出现马尾神经功能障碍者；症状严重，经非手术治疗无效者；多数混合性腰椎管狭窄症。

三、颈肩痛的鉴别诊断

1. 颈痛及上肢痛的鉴别诊断　①神经根型颈椎病；②肩周炎；③腕管综合征；④胸廓出口综合征；⑤颈神经根肿瘤。

2. 截瘫及四肢瘫的鉴别诊断　①脊髓型颈椎病；②颈椎后纵韧带骨化症；③颈椎骨折、脱位；④结核；⑤肿瘤；⑥急性脊髓炎；⑦脊髓空洞症。

3. 头晕及头痛的鉴别诊断　①椎动脉型颈椎病；②周围性眩晕；③中枢性眩晕；④头外伤；⑤药物性内耳前庭损害；⑥神经症；⑦枕大神经炎。

4. 交感神经症状的鉴别诊断　①交感神经型颈椎病；②甲状腺功能亢进；③冠状动脉供血不足；④更年期综合征。

四、腰腿痛的鉴别诊断

1. 腰痛为主要表现的鉴别诊断　①腰肌劳损和棘上韧带、棘间韧带损伤；②第 3 腰椎横突综合征；③椎弓根峡部不连和腰椎滑脱症；④腰椎肿瘤或结核；⑤腰骶筋膜疝及脂肪瘤；⑥退行性脊椎骨关节病；⑦腰椎骨折；⑧骨质疏松症；⑨强直性脊柱炎；⑩腰椎小关节紊乱综合征；⑪骶髂关节劳损。

2. 坐骨神经痛为主要表现的鉴别诊断　①梨状肌综合征；②坐骨神经炎；③坐骨神经损

伤;④髋关节疾病。

3. 腰痛伴有坐骨神经痛为主要表现的鉴别诊断　①腰椎间盘突出症;②腰椎管狭窄症;③神经根及马尾肿瘤。

【练习题】

一、选择题

(一) A1 型题

1. 下面选项中,诊断腰椎间盘突出症的可靠手段是
    A. 病史及体格检查　　　　B. X 线平片　　　　　C. 脊髓造影
    D. CT　　　　　　　　　　E. MRI

2. 腰椎间盘突出症的手术指征不包括
    A. 有明显神经损害表现
    B. 有马尾神经损害表现
    C. 腰痛及下肢痛,CT 检查有腰椎间盘突出
    D. 严格非手术治疗无效
    E. 损害神经根支配区,肌肉萎缩、肌力减弱

3. $L_{4\sim5}$ 后外侧型腰椎间盘突出症最常压迫的神经根是
    A. 腰 3　　　　　　　　　B. 腰 4　　　　　　　C. 腰 5
    D. 腰 4 与腰 5　　　　　　E. 骶 1

4. 颈椎病发病最重要、最基本的病因是
    A. 颈椎间盘退行性变　　　B. 颈部劳损　　　　　C. 颈部外伤
    D. 先天发育异常　　　　　E. 遗传因素

5. 下列关于肩关节周围炎的描述,错误的是
    A. 病理改变是关节周围软组织的慢性损伤性炎症
    B. 病变结果是关节外软组织粘连
    C. 表现为肩痛及肌肉萎缩
    D. 活动受限以肩部外展、外旋受限为重
    E. 本病可以自愈

6. 腰椎间盘突出症引起下肢放射痛的典型表现是
    A. 大腿后侧至膝以上痛　　　　　　　B. 小腿后侧和足底部痛
    C. 大腿后侧和小腿内侧痛　　　　　　D. 大腿前侧、小腿内侧和足背内侧痛
    E. 大腿后侧、小腿外侧和足背外侧痛

7. 首次急性发作的腰椎间盘突出症,治疗应首选
    A. 绝对卧床休息,同时行腰椎牵引　　　B. 佩戴腰围可离床活动
    C. 口服镇痛药物,必要时痛点注射　　　D. 推拿按摩及针灸治疗
    E. 尽快手术治疗

8. 颈椎间盘突出症的诊断依据是
    A. 颈椎 X 线片表现　　　B. 颈椎 CT 检查　　　　C. 颈椎 MRI 检查

D. 颈脊髓造影　　　　　　　　E. 明显的临床症状和体征 + 典型影像学表现

9. 中央型腰椎间盘突出症引起马尾神经受压症状时,治疗首选

　　A. 绝对卧床休息　　　　　B. 推拿按摩　　　　　　　C. 骨盆牵引

　　D. 服用非甾体抗炎药　　　E. 手术治疗

10. 肩关节前方疼痛,肩关节外展受限,X 线未见异常,治疗中最重要的是

　　A. 肩关节主动活动锻炼　　　　　　　B. 肩关节被动活动锻炼

　　C. 痛点注射醋酸泼尼松龙　　　　　　D. 针灸

　　E. 按摩

11. 关于神经根型颈椎病的临床表现,错误的是

　　A. 颈肩痛,向上肢放射　　B. 皮肤可有麻木　　　　C. 上肢肌力可有下降

　　D. 下肢行走不稳　　　　　E. 压头试验阳性

12. 关于腰椎间盘突出症的临床定位体征,错误的是

　　A. 小腿前外侧和足内侧感觉异常提示 $L_{4\sim5}$ 椎间盘突出

　　B. 膝反射减弱提示 $L_{4\sim5}$ 椎间盘突出

　　C. 外踝和足外侧感觉异常提示 $L_5\sim S_1$ 椎间盘突出

　　D. 跟腱反射减弱提示 $L_5\sim S_1$ 椎间盘突出

　　E. 趾和足跖屈力减弱提示 $L_5\sim S_1$ 椎间盘突出

13. 腰椎间盘突出症的主要临床症状是

　　A. 腰背痛　　　　　　　　B. 腰骶部疼痛　　　　　C. 双上肢感觉异常

　　D. 大小便功能障碍　　　　E. 腰痛伴腿痛

14. 脊髓型颈椎间盘突出症的诊断依据是

　　A. 颈肩痛、手麻

　　B. 一侧或两侧上肢麻,持物不稳

　　C. 头痛、眼痛,吞咽困难,面部出汗异常

　　D. 四肢麻木或四肢瘫、病理反射、脊髓造影有梗阻,MRI 示有椎间盘后突,硬膜囊受压

　　E. 痛觉、触觉、温度觉分离,肌萎缩或挛缩

15. 颈椎间盘后突症的手术指征是

　　A. 神经根症状明显者

　　B. 头痛、头晕严重,伴有体位性眩晕者

　　C. 颈肩痛严重,手握力减退,X 线片有骨嵴和椎间隙狭窄者

　　D. 脊髓型颈椎间盘后突症,有脊髓压迫症者

　　E. 颈肩痛,手部肌力减弱、上肢麻木,吞咽困难者

16. 腰椎间盘突出症突出的诱因是

　　A. 积累性损伤　　　　　　B. 腰椎间盘退行性变　　C. 受凉

　　D. 腰椎骨折　　　　　　　E. 遗传因素

17. 腰椎间盘突出症多见于

　　A. 20~50 岁　　　　　　　B. 40 岁以下　　　　　　C. 30~40 岁

　　D. 20~30 岁　　　　　　　E. 50 岁以上

(二) X 型题

1. 颈椎病的类型包括

  A. 神经根型   B. 交感神经型   C. 椎动脉型

  D. 脊髓型   E. 混合型

2. 脊髓型颈椎病的治疗可选用

  A. 药物治疗   B. 颈椎围领制动   C. 手术治疗

  D. 推拿及按摩   E. 颈椎牵引

3. 神经根型颈椎病需要进行鉴别的是

  A. 肩周炎   B. 狭窄性腱鞘炎   C. 胸廓出口综合征

  D. 肌萎缩侧索硬化 E. 肱骨外上髁炎

4. 急性腰扭伤的治疗可用

  A. 平卧硬板床休息   B. 醋酸可的松局部封闭

  C. 内服镇静镇痛药   D. 伤后立即开始做腰背肌肉锻炼

  E. 理疗

5. 腰椎间盘突出症是

  A. 软骨板松动   B. 纤维环破裂   C. 后纵韧带断裂

  D. 髓核突出   E. 神经受压

6. 腰椎间盘突出症的手术指征是

  A. 有明显的神经压迫症状者

  B. 严格非手术治疗 6 个月以上效果不显著者

  C. 马尾神经受损者

  D. 有急性腰扭伤史

  E. 首次发病者

二、名词解释

1. 直腿抬高试验
2. 颈椎病
3. 腰椎间盘突出症
4. 梨状肌综合征
5. Schmorl 结节

三、问答题

1. 当仅有坐骨神经痛时,腰椎间盘突出症和梨状肌综合征如何鉴别?
2. 颈椎病应注意与哪些疾病进行鉴别?
3. 腰椎间盘突出症有哪些表现以及腰椎间盘突出症的治疗原则是什么?

四、病案分析

1. 病人,男,30 岁。10d 前搬抬重物时突然腰痛,伴右下肢放射性疼痛。查体:腰部活动受限,右直腿抬高试验 45° 阳性,加强试验阳性,右跟腱反射减弱,右足背外侧浅感觉减弱,下肢肌力无明显改变。

  问题:

  (1)该病人最可能的诊断是什么? 病变定位在什么节段?

（2）为明确诊断,首选做什么检查?

（3）明确诊断后首选治疗方法有哪些?

（4）治疗过程中出现哪些情况应选择手术治疗?

2. 病人,女,48 岁。颈部不适 1 年,伴双下肢麻木。近 1 周来出现双上肢麻木乏力,行走困难。查体:手肌轻度萎缩,握力减弱,双下肢肌力减弱,肌张力增高。X 线片示 C_{4-5} 间隙变窄,椎体后缘骨赘。

问题:

（1）该病人最可能的诊断是什么? 属于哪种类型?

（2）明确诊断后应采取哪些治疗方法?

【答案及评析】

一、选择题

（一）A1 型题

1. 答案:A

评析:腰椎间盘突出症的诊断主要依靠病史及体格检查,许多情况下虽然 CT 及 MRI 可以显示不同程度的椎间盘病变,但并无任何临床表现,这时不应诊断为腰椎间盘突出症。

2. 答案:C

评析:腰痛及下肢痛、CT 检查有腰椎间盘突出可以明确诊断,但并非手术指征,应首选非手术治疗。

3. 答案:C

评析:L_{4-5} 后外侧突出的椎间盘组织压迫腰 5 神经根。

4. 答案:A

评析:虽然颈部外伤及颈椎管狭窄都是颈椎病的重要因素,但颈椎间盘退行性变是颈椎病发生和发展的基础。

5. 答案:B

评析:肩周炎是肩周肌肉、肌腱、滑囊和关节囊等多种软组织的慢性炎症,其结果是关节内外粘连。

6. 答案:E

评析:腰痛伴坐骨神经痛是腰椎间盘突出症的主要表现,坐骨神经痛常为单侧,典型表现为疼痛沿大腿后侧向下放射至小腿外侧、足跟部或足背外侧。

7. 答案:A

评析:绝大多数腰椎间盘突出症的病人经非手术治疗可缓解或治愈。卧床休息是非手术治疗的重要内容,可减轻体重对椎间盘的压力,减轻突出的髓核对神经根的刺激。在症状初次发作时,尤其应该严格卧床休息,包括进餐及排便均应卧位进行。

8. 答案:E

评析:诊断颈椎病必须具备比较典型的症状和体征,同时影像学证实椎间关节退行性变,压迫神经、血管,且影像学所见与临床表现有明确的因果关系。仅有 X 线改变而无临床表现者,不能诊断为颈椎病。同样,也不能仅仅依靠临床表现作出诊断。

9. 答案：E

评析：马尾神经受损者是腰椎间盘突出症的手术指征。

10. 答案：A

评析：本病例诊断应是肩关节周围炎，肩关节主动活动锻炼可最大限度地保留关节功能，是治疗的主要目的和手段。

11. 答案：D

评析：神经根型颈椎病的临床表现为颈部不适或颈肩痛，随之疼痛向上肢放射，颈部活动时可出现放电样剧痛。皮肤麻木、过敏，手指活动不灵活。查体可有颈部压痛，颈椎活动受限，可有感觉异常、肌力减退及腱反射改变。

12. 答案：B

评析：$L_{4\sim5}$椎间盘突出时，膝反射多为正常。

13. 答案：E

评析：腰椎间盘突出症的主要临床症状是腰痛伴腿痛。

14. 答案：D

评析：脊髓型颈椎病的诊断依据是四肢麻木或四肢瘫、病理反射、脊髓造影有梗阻，MRI示有椎间盘后突、硬膜囊受压等。

15. 答案：D

评析：脊髓型颈椎病症状进行性加重者，或其他型颈椎病经非手术治疗无效、症状严重者是手术指征。

16. 答案：A

评析：椎间盘突出症的病变基础是椎间盘退行性变，而积累性损伤是椎间盘变性的主要原因。

17. 答案：A

评析：椎间盘突出症多发于20~50岁的人群，占整体发病人数的75%以上。虽然这个年龄段是人的青壮年时期，但是椎间盘的退化已经开始。

（二）X型题

1. 答案：ABCD

评析：颈椎病根据病变及临床表现可分为四种类型，即神经根型、脊髓型、椎动脉型、交感神经型。

2. 答案：ABC

评析：脊髓型颈椎病的治疗应避免推拿按摩和颈椎牵引，以免加重脊髓损伤。

3. 答案：ACD

评析：神经根型颈椎病、肩关节周围炎、胸廓出口综合征、肌萎缩侧索硬化都可有颈肩痛及手指活动不灵活。颈椎病者臂丛神经牵拉试验可呈阳性，肩关节周围炎在肩部常有压痛点，肌萎缩侧索硬化无上肢感觉障碍，影像学改变等可资鉴别。

4. 答案：ABCE

评析：急性腰扭伤的治疗方法有制动、推拿、理疗、痛点注射、药物治疗、功能锻炼等。

5. 答案：BDE

评析：腰椎间盘突出症是因腰椎间盘变性，纤维环破裂，髓核突出刺激或压迫神经根、马尾神经所表现的一种综合征。

6. 答案：ABC

评析:腰椎间盘突出症的手术指征为马尾神经受损者;有严重的神经根压迫症状者;经严格非手术治疗无效者。

二、名词解释

1. 直腿抬高试验:为腰椎间盘突出症的典型体征。检查方法为病人仰卧,伸膝位被动抬高患肢,在 70° 以内出现坐骨神经痛,称为直腿抬高试验阳性。是由病人神经根受压或粘连使活动度减少或消失所导致。

2. 颈椎病:是指颈椎间盘退行性变及其继发性椎间关节退行性变,引起脊髓、神经和血管损害而表现出的相应症状和体征。

3. 腰椎间盘突出症:是指因腰椎间盘变性,纤维环破裂,髓核突出刺激或压迫神经根、马尾神经所表现的一种综合征,是腰腿痛最常见的原因之一。

4. 梨状肌综合征:是梨状肌因外伤、先天性异常、炎症等原因而增生、肥大、粘连,从而使坐骨神经受到卡压而引起的以坐骨神经痛为主要表现的综合征。

5. Schmorl 结节:指腰椎间盘髓核经上、下软骨板的发育性或后天性裂隙突入椎体松质骨内,后天多见于腰椎间盘突出,髓核向椎体脱出。

三、问答题

1. 答案要点　梨状肌综合征多有臀部受凉、劳累及损伤病史,一般无腰部症状,臀部压痛点明显而局限,梨状肌紧张试验可诱发疼痛,直腿抬高试验可呈阳性,但加强试验呈阴性。腰椎的影像学检查无异常所见。腰椎间盘突出症大多有腰痛及坐骨神经痛,直腿抬高试验及加强试验均为阳性,影像学检查相应节段有突出的椎间盘组织。

2. 答案要点　神经根型颈椎病应注意与肩周炎、腕管综合征、胸廓出口综合征、肌萎缩侧索硬化、颈神经根肿瘤等相鉴别;脊髓型颈椎病应注意与颈椎骨折、脱位、结核、肿瘤以及颈椎后纵韧带骨化症、急性脊髓炎、脊髓空洞症等相鉴别;椎动脉型颈椎病应注意与周围性眩晕、中枢性眩晕、头外伤、药物性内耳前庭损害、神经症、枕大神经炎等相鉴别;交感神经型颈椎病应注意与甲状腺功能亢进、冠状动脉供血不足、更年期综合征等相鉴别。

3. 答案要点

腰椎间盘突出症的临床表现包括:

(1)症状:①腰痛;②坐骨神经痛;③马尾神经受压出现大小便障碍,鞍区感觉异常。

(2)体征:①腰椎侧凸;②腰部活动受限;③直腿抬高试验及加强试验阳性;④神经系统表现,包括感觉异常、肌力下降、反射异常等。

腰椎间盘突出症的治疗原则包括:

(1)非手术治疗:①卧床休息;②牵引治疗;③腰背部的按摩和热敷;④针灸;⑤药物治疗;⑥腰背肌锻炼;⑦硬脊膜外封闭也可以缓解症状。

(2)手术治疗。有下列情况的腰椎间盘突出症病人可考虑手术治疗:有马尾神经受损者;有严重的神经根压迫症状者;经严格非手术治疗无效者。

四、病案分析

1. 答案要点

(1)病人有腰部受力外伤病史,伤后出现典型的腰腿痛,有感觉及反射的改变,直腿抬高试验及加强试验阳性,右跟腱反射减弱,右足背外侧浅感觉减弱。据此,最可能的诊断是腰椎间盘突出症,根据感觉和反射的改变病变应定位在 $L_5 \sim S_1$ 间隙。

（2）为明确诊断,应首选腰椎 CT 检查。

（3）该病人病史短,症状不重,应首选非手术治疗,包括卧硬板床休息,腰椎牵引、理疗,用非甾体抗炎药及神经营养药,并适时做功能锻炼。

（4）治疗中下列情况可选择手术治疗:在非手术治疗中出现排尿困难及鞍区感觉障碍,有马尾神经受损者;有严重的神经根压迫症状者;经严格非手术治疗无效者。具备手术指征,需尽快行手术治疗。

2. 答案要点

（1）病人有颈部不适伴双下肢麻木,近 1 周来出现双上肢麻木乏力,手肌轻度萎缩,握力减弱,双下肢肌力减弱,肌张力增高,X 线片示 $C_{4\sim5}$ 间隙变窄,椎体后缘骨赘。据此,最可能的诊断是脊髓型颈椎病。

（2）治疗方法:①非手术治疗,如颌枕带牵引、卧床休息、颈围制动、理疗、药物治疗等,不适于进行推拿按摩;②手术治疗,若症状进行性加重,经非手术治疗 3~6 个月无效,可手术治疗。

（李玥昊）

第五十八章　骨　肿　瘤

【内容要点】

一、概述

1. 发生在骨内或起源于骨各种组织成分的肿瘤,无论是原发性还是继发性,统称为骨肿瘤。骨肿瘤有原发性与继发性之分,前者分为良性和恶性两类。另一些病损类似肿瘤,称瘤样病变。继发性骨肿瘤,即转移性骨肿瘤,指发生在其他器官的瘤细胞通过血液循环或淋巴管转移到骨骼上,此类肿瘤皆属恶性。

2. 临床表现　①疼痛;②肿块与肿胀;③压迫症状;④功能障碍;⑤病理性骨折;⑥转移和复发。

3. X线检查对骨肿瘤诊断有重要价值。良性骨肿瘤溶骨性骨皮质变薄或膨胀现象,边界清楚,有明显边缘,一般无软组织和骨膜反应阴影。恶性肿瘤骨质破坏较广泛,密度不均,边界不清,有骨膜反应,软组织内有不规则阴影。骨膜反应在尤因肉瘤呈葱皮样,骨肉瘤中为Codman 三角或放射状日光阴影。

4. CT、磁共振等影像学检查可帮助确定骨与软组织病变的范围及与周围重要神经、血管的关系。恶性骨肿瘤测定血钙、血磷、碱性磷酸酶等生化指标有临床意义。

5. 病理检查是确诊骨肿瘤的可靠检查方法,可分为切开活检和穿刺活检。

6. 骨肿瘤的诊断强调临床表现、影像学和病理检查三结合。

7. 外科分期　骨肿瘤外科分期是将外科分级(G)、外科区域(T)和区域性或远处转移(M)结合起来,制订手术方案,指导骨肿瘤治疗。G 分 G_0、G_1、G_2。G_0 属良性,G_1 属低度恶性,G_2 属高度恶性。T 是指肿瘤侵袭范围,以肿瘤囊和间室为分界。T_0 为囊内,T_1 为囊外间室内,T_2 为间室外。M 是转移,M_0 为无转移,M_1 为转移。

8. 治疗原则　应根据肿瘤的性质、发病部位、浸润范围和有无转移(即外科分期)采用不同的治疗方法。良性骨肿瘤以手术治疗为主;恶性骨肿瘤多采用手术、化疗、放疗、免疫治疗、中医药治疗等综合治疗,挽救肢体手术是治疗的方向。

二、瘤样病变

1. 骨囊肿　骨囊肿是一种囊肿样局限性骨的瘤样病损。常见于儿童和青少年,好发于肱骨上端、股骨上端等长骨干骺端。一般无明显症状,绝大多数由于病理性骨折而就诊。X 线片显示长骨干骺端卵圆形溶骨破坏,呈单房或多房性改变,边界清楚,骨皮质有不同程度膨胀变薄。治疗分为非手术治疗和手术治疗。

2. 骨纤维异样增殖症　骨纤维异样增殖症也称为骨纤维结构不良,是以骨纤维变性为特征的骨病。好发于青少年和中年人,可有单发和多发。临床症状不明显,病损进展缓慢。X 线片见病变骨变粗,皮质骨变薄,髓腔扩大呈磨砂玻璃状。典型的股骨上端病损呈"牧羊人手杖"状。治疗主要是手术刮除植骨。

三、良性骨肿瘤

1. 骨瘤　骨瘤好发于青少年颅面骨,X 线摄片表现骨皮质外致密的骨性肿块,边界清楚。无症状者可不处理,有症状或影响美容者可手术治疗。

2. 骨软骨瘤　骨软骨瘤为最多见的良性骨肿瘤,好发于青少年。多见于生长活跃的干骺端,以股骨下端和胫骨上端多见。肿瘤结构包括骨组织及其上的软骨帽,有蒂状和广基两种。有单发和多发之分,前者的恶变率约 1%,多发者少见,常有家族史,其恶变倾向较单发者多。常因无意中扪及骨性包块而就诊,肿瘤本身无症状,瘤体较大者可产生压迫症状。X 线摄片显示一侧骨皮质自干骺端突出,形如菜花、蒂状等,肿瘤表面可有散在钙化点。由于软骨帽和纤维包膜不透 X 线,故实际肿瘤比 X 线片显示的大。一般不需治疗;当肿瘤明显增大疑有恶变或出现神经血管压迫或影响功能,可考虑作切除术。切除范围应包括整个软骨帽和覆盖肿瘤的骨膜、软骨膜及基底部四周部分正常骨组织。

3. 软骨瘤　软骨瘤是以透明软骨为主要病变的良性肿瘤。好发于手、足的短管状骨,位于骨干中心者称内生软骨瘤。成人好发,一般无症状,有时可出现局部肿胀或病理骨折。X 线检查可见髓腔内椭圆状溶骨破坏,皮质膨胀变薄,溶骨区内可见斑点状钙化影。以手术治疗为主。

四、骨巨细胞瘤

1. 骨巨细胞瘤是一种潜在恶性或介于良、恶性之间的溶骨性肿瘤。好发年龄为 20~40 岁,多侵犯长骨骨端,约 50% 的病变位于膝关节上下两骨端,在扁骨中骶骨是好发部位。

2. 传统上根据肿瘤的基质细胞和多核巨细胞的多少,将分化程度分为三级:Ⅰ 级偏良性,Ⅱ 级有侵袭性,Ⅲ 级为恶性。但病理分级与肿瘤的生物学行为不完全一致。

3. 临床表现　主要为疼痛和肿胀,局部包块压之有乒乓球样感觉,常合并关节活动受限。X 线摄片显示长骨骨端偏心性、溶骨性破坏,骨皮质膨胀变薄,呈肥皂泡样改变,无骨膜反应,可并发病理性骨折。

4. 治疗　手术治疗为主,局部刮除加物理(如液氮)或化学(如氯化锌)处理,再用自体或异体骨或骨水泥填充瘤腔,疗效较好。对复发者或 Ⅱ 级骨巨细胞瘤,临床表现肿瘤有侵袭者,应作肿瘤段截除、灭活再植、异体半关节移植或假体植入。恶性骨巨细胞瘤应作广泛或根治切除或截肢。化疗无效。

五、恶性骨肿瘤

1. 骨肉瘤　骨肉瘤是最常见的恶性骨肿瘤,好发于青少年。主要侵袭生长迅速的干骺端,全身骨骼都可受累,股骨下端、胫骨上端和肱骨上端是最好发的部位。主要症状为疼痛,多为持续性,夜间重;患部早期出现肿块,局部皮温增高,浅静脉充盈或怒张;病人早期出现全身恶病质。X 线表现长骨干骺端成骨或溶骨性破坏或两者相间,形状不一,边界不清,骨皮质破坏,骨膜反应表现为 Codman 三角或呈日光放射状,病变穿过骨皮质可在软组织内形成不规则的肿瘤骨和不同大小的软组织肿块影。治疗应采取综合治疗。属 $G_2T_{1-2}M_0$ 者,术前大剂量化疗,根据肿瘤浸润范围和化疗反应作根治性瘤段切除、灭活再植或人工假体置换等保肢手术或截肢术,术后继续化疗等综合治疗。属 $G_2T_{1-2}M_1$ 者,除上述治疗外,还可根据化疗效果、转移灶情况行转移瘤手术治疗。

2. 软骨肉瘤 软骨肉瘤分原发性和继发性两种。原发性者恶性程度高,多见于 30 岁以上的成年人,好发部位为长骨近心端、骨盆,主要症状为疼痛和肿块,肿块逐渐增大;继发性者恶性程度相对低,以中年人居多,好发于骨盆,以髂骨最多,X 线表现为大小不等的溶骨性破坏,病灶中有斑点状或絮状钙化点,骨皮质膨胀、变薄或破坏。对放疗、化疗不敏感者,手术是主要治疗手段。

3. 尤因肉瘤 尤因肉瘤起源于骨髓间充质结缔组织,是以小圆细胞为主要结构的恶性骨肿瘤。多见于儿童,发病部位以长骨干和骨盆多见。主要症状为局部疼痛,进行性加重,局部软组织肿胀,常伴有发热、白细胞增多、血沉增快、乏力、消瘦等全身症状,临床上需与急性骨髓炎作鉴别诊断。X 线表现为长骨骨干广泛虫蚀样溶骨性破坏,皮质不完整,骨膜反应常呈葱皮状,有软组织肿胀阴影。采用放疗、化疗和手术(保肢或截肢)等综合治疗。

六、滑膜肉瘤

滑膜肉瘤是起源于滑膜组织的恶性肿瘤,多发生于青壮年,好发于四肢大关节附近,以膝部、踝部最常见,有时可在肌腱和筋膜发病。主要表现为关节附近肿块,大小不等,质硬韧,边界不明显。X 线表现为软组织肿块,局部骨质破坏和肿瘤钙化或骨化。术前辅助化疗基础上作局部广泛切除或根治性切除,术后继续化疗或配合放射治疗。

七、骨转移瘤

骨转移瘤好发于 40~60 岁,以躯干及四肢骨的近心端居多。主要症状是疼痛、病理性骨折,脊柱转移瘤可因压迫脊髓而导致瘫痪。X 线表现为溶骨性、成骨性和混合性骨质破坏。针对原发癌和转移瘤进行治疗,以姑息疗法为主。治疗目的是延长生命,改善生活质量及保存一定功能。可采用放疗、化疗、激素疗法及手术等综合治疗。

【练习题】

一、选择题

(一)A1 型题

1. 原发性恶性骨肿瘤一般的 X 线表现是

　　A. 骨质缺损,边缘清楚,骨膜反应明显

　　B. 骨质缺损,边缘不清,骨膜反应不明显

　　C. 骨密度增加,边缘不清,骨膜反应明显

　　D. 骨质破坏,边缘不清,骨膜反应明显

　　E. 骨质缺损,边缘清楚,骨膜反应不明显

2. 骨肉瘤的好发部位是

　　A. 胫骨和桡骨　　　　　　B. 桡骨和股骨　　　　　　C. 股骨和胫骨

D. 股骨和髂骨   E. 掌骨

3. 最常见的良性骨肿瘤是

     A. 骨瘤   B. 软骨瘤   C. 骨软骨瘤

     D. 骨巨细胞瘤   E. 骨囊肿

4. 尤因肉瘤主要的成分来源是

     A. 骨髓细胞   B. 成纤维细胞   C. 成软骨细胞

     D. 破骨细胞   E. 成骨细胞

5. 有关骨肿瘤的临床表现,不正确的是

     A. 脊柱肿瘤可压迫脊髓而瘫痪

     B. 肿瘤靠近关节,活动将受限

     C. 局部肿胀是另一个重要症状

     D. 疼痛剧烈而持久时,需考虑肿瘤是恶性

     E. 骨肿瘤的发现往往在损伤之后

6. 有关骨软骨瘤,错误的是

     A. 骨软骨瘤实质上是骨生长方向的异常和长骨干骺区再塑形的错误

     B. 多见于年轻人

     C. 多见于生长最活跃的干骺端

     D. 1% 的单纯骨软骨瘤可恶变

     E. 实际肿瘤比 X 线片显示的小

7. 有关骨巨细胞瘤,错误的是

     A. 骨巨细胞瘤起源于松质骨的溶骨性肿瘤,属潜在恶性

     B. 骨巨细胞瘤的主要细胞为巨细胞和基质细胞

     C. 骨巨细胞瘤的严重程度可分为三级

     D. 多见于年轻成人

     E. 分级对治疗起到决定作用

(二)A3/A4 型题

(1~3 题共用题干)

病人,女,23 岁,4 个月来感右髋部酸痛不适,并向右膝部放射。发病前曾有扭伤史,卧床休息则症状缓解,无发热,无夜痛现象。查体:右髋旋转活动稍受限,局部无肿胀,无压痛及肿块,右腹股沟韧带中点下方有深压痛。X 线片发现右股骨颈内侧及股骨头见膨胀性破坏改变,骨皮质变薄且有中断现象,破坏区可见骨嵴及少许间隔存在。局部穿刺为血性液体,未获得组织块。

1. 对该病人进一步的检查是

     A. CT 检查   B. MR 检查   C. 动脉造影

     D. 同位素骨扫描   E. 活组织检查

2. 临床诊断最可能是

     A. 骨囊肿   B. 内生软骨瘤   C. 骨巨细胞瘤

     D. 动脉瘤性骨囊肿   E. 骨纤维异常增殖症

3. 合适的治疗是

     A. 局部刮除 + 植骨

  B. 根治切除

  C. 广泛切除 + 假体植入

  D. 广泛切除 + 大块骨移植

  E. 局部刮除 + 物理或化学处理 + 松质骨式骨水泥填充

（4~7 题共用题干）

  病人，男，17 岁，中学生。右膝部被马蹄踢伤后肿痛 2 个月仍不缓解。近日消瘦、发热，查右膝局部热，皮下静脉清晰可见，X 线有日光放射状骨膜反应。

4. 该病人最可能的诊断是

  A. 慢性骨髓炎　　　　　B. 局部血肿机化合并感染　　C. 恶性骨肿瘤

  D. 转移癌　　　　　　　E. 急性骨髓炎

5. 该病人还可能出现哪项 X 线异常

  A. 骨膨胀变薄　　　　　B. 无软组织阴影　　　　　　C. Codman 三角

  D. 无骨膜反应阴影　　　E. 肿瘤边界清楚

6. 该病人最佳的治疗方案是

  A. 病灶刮除术

  B. 病灶清除，骨移植

  C. 瘤段切除加假体植入

  D. 根治性切除灭活再植或人工假体置换

  E. 化疗

7. 如果病人进行了手术治疗，术后观察预后的常用指标是

  A. 尿中 Bence-Jones 蛋白　　　　　　B. 血清碱性磷酸酶

  C. 血沉　　　　　　　　　　　　　　D. 血钙

  E. CEA

（三）B1 型题

（1~4 题共用备选答案）

  A. 良性肿瘤

  B. 恶性肿瘤

  C. 潜在恶性肿瘤

  D. 转移性骨肿瘤

  E. 瘤样病损

1. 内生软骨瘤属于

2. 骨样骨瘤属于

3. 骨囊肿属于

4. 骨巨细胞瘤属于

（四）X 型题

1. 关于骨巨细胞瘤，正确的是

  A. 多见于 20~40 岁成人

  B. 病灶在骨端，呈膨胀性，肥皂泡样骨质破坏

  C. 骨端膨胀，骨皮质破坏，侵入软组织

  D. 手术方法是局部刮除，且术后不易复发

E. 术后若有恶变,应作广泛切除或根治切除或截肢

2. 骨肉瘤属 $G_2T_{1-2}M_0$,治疗措施是

   A. 术前使用化疗

   B. 行根治性切除 + 人工假体置换手术

   C. 术后继续化疗

   D. 截肢术

   E. 定期复查、随访

3. 无远处转移的骨巨细胞瘤的治疗包括

   A. 单纯化疗或放疗　　　　　　B. 刮除 + 物理或化学处理

   C. 用松质骨或骨水泥充填　　　D. 辅助化疗 + 放疗

   E. 局部刮除

二、名词解释

1. 骨肿瘤

2. Codman 三角

三、问答题

1. 简述骨肿瘤的外科分期。

2. 试述良性骨肿瘤和恶性骨肿瘤的鉴别诊断。

3. 简述骨巨细胞瘤的临床特点与治疗。

四、病案分析

病儿,女,13 岁。1 个月前无诱因出现右小腿疼痛。近 2 周进行性加重,以夜间明显,伴发热 38.1℃。查体:右股骨中段膨隆,压痛明显,局部皮温增高。X 线片示股骨中段骨质虫蚀样破坏,骨膜呈葱皮样改变。

问题:试述该病儿的诊断、鉴别诊断及处理原则。

【答案及评析】

一、选择题

(一)A1 型题

1. 答案:D

评析:恶性肿瘤骨质破坏较广泛,密度不均,边界不清,有骨膜反应,软组织内有不规则阴影。

2. 答案:C

评析:骨肉瘤是一种最常见的恶性骨肿瘤,主要侵袭生长迅速的干骺端,全身骨骼都可受累,股骨下端、胫骨上端和肱骨上端是最好发部位。

3. 答案:C

评析:骨软骨瘤是最常见的良性骨肿瘤,好发于青少年。

4. 答案：A

评析：尤因肉瘤是起源于骨髓间充质结缔组织,以小圆细胞为主要结构的恶性骨肿瘤。

5. 答案：D

评析：疼痛是生长迅速的肿瘤的最显著症状,但疼痛并不一定说明肿瘤是恶性,有些良性肿瘤因反应骨的生长也可引起疼痛。

6. 答案：E

评析：骨软骨瘤是临床最常见的骨肿瘤之一,好发于青少年,多见于长骨干骺端,随人体发育增大,当骨骺线闭合后其生长也停止。1% 的单发骨软骨瘤发生恶变,多发性骨软骨瘤多有家族遗传史,比单发性的恶变机会多。骨软骨瘤的软骨帽和纤维包膜不透 X 线,故实际肿瘤比 X 线片显示的大。

7. 答案：E

评析：骨巨细胞瘤的严重程度可分为三级,骨巨细胞瘤是潜在恶性肿瘤,分级仅对治疗起有益的参考作用,而不能用来判断肿瘤的良恶性。病理诊断 Ⅰ 级的骨巨细胞瘤的病人,术后可有复发并远处肺部的转移。

（二）A3/A4 型题

1. 答案：E

评析：女,23 岁,右髋部酸痛不适并向右膝部放射。发病前曾有扭伤史,右腹股沟韧带中点下方有深压痛,X 线片示右股骨颈内侧及股骨头见膨胀性破坏改变,符合骨肿瘤的表现。病人无发热,无夜痛现象,应考虑非恶性肿瘤。X 线片示骨皮质变薄且有中断现象,破坏区可见骨嵴及少许间隔存在,符合骨巨细胞瘤的影像学表现。活组织检查能确诊。

2. 答案：C

评析：骨巨细胞瘤是一种潜在恶性或介于良恶性之间的溶骨性肿瘤,多见于 20~40 岁成人,X 线主要表现为骨端偏心位溶骨性破坏,病灶骨皮质膨胀变薄,呈肥皂泡样改变,可以侵入软组织。

3. 答案：E

评析：无远处转移的骨巨细胞瘤属 $G_0T_{1~2}M_0$,以手术治疗为主,肿瘤位于间室内到间室外,应采用局部病灶刮除术加物理或化学方法灭活处理,再植入自体或异体骨或骨水泥。

4. 答案：C

评析：青少年男性,右膝部有外伤史,消瘦和发热,局部皮下静脉清晰可见,特别是 X 线有日光放射状骨膜反应,提示骨肉瘤。

5. 答案：C

评析：骨肉瘤病人,X 线表现为长骨干骺端成骨或溶骨性破坏或两者相间,形状不一,边界不清,骨皮质破坏,骨膜反应多表现为 Codman 三角或呈日光放射状,病变穿过骨皮质可在软组织内形成不规则的肿瘤骨和不同大小的软组织肿块影。

6. 答案：D

评析：骨肉瘤是恶性骨肿瘤中恶性度最高的一种,预后不良,常合并肺转移,5 年生存率低,应采用综合治疗方法。目前公认的方法是术前使用化疗,然后做根治性切除灭活再植或人工假体置换等保肢手术,术后继续化疗。

7. 答案：B

评析：大量临床资料证明血清碱性磷酸酶与骨肉瘤的预后密切相关。

（三）B1 型题

1. 答案：A

评析：内生软骨瘤属于良性肿瘤。

2. 答案：A

评析：骨样骨瘤属于良性肿瘤。

3. 答案：E

评析：骨囊肿属于瘤样病损。

4. 答案：C

评析：骨巨细胞瘤属于潜在恶性肿瘤。

（四）X 型题

1. 答案：ABCE

评析：骨巨细胞瘤是一种潜在恶性或介于良恶性之间的溶骨性肿瘤，多见于 20~40 岁成人，X 线主要表现为骨端偏心位溶骨性破坏，病灶骨皮质膨胀变薄，呈肥皂泡样改变，可以侵入软组织。骨巨细胞瘤以手术治疗为主，局部刮除加物理（如液氮）或化学（如氯化锌）处理，再用自体或异体骨或骨水泥填充瘤腔。对复发者或Ⅱ级骨巨细胞瘤，临床表现肿瘤有侵袭者，应作肿瘤段截除、灭活再植或异体半关节移植或假体植入。恶性骨巨细胞瘤应作广泛或根治切除或截肢。所以 D 项治疗不够彻底，且骨巨细胞瘤易复发并可以恶性变。

2. 答案：ABCE

评析

骨肉瘤是恶性骨肿瘤中恶性度最高的一种，预后不良，常合并肺转移，5 年生存率低，应采用综合治疗方法。目前公认的方法是术前使用化疗，然后做根治性切除灭活再植或人工假体置换等保肢手术，术后继续化疗。

3. 答案：BCE

评析：无远处转移的骨巨细胞瘤属 $G_0T_{1~2}M_0$，以手术治疗为主，肿瘤位于间室内到间室外，应采用局部病灶刮除术加物理或化学方法灭活处理，再植入自体或异体骨或骨水泥，但仍有复发可能。骨巨细胞瘤对化疗无效，放疗效果不肯定。

二、名词解释

1. 骨肿瘤：凡发生在骨内或起源于骨各种组织成分的肿瘤，无论是原发性还是继发性，统称为骨肿瘤。

2. Codman 三角：瘤体周边骨膜被顶起，骨膜下产生新生骨，呈现出三角形的骨膜反应阴影称 Codman 三角。

三、问答题

1. 答案要点　骨肿瘤外科分期是将外科分级（G）、外科区域（T）和区域性或远处转移（M）结合起来，制订手术方案，指导骨肿瘤治疗。G 分 G_0、G_1、G_2，G_0 属良性，G_1 属低度恶性，G_2 属高度恶性。T 是指肿瘤侵袭范围，以肿瘤囊和间室为分界，T_0 为囊内，T_1 为囊外间室内，T_2 为间室外。M 是转移，M_0 为无转移，M_1 为转移。良性骨肿瘤分为 1、2、3 三期；恶性骨肿瘤分为Ⅰ、Ⅱ、Ⅲ三期。

2. 答案要点　良性骨肿瘤多因肿块引起注意，疼痛不明显，生长缓慢，X 线界限清楚，为外生性或膨胀性骨病损,密度均匀,病灶周围可有硬化反应骨,骨质破坏呈单房性或多房性,无骨膜反应,周围软组织一般不受侵犯。肿瘤靠近关节时可致关节功能障碍。恶性骨肿瘤以疼痛为主,进行性加重、夜间疼痛明显,肿胀和肿块发展迅速,皮温增高,有浅静脉充盈或怒张。X线片表现为成骨性、溶骨性或混合性骨质破坏,病灶密度不均,界限不清,骨破坏区呈虫蛀样或筛孔样,病灶处可见到明显的骨膜反应如 Codman 三角、"葱皮"现象和"日光射线"形态,常侵犯周围软组织,对附近关节功能的影响较大。

3. 答案要点　骨巨细胞瘤是潜在恶性或介于良、恶性之间的中间性溶骨性肿瘤。①好发年龄为 20~40 岁;②好发部位为长骨骨端;③根据肿瘤的基质细胞和多核巨细胞的多少,分化程度分为三级,Ⅰ级为良性,Ⅱ级为中间性,Ⅲ级为恶性;④临床表现主要为疼痛和肿胀,局部包块压之有乒乓球样感觉,常合并关节活动受限;⑤X 线表现为骨端偏心位溶骨性破坏而无骨膜反应,病灶骨皮质膨胀变薄,呈肥皂泡样改变。

骨巨细胞瘤的治疗以手术治疗为主。局部刮除加物理(如液氮)或化学(如氯化锌)处理,再用自体或异体骨或骨水泥填充瘤腔,疗效较好。对复发者或Ⅱ级骨巨细胞瘤,临床表现肿瘤有侵袭者,应作肿瘤段截除、灭活再植、异体半关节移植或假体植入。恶性骨巨细胞瘤应作广泛切除或根治切除或截肢。化疗无效。

四、病案分析

答案要点:根据病人的临床表现和 X 线表现,最可能的诊断为尤因肉瘤,但确诊最有价值的检查是病理学检查,需要结合临床表现和病理学检查综合分析。同时应与化脓性骨髓炎、骨肉瘤等疾病进行鉴别诊断。确诊后应该采取的治疗方案是放疗、化疗和手术(保肢或截肢)等综合治疗。

(高庆涛)

【内容要点】

一、关节穿刺术

1. 关节穿刺的目的　关节穿刺的目的是诊断和治疗关节疾患。皮肤感染或有出血倾向的病人慎用。

2. 膝关节穿刺方法　膝关节伸直，以髌骨上缘水平线与髌骨外缘垂线之交点，自内下方刺入；也可在髌骨中部外侧或内侧 1cm 处稍向后方刺入，还可在髌骨内下方向外上方髌骨后刺入。

3. 关节穿刺注意事项　无菌条件下进行，使用局部麻醉，一边穿刺一边抽吸，忌用力过猛，以免损伤关节内软骨面。

二、止血带的应用

止血带应用注意事项：用于指根、上臂上 1/3、股骨中段，必须有衬垫，防止压迫坏死。上肢气压为 33~40kPa，下肢气压 80kPa，儿童相应减少压力。应用 1h 后放松 10min 左右。四肢感染或恶性肿瘤者禁忌驱血。

三、骨折的手法复位

1. 手法复位的要求　及时、稳妥、准确、不增加损伤，争取一次复位成功。

2. 复位前准备　明确骨折类型、局部软组织损伤程度、有无其他并发症。

3. 骨折复位原则　以远端对近端的复位原则。

4. 骨折复位的方法　手摸心会、拔伸牵引、旋转回绕、屈伸收展、成角折顶、提按端挤、夹挤分骨、摇摆触碰。

四、骨折的石膏外固定

1. 石膏固定的特点　短时间内硬化，适合身体四肢外形，固定效果良好，但也会引起肌肉萎缩和关节僵硬等。

2. 石膏固定的基本技术　①石膏托；②石膏管型；③躯干石膏；④特殊类型石膏。

3. 石膏固定注意事项

（1）石膏绷带浸泡要适当，浸泡水温在 40℃左右。

（2）使用石膏时松紧要适当，以绷带在肢体上滚动缠绕松紧度为宜。

（3）要预防压疮,使用石膏前必须做好衬垫,使用石膏时避免手指按压石膏。

（4）正确掌握石膏固定的位置和范围:固定的位置和范围要根据骨折的部位和类型来决定。一般情况下,如无特殊要求,应将关节固定于功能位。

（5）要注意观察肢体末端循环情况,抬高患肢。

（6）如在骨隆突处有疼痛,或有伤口需检查和换药,可对准部位将石膏开窗。开窗后要包扎。

（7）石膏固定后须在石膏上注明骨折的类型、固定日期及固定时间。

4. 临床常用的石膏类型和方法

（1）肩人字石膏:用于肱骨颈、肱骨干或肩关节附近的骨折,肩关节融合术后等。

（2）长臂石膏:用于肱骨中下 1/3 骨折、前臂骨折、肘部骨折、肘关节融合术后等。

（3）前臂石膏:用于腕部邻近的骨折、掌部骨折等。固定位置:一般腕关节背屈 30°,不向桡侧或尺侧偏斜。但在 Colles 骨折复位后,要固定于掌屈及尺侧倾斜位。

（4）髋人字石膏

1）固定范围:单侧髋人字石膏上起双侧肋缘稍上,下至患肢足趾,健侧在髋关节处。双侧髋人字石膏上起肋缘稍上,患肢下至足趾,健侧下至股中份。

2）适应证:单侧髋人字石膏用于股骨下 1/3 骨折或膝关节伤、髋及膝关节结核等。双侧髋人字石膏用于髋关节周围骨折、股骨中 1/3 以上骨折和髋关节融合术后。

3）固定位置:髋关节屈曲 15°~20°,外展 10°,旋转中立位。

（5）长腿石膏

1）适应证:多用于胫腓骨骨折和膝部损伤、膝关节融合术后等。

2）固定位置:一般固定于功能位,即屈膝 10°~15°,小儿则固定于伸直位。小腿骨折时固定于屈膝 25°~30°。

（6）短腿石膏:用于足踝部骨折、扭伤、踝关节融合术后等。

五、牵引技术

1. 牵引的种类、适用范围

（1）皮肤牵引:牵引力量限于 5kg 以下,使用时间不宜过长,皮肤有伤口时不宜应用。

（2）骨牵引:牵引部位与身体接触面小,便于检查患肢和处理局部伤口,上下邻近关节活动方便,不引起皮肤损伤等。常用的钢针有两种,即克氏针和斯氏针。

2. 常用的骨牵引法

（1）尺骨鹰嘴牵引:适用于肱骨颈、干,肱骨髁上及髁间粉碎性骨折移位和局部肿胀严重,不能立即复位固定者,以及陈旧性肩关节脱位将进行手法复位者。保持肘关节屈曲 90°,一般牵引重量为 2~4kg。

（2）股骨髁上牵引:适用于有移位的股骨骨折、移位的骨盆环骨折、髋关节中心脱位和陈旧性髋关节后脱位等。牵引所用的总重量成人一般按体重的 1/7 或 1/8 计算,复位后改用维持牵引重量为体重的 1/12。

（3）胫骨结节牵引:与股骨髁上牵引技术均适用于有移位的股骨及骨盆环骨折、髋关节中心脱位及陈旧性髋关节脱位等。避免损伤腓总神经。

（4）跟骨牵引:适用于胫腓骨不稳定骨折及膝关节轻度挛缩畸形。牵引重量,在成人一般为 4~6kg。

（5）颅骨牵引：适用于颈椎骨折和脱位，特别是骨折脱位伴有脊髓损伤者。牵引重量要根据颈椎骨折和脱位情况决定，一般为 6~8kg。

3. 牵引期间注意事项

（1）随时调整牵引的力线和肢体位置。

（2）注意测量肢体的长度、骨折成角畸形，防止牵引过度。

（3）观察肢体有无循环障碍、疼痛和感觉运动障碍（如足下垂等）。

（4）适当的肌肉收缩和关节活动，防止肌肉萎缩和关节僵硬。长期卧床要防止压疮、深静脉栓塞、坠积性肺炎、泌尿系统感染等并发症。

六、局部痛点注射技术

1. 主要作用

（1）阻止局部病理反射过程的发生和发展，消除传向神经系统的病理冲动源。

（2）消除肌肉痉挛、局部炎症反应所引起的疼痛。

（3）改善肌肉营养状况，促进血液循环。

2. 禁忌证

（1）有注射药物过敏史。

（2）因实施后的镇痛作用可延误诊断及手术者。

（3）急性炎症。

（4）肝肾功能障碍者。

【练习题】

一、选择题

（一）A1 型题

1. 右肱骨中下端斜形骨折后，行手法复位石膏固定，最易发生的并发症是

   A. 桡神经及肱动脉损伤　　　　　　　　B. 桡神经损伤及前臂缺血性肌挛缩

   C. 肱骨远端缺血性骨坏死　　　　　　　D. 骨折延期愈合

   E. 骨质疏松症

2. 下列不属于持续骨牵引并发症的是

   A. 骨折分离移位　　　　　B. 血管痉挛循环障碍　　　　　C. 神经损伤

   D. 关节僵硬　　　　　　　E. 损伤性骨化

3. 开放性骨折最关键的步骤是

   A. 应用抗生素　　　　　　B. 彻底清创　　　　　　　C. 修复软组织

   D. 及早闭合伤口　　　　　E. 固定骨折

4. 骨折愈合的第三期是

   A. 血肿机化演进期　　　　B. 原始骨痂形成期　　　　C. 骨痂改造塑形期

   D. 膜内化骨吸收期　　　　E. 软骨化骨吸收期

5. X 线检查对骨折的意义主要是

   A. 了解受伤机制　　　　　B. 明确诊断　　　　　　　C. 判断骨折预后

    D. 了解伤情   E. 了解骨质密度

6. 关节内骨折最常见的并发症是

    A. 创伤性关节炎   B. 缺血性骨坏死   C. 骨化性肌炎

    D. 骨生成异常   E. 骨折不愈合

7. 骨折临床愈合标准,不准确的是

    A. 患肢无纵轴叩击痛   B. 局部无异常活动

    C. X 线摄片骨折线消失   D. 解除外固定后不变形

    E. 受伤上肢向前平举 1kg 持续 1min

8. 骨折治疗的最正确的原则是

    A. 复位、固定和功能锻炼   B. 一般要求解剖复位

    C. 坚持固定与活动相结合   D. 骨与软组织并重

    E. 局部与全身治疗兼顾

9. 属于骨折全身表现的是

    A. 休克   B. 肿胀   C. 疼痛

    D. 畸形   E. 瘀斑

10. 骨折急救固定的目的是

    A. 镇痛   B. 防止骨折断端再发生移位

    C. 防止再损伤   D. 便于搬运病人

    E. 以上都是

11. 肌力测定的分级描述中,错误的是

    A. 1 级:肌肉完全不能收缩,为完全瘫痪

    B. 2 级:肌肉收缩可使关节活动,但不能对抗重力

    C. 3 级:肌肉仅有抗重力,无抗阻力收缩

    D. 4 级:肌肉有抗重力和抗阻力收缩

    E. 5 级:肌肉有对抗强阻力收缩

12. 骨折血肿机化演进期大约需要

    A. 3d   B. 5d   C. 1 周

    D. 2 周   E. 3 周

13. 以下关于骨牵引的描述,不正确的是

    A. 尺骨鹰嘴牵引适用于肱骨颈、干,肱骨髁上及髁间粉碎性骨折移位和局部肿胀严重,不能立即复位固定者,保持肘关节屈曲 90°,一般牵引重量为 2~4kg

    B. 股骨髁上牵引适用于有移位的股骨骨折等。自内收肌结节 2cm 处由内向外穿入斯氏针,牵引所用的总重量成人一般按体重的 1/7 或 1/8 计算,复位后改用维持牵引重量为体重的 1/12

    C. 胫骨结节牵引,自胫骨结节与腓骨小头的中点由内向外进针,避免损伤腓总神经

    D. 颅骨牵引,用颅骨钻在切口内钻头颅骨外板,将牵引弓的钳尖插入骨孔内,牵引一般为 6~8kg

    E. 经常观察、随时调整牵引的方向和位置

(二)A2 型题

青年男性,因车祸致胫腓骨中上 1/3 处开放性粉碎性骨折,行彻底清创术,摘除所有粉碎

的骨折片,术后行牵引治疗 8 个月后,骨折仍未愈合,其最可能的原因是

    A. 骨折处血液供应差   B. 患肢固定不确切

    C. 清创时摘除了过多的碎骨片   D. 功能锻炼不够

    E. 未做内固定

(三)A3/A4 型题

(1~4 题共用题干)

病儿,女,2 岁,行走时发现有摇摆式跛行,4 字试验阳性,套叠试验阳性,单腿站立试验阳性。

1. 病儿进行 X 线检查,测量其髋臼角为多少时考虑存在发育性髋关节脱位

    A. 40°   B. 35°   C. 30°

    D. 25°   E. 20°

2. 婴儿期发育性髋关节脱位的典型体征是

    A. 鸭步   B. 摇摆式跛行

    C. 屈髋畸形   D. 弹跳征(Ortolani 试验)(+)

    E. 单腿站立试验阳性

3. 该女童诊断双侧发育性髋关节脱位,最佳治疗方案可选择

    A. 牵拉复位   B. 手术切开复位

    C. 髋臼成形术   D. 手法复位 + 蛙式石膏固定

    E. 连衣袜套

4. 发育性髋关节脱位成年后最常见的并发症是

    A. 再脱位   B. 双髋关节退变性关节病

    C. 肌肉挛缩   D. 术后跛行

    E. 骨折

(四)X 型题

1. 化脓性关节炎局部牵引治疗的目的包括

    A. 使受累关节休息   B. 避免或减少关节面压力

    C. 解除肌肉痉挛,减轻疼痛   D. 防止或矫正畸形

    E. 促进血液循环

2. 下列对成人上肢应用气囊止血带时的描述中,正确的是

    A. 气囊止血带应缚于上臂中 1/3   B. 压力控制在 33~40kPa

    C. 压力控制在 250~300mmHg   D. 止血带每次应用时间在 1h 内

    E. 每用 1h 应松开 10min

二、问答题

1. 试述膝关节穿刺方法。

2. 试述缚止血带的注意事项。

3. 简述石膏固定的特点及其适应证。

4. 简述石膏使用注意事项。

【答案及评析】

一、选择题

（一）A1 型题

1. 答案：B

评析：石膏固定包绕过紧造成远端缺血坏死,故要求术后必须注意远端血供情况。

2. 答案：E

评析：骨化性肌炎是骨折的并发症,特别是在关节周围骨折时容易发生。

3. 答案：B

评析：彻底清创是开放性骨折处理的关键步骤,因清创术包括两方面,即清创和修复。因为骨组织感染后果十分严重,所以对彻底清创要求更为严格。

4. 答案：C

评析

骨折的愈合可分为三个阶段,即血肿机化演进期、原始骨痂形成期、骨痂改造塑形期。骨痂改造塑形期：原始骨痂由排列不规则的骨小梁组成,随着肢体活动和负重,在受力轴线上的骨痂不断得到增强及改造；受力轴线以外的骨痂,则逐渐被清除,使原始骨痂最终塑形为具有正常骨结构的永久骨痂,同时骨髓腔再通,从而恢复骨的原形。该过程约需 2 年。

5. 答案：D

评析：骨折的 X 线表现可清楚地显示骨折程度、明确骨折的类型、判断骨折移位的方向。

6. 答案：A

评析：创伤性关节炎常见于关节内骨折未准确复位的畸形愈合者,因关节面不平整,可引起疼痛、红肿活动受限等。

7. 答案：C

评析：临床愈合标准为局部无压痛、无肢体纵向叩击痛；局部无异常活动；X 线片显示骨折线模糊,有连续性骨痂通过骨折线；解除外固定后,追踪观察 2 周,局部不变形；受伤上肢向前平举 1kg 重物能坚持 1min,受伤下肢不扶拐可在平地上步行 3min,不少于 30 步。骨性愈合标准为具备临床愈合标准；X 线片显示骨小梁通过骨折线,骨折线消失。

8. 答案：A

评析：闭合性骨折的治疗原则包括复位、固定和功能锻炼三个基本环节,并坚持固定与活动相结合、骨与软组织并重,局部与全身治疗兼顾、医疗措施与病人主动配合等观点。开放性骨折应力争伤后 6~8h 内彻底清创,变开放性骨折为闭合性骨折,仍按闭合性骨折的治疗原则处理,术中将骨折端解剖复位,酌情选用髓内针、不锈钢针、螺丝钉等内固定。若条件不佳,清创难彻底,病人进院较晚,可只作外固定,术后常规使用抗生素及 TAT。

9. 答案：A

评析：全身情况应注意是否昏迷、休克、呼吸困难。有昏迷病史者需重点检查颅脑；有休克者,宜细心排除内脏损伤出血；遇有呼吸困难,要警惕胸部损伤；就诊较晚,体温超过 38℃者多考虑合并感染。

10. 答案：E

评析:骨折的急救重点是抢救生命、防治休克、预防感染及做好骨折临时固定,并迅速转送到附近医院。骨折的现场急救措施包括:①疑为骨折即应按骨折处理;②临时固定;③止血;④开放骨折原位应包扎固定;⑤脊柱骨折用硬板床。

11. 答案:A

评析:脑、脊髓和周围神经疾病,常需测定肌肉的瘫痪程度与治疗中肌力的恢复情况,肌力分六级。

0级:肌肉完全不收缩,为完全瘫痪。1级:肌肉稍有收缩,不能带动关节活动。2级:肌肉收缩可使关节活动,但不能对抗重力。3级:肌肉仅有抗重力、无抗阻力的收缩。4级:有抗重力和抗阻力的收缩。5级:有对抗强阻力的收缩,为正常肌力。

12. 答案:D

评析:血肿机化演进期,骨折后髓腔内、骨膜下及周围组织出血形成血肿,骨断端因损伤、血液供应中断而有几毫米长的骨质坏死,并诱发局部无菌性炎症反应,新生的毛细血管和吞噬细胞、成纤维细胞等从四周侵入,使血肿机化,逐渐形成肉芽组织连接骨断端,称纤维连接。这一阶段约需2周。

13. 答案:C

评析:胫骨结节牵引,自胫骨结节与腓骨小头的中点由外向内进针,避免损伤腓总神经。

（二）A2型题

答案:C

评析:年龄大、全身情况差、骨折局部血运不良、断端嵌有软组织、缺损太大、反复整复、对位不佳、固定不牢、手术复位剥离骨膜过多及合并感染者,骨折愈合较慢,甚至不愈合。

（三）A3/A4型题

1. 答案:E 2. 答案:D 3. 答案:D 4. 答案:B

（四）X型题

1. 答案:ABCD

评析:对于化脓性关节炎的治疗,采用持续皮牵引或石膏固定,可以使患部得到休息,避免损害的关节面因受压而变形,使肌肉痉挛得以缓解,以减轻疼痛,可以防止和矫正畸形。

2. 答案:BCDE

评析:止血带应用中注意事项,上臂缚在上1/3,压力换算为1kPa=7.5mmHg。

二、问答题

1. 答案要点

膝关节穿刺方法:膝关节伸直,以髌骨上缘水平线与髌骨外缘垂线之交点,自内下方刺入;也可在髌骨中部外侧或内侧1cm处稍向后方刺入,还可在髌骨内下方向外上方髌骨后刺入。

2. 答案要点

缚止血带注意事项:用止血带止血要注意将止血带缚在上臂上1/3处或股骨中段,局部要有衬垫,记录时间,每隔1h松开10min左右,松开时缓慢放气,上肢气压为33~40kPa,下肢气压80kPa。

3. 答案要点

石膏固定时,能在短时间内硬化,适合身体四肢外形,固定效果良好,战时便于伤员运送。但如应用不当也会带来危害,如固定过松、过紧,或固定过久,可引起肌肉萎缩和关节僵硬等,临床应用时应尽量避免。

石膏固定应用较广,其适应证包括:①稳定骨折复位后;②骨关节急慢性感染及肢体软组织急性炎症的局部制动;③关节脱位复位后;④关节扭伤、韧带撕裂或撕脱;⑤在神经、血管、肌腱和韧带缝合术后,在截骨术、关节融合术和植皮术后等将肢体固定于适当体位;⑥骨折开放复位内固定术后,内固定不够牢固者;⑦纠正先天性畸形;⑧预防病理性骨折及脊柱压缩性骨折等。

4. 答案要点

(1)石膏绷带浸泡要适当,待完全排出气体后即取出使用;如过早取出,或久泡水中,或取出后再泡在水中,均不适用。

(2)使用石膏时松紧要适当,石膏过紧可引起肢体循环障碍,严重者可造成肢体坏死或缺血性挛缩,石膏过松则起不到固定作用。

(3)要预防压疮,使用石膏前必须做好衬垫,使用石膏时避免手指按压石膏;使用石膏后,若局部有压迫疼痛,应及时开窗松解。

(4)正确掌握石膏固定的位置和范围,固定的位置和范围要根据骨折的部位和类型来决定。一般情况下,如无特殊要求,应将关节固定于功能位。

(范晓飞)